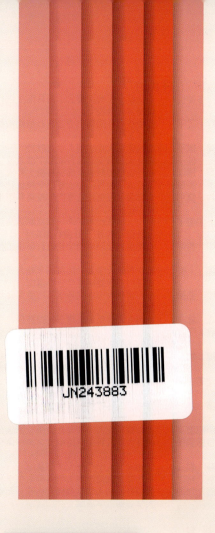

歯科衛生学シリーズ 第2版

歯科診療補助論

一般社団法人
全国歯科衛生士教育協議会　監修

医歯薬出版株式会社

●執筆者（五十音順）

麻賀多美代　千葉県立保健医療大学歯科衛生学科非常勤講師／元教授

足立　了平　医療法人社団関田会ときわ病院歯科口腔外科部長

渥美　信子　愛知学院大学短期大学部教授

阿部　佳子　鶴見大学歯学部歯科麻酔学准教授

天野　理江　鶴見大学短期大学部歯科衛生科実習助手

荒木　美穂　朝日大学歯科衛生士専門学校教務主任

有井　真弓　京都歯科医療技術専門学校歯科衛生士科教務主任

池上由美子　がん・感染症センター都立駒込病院看護部歯科口腔外科 主任歯科衛生士

市川　智恵　札幌歯科学院専門学校歯科衛生士科教務主任

伊藤　奏　東京科学大学大学院医歯学総合研究科健康支援口腔保健衛生学分野講師

上原　弘美　神戸常盤大学保健科学部口腔保健学科准教授

大塚　紘未　元明海大学保健医療学部口腔保健学科講師

小倉　千幸　日本歯科大学東京短期大学歯科衛生学科講師

鍵福　祐子　東京科学大学大学院医歯学総合研究科摂食嚥下リハビリテーション学分野非常勤講師

片岡あい子　神奈川歯科大学短期大学部歯科衛生学科准教授

加藤　真莉　杉並区歯科保健医療センター歯科衛生士主任

木戸田直実　社会福祉法人千葉県社会福祉協議会

久世恵里子　朝日大学医科歯科医療センター歯科衛生士長

後藤　君江　愛知学院大学短期大学部講師

酒巻　裕之　千葉県立保健医療大学歯科衛生学科教授

白鳥たかみ　公益財団法人紫雲会横浜病院／元東京歯科大学短期大学講師

筋野　真紀　すじの歯科クリニックふじみ野歯科衛生士

鈴鹿　祐子　千葉県立保健医療大学歯科衛生学科教授

鈴木香保利　日本体育大学医療専門学校口腔健康学科講師

鈴木奈津子　岩手医科大学医療専門学校歯科衛生学科教務主任

多田美穂子　東京歯科大学短期大学歯科衛生学科講師

土田　智子　日本歯科大学新潟短期大学歯科衛生学科准教授

鶴田　潤　東京科学大学（東京医科歯科大学）ヘルスケア教育機構教育教授

中村まゆみ　東京都立病院機構東京都立大久保病院歯科衛生士主任

仁井谷善恵　広島大学大学院医系科学研究科口腔保健管理学研究室助教

長谷川稔洋　がん・感染症センター都立駒込病院 歯科口腔外科 医長

畑山千賀子　元梅花女子大学看護保健学部口腔保健学科講師

深山　治久　東京医科歯科大学（現東京科学大学）名誉教授

前田　豊美　福岡医健・スポーツ専門学校歯科衛生士科専任教員

升井　一朗　元福岡医療短期大学教授／広仁会広瀬病院歯科口腔外科部長

松田　悠平　島根大学医学部附属病院歯科口腔外科講師

宮坂　孝弘　日本歯科大学生命歯学部口腔外科学講座特任教授

宮崎　晶子　日本歯科大学新潟短期大学歯科衛生学科教授

山田小枝子　朝日大学歯科衛生士専門学校副校長

●編　集

合場千佳子　日本歯科大学東京短期大学歯科衛生学科特任教授

高阪　利美　愛知学院大学特任教授／愛知学院大学短期大学歯科衛生士リカレント研修センター副センター長

白鳥たかみ　公益財団法人紫雲会横浜病院／元東京歯科大学短期大学講師

This book is originally published in Japanese
under the title of :

Sʜɪᴋᴀᴇɪsᴇɪɢᴀᴋᴜ-Sʜɪʀɪ̄ᴢᴜ
-SʜɪᴋᴀsʜɪɴʀʏŌʜᴏᴊᴏʀᴏɴ
(The Science of Dental Hygiene : A Series of Textbooks
-Dental Auxiliary)

Edited by The Japan Association for Dental
Hygienist Education

© 2023 1st ed.
© 2025 2nd ed.

ISHIYAKU PUBLISHERS, INC.
　7-10, Honkomagome 1 chome, Bunkyo-ku,
　Tokyo 113-8612, Japan

『歯科衛生学シリーズ』の誕生 ―監修にあたって

　全国歯科衛生士教育協議会が監修を行ってきた歯科衛生士養成のための教科書のタイトルを，2022 年度より，従来の『最新歯科衛生士教本』から『歯科衛生学シリーズ』に変更させていただくことになりました．2022 年度は新たに改訂された教科書のみですが，2023 年度からはすべての教科書のタイトルを『歯科衛生学シリーズ』とさせていただきます．

　その背景には，全国歯科衛生士教育協議会の 2021 年 5 月の総会で承認された「歯科衛生学の体系化」という歯科衛生士の教育および業務に関する大きな改革案の公開があります．この報告では，「口腔の健康を通して全身の健康の維持・増進をはかり，生活の質の向上に資するためのもの」を「歯科衛生」と定義し，この「歯科衛生」を理論と実践の両面から探求する学問が【歯科衛生学】であるとしました．【歯科衛生学】は基礎歯科衛生学・臨床歯科衛生学・社会歯科衛生学の 3 つの分野から構成されるとしています．

　また，これまでの教科書は『歯科衛生士教本』というような職種名がついたものであり，これではその職業の「業務マニュアル」を彷彿させると，看護分野など医療他職種からたびたび指摘されてきた経緯があります．さらに，現行の臨床系の教科書には「〇〇学」といった「学」の表記がないことから，歯科衛生士の教育には学問は必要ないのではと教育機関の講師の方から提言いただいたこともありました．

　「日本歯科衛生教育学会」など歯科衛生関連学会も設立され，教育年限も 3 年以上に引き上げられて，【歯科衛生学】の体系化も提案された今，自分自身の知識や経験が整理され，視野の広がりは臨床上の疑問を解くための指針ともなり，自分が実践してきた歯科保健・医療・福祉の正当性を検証することも可能となります．日常の身近な問題を見つけ，科学的思考によって自ら問題を解決する能力を養い，歯科衛生業務を展開していくことが，少子高齢化が続く令和の時代に求められています．

　科学的な根拠に裏付けられた歯科衛生業務のあり方を新しい『歯科衛生学シリーズ』で養い，生活者の健康に寄与できる歯科衛生士として社会に羽ばたいていただきたいと願っております．

2022 年 2 月

一般社団法人　全国歯科衛生士教育協議会理事長

眞木吉信

発刊の辞

　歯科衛生士の教育が始まり70年余の経過を経た歯科衛生士の役割は，急激な高齢化や歯科医療の需要の変化とともに医科歯科連携が求められ，医科疾患の重症化予防，例えば糖尿病や誤嚥性肺炎の予防など，う蝕や歯周病といった歯科疾患予防の範囲にとどまらず，全身の健康を見据えた口腔健康管理へとその範囲が拡大しています．

　日本政府は，経済財政運営と改革の基本方針「骨太の方針」で，口腔の健康は全身の健康にもつながることから，生涯を通じた歯科健診の充実，入院患者や要介護者をはじめとする国民に対する口腔機能管理の推進，歯科口腔保健の充実や地域における医科歯科連携の構築，歯科保健医療の充実に取り組むなど，歯科関連事項を打ち出しており，2022年の現在においても継承されています．特に口腔衛生管理や口腔機能管理については，歯科口腔保健の充実，歯科医療専門職種間，医科歯科，介護・福祉関係機関との連携を推進し，歯科保健医療提供の構築と強化に取り組むことなどが明記され，徹底した予防投資や積極的な未病への介入が全身の健康につながることとして歯科衛生士の活躍が期待されています．

　歯科衛生士は，多くの医療系職種のなかでも予防を専門とする唯一の職種で，口腔疾患発症後はもちろんのこと，未病である健口のうちから介入することができ，予防から治療に至るまで，継続して人の生涯に寄り添うことができます．

　このような社会のニーズに対応するため歯科衛生学教育は，歯・口腔の歯科学に留まらず，保健・医療・福祉の広範囲にわたる知識を学ぶことが必要となってきました．

　歯科衛生学は「口腔の健康を通して全身の健康の維持・増進をはかり，生活の質の向上に資するためのものを『歯科衛生』と定義し，この『歯科衛生』を理論と実践の両面から探求する学問が歯科衛生学である」と定義されます．そこで歯科衛生士の学問は「歯科衛生学」であると明確にするために，これまでの『歯科衛生士教本』，『新歯科衛生士教本』，『最新歯科衛生士教本』としてきた教本のタイトルを一新し，『歯科衛生学シリーズ』とすることになりました．

　歯科衛生士として求められる基本的な資質・能力を備えるため『歯科衛生学シリーズ』は，プロフェッショナルとしての歯科衛生学の知識と技能を身につけ，保健・医療・福祉の協働，歯科衛生の質と安全管理，社会において貢献できる歯科衛生士，科学的研究や生涯にわたり学ぶ姿勢を修得する教科書として発刊されました．これからの新たな歯科衛生学教育のために，本書が広く活用され，歯科衛生学の発展・推進に寄与することを願っています．

本書の発刊にご執筆の労を賜った先生方はじめ，ご尽力いただいた医歯薬出版株式会社の皆様に厚く御礼申し上げ，発刊の辞といたします.

2022 年 2 月

歯科衛生学シリーズ編集委員会

高阪利美**	眞木吉信*	合場千佳子	石川裕子	犬飼順子
遠藤圭子	佐藤　聡	白鳥たかみ	末瀬一彦	戸原　玄
畠中能子	前田健康	升井一朗	水上美樹	森崎市治郎
山田小枝子	山根　瞳	吉田直美		

(**編集委員長，*副編集委員長，五十音順)

第2版 執筆の序

　最新歯科衛生士教本シリーズの第2版歯科診療補助論が出版されたのは，7年前の2017年3月でした．その後，歯科疾病構造の変化や歯科保健医療を取り巻く状況は大きく変化しており，全身の健康を支援する口腔健康管理の考え方も示されています．歯科衛生士の教育では，2022年に「歯科衛生学教育モデル・コア・カリキュラム」が策定されました．本教本のタイトルにもあるように，歯科衛生士が行う医療に関して知識と技能を深く体系的に修得することを目的に，「歯科衛生学シリーズ」への改訂はスタートしました．

　歯科衛生士業務には，3つの大きな領域が法的位置づけとして周知されており，歯科診療補助では，患者の安全を第一に質の高い診療に沿った歯科衛生士の効率的な対応が求められています．そのなかで歯科への患者のニーズも少しずつ変化し，歯の健康に対する意識の高さや最新機器を用いた診療への要望など7年前に比べ多岐にわたっているといえるでしょう．たとえば，近年のデジタル技術の急速な進歩に伴って，デジタル歯科診療システムを導入している歯科診療所や病院も増加傾向であると推察します．具体的には，口腔内をスキャナーで撮影，PC画面上で設計し3Dプリンタで補綴物を作成するといった診療です．これらの診療は，口腔機能を回復させる手段として，歯科衛生士も理解しておく必要があります．

　第2版では，I編で歯科衛生士が安心かつ安全に業務を行ううえで必要となる医療安全を基盤とする感染対策・感染予防，それぞれの治療時（歯科訪問診療も含む）における診療補助のポイントと取り扱う歯科材料について述べ，II編で近年の高齢者の増加に伴う全身疾患を有する患者に対応すべく12の疾患に対するポイントや周術期，口腔機能管理について記し，巻末付章として臨床検査値データ，口腔機能低下症の検査などを掲載し構成されています．

　医科歯科連携が求められ，かかりつけ歯科医の機能も強調される状況から，歯科医師とともに全身管理のできる歯科衛生士が求められると思います．さらに，多職種との情報共有，歯科衛生士の専門性をアピールするためにもしっかり理解してほしい内容ばかりです．

　本書では，前版より多く動画を取り入れ，デジタル技術の実際も把握できると思います．最後に，2022年末現在の就業歯科衛生士数の推移では，50歳以上の歯科衛生士数が過去最高となりました．本書は学生だけでなく，臨床の第一線であるいは復職で活躍する歯科衛生士の方々にも熟読して頂き，歯科衛生士の専門性を高めるテキストとなることを願っています．

2025年1月

編集委員　合場千佳子

本書に付属する動画のご利用について

本書の関連動画を以下の方法にてインターネット上で視聴することができます．

パソコンで視聴する方法

以下のURLにアクセスし，該当項目をクリックすると動画を視聴することができます．
https://www.ishiyaku.co.jp/ebooks/426400/

動作環境 Windows 10以上のMicrosoft Edge，Google Chrome 最新版
MacOS 13以上のSafari 最新版

スマートフォン・タブレットで視聴する方法

上記のURLを入力するか，以下のQRコードを読み込んでサイトにアクセスし，該当項目をクリック／タップすると動画を視聴することができます．

また，本文中に掲載されているQRコードを読み込むと，該当の動画を直接再生することができます．

動作環境 Android 12.0以上のGoogle Chrome 最新版
iOS／iPad OS 16以上のSafari 最新版
※フィーチャーフォン（ガラケー）には対応しておりません．

注意事項

- お客様がご負担になる通信料金について十分にご理解のうえご利用をお願いします．
- 本コンテンツを無断で複製・公に上映・公衆送信（送信可能化を含む）・翻訳・翻案することは法律により禁止されています．
- 本サービスは事前の予告をすることなく，内容等の一部または全部を変更，追加，削除，またサービス自体を終了する可能性があります．予めご了承ください．

お問い合わせ先

以下のお問い合わせフォームよりお願いいたします．
https://www.ishiyaku.co.jp/ebooks/inquiry/
※お電話でのお問い合わせには対応しておりません．ご了承ください．

歯科衛生学シリーズ CONTENTS

歯科診療補助論 第2版

I編　歯科医療における歯科診療補助

1章　歯科診療補助の概要

❶−歯科衛生士法における歯科診療補助の
位置づけ ・・・・・・・・・・・・・・・・・・・・・・・・・・・・・・・・ 2
　1. 歯科衛生士の業務と歯科診療補助 ・・・・・・・・・ 2
　2. 歯科衛生実践の考え方 ・・・・・・・・・・・・・・・・・・・・ 3
　　1) 歯科治療の需要のなかでの口腔機能管理 ・・・ 3
　　2) 歯科衛生士の行う歯科診療の補助 ・・・・・・・・ 4
　3. 診療の補助の範囲に関する法的な変化 ・・・・・ 5
❷−診療補助業務と他の医療職種 ・・・・・・・・・・・・・・ 6
　1. 看護師の行う診療の補助 ・・・・・・・・・・・・・・・・・・ 6
　2. その他の医療関係職種が行う診療の補助 ・・・ 7

2章　医療安全と感染予防

❶−医療安全 ・・・・・・・・・・・・・・・・・・・・・・・・・・・・・・・・ 11
　1. 医療安全 ・・・・・・・・・・・・・・・・・・・・・・・・・・・・・・・・ 11
　2. 歯科診療における医療安全と対策 ・・・・・・・・・ 12
　　1) 偶発事故 ・・・・・・・・・・・・・・・・・・・・・・・・・・・・・・ 12
　　2) インシデント（偶発事象）とアクシデント
　　　（医療事故）・・・・・・・・・・・・・・・・・・・・・・・・・・・ 13
　　3) KYT ・・・・・・・・・・・・・・・・・・・・・・・・・・・・・・・・・・ 13
　3. 医療法と医療安全対策 ・・・・・・・・・・・・・・・・・・・ 14
❷−感染予防 ・・・・・・・・・・・・・・・・・・・・・・・・・・・・・・・・ 15
　1. 歯科医療における感染症の概念 ・・・・・・・・・・・ 15
　　1) 感染症と感染予防対策 ・・・・・・・・・・・・・・・・・・ 15
　　2) 標準予防策（スタンダードプリコーション）
　　　・・・・・・・・・・・・・・・・・・・・・・・・・・・・・・・・・・・・・・ 16
　　3) リスクアセスメント ・・・・・・・・・・・・・・・・・・・・ 16
　2. 歯科医療における感染予防対策 ・・・・・・・・・・・ 17
　　1) 医療従事者としての対応 ・・・・・・・・・・・・・・・・ 17
　　2) 環境感染予防対策（診療室，診療機器の
　　　感染予防）・・・・・・・・・・・・・・・・・・・・・・・・・・・・・ 17

　　3) 感染事故時の対応 ・・・・・・・・・・・・・・・・・・・・・・ 18
　3. 手指衛生（手指消毒）・・・・・・・・・・・・・・・・・・・・ 19
　　1) 手指衛生の分類 ・・・・・・・・・・・・・・・・・・・・・・・・ 19
　　2) 感染を予防するための基本的手法 ・・・・・・・ 19
　　3) 擦式手指消毒の手順 ・・・・・・・・・・・・・・・・・・・・ 20
　4. グローブ・プラスチックエプロン・ガウン・
マスク・ゴーグル着脱の手順 ・・・・・・・・・・・・・ 20
　　1) グローブの着脱手順 ・・・・・・・・・・・・・・・・・・・・ 20
　　CLINICAL POINT ラテックスアレルギー ・・・・・・ 22
　　2) プラスチックエプロンの着脱手順 ・・・・・・・ 23
　　3) ガウンの着脱手順 ・・・・・・・・・・・・・・・・・・・・・・ 23
　　4) マスクの着脱手順 ・・・・・・・・・・・・・・・・・・・・・・ 24
　　5) ゴーグルの着脱手順 ・・・・・・・・・・・・・・・・・・・・ 25
　5. 滅菌・消毒 ・・・・・・・・・・・・・・・・・・・・・・・・・・・・・・ 27
　　1) 滅菌・消毒の定義 ・・・・・・・・・・・・・・・・・・・・・・ 27
　　2) 滅菌 ・・・・・・・・・・・・・・・・・・・・・・・・・・・・・・・・・・ 27
　　3) 消毒 ・・・・・・・・・・・・・・・・・・・・・・・・・・・・・・・・・・ 32
　　4) 洗浄 ・・・・・・・・・・・・・・・・・・・・・・・・・・・・・・・・・・ 35
　　5) 歯科用器材の滅菌・消毒と管理 ・・・・・・・・・・ 36
❸−医療廃棄物の取り扱い ・・・・・・・・・・・・・・・・・・・・ 38
　1. 廃棄物の概要 ・・・・・・・・・・・・・・・・・・・・・・・・・・・・ 38
　　1) 分類と分別 ・・・・・・・・・・・・・・・・・・・・・・・・・・・・ 40
　　2) 保管 ・・・・・・・・・・・・・・・・・・・・・・・・・・・・・・・・・・ 41
　　3) 処理 ・・・・・・・・・・・・・・・・・・・・・・・・・・・・・・・・・・ 41
　2. 歯科診療室で発生する廃棄物 ・・・・・・・・・・・・・ 41
　　CLINICAL POINT
　　新型コロナウイルスの流行と感染対策 ・・・・・・・ 43

3章　歯科診療における基礎知識

❶−歯科診療室の基礎知識 ・・・・・・・・・・・・・・・・・・・・ 45
　1. 歯科診療室の環境 ・・・・・・・・・・・・・・・・・・・・・・・・ 45
　　1) 照明・空調 ・・・・・・・・・・・・・・・・・・・・・・・・・・・・ 46

ix

2) 粉塵・エアロゾル･････････････ 46
3) 給排水････････････････････ 46
2. 歯科診療室の構造と設備･･････････ 46
1) 受付･･･････････････････ 46
2) 待合室････････････････････ 46
3) 診療録（カルテ）保管・在庫室･･･ 46
4) 歯科用ユニット･････････････ 47
5) 歯科用キャビネット･･･････････ 48
6) 洗口コーナー････････････････ 48
7) カウンセリングルーム･･･････････ 48
8) エックス線撮影室･････････････ 48
9) 滅菌・消毒コーナー･･･････････ 48
10) 歯科技工室････････････････ 48
11) 機械室･･････････････････ 48
12) 口腔外バキューム･･･････････ 49
13) AED（自動体外式除細動器）･････ 49
3. 歯科用ユニット･･･････････････ 49
4. その他の設備･･･････････････ 49
1) 酸素吸入器･･･････････････ 49
2) レーザー治療器･･･････････････ 49
3) 歯科用マイクロスコープ･････････ 49
4) 生体情報モニタ････････････ 50
5. 特殊な設備がある歯科診療室･･････ 50
❷ −歯科診療所における受診の流れ･･･････ 50
1. 歯科診療所における患者対応の基本･･･ 52
2. 特別な配慮が必要な患者対応･････ 54
1) 小児患者･･････････････････ 54
2) 高齢患者･･････････････････ 55
3) 障害を有する患者･････････････ 56
CLINICAL POINT 急患への対応･･･ 57
4) 感染症患者････････････････ 58
❸ −歯科領域に必要な臨床検査･･････････ 59
1. 臨床検査の補助の目的，役割･････ 59
2. 検査の準備と患者への説明･･･････ 59
3. 検査の種類･･･････････････ 59
1) 生体検査･･････････････････ 59
2) 検体検査･･････････････････ 62
3) 口腔領域の検査･････････････ 66
❹ −画像検査･･･････････････････ 71
1. エックス線撮影･････････････ 71
1) 口内法エックス線撮影･･･････････ 71
2) パノラマエックス線撮影･･････････ 71

3) 頭部エックス線規格撮影･････････ 71
4) 歯科用コーンビーム CT（CBCT）撮影･･･ 72
2. 口腔内写真撮影･･････････････ 73
3. 画像の管理･･･････････････ 73
❺ −薬品（薬物）・歯科材料の管理･･･････ 75
1. 基礎知識･･･････････････ 76
1) 薬品（薬物）の管理･････････････ 76
2) 処方せんで取り扱う薬品（処方せん医薬品）
･････････････････････ 77
3) 歯科材料の管理･････････････ 78
2. 取り扱いの実際･････････････ 78
1) 歯科用医薬品・歯科材料の取り扱い･･･ 78

4章　歯科診療補助における基礎知識

❶ −共同動作･･･････････････････ 80
1. 共同動作の概念･････････････ 80
1) 安全性の確保･････････････ 80
2) 歯科診療の効率化･･･････････ 80
3) 共同動作における行動パターンの確立･･ 81
2. 術者・補助者・患者のポジショニング･･･ 81
1) 術者の位置と姿勢･････････････ 81
2) 補助者の位置と姿勢･･･････････ 82
3) 患者の姿勢････････････････ 83
3. 診療時のライティング･･･････････ 85
4. フォーハンド･････････････ 85
1) 基本････････････････････ 85
2) 応用････････････････････ 86
5. 器具の受け渡し･････････････ 86
1) 受け渡しの位置･････････････ 87
2) ペングリップとパームグリップによる
受け渡し････････････････ 87
3) 小器具などの取り扱い･････････ 87
6. バキュームテクニック･･･････････ 88
1) バキュームの基本技法･･･････････ 88
7. スリーウェイシリンジテクニック･･･････ 94
1) スリーウェイシリンジの使用目的･･･････ 94
2) 操作方法････････････････ 94
❷ −ラバーダム防湿･････････････ 95
1. 基礎知識･･･････････････ 95
1) ラバーダム防湿の目的･･･････････ 95
2) ラバーダム防湿の利点･･･････････ 95
3) ラバーダム防湿の欠点･･･････････ 95

4) ラバーダム防湿用の器具の名称と用途・・・95

5) ラバーダム防湿の手順・・・・・・・・・・・・・・・・・98

6) 臨床におけるケース・・・・・・・・・・・・・・・・・100

❸-歯肉圧排・・・・・・・・・・・・・・・・・・・・・・・・・・・・・・・・・102

1. 基礎知識・・・・・・・・・・・・・・・・・・・・・・・・・・・・・・・・102

1) クランプによる歯肉圧排法・・・・・・・・・・・・102

2) 歯肉圧排用綿糸（歯肉圧排糸）による歯肉
圧排法・・・・・・・・・・・・・・・・・・・・・・・・・・・・・・・・102

3) 外科的切除法・・・・・・・・・・・・・・・・・・・・・・・・102

2. 歯肉圧排（排除）用薬剤の種類・・・・・・・・103

3. 歯肉圧排用綿糸（歯肉圧排糸）を用いた歯肉
圧排の手順・・・・・・・・・・・・・・・・・・・・・・・・・・・・103

1) 準備・・・・・・・・・・・・・・・・・・・・・・・・・・・・・・・・・103

2) 歯肉圧排用綿糸による歯肉圧排法・・・・・103

4. その他の歯肉圧排用材料・・・・・・・・・・・・・・105

5章　歯科臨床と診療補助

❶-保存修復時の診療補助・・・・・・・・・・・・・・・・・・・107

1. 保存修復治療と診療補助の特徴・・・・・・・・・・107

2. 保存修復治療の例と診療補助の流れ・・・・・107

1) 直接修復・・・・・・・・・・・・・・・・・・・・・・・・・・・・・107

2) 間接修復・・・・・・・・・・・・・・・・・・・・・・・・・・・・・113

3) 漂白法（ホワイトニング）・・・・・・・・・・・・・・120

❷-歯内療法時の診療補助・・・・・・・・・・・・・・・・・・・124

1. 歯内療法と診療補助の特徴・・・・・・・・・・・・・・124

2. 歯内療法の例と診療補助の流れ・・・・・・・・・124

1) 抜髄法（麻酔抜髄法）・・・・・・・・・・・・・・・・・124

CLINICAL POINT　マイクロスコープ（歯科用実体顕
微鏡）を使用した診療・・・・・・・・・・・・・・・・・・・・・130

2) 根管充塡・・・・・・・・・・・・・・・・・・・・・・・・・・・・・131

3) 外科的歯内療法・・・・・・・・・・・・・・・・・・・・・・137

❸-歯周外科治療時の診療補助・・・・・・・・・・・・・140

1. 歯周外科治療と診療補助の特徴・・・・・・・・・140

2. 歯周外科治療の例と診療補助の流れ・・・・・140

1) 歯周外科治療時の歯科衛生士の業務・・・140

2) フラップ手術・・・・・・・・・・・・・・・・・・・・・・・・・141

CLINICAL POINT　歯周組織再生療法・・・・・・・・・149

❹-補綴治療時の診療補助・・・・・・・・・・・・・・・・・・・150

1. 補綴治療の例と診療補助の特徴・・・・・・・・・150

2. 補綴治療の例と診療補助の流れ・・・・・・・・・151

1) クラウン・ブリッジ・・・・・・・・・・・・・・・・・・・・151

2) 遊離端部分床義歯・・・・・・・・・・・・・・・・・・・156

3) インプラント・・・・・・・・・・・・・・・・・・・・・・・・・161

4) 歯科用CAD/CAMシステムによる治療
・・・・・・・・・・・・・・・・・・・・・・・・・・・・・・・・・・・・・168

❺-口腔外科治療時の診療補助・・・・・・・・・・・・・170

1. 口腔外科治療と診療補助の特徴・・・・・・・・・170

2. 口腔外科治療の例と診療補助の流れ・・・・・170

1) 抜歯時の業務・・・・・・・・・・・・・・・・・・・・・・・170

2) 普通抜歯・・・・・・・・・・・・・・・・・・・・・・・・・・・173

3) 難抜歯・・・・・・・・・・・・・・・・・・・・・・・・・・・・・174

CLINICAL POINT　下歯槽神経麻痺・・・・・・・・・・178

❻-歯科麻酔時の診療補助・・・・・・・・・・・・・・・・・・・178

1. 歯科麻酔時の診療補助の特徴・・・・・・・・・・・178

2. 局所麻酔の基礎的知識・・・・・・・・・・・・・・・・・178

1) 疼痛・反射の抑制法・・・・・・・・・・・・・・・・・178

2) 局所麻酔薬と血管収縮薬・・・・・・・・・・・・・179

3) 局所麻酔薬の種類・・・・・・・・・・・・・・・・・・・179

4) 局所麻酔の適応と使用法・・・・・・・・・・・・・180

5) 使用時の注意事項・・・・・・・・・・・・・・・・・・・181

CLINICAL POINT
歯科衛生士に期待されている新たな業務・・・・・182

3. 局所麻酔の診療補助の流れ・・・・・・・・・・・・・183

4. 吸入鎮静・静脈内鎮静と診療補助の流れ
・・・・・・・・・・・・・・・・・・・・・・・・・・・・・・・・・・・・・184

1) 精神鎮静法の概要・・・・・・・・・・・・・・・・・・・184

2) 吸入鎮静・・・・・・・・・・・・・・・・・・・・・・・・・・・184

3) 静脈内鎮静・・・・・・・・・・・・・・・・・・・・・・・・・186

5. 全身麻酔での診療補助の流れ・・・・・・・・・・・187

1) 全身麻酔法の概要・・・・・・・・・・・・・・・・・・・187

2) 全身麻酔の流れ・・・・・・・・・・・・・・・・・・・・・187

❼-救急救命処置・・・・・・・・・・・・・・・・・・・・・・・・・・・192

1. 救命処置・・・・・・・・・・・・・・・・・・・・・・・・・・・・・192

1) 救命処置のアルゴリズム・・・・・・・・・・・・・192

2. 窒息・・・・・・・・・・・・・・・・・・・・・・・・・・・・・・・・・194

1) 成人・小児における窒息（異物による気道
閉塞）の解除方法・・・・・・・・・・・・・・・・・・・・194

3. 誤飲・・・・・・・・・・・・・・・・・・・・・・・・・・・・・・・・・195

1) 異物を誤飲させた場合・・・・・・・・・・・・・・・195

❽-矯正歯科治療時の診療補助・・・・・・・・・・・・・196

1. 矯正歯科治療と診療補助の特徴・・・・・・・・・196

1) 矯正歯科治療に関する患者指導・・・・・・・196

2. 矯正治療の例と診療補助の流れ・・・・・・・・・198

1) 固定式矯正装置の装着・・・・・・・・・・・・・・・198

2) 矯正装置の撤去 ‥‥‥‥‥‥‥‥‥‥ 204
⑨-小児歯科治療時の診療補助 ‥‥‥‥‥‥ 206
　1. 小児の診療と診療補助の特徴 ‥‥‥ 206
　　1) 診療時のチェアポジションとフォーハンド
　　　システム ‥‥‥‥‥‥‥‥‥‥‥‥ 206
　　2) 診療時の配慮 ‥‥‥‥‥‥‥‥‥ 206
　　3) 小児への対応法 ‥‥‥‥‥‥‥‥ 207
　　4) 局所麻酔 ‥‥‥‥‥‥‥‥‥‥‥ 208
　　5) エックス線検査 ‥‥‥‥‥‥‥‥ 209
　2. 小児の治療の例と診療補助の流れ ‥‥‥ 210
　　1) 歯冠修復 ‥‥‥‥‥‥‥‥‥‥‥ 210
　　2) 生活断髄法 (生活歯髄切断法) ‥‥‥ 213
　　3) 歯の外傷 ‥‥‥‥‥‥‥‥‥‥‥ 214
　　CLINICAL POINT
　　小児虐待における歯科衛生士の役割 ‥‥‥ 214
⑩-妊産婦の診療補助 ‥‥‥‥‥‥‥‥‥ 215
　1. 妊産婦の診療補助の特徴 ‥‥‥‥‥ 215
　2. 妊産婦の歯科治療の例と診療補助の流れ
　　‥‥‥‥‥‥‥‥‥‥‥‥‥‥‥‥‥ 215
　　1) 治療時の注意点 ‥‥‥‥‥‥‥‥ 215
⑪-高齢者の診療補助 ‥‥‥‥‥‥‥‥‥ 217
　1. 高齢者の歯科治療の特徴 ‥‥‥‥‥ 217
　2. 根面う蝕の治療─グラスアイオノマー
　　セメントの活用 ‥‥‥‥‥‥‥‥‥ 219
　3. 根面う蝕の非侵襲的治療 ‥‥‥‥‥ 220
⑫-障害児・者の診療補助 ‥‥‥‥‥‥‥ 221
　1. 障害児・者の診療補助の特徴 ‥‥‥ 221
　2. 障害児・者の歯科治療の例 ‥‥‥‥ 221
　　CLINICAL POINT 患者を褒めるタイミング ‥‥ 226
　　CLINICAL POINT 拒否行動が出現したら ‥‥‥ 226

6章　歯科訪問診療における対応

❶-歯科訪問診療の補助 ‥‥‥‥‥‥‥‥ 232
　1. 歯科訪問診療補助の概要 ‥‥‥‥‥ 232
　　1) 歯科訪問診療の概要 ‥‥‥‥‥‥ 232
　　2) 歯科訪問診療の対象者 ‥‥‥‥‥ 232
　　3) 歯科訪問診療の内容 ‥‥‥‥‥‥ 233
　2. 歯科訪問診療の流れ ‥‥‥‥‥‥‥ 233
　　1) 歯科訪問診療の基本的な流れ ‥‥‥ 233
　　CLINICAL POINT K-point刺激法 ‥‥‥ 238
　　2) ポータブルの診療セット ‥‥‥‥ 243
　　3) 診療に必要な器材 ‥‥‥‥‥‥‥ 244

　　4) 歯科訪問診療における感染予防対策 ‥‥ 247
　　5) 訪問先とのコミュニケーション ‥‥‥‥ 250
　　CLINICAL POINT
　　ターミナルケア (終末期ケア) へのかかわり ‥‥ 250

7章　歯科診療で使用する歯科材料

❶-印象採得 ‥‥‥‥‥‥‥‥‥‥‥‥‥ 254
　1. 基礎知識 ‥‥‥‥‥‥‥‥‥‥‥‥ 254
　　1) 印象採得の補助 ‥‥‥‥‥‥‥‥ 254
　　2) 嘔吐反射に対する対応 ‥‥‥‥‥ 257
　2. アルジネート印象材による概形印象採得
　　‥‥‥‥‥‥‥‥‥‥‥‥‥‥‥‥‥ 258
　　1) 種類 ‥‥‥‥‥‥‥‥‥‥‥‥‥ 258
　　2) 使用する器材の準備 ‥‥‥‥‥‥ 259
　　3) 印象材の計量 ‥‥‥‥‥‥‥‥‥ 259
　　4) 練和法 ‥‥‥‥‥‥‥‥‥‥‥‥ 260
　　5) 印象採得 ‥‥‥‥‥‥‥‥‥‥‥ 261
　　6) 印象面の処理 (唾液・血液など) ‥‥‥ 262
　　7) 模型材の注入と印象体の保管 ‥‥‥ 262
　　8) 模型材の撤去 ‥‥‥‥‥‥‥‥‥ 263
　　9) トレーの後始末 ‥‥‥‥‥‥‥‥ 263
　3. 寒天印象採得の補助 ‥‥‥‥‥‥‥ 264
　　1) 寒天印象材の準備 ‥‥‥‥‥‥‥ 264
　　2) 寒天-アルジネート連合印象
　　　(部位上顎右側第一大臼歯) ‥‥‥‥ 264
　4. 合成ゴム質印象の補助 ‥‥‥‥‥‥ 265
　　1) シリコーンゴム印象材 (パテ+インジェク
　　　ションタイプ) による精密印象採得の補助
　　　‥‥‥‥‥‥‥‥‥‥‥‥‥‥‥‥ 265
　　COFFEE BREAK 連合印象用ペースト型　アルジ
　　ネート-アルジネート連合印象 ‥‥‥‥‥ 270
　　2) 各個トレー (個人トレー・個歯トレー) を
　　　使用した精密印象 (対象歯-上顎右側側切歯)
　　　‥‥‥‥‥‥‥‥‥‥‥‥‥‥‥‥ 271
　5. その他の印象材の取り扱い ‥‥‥‥ 273
　　1) コンパウンド印象材 ‥‥‥‥‥‥ 273
　　2) 酸化亜鉛ユージノール印象材 ‥‥‥ 274
　　COFFEE BREAK 光学印象 ‥‥‥‥‥ 275
❷-模型の製作 ‥‥‥‥‥‥‥‥‥‥‥‥ 276
　1. 歯科用石膏の基礎知識 ‥‥‥‥‥‥ 276
　2. 歯科用石膏の練和 ‥‥‥‥‥‥‥‥ 276
　　1) 石膏の練和法 ‥‥‥‥‥‥‥‥‥ 276

2) 研究用模型（スタディモデル）の製作 ···· 277
3) 不要になった石膏模型の処理 ········· 282
3. 歯科用石膏の管理方法 ·················· 282
1) 石膏の保存方法 ····················· 282
❸ – 合着・接着の補助 ························ 283
1. 合着材・接着材の基礎知識 ············· 283
CLINICAL POINT
合着材・接着材の接合原理の区別 ··········· 285
2. 練和法 ······························· 285
1) 練和操作の基本 ····················· 285
2) 一括練和（粉末・液タイプ） ··········· 287
3) 一括練和（ペースト・ペーストタイプ）
·································· 288
4) 筆積法・混和法 ····················· 290
5) 分割練和 ··························· 291
6) 余剰セメントの除去 ················· 293
7) 合着・接着の際の患者説明 ··········· 294
❹ – 成形修復の補助 ························ 295
1. 基礎知識 ····························· 295
2. 成形修復材の種類 ····················· 295
1) コンポジットレジン ················· 295
CLINICAL POINT ベースレジンとフィラーを接着
するシランカップリング剤 ··········· 295
2) グラスアイオノマーセメント ·········· 297
3. 取り扱い ····························· 298
1) コンポジットレジン（セルフエッチングシ
ステム（2ステップ法）） ············· 298
2) グラスアイオノマーセメント（レジン添加型）
·································· 300
❺ – 仮封・仮着の補助 ······················ 301
1. 基礎知識 ····························· 301

1) 仮封 ······························· 301
2) 仮着 ······························· 301
3) 仮封材・仮着材の性質 ··············· 301
2. 仮封材・仮着材の種類 ················· 302
3. セメント系仮封材・仮着材の取り扱い ··· 303
1) 酸化亜鉛ユージノールセメント ········ 303
2) 酸化亜鉛非ユージノールセメント ····· 303
3) ポリカルボキシレートセメント ········ 303
4) グラスアイオノマーセメント ·········· 304
5) セメント系仮封材・仮着材の取り扱い
·································· 304
4. 水硬性仮封材の取り扱い ··············· 306
5. レジン系仮封材の取り扱い ············· 307
1) 化学重合型（粉液タイプ）の取り扱い ··· 307
2) 光重合型（1ペーストタイプ）の取り扱い
·································· 308
6. テンポラリーストッピングの取り扱い ··· 309
1) 練成充填器を用いる場合の取り扱い ··· 309
2) ストッピングキャリアを用いる場合の
取り扱い ··························· 310
❻ – ワックス ······························ 310
1. 基礎知識 ····························· 310
2. ワックスの種類と用途 ················· 311
1) インレーワックス ··················· 311
2) レディキャスティングワックス ········ 311
3) シートワックス ····················· 311
4) パラフィンワックス ················· 312
5) スティッキーワックス ··············· 312
6) ボクシングワックス ················· 312
7) ユーティリティワックス ············· 312
8) バイトワックス ····················· 313

Ⅱ編　主な全身疾患の基礎知識

1章　主な全身疾患とその対応

❶ – 全身疾患の概況と歯科医療への影響 ····· 316
❷ – 主な全身疾患の基礎知識と歯科診療上の
注意点 ······························· 317
1. 代謝・内分泌疾患 ····················· 317
1) 糖尿病 ····························· 317

CLINICAL POINT 低血糖発作 ················· 318
CLINICAL POINT 簡易血糖検査 ·············· 318
2) 骨粗鬆症 ··························· 319
3) 甲状腺疾患 ························· 319
2. 消化器疾患 ··························· 320
1) 胃腸疾患（胃食道逆流症・胃潰瘍・
十二指腸潰瘍・胃がん・大腸がん）···· 320

xiii

2）肝炎・肝硬変 …………………… 321

3. **循環器疾患** ……………………… 322
　1）心疾患・不整脈 ………………… 322
　2）高血圧 …………………………… 324

4. **血液疾患** ………………………… 325
　1）貧血 ……………………………… 325
　2）白血病 …………………………… 326
　3）（先天性）血友病 ……………… 326

5. **呼吸器疾患** ……………………… 327
　1）呼吸器感染症・肺炎・誤嚥性肺炎 … 327
　2）気管支喘息 ……………………… 328
　3）慢性閉塞性肺疾患（COPD） …… 328
　4）肺結核 …………………………… 329
　5）睡眠時無呼吸症候群（SAS） …… 329

6. **腎・泌尿器疾患** ………………… 330
　1）腎疾患 …………………………… 330
　CLINICAL POINT 人工（腎）透析とは ……… 330
　2）前立腺疾患・尿路感染症 ……… 331

7. **アレルギー・自己免疫疾患** …… 331
　1）アレルギー（I型・IV型） …… 331
　2）類天疱瘡・天疱瘡（II型） …… 332
　3）膠原病（III型） ………………… 333
　4）シェーグレン症候群 …………… 334

8. **感染症** …………………………… 335
　1）ウイルス性肝炎 ………………… 335
　2）HIV・AIDS …………………… 335
　3）カンジダ症 ……………………… 336
　4）新型コロナウイルス感染症，COVID-19
　　………………………………………… 337
　CLINICAL POINT エアロゾル感染と空気感染 … 338
　5）インフルエンザ ………………… 339

9. **神経系疾患** ……………………… 340
　1）脳血管疾患 ……………………… 340
　CLINICAL POINT 高次脳機能障害 ………… 340
　CLINICAL POINT 脳梗塞のFAST ………… 341
　2）てんかん ………………………… 342
　CLINICAL POINT 発作の種類 …………… 342
　3）認知症 …………………………… 343
　4）パーキンソン病 ………………… 344
　5）神経難病 ………………………… 345

10. **精神疾患** ………………………… 345
　1）不安障害 ………………………… 345

2）抑うつ性障害・双極性障害 ……… 346
　CLINICAL POINT 歯科心身症（口腔心身症）… 346
　3）統合失調症スペクトラム ……… 347
　CLINICAL POINT ロジャーズの3原則 …… 347
　4）発達障害とは（ID，ASD，ADHD，SLD）
　　………………………………………… 348

11. **がん** ……………………………… 349
　1）がん ……………………………… 349
　2）口腔がん ………………………… 350

12. **婦人科疾患** ……………………… 351
　1）妊娠による変化 ………………… 351
　2）更年期障害 ……………………… 352

2章　周術期における歯科診療補助

❶−**周術期における口腔機能管理** ……… 354

1. **周術期における口腔機能管理の概要** … 354
　1）対象となる患者 ………………… 354
　2）周術期等の口腔機能管理の流れ … 354
　3）周術期における医療連携 ……… 355
　4）周術期等口腔機能管理における歯科衛生士
　　の役割 …………………………… 355

2. **病態の把握** ……………………… 355
　1）化学療法（抗悪性腫瘍薬治療） ……… 356
　CLINICAL POINT 周術期等専門的口腔衛生処置，
　回復期等専門的口腔衛生処置 ……………… 356
　2）放射線治療 ……………………… 357
　3）全身麻酔下で行う悪性腫瘍患者における外
　科療法 ……………………………… 357

3. **口腔がん手術前後の歯科衛生士の役割** … 357
　1）がん手術と周術期等口腔機能管理の
　　流れについて …………………… 358
　2）初診から治療法が決定するまで〜チームで
　　支える治療決定までのプロセス〜 …… 358
　3）初診から手術決定までの歯科衛生士の役割
　　………………………………………… 359
　4）入院前から手術までの周術期健康管理につ
　　いて ……………………………… 360
　5）手術後の口腔健康管理について（呼吸管理と
　　誤嚥性肺炎のリスク管理の必要性） …… 361
　6）摂食嚥下リハビリテーションへの支援と口腔
　　健康管理について（退院後までサポート）
　　………………………………………… 363

xiv

7) 地域歯科医療機関との連携について … 364
　4. 周術期等口腔機能管理の症例 ………… 365
　5. 周術期等口腔機能管理と周術期等専門的
　　口腔衛生処置の対象患者について ……… 366
　　1) 手術・化学放射線療法・緩和 ………… 366

3章　口腔機能管理

❶ー口腔機能の種類 …………………………… 369
　1. 摂食嚥下機能 …………………………… 369
　　1) 5期モデル ……………………………… 369
　　2) プロセスモデル ………………………… 369
　2. 発音・構音機能 ………………………… 371
　3. 運動機能 ………………………………… 371
　4. 感覚機能 ………………………………… 371
　5. 唾液分泌機能 …………………………… 371
❷ー成長発育 ……………………………………… 372
　1. 顎・顔面 ………………………………… 372
　2. 歯・歯列 ………………………………… 372
❸ー口腔機能の検査と評価 ……………………… 372
　1. 口腔機能精密検査 ……………………… 372
　　1) 口腔細菌数 …………………………… 372
　　2) 口腔乾燥 ……………………………… 372
　　3) 咬合力 ………………………………… 373
　　4) 舌口唇運動機能 ……………………… 373
　　5) 舌圧 …………………………………… 373
　　6) 咀嚼機能 ……………………………… 373
　　7) 嚥下機能 ……………………………… 374
　2. 摂食嚥下機能の検査 …………………… 374
　　1) スクリーニング検査 ………………… 374
　　2) 精密検査 ……………………………… 374
❺ー摂食嚥下障害と対応 ………………………… 374
　1. 摂食嚥下障害の原因 …………………… 375
　2. 間接訓練と直接訓練 …………………… 375
　3. 摂食介助 ………………………………… 375
　　1) 食事環境，食物形態 ………………… 375
　　2) 摂食介助法 …………………………… 376
　4. ミールラウンド (食事の観察) ………… 376
　　1) 経過観察 ……………………………… 377
　　2) ドレナージ …………………………… 377
　　3) 窒息 …………………………………… 377

❻ーライフステージに対応した指導 ………… 377
　　CLINICAL POINT
　　栄養サポートチーム (NST) ……………… 377
　1. 乳幼児期 ………………………………… 378
　　1) 哺乳期 ………………………………… 378
　　2) 離乳期 ………………………………… 378
　　3) 幼児前期 (12 か月〜3 歳:「歯食べ期」)
　　　……………………………………………… 378
　　4) 幼児後期 (3〜5 歳) ………………… 378
　2. 学齢期 …………………………………… 379
　　1) 低学年 (小学校 1・2 年) …………… 379
　　2) 中学年 (小学校 3・4 年) …………… 379
　　3) 高学年 (小学校 5・6 年) …………… 379
　3. 思春期 …………………………………… 379
　4. 成人期 …………………………………… 380
　　1) 若年層 ………………………………… 380
　　2) 中高年層 ……………………………… 380
　5. 高齢期 …………………………………… 380
❼ー配慮を要する者への指導 …………………… 381
　1. 発達期の問題を有する者 ……………… 381
　2. 全身疾患を有する者 …………………… 382
　3. 緩和ケア，ターミナルケア …………… 382
　　1) WHO (世界保健機関) の緩和ケアの考え方
　　　……………………………………………… 382
　　2) 緩和ケアの介入範囲 ………………… 382
　　3) 口腔健康管理の介入内容の変化 ……… 382
　　4) 死亡までに残存する機能 …………… 383
　　5) 緩和ケアにおける口腔のトラブル …… 383

付章 1　臨床検査値データシート

❶ー血液学検査 …………………………………… 384
　1. 血球検査 ………………………………… 384
　2. 糖 ………………………………………… 385
❷ー生化学検査 …………………………………… 387
　1. タンパク ………………………………… 387
　2. 含窒素成分 ……………………………… 387
　3. 脂質代謝関連 …………………………… 388
　4. 生体色素 ………………………………… 388
　5. 酵素 ……………………………………… 389
❸ー免疫血清学検査 ……………………………… 389
　1. 炎症マーカー …………………………… 389
　2. 感染マーカー …………………………… 390

XV

❹-病態と代表的な検査との関連 ············ 390

❺-腫瘍マーカー ································ 390

付章2　口腔機能低下症の検査

1. 口腔衛生状態不良（口腔不潔） ············ 392

2. 口腔乾燥 ···································· 393

3. 咬合力低下 ·································· 393

4. 舌口唇運動機能低下 ······················ 394

5. 低舌圧 ······································ 394

6. 咀嚼機能低下 ······························ 395

7. 嚥下機能低下 ······························ 395

付章3　静脈路確保・点滴の準備

1. 注射の知識 ·································· 397

　1）静脈路確保 ······························ 397

　2）静脈路確保における歯科衛生士の診療補助

　　·· 402

付章4　診療室環境設備チェックリスト（例）

＊本書の写真はすべて許諾を得て掲載しています．

執筆分担

I 編

1章 .... 鶴田　潤, 合場千佳子

2章

❶ .... 天野理江

❷-1. ～4. .... 仁井谷善恵

❷-5., ❸ .... 鈴鹿祐子

3章

❶ .... 畑山千賀子, 足立了平

❷ .... 筋野真紀

❸ .... 酒巻裕之, 麻賀多美代

❹ .... 畑山千賀子, 足立了平

❺ .... 仁井谷善恵

4章

❶-1. ～3. .... 荒木美穂

❶-4. ～7. .... 山田小枝子

❷, ❸ .... 小倉千幸

5章

❶, ❷ .... 多田美穂子

❸ .... 荒木美穂, 久世恵里子

❹ .... 宮崎晶子

❺ .... 大塚紘未, 中村まゆみ

❻ .... 升井一朗, 前田豊美

❼ .... 阿部佳子

❽-1. .... 市川智恵

❽-2. .... 鈴木奈津子

❾ .... 渥美信子, 後藤君江

❿ .... 荒木美穂

⓫ .... 鍵福祐子

⓬ .... 鈴木香保利

6章 .... 木戸田直実

7章 .... 白鳥たかみ

❶ .... 有井真弓

❷ .... 片岡あい子

❸, ❹ .... 伊藤　奏

❺, ❻ .... 土田智子

II 編

1章 .... 加藤真莉, 深山治久

2章

❶-1. .... 上原弘美

❶-2. .... 松田悠平

❶-3. ～5. 池上由美子, 長谷川稔洋

3章 .... 松田悠平

付-1 .... 宮坂孝弘

付-2, 3 .... 酒巻裕之

付4 .... 畑山千賀子

編

歯科医療における
歯科診療補助

1章 歯科診療補助の概要

到達目標

① 歯科衛生士の法的位置づけを説明できる.

② 歯科衛生士の行う歯科診療の補助を説明できる.

③ 他の医療職種が行う診療の補助業務を説明できる.

① 歯科衛生士法における歯科診療補助の位置づけ

1. 歯科衛生士の業務と歯科診療補助

歯科衛生士の資格については歯科衛生士法に定められており，その業務を理解するためには，自らの職種のあり方を正しく理解することが必要である.

歯科衛生士法

第2条　この法律において「歯科衛生士」とは，厚生労働大臣の免許を受けて，歯科医師（歯科医業をなすことのできる医師を含む．以下同じ．）の指導の下に，歯牙及び口腔の疾患の予防処置として次に掲げる行為を行うことを業とする者をいう．

　　一　歯牙露出面及び正常な歯茎の遊離縁下の付着物及び沈着物を機械的操作によつて除去すること．

　　二　歯牙及び口腔に対して薬物を塗布すること．

2　歯科衛生士は，保健師助産師看護師法（昭和二十三年法律第二百三号）第31条第一項及び第32条の規定にかかわらず，歯科診療の補助をなすことを業とすることができる．

3　歯科衛生士は，前二項に規定する業務のほか，歯科衛生士の名称を用いて，歯科保健指導をなすことを業とすることができる．

🔗 Link
歯科衛生士法
『保健・医療・福祉の制度』
p.20-32

歯科衛生士の業務は，**歯科予防処置**，**歯科診療の補助**，**歯科保健指導**を中心に行われているとされている．保健師助産師看護師法第5条より，看護師は，**療養上の世話**（いわゆる看護）または診療の補助を行うことを業とする者として定められて

いる（**業務独占**）．よって，診療の補助は看護師にのみ認められている業務であるが，歯科診療の補助に関しては，歯科衛生士が行うことが認められている．そのため，歯科診療の補助を看護師・歯科衛生士の資格をもたない者が行うことは違法であり，保健師助産師看護師法違反として罰せられることとなる．

　一般的には，「補助」は「手伝う・助ける」という意味合いで用いられることが多く，歯科診療の補助についても，歯科診療を行う術者の作業を「手伝う・助ける」こととして物の受け渡しなどの単純作業を行う業務と考えられがちである．しかし，保健師助産師看護師法で規定されている「補助」は，医師・歯科医師が行う医行為・歯科医行為の一部であり，術者として患者に提供する，医学・歯学として専門性の高い行為を指している．実際に提供される診療の補助の行為は，医師・歯科医師の指示に従い，看護師の修得している能力（知識・技能）の範囲で行われるものであり，当然のことながら，資格をもたない者は行うことが許されないものである．同様に，歯科衛生士が行う歯科診療の補助についても，歯科医師の指示に従い，歯科衛生士の修得している能力（知識・技能）の範囲で行われる歯科医行為である．

　「歯科診療の補助」を正しく理解するためには，「診療の補助」の規定，運用についての十分な理解が必要となる．以下にポイントを示す．
・「診療の補助」は，医師・歯科医師の行う行為の一部である．
・「歯科診療の補助」に限り，歯科衛生士が行うことができる．
・歯科衛生士の「歯科診療の補助」は，歯科医師の指示のもとで行う．
・看護師・歯科衛生士の資格をもたない者が「歯科診療の補助」を行うことは違法である．
・看護師の業務独占として，療養上の世話（いわゆる看護）または「診療の補助」を行うことができる．

2. 歯科衛生実践の考え方

1）歯科治療の需要のなかでの口腔機能管理

　歯科治療の需要に関する将来予想のイメージでは，いままでの歯科治療は"削って治す"という形態を回復することが大きな部分を占めていたが，これからは，う蝕や歯周病などの管理・重症化予防，口腔機能の管理・回復，さらに在宅・訪問診療への対応が増すとされている．（図I-1-1）

　わが国では，歯や口腔に対する健康の重要性が注視されるとともに，歯科専門職による**口腔健康管理**への取り組みも求められるようになってきた．その中で，口腔清掃を含む口腔環境の改善など口腔衛生に関わる行為を「**口腔衛生管理**」，口腔の機能回復および維持・増進に関わる行為を「**口腔機能管理**」とし，この両者に含まれる行為を「口腔健康管理」と定義した．この定義は，歯科医行為，歯科予防処置，歯科診療の補助，歯科保健指導と「口腔ケア」の行為との区別にも関係している．

🔗 **Link**

補助業務と医業と歯科医業
『保健・医療・福祉の制度』
p.28，29

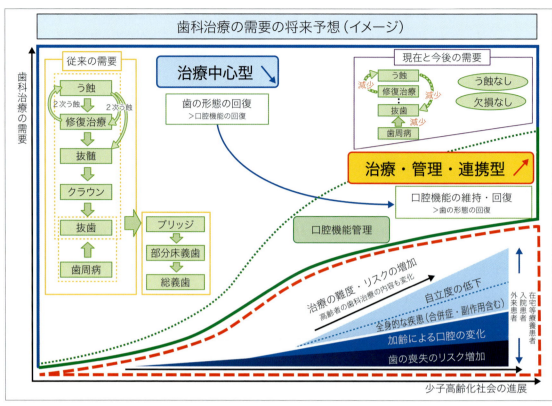

図I-1-1　歯科治療の需要に関する将来予想のイメージ

(厚生労働省，平成29年中央社会保険医療協議会[17])

2) 歯科衛生士の行う歯科診療の補助

歯科衛生士が行う歯科診療の補助の具体的内容について，1つ1つの行為そのものが法律に明記されているものではない．歯科診療の補助は，歯科衛生士が修得している能力（知識・技能）の範囲で，歯科医師が指示する歯科医行為である．その際，歯科医行為については絶対的歯科医行為と相対的歯科医行為があることを理解しなければならない．

絶対的歯科医行為は，歯科医師のみが行うことができる歯科医行為であり，**相対的歯科医行為**は歯科医師の指示のもとで歯科衛生士が行うことができる歯科医行為である．最近では，高齢者の増加に伴い，全身管理や口腔機能の維持・回復に対する口腔機能管理も求められている．医療保険制度では，周術期等口腔機能管理料および令和6年に新設された回復期等の患者に対する口腔機能管理なども算定され，専門性を発揮できる場面も増えてきている．

歯科衛生士が相対的歯科医行為を歯科診療の補助として行う際には，歯科医師は，その行為が歯科衛生士の能力との対比で，歯科診療の補助としての適否を判断することが求められる．

歯科衛生士が行う歯科診療の補助行為としては，主治の歯科医師の指示があれ

ば，診療機械の使用，医薬品の授与・指示を行うことまでを範囲としてとらえることができる．（歯科衛生士法 第13条の2）さらに，歯科治療の需要とともに歯科衛生士の業務も拡大傾向にあり，特に歯科衛生士の専門性が求められるスケーリング・ルートプレーニング(SRP)は，歯科診療の補助として患者への安心・安全で質の高い医療を提供すべき行為である．歯科診療の補助という行為は，歯科医療の変化にともなって今後も変化し続けるものである．

3. 診療の補助の範囲に関する法的な変化

いつの時代も医学・医療用機材の進歩や社会制度の変化により，提供される医療について，方法や内容，担当する職種の役割が変化するものである．看護師が行う診療の補助についても，これまでにさまざまな医行為について，診療の補助の範囲であるかどうかの解釈が行われてきている．医師・歯科医師が行う医行為・歯科医行為に対する診療の補助の範囲については，業務の水準や医療現場での実態を踏まえた解釈を行うことで変化するものである．

歯科衛生士は，歯科予防処置，歯科診療の補助，歯科保健指導を中心として業務を行うが，①歯科予防処置と②歯科診療の補助については，その区別が必要となる．2014年の厚生労働省医政局長通知「歯科衛生士法の一部改正の施行について」において，①歯科予防処置は，「歯科医師の指導（直接の指導は必要ない）」の下に行われるものであり，「歯科医師の判断により，「歯科医師の指導」の形態として，歯科医師の常時の立会いまでは要しないものである．」とされ，「歯科衛生士が歯科予防処置と同様の内容の行為を行う場合であっても，歯科疾患を有する者に対して当該行為を実施する場合は，歯科診療の補助に該当し，歯科医師の指示の下に行われる必要があるので，特に，歯科衛生士が病院や介護施設等において業務に従事する場合には留意が必要であること」とされている．このように，①歯科予防処置と②歯科診療の補助の区別については，指導あるいは指示を行う歯科医師，それを受ける歯科衛生士，いずれにおいても正しく認識する必要がある．

医療保険制度における歯科診療の補助にかかわる算定項目（令和6年診療報酬）としては，主として以下のものがあげられる．

(1) 口腔機能管理料

口腔機能管理料とは，50歳以上の歯の喪失や加齢，これら以外の全身的な疾患等により口腔機能の低下を認める患者に対して，口腔機能の回復または維持・向上を目的として行う医学管理を評価したものをいい，関係学会の診断基準により口腔機能低下症と診断されている患者のうち，咀嚼機能低下，咬合力低下または低舌圧または口腔衛生状態不良のいずれかに該当するものに対して，継続的な指導及び管理を実施するもの．

(2) 訪問歯科衛生指導料

歯科訪問診療を行った歯科医師の指示に基づき，歯科衛生士，保健師，看護師ま

たは准看護師が訪問して療養上必要な指導として，単一建物診療患者またはその家族等に対して，当該患者の口腔内の清掃（機械的歯面清掃を含む），有床義歯の清掃指導または口腔機能の回復若しくは維持に関する20分以上の実地指導を行い，当該歯科衛生指導で実施した指導内容等について，患者に対し文書により提供するもの．

訪問歯科衛生指導が困難な患者等に対し，当該患者またはその家族等の同意を得て，歯科衛生士等が2名以上同時に訪問歯科衛生指導した場合，複数名訪問歯科衛生指導加算が設けられている．

(3) 周術期等専門的口腔衛生処置1

周術期等の口腔機能管理を行う歯科医師の指示を受けた歯科衛生士が，患者の口腔衛生状態にあわせて専門的口腔清掃（口腔清掃用具等を用いた口腔清掃または機械的歯面清掃）を行うもの

(4) 周術期等専門的口腔衛生処置2

周術期等の口腔機能管理計画に基づき，口腔機能の管理を行っている患者（がん等に係る放射線治療または化学療法を実施する患者に限る）に対して，歯科医師または歯科医師の指示を受けた歯科衛生士が，放射線治療または化学療法の副作用として生じた口腔粘膜炎に対して，専門的な口腔清掃および口腔粘膜保護材を使用して疼痛緩和を行うもの

(5) 回復期等専門的口腔衛生処置

回復期等口腔機能管理料を算定した入院中の患者に対して，歯科医師の指示を受けた歯科衛生士が専門的口腔清掃を行うもの

② 診療補助業務と他の医療職種

1. 看護師の行う診療の補助

看護師が行う診療の補助についても，その具体的な内容について，1つ1つの行為そのものが法律に明記されているものではない．医師のみが行うことができる絶対的医行為，医師が判断をしたうえで，医師の指示のもとで行うことができる相対的医行為がある．看護師が行う静脈注射，投薬（与薬）などの医行為は診療の補助にあたるが，これらは相対的医行為であり，本来は医師が行う医行為の一部である．診療の補助には，**特定行為**も含まれる．特定行為は，手順書に基づいた診療の補助であり，看護師が手順書により行う場合には，実践的な理解力，思考力及び判断力並びに高度かつ専門的な知識及び技能が特に必要とされる行為のことである．特定行為として定められているのは38項目あり，看護師が特定行為を手順書によって実施する場合には，保健師助産師看護師法に定められる特定行為に係る看護師の研修制度において，特定行為研修を修了しなければならない．

相対的医行為として看護師に求められる診療の補助に対する法的解釈は，医学の

Link
特定行為
『保健・医療・福祉の制度』
p.62

進歩，社会ニーズの変化，看護師の役割変化などの要因によって変更されることもある．高度化・細分化する医療現場にて看護師の役割が重要となり，看護師は診療の補助に関して多岐にわたる診療科で活躍している．歯科診療の補助に限って歯科衛生士が行うことができるようなった背景を理解しつつ，歯科診療における歯科衛生士の役割を充実していくことが重要となる．

2. その他の医療関係職種が行う診療の補助

Link
歯科医療とかかわる医療関係者
『保健・医療・福祉の制度』
p.58-77

歯科領域以外で業務独占とされている職種は，医師（医行為），薬剤師（調剤），助産師（助産），看護師（療養上の世話，診療の補助），診療放射線技師（放射線の照射）であるが，これら医療職の診療の補助は，看護師の業務独占について，各法律で保健師助産師看護師法第31条第1項及び第32条の規定を解除することで実施できる状態となっている．

医行為とは，「医師の医学的判断及び技術をもってするのでなければ人体に危害を及ぼし，又は危害を及ぼすおそれのある行為」であるが，相対的医行為として診療の補助を行うことができる職種については，看護師以外に以下の医療職種がある．いずれの職についても，それぞれの法律において診療の補助に関する規定が定められている．

❶ 診療放射線技師（診療放射線技師法）

一　磁気共鳴画像診断装置，超音波診断装置，その他の画像による診断を行うための装置であつて政令で定めるものを用いた検査（医師又は歯科医師の指示の下に行うものに限る）を行うこと．

二　第2条第2項に規定する業務又は前号に規定する検査に関連する行為として厚生労働省令で定めるもの（医師又は歯科医師の具体的な指示を受けて行うものに限る）を行うこと．

❷ 救急救命士（救急救命士法）

診療の補助として救急救命処置を行うことを業とすることができる．

❸ 義肢装具士（義肢装具士法）

診療の補助として義肢及び装具の装着部位の採型並びに義肢及び装具の身体への適合を行うことを業とすることができる．

❹ 臨床工学技士（臨床工学技士法）

診療の補助として生命維持管理装置の操作及び生命維持管理装置を用いた治療において当該治療に関連する医療用の装置（生命維持管理装置を除く）の操作（当該医療用の装置の先端部の身体への接続又は身体からの除去を含む）として厚生労働省令で定めるもの（医師の具体的な指示を受けて行うものに限る）を行うことを業とすることができる．

❺ 視能訓練士（視能訓練士法）

診療の補助として両眼視機能の回復のための矯正訓練及びこれに必要な検査並

びに眼科検査を行うことを業とすることができる.

❻ 臨床検査技師（臨床検査技師法）

診療の補助として，次に掲げる行為（第一号，第二号及び第四号に掲げる行為にあつては，医師または歯科医師の具体的な指示を受けて行うものに限る）を行うことを業とすることができる.

一　採血を行うこと.

二　検体採取を行うこと.

三　第2条の厚生労働省令で定める生理学的検査を行うこと.

四　前三号に掲げる行為に関連する行為として厚生労働省令で定めるものを行うこと.

❼ 言語聴覚士（言語聴覚士法）

診療の補助として，医師または歯科医師の指示の下に，嚥下訓練，人工内耳の調整その他厚生労働省令で定める行為を行うことを業とすることができる.

❽ 理学療法士および作業療法士（理学療法士及び作業療法士法）

診療の補助として理学療法または作業療法を行うことを業とすることができる.

参考文献

1) 全国歯科衛生士教育協議会監修：最新歯科衛生士教本歯科診療補助論第2版. 医歯薬出版, 2022.
2) 眞木吉信：なぜ, 専門用語を「口腔ケア」から「口腔健康管理」に変えるのか？. 老年歯学, 35 (1)：4-7, 2020.
   https://www.jstage.jst.go.jp/article/jsg/35/1/35_4/_pdf/-char/ja
3) 前田和彦：看護師の法的な業務範囲. 週刊日本医事新報, 4761：68, 2015.
   https://www.jmedj.co.jp/journal/paper/detail.php?id=3787
4) 尾崎孝良：診療補助行為に関する法的整理. 日医総研ワーキングペーパー, 358, 2016.
   https://www.jmari.med.or.jp/download/WP358.pdf
   (厚生労働省)
5) 厚生労働省ホームページ：看護師等によるALS患者の在宅療養支援に関する分科会 (第1回) 資料1「医行為について」
   https://www.mhlw.go.jp/shingi/2003/02/s0203-2g.html　(2023/07/16アクセス)
6) 広島県公式ホームページ：【参考】医行為について (関連通知).
   https://www.pref.hiroshima.lg.jp/uploaded/attachment/252191.pdf
   (2023/07/16アクセス)
7) 厚生労働省ホームページ：第2回医師の働き方改革を進めるための タスク・シフト/シェアの推進に関する検討会, 参考資料2, 診療の補助・医師の指示について.
   https://www.mhlw.go.jp/content/10800000/000564159.pdf
   (2023/07/16アクセス)
8) 厚生労働省ホームページ：特定行為に係る看護師の研修制度, 特定行為とは.
   https://www.mhlw.go.jp/stf/seisakunitsuite/bunya/0000050325.html
   (2023/07/16アクセス)
9) 厚生労働省ホームページ：特定行為に係る看護師の研修制度, 特定行為研修とは .
   https://www.mhlw.go.jp/stf/seisakunitsuite/bunya/0000077114.html
   (2023/07/16アクセス)
10) 厚生労働省ホームページ：特定行為に係る看護師の研修制度, 特定行為区分とは.
    https://www.mhlw.go.jp/stf/seisakunitsuite/bunya/0000077098.html
    (2023/07/16アクセス)
11) 厚生労働省ホームページ：「新たな看護のあり方に関する検討会」中間まとめについて.
    https://www.mhlw.go.jp/shingi/2002/09/s0906-4.html
    (2023/07/16アクセス)
12) 厚生労働省ホームページ：看護師が行う診療の補助について. (資料3)
    https://www.mhlw.go.jp/shingi/2009/08/dl/s0828-1c.pdf
    (2023/07/16アクセス)
13) 厚生労働省ホームページ：歯科衛生士法の一部改正の施行について (通知). 医政発1023第7号, 平成26年10月23日.
    https://www.mhlw.go.jp/web/t_doc?dataId=00tc1750&dataType=1&pageNo=1
    (2023/07/16アクセス)
14) 公益社団法人日本看護協会：特定行為区分とは. 看護師の特定行為研修制度 ポータルサイト, 厚生労働省「看護師の特定行為に係る研修機関拡充支援事業」
    https://www.nurse.or.jp/nursing/education/tokuteikenshu/portal/about/kubun.html
    (2023/07/16アクセス)
15) 公益社団法人日本看護協会：特定行為研修制度とは. 看護師の特定行為研修制度 ポータルサイト, 厚生労働省「看護師の特定行為に係る研修機関拡充支援事業」
    https://www.nurse.or.jp/nursing/education/tokuteikenshu/portal/about/
    (2023/07/16アクセス)
16) しろぼんねっと (令和4年診療報酬).
    https://shirobon.net/medicalfee/latest/shika/r04_shika/r04s_ch2/r04s2_pa1/r04s21_B000_4_3.html
    (2023/07/16アクセス)
17) 厚生労働省：中央社会保険医療協議会 総会 (第376回)　議事次第, 歯科医療 (その2)について.
    https://www.mhlw.go.jp/content/12404000/000865459.pdf
    (アクセス2024/11/9)
18) e-gov法令検索：医師法.
    https://elaws.e-gov.go.jp/document?lawid=323AC0000000201

19) e-gov 法令検索：歯科医師法.
　　https://elaws.e-gov.go.jp/document?lawid=323AC0000000202
20) e-gov 法令検索：歯科衛生士法
　　https://elaws.e-gov.go.jp/document?lawid=323AC0000000204
21) e-gov 法令検索：保健師助産師看護師法
　　https://elaws.e-gov.go.jp/document?lawid=323AC0000000203
22) e-gov 法令検索：診療放射線技師法
　　https://elaws.e-gov.go.jp/document?lawid=326AC0100000226
23) e-gov 法令検索：救急救命士法
　　https://elaws.e-gov.go.jp/document?lawid=403AC0000000036
24) e-gov 法令検索：義肢装具士法
　　https://elaws.e-gov.go.jp/document?lawid=362AC0000000061
25) e-gov 法令検索；臨床工学技士法
　　https://elaws.e-gov.go.jp/document?lawid=362AC0000000060
26) e-gov 法令検索：視能訓練士法
　　https://elaws.e-gov.go.jp/document?lawid=346AC0000000064
27) e-gov 法令検索：臨床検査技師法
　　https://elaws.e-gov.go.jp/document?lawid=333AC1000000076
28) e-gov 法令検索：言語聴覚士法
　　https://elaws.e-gov.go.jp/document?lawid=409AC0000000132
29) e-gov 法令検索：理学療法士及び作業療法士法
　　https://elaws.e-gov.go.jp/document?lawid=340AC0000000137

2章 医療安全と感染予防

到達目標

❶ 歯科診療における医療安全と対策を説明できる.
❷ 医療の安全管理の体制を概説できる.
❸ 歯科医療における感染症の概念とその対策を説明できる.
❹ スタンダードプリコーションを具体的に説明できる.
❺ 感染事故時の対応を判断することができる.
❻ 手指消毒やグローブの着脱が実施できる.
❼ 滅菌と消毒の定義が説明できる.
❽ 滅菌,消毒,洗浄の方法について説明できる.
❾ 消毒薬の特徴と用途について説明できる.
❿ 歯科用器材に応じた滅菌,消毒,洗浄を実施できる.
⓫ 医療廃棄物の分類と分別を説明できる.

❶ 医療安全

1. 医療安全

医療機関では質の高い医療が安全に提供されることが必要である.医療は医師や歯科医師からのみ提供されるものではなく,多職種それぞれの専門分野から適切な医療が提供される.また,システムを円滑に進めるために医療事務等の職員も加わり,多職種が連携し,組織となって機能する.そして,医療は医療従事者と患者との信頼関係のもとで,利用者の安全が保障され,患者が安心して受診できることが必要である.医療安全の目的は,医療の安全を通して,「医療の質を保証する」「患者の安全・安心を確保する」ことにある.

近年の医療は高度化し,複雑になり医療安全の確保を難しくしている.このため,広範な体系的取り組みの推進,安全対策が必要となっている.医療安全は,「ハード(機器,器具,材料)」,「ソフト(法律,組織の規定,マニュアル)」,「ヒューマン(人間の思考,習慣,行動)」の3本柱により支えられている.「ハード」,「ソフト」については必要に応じて改善・改良が可能であるが,高度な機器や器具,システムを導入したとしても,それを運用する「ヒューマン」が変化しなければ,医療安全は保障されなくなってしまう.どんなに経験を積んだ者でも,疲労などによる注意不足,慣れや過信による緊張感の欠如などから,ミス(エラー)を起こす可能性がある.医療安全の重要な課題は,ヒューマンエラーをいかに減少さ

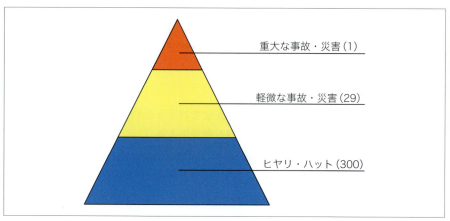

図Ⅰ-2-1　ハインリッヒの法則　　　　　　　　　　　　　　　　（田村清美，2023[1]）改変）

せるかである．

　ハインリッヒ（Heinrich）の労働災害事故の研究では，「1件の重大事故（アクシデント）の背景には29の軽微な事故があり，その背景には300の障害には至らなかった事故（インシデント）がある」とされている．重大事故になる前にインシデントの段階でできるだけリスクを察知，報告し，情報を共有するなどの対策を講じ，安全な行動をとる必要がある（図Ⅰ-2-1）．

2. 歯科診療における医療安全と対策

　口腔はヒトの生命維持のために不可欠な消化器と呼吸器の入り口であり，①食べる，②話す，③呼吸するという役割を担う大切な器官である．歯科診療は生命の危険はないと考える向きもあるが，多少なりとも侵襲を伴うものであり，診療後には後遺症の発症や投薬による副作用等が発生する可能性がある．また，歯科診療を行う使用器具の破損等で命を落としかねない事故も発生しており，日常，何気なく行っている診療補助業務にも，多くの危険が潜んでいることを肝に銘じておく必要がある．

1）偶発事故

　歯科診療時における偶発事故の発生するタイミングは，日本歯科麻酔学会の調査（1991～1995年）によれば，局所麻酔注入中・直後が最も多く，次いでう蝕や歯周病の歯科治療中，そして歯科治療後と続いている．偶発症の種類では，不安等の精神的ストレスや，疼痛が誘因となって起こる自律神経系の異常をきたす血管迷走神経反射，交感神経が緊張して起こる過換気症候群や血圧上昇が半数以上を占める．また，薬物アレルギー，アナフィラキシーショックなども発症することがある可能性があるため，患者の精神的ストレスや疼痛に対して配慮するとともに，偶発症が

表I-2-1　インシデント・アクシデント分類

インシデント
□レベル0 … エラーや医療薬品・医療機器の不具合が見られたが，実施されなかった
□レベル1 … 患者に実施されたが，実害がなかった
□レベル2 … 実害があったが，処置や治療は行わなかった
□レベル3a… 実害があり，簡単な処置や治療を要した
アクシデント
□レベル3b… 実害があり，濃厚な処置や治療を要した
□レベル4 … 永続的な障害や後遺症が残った
□レベル5 … 死亡
適応外
□適 応 外 … 患者からの苦情・医薬品の紛失・盗難・自殺や自殺企図・医療従事者に発生した事態など

(国立大学病院長会議, 2022[6])改変)

発生した場合に備えてマニュアルを作成し，これらの事象の発生時に迅速に対応できるように日頃から対応方法について周知し，訓練していくことが大切である.

2) インシデント（偶発事象）とアクシデント（医療事故）

インシデントとは，医療上患者に起こった，もしくは起こりそうになった好ましくない事象のすべてを指し，誤った医療行為が行われたが，事前に発見されて事故には至らなかった「**ヒヤリ・ハット**」，事故は発生したが，患者や医療従事者に障害は及ぼさなかった「**ニアミス**」も含まれる.

アクシデントとは，トラブルが発生して，患者に何らかの障害（有害事象）が生じた場合を指し，医療にかかわる場所の過程で発生する医療従事者の過誤，過失に関係なく，起こるすべての人身事故を指す．インシデントに気がつかないまま，適切な処置や対応が行われずにいると，**医療事故，医療過誤***につながり発生する可能性が高まる.

インシデントやアクシデントが発生した場合，当事者に限らず，発見者または状況をよく理解できている者が速やかに報告書を作成する．これはインシデントの情報を収集することにより，アクシデントの原因となりうる背景要因を共有し，調査・分析評価を行い，医療事故防止に繋げることを目的とする．なお，インシデントまたはアクシデント報告書の目的は個人が犯した事故の責任を糾弾することではなく，システムの問題ととらえ，現場のシステムを改善して医療事故を未然に防止する体制を確立することである（表I-2-1）.

3) KYT

危険予知訓練は，危険（キケン，Kiken）のK，予知（ヨチ，Yochi）のY，トレーニング（トレーニング，Training）のTの頭文字をとって**KYT**といわれている．現

***医療過誤**
医療従事者が患者に提供する医療サービスの過程において起こる，避けられた可能性のあるミスやエラーを指します.
これには診断の誤り，薬の誤投与や，患者の管理ミスなどが含まれます.

場や作業の状況の中に潜む危険要因とそれが引き起こす現象を，現場や作業の状況を描いたイラストシートを使ってグループで話し合い，考え合い，わかり合って，危険のポイントや重点実施項目を指差し唱和・指差し呼称で確認して行動する前に解決する訓練である．

KYTの進め方は，5～6人のグループを作成し，グループ内でリーダーと書記を決め，リーダーが下記の4ラウンド（4R）法で話し合いを進め，書記がみんなの意見を用紙に記入し，4Rでグループの行動目標を設定したら，指差し唱和も決め，全員で指差し唱和して確認する．

4R法の詳細を示す．

1R：（現状把握）　どんな危険が潜んでいるか
イラストシートの状況の中に潜む危険を発見し，危険要因とそれが引き起こす現象を想定して話し合う．

2R（本質追究）　これが危険のポイントだ
発見した危険のうち，重要と思われる項目に○をつける，さらに絞り込み，◎印とアンダーラインを引き，◎印の項目を危険ポイントとし，指差し唱和をする．

3R（対策樹立）　あなたならどうする
◎印をつけた危険ポイントに対する対策案を出し合う．

4R（目標設定）　私たちはこうする
対策案の中から絞り込みをし，※をつけて重点実施項目とし，グループ内の行動目標を設定し，指差し唱和で確認する．

---

3. 医療法と医療安全対策

医療法の目的は「医療を受ける患者の利益の保護と良質かつ適切な医療を効率的に提供する体制の確保を図ることで，国民の健康の保持に寄与すること」とされ，社会環境の変化に応じて改定が行われている．

歯科診療所においては，2007（平成19）年第5次改正「良質な医療を提供する体制の確立を図るための医療法等の一部を改正する法律」に「医療の安全管理のための体制の確保」が無床診療所の管理者にも義務づけられたことにより，歯科医院にもこの医療安全にかかわる法律が適用されることになった．

この改正により，歯科診療所において，①施設管理責任者，②医療安全管理者，③医薬品安全管理責任者，④医療機器安全管理責任者の配置が義務づけられた．常勤歯科衛生士は有資格者として，医療安全管理者，医薬品安全管理責任者，医療機器安全管理責任者の項目に職名が記されるようになった．歯科衛生士は歯科衛生業務だけでなく，医療管理や感染予防の知識や技術，管理対策等を企画できる能力が

求められていることを知っておく必要がある.

(1) 医療安全管理者としての業務

医療安全管理者は，以下の業務を行う.

①院内における医療事故，院内感染の原因と防止方法ならびに医療安全管理体制の改善方法についての検討および提言

②院内における医療安全管理に関する意識の向上

③ヒヤリ・ハット報告の内容の分析および報告書の作成

④医療安全管理委員会において決定した医療事故，院内感染防止および医薬品・医療機器の安全使用等の医療安全対策に関する事項の周知徹底

⑤その他，医療安全管理に関する事項

(2) 医薬品安全管理責任者としての業務

医薬品安全管理責任者は，以下の業務を行う.

①院内における医薬品の使用・管理の改善方法についての検討および提言

②職員の業務が医薬品の業務手順書に基づいて行われているかの定期的な確認

③職員に対する医薬品の安全使用のための研修の実施

④医薬品の安全管理のために必要となる情報の収集・管理

⑤医療安全管理委員会への医薬品の安全管理に関する情報提供

⑥その他医薬品の安全確保を目的とした改善のための方策の実施

(3) 医療機器安全管理責任者としての業務

医療機器安全管理責任者は，以下の業務を行う.

①院内における医療機器の使用・管理の改善方法についての検討および提言

②職員に対する医療機器の安全使用のための研修の実施

③医療機器の保守点検に関する計画の策定及び保守点検の適切な実施

④医療機器の安全管理のために必要となる情報の管理

⑤医療安全管理委員会への医療機器の安全管理に係る情報提供

⑥その他，医療機器の安全確保を目的とした改善のための方策の実施

② 感染予防

1. 歯科医療における感染症の概念

1) 感染症と感染予防対策

感染症とは，細菌やウイルス等の病原体が宿主に侵入・増殖し，定着することにより新たな寄生状態が成立した状態を感染という．感染により起こる疾病を感染症という．

感染の要因は，病原体と宿主，感染経路であり，これらが連鎖することにより感染が成立する．病原体が毒性等を変化させることは困難であり，診療域を無菌にすることは不可能である．宿主の感受性は免疫や抵抗力である．すべての患者がすべ

Link
歯科に関連するウイルスとウイルス感染症
『微生物学』
p.131-132

表I-2-2　感染経路別予防対策の概略

感染経路		感染媒体	主な疾患および微生物	対策例
空気感染		直径5μm以下の飛沫核粒子 空気の流れにより飛散する	結核，麻疹，水痘	微粒子（N95）マスク 病室を陰圧にし，換気と排気に留意する
飛沫感染		直径5μmを超える飛沫粒子 微生物を含む飛沫が短い距離（2m以内）を飛ぶ 飛沫は床に落ちる	インフルエンザ，流行性耳下腺炎，風疹など	患者から2m以内の距離でケアするときマスクを着用する
接触感染	直接接触感染	直接接触して伝播 皮膚同士の接触など	腸管出血性大腸菌, MRSA, Clostridioides difficile, 緑膿菌など	手指衛生 防御具の使用
	間接接触感染	汚染された器具や環境などを介する		

（国立大学附属病院感染対策協議会，2020[11]）より）

ての疾患への感受性を調節することは困難である．感染経路別に対策を講じることは容易である．具体的には，手洗いや防御具を適切に使用する．器具などを適切に滅菌や消毒，洗浄し，日常清掃など環境を整える（表I-2-2）．

2) 標準予防策（スタンダードプリコーション）

標準予防策（スタンダードプリコーション）とは，湿性の血液・体液・分泌物（汗を除く）・排泄物などすべてを感染の可能性があるものとして取り扱うことである．同定・未同定にかかわらず，また感染症の種類や特定の微生物の存在有無にかかわらず実施する．

具体的には，血液や体液，排泄物等に触れる場合，手袋を着用する．血液や体液，排泄物などが飛散する可能性がある場合，手袋やマスク，プラスチックエプロン，ゴーグルを着用する．感染性廃棄物を取り扱う場合，バイオハザードマーク等を用いて感染性廃棄物であることを表示し，分別・保管・運搬・処理する．鋭利物は使用後，耐貫通性容器に廃棄する．

3) リスクアセスメント

感染予防対策におけるリスクアセスメントとは，感染リスクに応じた対策を講じることである（p.36表I-2-8参照）．

2. 歯科医療における感染予防対策

1) 医療従事者としての対応

　医療従事者への感染予防対策に関する教育内容には，医療従事者が感染性疾患に罹患した場合の対応，血液・体液等に曝露後の対応などがある．

　医療従事者自身の健康の保持と医療行為による患者への感染予防のために，医療従事者がワクチン接種によって感染を予防できる疾患に対する免疫を確保することは重要である．感染症に罹患した場合，就業制限を受ける．

　B型肝炎ワクチンでHBs抗体値が10mIU/mL以上の測定結果がある場合は，免疫が獲得されているとし対応する．麻疹・風疹・流行性耳下腺炎・水痘ワクチンは，1歳以上で「2回」予防接種の記録があれば，免疫が獲得されているとする．インフルエンザワクチンは，流行シーズンが始まる前に接種する．

　医療従事者が感染症に罹患しないために，感染経路の重要な対策となる手指衛生や自身の免疫を高め，健康を管理する．

2) 環境感染予防対策 (診療室，診療機器の感染予防)

　飛沫感染による交差感染のリスクを低減するために，歯科用ユニットは個室に設置するかパーテーションで隔離されていることが望ましい．診療室の構造上不可能な場合，できる限りロールカーテンなどでユニットを仕切る．ほとんど手が触れない床や壁などは洗剤と水による定期的な清掃でよい．切削片などが落ちている場合，掃除機等で清掃する．床や壁などに湿性生体物質による目に見える汚染がある場合，消毒薬を使用し拭き取る．頻繁に手が触れるドアノブや机，椅子のアームレストなどは，1日に1回以上清掃，消毒することが望ましい．

　歯科用ユニットのライトやブラケットテーブル，スイッチ，ヘッドレストなど診療中手で触れる部位はラッピングを行い，患者ごとに交換する．スピットンやバキュームホースの内面は凝固した血液などが付着したままになっていることがあるため，患者ごとに十分な量の水を流したり，吸引する．

　歯科治療中，患者由来の細菌や真菌，ウイルスなどを含んだエアロゾルの発生を抑制するためには，治療前，患者に抗菌薬などが含まれるうがい薬で含嗽を促す．ラバーダムを使用する．口腔外バキュームを併用するなどさまざまな対策を講じる．

　歯科用ユニットの給水装置は細菌汚染しやすいため，診療開始前タービンやスリーウェイ，マイクロモーター，コップ給水などから一定時間滞留水を排出する．日本では，歯科用ユニットの水質は規定されておらず，水道水質基準があるのみである．水道水質基準において細菌に関する項目は，一般細菌が1mLの検水で形成される集落数が100以下，大腸菌は検出されない．また水道水質管理上注意喚起すべき水質管理目標設定項目では，従属栄養細菌は1mLの検水で形成される集落数が2,000以下である．米国疾病予防管理センターにおいて歯科用ユニットの水

表I-2-3　B型肝炎ウイルス曝露時の対応

被曝露者の状況		曝露源患者の状況	
		血清HBs抗原陽性	血清HBs抗原陰性 不明
HBVワクチン未接種		HBIG投　与＋HBVワクチン接種	HBVワクチン接種
HBVワクチン接種後	血清抗HBs抗体未確認	抗体価測定の結果により対応	経過観察
	血清抗HBs抗体陽性（10mIU/mL）の記載あり	経過観察	経過観察
	ワクチン2シリーズ接種後も陰性（non-responder）	HBIG投与2回（直後および1か月後）	経過観察

質基準は従属栄養細菌が500CFU/mL以下，米国歯科医師会では200CFU/mL以下を推奨している．

3）感染事故時の対応
（1）針刺し・切創，皮膚・粘膜曝露発生
　①曝露部位を流水と石鹸で十分に洗浄する．
　②施設のルールに従い，職員健康管理部門へ報告する．
　③曝露源患者の血液検査（血清HBs抗原，抗HCV抗体，抗HIV抗体の確認）
　④被曝露者の血液検査（HBVワクチン接種歴および血清抗HBs抗体，抗HCV抗体，抗HIV抗体の確認）

（2）B型肝炎ウイルス曝露時の対応（表I-2-3）
　医療従事者がHBVワクチン未接種であるか，接種歴が不詳で抗HBs抗体陰性（10mIU/mL未満）である場合，針刺し・切創によって感染成立する頻度は10％〜30％である．HBV曝露後の予防策として，HBs免疫グロブリン（HBIG）投与と3回のHBVワクチン接種が推奨される．一方，ワクチン接種によって抗HBs抗体が10mIU/mLとなったことが確認されている陽転者は，HBV曝露に際して特別な対応は必要ない．

（3）C型肝炎ウイルス曝露時の対応
　HCV曝露後，確立された予防策はない．曝露1〜6週間後，血清HCV-RNAウイルス量の検査，曝露後6〜12か月まで血清抗HCV抗体検査を行い，経過観察する．

（4）ヒト免疫不全ウイルス曝露時の対応（HIV）
　HIV曝露後早期に，専門医に抗レトロウイルス薬の服用について相談する．HIV曝露4〜6週後および3か月後，6〜12か月後に抗HIV抗体検査を行い，経過観察する．

3. 手指衛生 (手指消毒)

　手指衛生は，感染予防のための基本的手段である．その目的は，歯科医療従事者の手指を介して病原体を伝播・拡散させないことと，歯科医療従事者自身を病原体から守ることである．

　2002年 Centers for Disease Control and Prevention (CDC；米国疾病予防管理センター) は「Guideline for Hand Hygiene in Health-Care Settings (医療現場における手指衛生のためのCDCガイドライン)」，2009年 World Health Organization (WHO；世界保健機構) は「WHO Guidelines on Hand Hygiene in Health Care (医療における手指衛生のためのWHOガイドライン)」を発表した．そのなかで，手が目で見て汚れているとき，また血液やその他の体液で目に見えて汚れているときは，石けんと流水で手を洗う．手が目で見て汚れていないときは，アルコール製剤等による速乾性擦式消毒薬を用いるとしている．

　平成26年12月厚生労働省医政局地域医療計画課長通知「医療機関における院内感染対策について」が発出された．そのなかで手指衛生は，速乾性擦式消毒薬 (アルコール製剤など) による手指衛生を実施していても，アルコールに抵抗性のある微生物も存在することから，必要に応じて石けんおよび流水による手洗いを実施することとしている．

1) 手指衛生の分類
(1) 日常手洗い
　水で手を濡らしたあと，石けんを手に取る．手洗い後，使い捨てペーパーなどで手を完全に乾燥させる．

(2) 衛生的手洗い
　主に医療行為の前に行う手指衛生である．石けんと流水による手指衛生が基本であるが，必要に応じて消毒薬を使用する．処置や医療行為の前後でアルコールをベースとした擦式アルコール手指消毒薬を使用する．

(3) 手術時手洗い
①石けんおよび水道水による手洗いの後，水分を十分に拭き取ったのち，持続殺菌効果のある速乾性擦式消毒薬 (アルコール製剤等) を用いて擦式消毒を行う．
②手術時手洗い用の外用消毒薬 (クロルヘキシジン・スクラブ製剤，ポビドンヨード・スクラブ製剤等) および水道水による手洗いを基本とする．最後にアルコール製剤等による擦式消毒を併用することが望ましい．

2) 感染を予防するための基本的手法
(1) 手指消毒の手順
①手掌を合わせよくこする．
②手の甲を伸ばし反対の手のひらでこする．

🔗 **Link**

手指衛生
『口腔外科学・
歯科麻酔学』
p.173

③指先，爪の間をこする．

④指の間をこする．

⑤親指を反対の手のひらでねじり洗いをする．

⑥手首を洗う．

(2) 手指消毒のタイミング

①患者に触れる前

②清潔・無菌操作の前

③血液・体液に触れた後

④モニターなど患者周辺の環境に触れた後

⑤患者に触れた後

3) 擦式手指消毒の手順（図I-2-2）

アルコール製剤等の速乾性擦式消毒薬による手指消毒は，環境を問わず，ただちに短時間で行うことができる．また最近のアルコール製剤の速乾性擦式消毒薬は保湿成分を含んでおり，手荒れ等のリスクが減少している．医薬品であるため，添付文書の用法・用量等を遵守する．

4. グローブ・プラスチックエプロン・ガウン・マスク・ゴーグル着脱の手順

グローブ・プラスチックエプロン・マスク・ゴーグルを装着前に手指衛生を行う．

1) グローブの着脱手順

(1) 未滅菌グローブの装着手順（図I-2-3）

患者ごとに両手とも新しい医療用グローブを装着する．使用済みグローブ表面に残存した微生物の完全な除去は困難で，またグローブの劣化等も考えられるため，一度患者に使用したグローブを装着したまま手洗いや消毒を行って，次の患者の診療に移ってはならない．

(2) 滅菌グローブの装着手順（図I-2-4）

無菌状態を保つため，医療従事者の皮膚は，グローブの内側とのみ接触し，外側には触れない．

(3) グローブのはずし方（図I-2-5）

使用後のグローブの外側は患者の体液等で汚染しているため，グローブの外側に触れないようグローブをはずす．グローブをはずすとき手指の汚染や，作業中グローブにピンホールが生じる可能性があるため，手指衛生はグローブ・プラスチックエプロン・マスク・ゴーグルをはずしたのち行う．

🔗 **Link**

手指衛生と防護具の着用
『口腔外科学・歯科麻酔学』
p.173-174

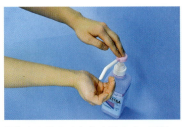
①片方の手のひらをくぼませ，速乾性擦式消毒薬を手のひらにとる．

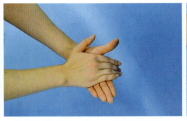
②両方の手のひらでこする．

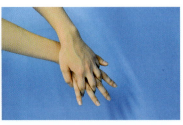
③指を組んで片方の手のひらでもう片方の手の甲をこする．反対の手も同様に行う．

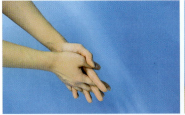
④指を組んで両方の手のひらでこする．

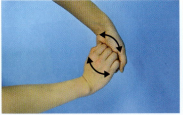
⑤指を連結させて，指の背を反対の手のひらでこする．

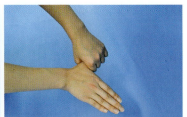
⑥片方の手のひらでもう片方の手の親指を握り，回転させてこする．反対の手も同様に行う．

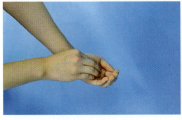
⑦片方の手の指を曲げ，もう片方の手のひらで指を前後に回転させながらこする．反対の手も同様に行う．

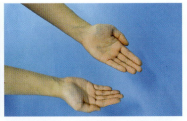
⑧手が乾燥するまで速乾性擦式消毒薬を擦り込む．

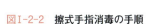
図Ⅰ-2-2　擦式手指消毒の手順

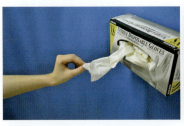
①箱から片方のグローブを取り出す．

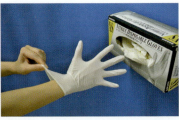
②グローブの手首の一部にのみ触れ，グローブを装着する．

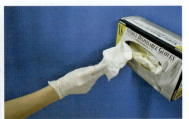
③グローブを装着した手でもう片方のグローブをとる．グローブの手首の一部にのみ触れる．

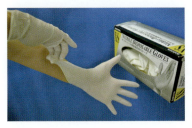
④前腕の皮膚に触れないで，グローブを装着した手の指を曲げ，もう片方のグローブを外側から折り返し引っ張りながら装着する．いったんグローブを装着したら，グローブで触れてもよい場所以外は触れるべきではない．

図Ⅰ-2-3　未滅菌グローブの装着手順

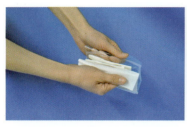 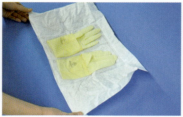 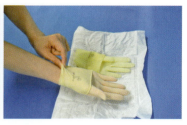

①無菌操作の前に擦式手指消毒薬か手洗いで手指衛生を行う．包装に破損がないか確認する．中の滅菌した包装に触れないように，外側の包装を開ける．

②滅菌した包装を清潔で乾燥した場所に置く．滅菌した包装を開封し，広げる．開封した状態を保つために，袖口側の包装を折る．

③片方の手の親指と人差し指で，グローブの折りたたんだ袖口をつかむ．1回の動きで折りたたんだ袖口を手首までもってくるように，グローブの中にもう片方の手を滑り込ませる．

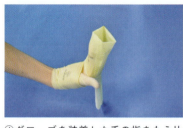 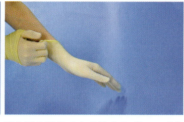 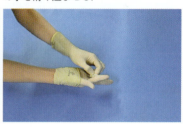

④グローブを装着した手の指をもう片方のグローブの折りたたんだ袖口の内側に入れ，取り上げる．

⑤1回の動きでもう片方のグローブを装着する．

⑥必要であれば，グローブが完全に適合するまで指と指の間を調節する．

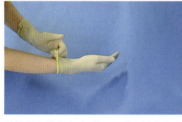 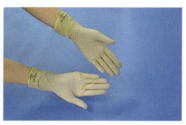

⑦最初に装着したグローブの折りたたんだ袖口の内側にもう片方の手の指を入れ，手首部分を引き上げる．グローブ表面以外に触れないように行う．

⑧グローブを装着した手は，滅菌器具やあらかじめ消毒された患者の身体以外に触れてはいけない．

図I-2-4　滅菌グローブの装着手順

CLINICAL POINT　ラテックスアレルギー

　ラテックスアレルギーは，天然ゴム（ラテックス）から作られたゴム製品に含まれる可溶性タンパク質に対する即時型アレルギーである．ゴム製品に触れた局所に，通常，接触後5〜20分程度でかゆみ，紅斑，膨疹を生じ，原因物質除去後，数時間以内に消退する．症状は局所にとどまらず，しばしば全身性蕁麻疹，鼻炎，結膜炎，気管支喘息を合併し，さらに呼吸困難からアナフィラキシーショックに進行することがある．また，食物アレルギーとの関連もあり，バナナ，キウイ，アボカド，ヘーゼルナッツなどはラテックス抗原と交差抗原性を有している．ラテックスアレルギーは，歯科医療従事者だけでなく患者にも注意が必要である．グローブやラバーダムシートなどの材質が低タンパク質やパウダーフリーのもの，合成ゴム製品の使用を検討する．

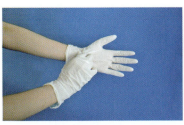 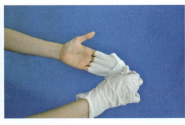 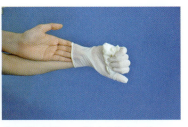

①前腕の皮膚に触れないで，片方のグローブの手首部分をつまむ．

②グローブが裏返しになるように手からはずす．

③はずしたグローブをもう片方のグローブを装着した手でつかむ．グローブをはずした手の指をグローブと手首の間に入れ，グローブをはずす．1枚目のグローブは2枚目のグローブの中に折りたたまれている．はずしたグローブを捨てる．

図I-2-5　グローブのはずし方

2) プラスチックエプロンの着脱手順（図I-2-6）

(1) プラスチックエプロンの着け方
①箱からプラスチックエプロンを1枚ずつ取り出す．
②縦に2つ折りの状態まで広げる．
③折り目の山側が内側にくるように首の部分を広げて後ろで結ぶ．

(2) プラスチックエプロンのはずし方
①首の部分の後ろにあるミシン目の片方を強く引いて切る．
②左右の裾を腰ひもの高さまで持ち上げ，外側を中にして折り込む．
③後ろの腰ひもを切り，3つ折りにして廃棄する．

3) ガウンの着脱手順

(1) 長袖ガウンの着方（図I-2-7）
①ガウンの外側に触れないように静かに広げ，頭からかぶる．
②袖を通し，先端に穴がある場合は親指を通す．
③腰ひもは必ず後ろで結ぶ．
④手袋を「手袋の着脱手順」に従い装着する．
⑤裾が長すぎる場合は，腰ひものところで折り込むようにタックを入れ長さを調整する．

(2) 長袖ガウンの脱ぎ方
①「手袋の着脱手順」に従い手袋を上向きにして手袋をはずす．
②裾の部分を引っ張り，後ろのミシン目を取りはずす．
③ガウンの裾が裏返しになるように腕を抜く．このときに同時に手袋をはずしても構わない．
④裾を腰ひもの高さまで持ち上げ，外側を中に折り込む．
⑤後ろの腰ひもを切り，3つ折りにして廃棄する．

つけ方	はずし方
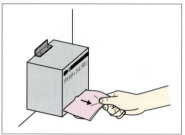 箱から1枚ずつ取り出す．	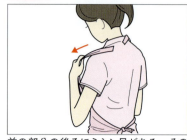 首の部分の後ろにミシン目がある．その片方を強く引いて切る．
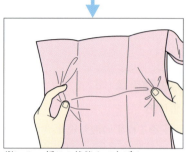 縦に2つ折りの状態まで広げる．	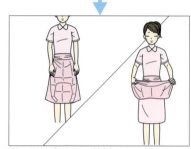 腰ひもの高さまで外側を中に折り込む．左右の裾を腰ひもの高さまで持ち上げ，外側を中にして折り込む．
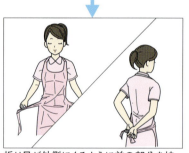 折り目が外側にくるように首の部分を持ってそっとかぶる，腰ひもをゆっくり広げて後ろで結ぶ．	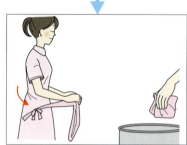 後ろの腰ひもを切り，3つ折にして廃棄する．

図Ⅰ-2-6　エプロンの着脱手順（ICHG研究会編，2022[10]）

4）マスクの着脱手順

(1) サージカルマスクのつけ方（図Ⅰ-2-8）

①サージカルマスクを取り出す．
②表の蛇腹が下向きで，サージカルマスクの金具が上部にくるように持つ．
③自分の鼻と頬の形に合わせて曲げる．
④ひもを耳にかけ，ノーズピースを自分の鼻の形に合わせる．
⑤反対側も同様にする．
⑥蛇腹を下へ引き，鼻・口を十分に覆う．

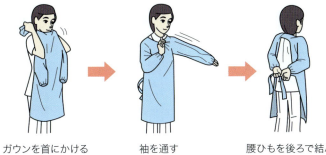

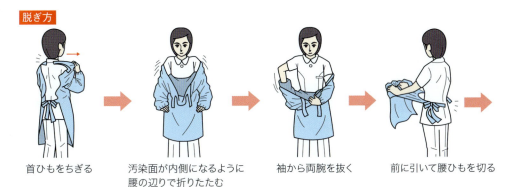

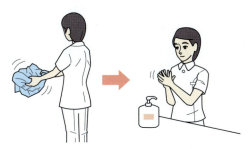

図Ⅰ-2-7　長袖ガウンの着脱手順

(2) サージカルマスクのはずし方
　①ひもをつまんではずし，マスクの表面には触れずに廃棄する．

5) ゴーグルの着脱手順（図Ⅰ-2-9）
(1) ゴーグルのつけ方
　①眼部を覆い，フィットするよう調整する．
　②フレームやバンドの部分でゆるみのないように固定したうえで，フィットするよう調整する．

着け方

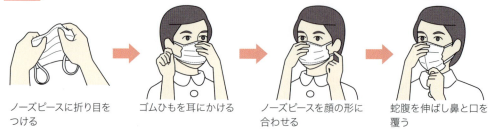

ノーズピースに折り目を
つける → ゴムひもを耳にかける → ノーズピースを顔の形に
合わせる → 蛇腹を伸ばし鼻と口を
覆う

はずし方

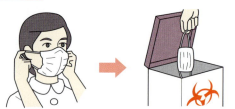

ひもを持ってはずす → マスクを破棄し手指衛生を行う

図I-2-8 マスクの着脱手順

ゴーグルの着け方

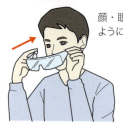

顔・眼をしっかり覆う
ように装着する．

はずし方

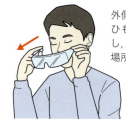

外側表面は汚染しているため，ゴム
ひもやフレーム部分をつまんではず
し，そのまま廃棄，もしくは所定の
場所に置く．

フェイスシールドの着け方

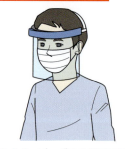

はずし方

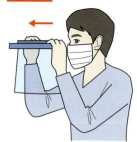

図I-2-9 ゴーグルの着脱手順

(2) ゴーグルのはずし方

①ゴーグルの耳の部分をつかみはずす．
②ゴーグルの外側，特に前面は汚染しているため触れない．

表Ⅰ-2-4 滅菌・消毒の方法

レベル	物理的方法	化学的方法
滅菌	高圧蒸気滅菌 乾熱滅菌 火炎滅菌 放射線滅菌	エチレンオキサイドガス（EOG）滅菌 低温プラズマ滅菌 低温蒸気ホルムアルデヒド滅菌（LTSF滅菌）
消毒	煮沸消毒 紫外線消毒	薬液消毒

5. 滅菌・消毒

　歯科の診療では，血液や膿の混入している可能性のある唾液に触れてる機会が多く，感染リスクは非常に高い．歯科医療従事者は，滅菌，消毒および洗浄*を正しく理解して院内感染防止に努めなければならない．

1）滅菌・消毒の定義

　滅菌：すべての微生物を死滅させるか，完全に除去し無菌状態にすること，またはその工程．

　消毒：人体に有害な微生物の感染性をなくすか菌量を少なくすること．またはその工程．

　滅菌，消毒には物理的方法と化学的方法がある（表Ⅰ-2-4）．感染リスクのレベルや対象物に応じて処理法を選択する．

2）滅菌（表Ⅰ-2-5）

　滅菌は，芽胞，ウイルスを含むすべての微生物を確実に死滅させ，無菌性保証水準*（SAL）を10^{-6}レベルに達した状態にする．また，対象物により滅菌法を選択する．その際，対象物への影響を極力少なく，すなわち器材の形状と機能を変化させない方法を選択する．さらに，環境汚染にも配慮する必要がある．

（1）滅菌の基本条件

　①温度・湿度・圧力と滅菌剤（蒸気・EOG等）の濃度は微生物が死滅するように設定されていること．

　②汚れ等は滅菌を不十分にするので，滅菌前に十分な洗浄がされていること．

　③対象物の表面が，十分な滅菌条件を維持していること．

（2）滅菌の方法

❶高圧蒸気滅菌（図Ⅰ-2-10〜12）

　温度上昇が速やかで浸透性に富み，短時間で確実な滅菌ができる．また，残留毒性がなく安全性が高く，低コストで使用でき一般的に普及している．高温高圧水蒸気に耐えるほとんどの金属製の器材，リネン，ガーゼ，ガラス製品に使用できる．滅菌の条件は，時間，温度，飽和蒸気の存在である．

＊洗浄
流水と洗剤等を用いて目視できる汚れを洗い流すこと．
（p.35参照）

＊無菌性保証水準
滅菌の基準を示す指標にISO（国際標準化機構）の「無菌性保証水準（SAL）」があります．滅菌の概念は確率的なものであり，あらかじめ設定されたSALに達した状態を維持して滅菌を完了とします．

表I-2-5　各種滅菌法の特徴

	高圧蒸気滅菌	エチレンオキサイドガス滅菌（EOG滅菌）	低温プラズマ滅菌	低温蒸気ホルムアルデヒド滅菌（LTSF*滅菌）
滅菌温度	121〜134℃	40〜60℃	45℃	60℃
滅菌時間	10〜50分	2〜24時間	75分	3〜4時間
毒性	なし	あり　エアレーションが必要	なし	なし
環境汚染	なし	あり	なし	なし
適用	金属製器材　リネン類　ガーゼ　ガラス製品など　121℃なら特殊プラスチックや麻酔回路も可	縫合針　縫合糸　電気メス　コード　注射筒　金属製器材　プラスチック製品　ガラス製品など	低温処理できるので過酸化水素を吸着する繊維製品，液体を除いて広く適用	歯科用器材などリネン，ガーゼ類やスポンジ類には適さない

(ICHG研究会編，2022[10]より改変)

＊LTSF滅菌
low temperature steam formalde-hyde sterilization

手順と注意事項（図I-2-13）

①器具，器材の洗浄，乾燥，必要に応じて各種滅菌袋にパッキングする（未包装用品用の高圧蒸気滅菌器（オートクレーブ）では，パッキングしないで滅菌する）．

②未滅菌物はオートクレーブの容器内に詰め込みすぎないように，量と配列に注意する．容器の70％を目安にする．滅菌物の間に空隙を作ることで確実に蒸気がいきわたる（図I-2-13①）．

③オートクレーブに十分な水が入っているか確認する（図I-2-13②）．

④扉がしっかり閉じているのを確認して滅菌を開始する（図I-2-13③）．

⑤滅菌終了後，器内の圧力が完全に下がってから扉を開ける．

⑥完全に乾燥した後，保管する．

　　滅菌終了後，乾燥も続けてできるが，乾燥時に温度が滅菌時より高くなることがあるので，その高温に耐えられない滅菌物は温度の低い乾燥機等を使用して乾燥する．滅菌終了後，滅菌物やオートクレーブが高温になっているので作業者は気をつける．

⑦オートクレーブの内部や扉のパッキンは清潔に保つ（図I-2-14①）．

⑧使用する水は毎日交換することが望ましい（図I-2-14②）．

❷ エチレンオキサイドガス（EOG）滅菌（図I-2-15，16）

すべての微生物を死滅でき，プラスチック，ゴム製品など熱に耐久性のない医療機器の滅菌に適しているので高圧蒸気滅菌ができないものに対して行われる．滅菌の要素は，EOGの濃度，時間，温度，湿度である．しかし，可燃・爆発性，発がん性，運用コストの面で欠点があり，環境の問題などからも，近年は使用が制限される傾向にある．また，滅菌物中へのEOGの残留毒性にも十分注意しなければならない．「特定化学物質等作業主任者*」の配置が必要である．

＊特定化学物質等作業主任者
特定化学物質等作業主任者は，作業に従事する労働者が特定化学物質等により汚染されること等を防止するため，作業の方法を決定し労働者を指揮する者で，特定化学物質等を製造し，または取り扱う作業ごとに1名選任する必要があります．

参考
https://www.mhlw.go.jp/houdou/0104/h0426-1-30.html

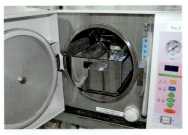

図I-2-10 オートクレーブ（高圧蒸気滅菌器）

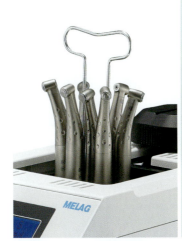
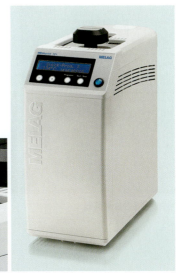

図I-2-11 タービン類専用のオートクレーブ（メラクイック12＋）
タービン類は内部まで滅菌する

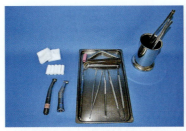
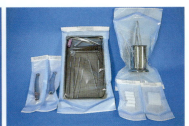

図I-2-12 オートクレーブで滅菌できる器材の例
滅菌袋に入れてオートクレーブ内に入れる

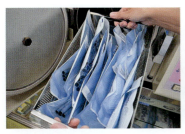
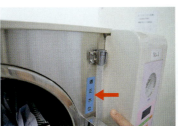
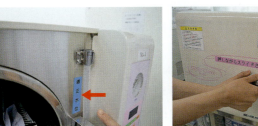

① 被滅菌物の入れ方　② 水位の確認　③ 滅菌器の扉を閉める

図I-2-13 オートクレーブを使用した滅菌の手順

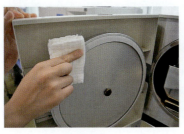
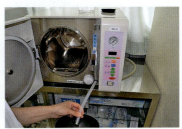

① パッキン部の清掃　② 水の交換

図I-2-14 オートクレーブの管理

2章 医療安全と感染予防

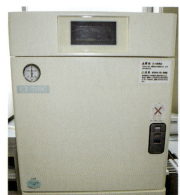
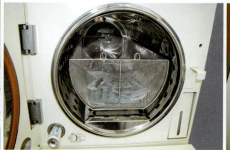
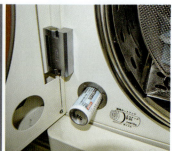

図I-2-15　EOG滅菌器

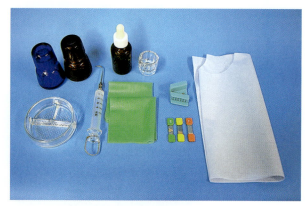

図I-2-16　EOG滅菌が可能な器材例

手順と注意事項
①器具，器材の洗浄，乾燥
②パッキングし，滅菌器に入れる．
③EOGは毒性（発がん性，催奇性）があり厳重な注意が必要である．
④残留毒性があり，エアレーション（空気置換）が必要である．専用のエアレーター内で行われ，50℃で12時間，60℃で8時間，室温では7日間要する．

❸ 低温プラズマ滅菌

高真空の状態で過酸化水素を噴霧し，高周波エネルギーを与えることで，過酸化水素プラズマの状態を作って滅菌する．滅菌温度・湿度が低く，耐熱性でないものでも滅菌できる．滅菌時間も75分と比較的短く，残留毒性もなくエアレーションの必要もないので滅菌物をすぐに使用できる．過酸化水素がセルロース類に吸着しやすいので繊維製品や紙，また液体等には使用できない．また，専用の包装容器に封入する．一般にはポリエチレンまたはポリプロピレン製不織布が用いられる．

❹ 低温蒸気ホルムアルデヒド滅菌（LTSF滅菌）

ホルムアルデヒドガスによる滅菌法である．リネン，ガーゼなどには適さないが，オートクレーブ乾燃滅菌や火炎滅菌などの加熱法と比較して低い温度で滅菌が

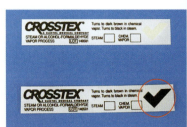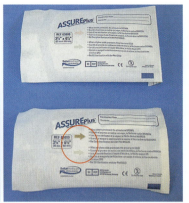

図I-2-17　化学的インジケータ
適切に滅菌工程が終了するとインジケータの色が変わる．滅菌パックの内外側両方にインジケータが付いているものもある．

可能なためほとんどの器材に使用できる．ホルムアルデヒドガスは毒性をもつが滅菌後，アルカリ蒸気により無毒化される．滅菌工程時間は3～4時間であるが，滅菌後ただちに滅菌物は使用できる．また，全工程陰圧下で行われるので安全に作業できる．

(3) 滅菌のモニタリング

滅菌の工程が適切に行われたかを確認，検証するためにいくつかのモニタリングを行い滅菌の質を保証する．

❶ 管理工程のモニタリング

適切な滅菌作業を行うための手順書を定期的に検討し，更新する．

❷ 物理的モニタリング

滅菌器についているレコーダーに温度，圧力，時間の記録を滅菌工程ごとに残す．

レコーダーがない場合は，滅菌器記録用紙に各工程のゲージの値を残す．

❸ 化学的モニタリング

滅菌工程ごとに化学的インジケータを使用する．

①外部モニタリングは，インジケータを滅菌パックやコンテナなどの外部につける．これは滅菌工程を通過したかどうかを判断するものであり，適切に滅菌できたかの指標にはならない．

②内部モニタリングは，滅菌パックやコンテナなどの中にインジケータを入れる．通常は，インテグレーティング*のものを使用し，すべての滅菌条件を満たしたかを確認できる（図I-2-17）．

❹ 生物学的モニタリング

適切な種類の細菌をしみ込ませた生物学的インジケータを滅菌器の中に入れ，菌の死滅を確認する．滅菌工程終了後，培養し判定する．

*インテグレーティング
ISOの化学的インジケーターの分類の「クラス5」であり，すべての滅菌条件をモニターするインジケーター

表I-2-6　消毒薬の抗微生物のスペクトル

消毒薬		対象微生物								適応対象			
		一般細菌	MRSA	芽胞	結核菌	真菌	一般ウイルス	HBV	HIV	手指皮膚	粘膜	器具類	環境
高水準	グルタラール フタラール 過酢酸	◎	◎	◎	◎	◎	◎	◎	◎	×	×	◎	×
中水準	消毒用エタノール	◎	◎	×	◎	○	◎	×*	◎	◎	×	◎	○
	次亜塩素酸ナトリウム	◎	◎	○	◎	◎	◎	◎	◎	○	×	○	◎
	ポビドンヨード	◎	◎	○	◎	◎	◎	◎	◎	◎	◎	×	×
低水準	ベンゼトニウム塩化物	◎	○	×	×	○	×	×	×	◎	◎	◎	○
	ベンザルコニウム塩化物	◎	○	×	×	○	×	×	×	◎	◎	◎	○
	クロルヘキシジングルコン酸塩	◎	○	×	×	○	×	×	×	◎	○	◎	○
	アルキルジアミノエチルグリシン塩酸塩	◎	○	×	○	○	◎	×	×	◎	○	◎	○

◎：有効　　　　　　　　　　　　　　　　◎：使用可能
○：効果弱い　　　　　　　　　　　　　　○：注意が必要
×：無効　　　　　　　　　　　　　　　　×：使用不適
＊　消毒用エタノールはHBVに対して有効との報告もあるがここでは厚生省保健医療局監修ウイルス肝炎研究財団編「ウイルス肝炎感染対策ガイドライン」を参考とした.

(ICHG研究会編, 2022[10] より改変)

3) 消毒

Link

消毒に使用する薬
『薬理学』
p.170-180

消毒には煮沸や紫外線などによる物理的方法の他に消毒薬による薬液消毒がある. 消毒薬はリスクのレベルにより選択する (表I-2-6).

(1) 消毒薬の三要素

消毒薬による消毒は化学反応を利用する. 濃度, 時間, 温度の三要素により効果が左右される.

①濃度：決められた正しい濃度で使用する. 薄すぎると効果が期待できず, 濃すぎると副作用, 経済性, 環境汚染の問題が生じる. 使用濃度に希釈済みの市販消毒薬を使用するのが望ましい.

②時間：微生物と十分な接触時間をとる.

③温度：温度が高くなれば殺菌力は強くなる. 室温で使用する消毒薬を冷蔵保存していた場合は, 室温に戻してから使用する. 一般的には20℃以上で使用する.

(2) 消毒薬使用上の基本

①血液などの有機物, 洗剤 (界面活性剤) を除去してから使用する.

②濃度, 時間, 温度を守る.

③消毒薬は効果, 腐食性, 刺激性を考慮し正しく選択する.

④異なる消毒薬を混合すると不活化して薬効が低下する (アルコール類はこの限りでない).

⑤消毒薬を十分接触させて使用する．
⑥過度の使用を避ける．
⑦消毒する器材の材質や微生物の種類，汚染の程度により薬剤を選択する．
⑧調製は必要な量だけ行い，速やかに使用する．
⑨新しい消毒薬のつぎ足しや容器の移し換えはしない．
⑩保存容器は定期的に滅菌する．
⑪わかりやすい表示をし，保存場所を定める．
⑫廃棄する際は規定の方法で行う．
⑬添付文書に従う．

(3) 薬液消毒の方法

❶ 浸漬法

器具類は一般にこの方法で消毒する．洗浄後，器具の大きさに合った容器に消毒薬を入れ器具を浸漬する．このとき，器具の表面は完全に消毒液に浸して十分接触させる．また，消毒薬が蒸発しないように必ず蓋をする．

❷ 清拭法

拭き取ることで汚染物を除去し，消毒薬により殺菌をする．消毒薬をガーゼやモップなどにしみ込ませて，環境表面などを拭き取る．十分の量の消毒薬を使用しないとすぐに乾燥して消毒不良になる．したがって十分な量の消毒薬を含ませて清拭する．清拭する際は一方向に拭き取る．また，使用後のガーゼ等は必ず洗浄と消毒，乾燥をする．なお，作業時はグローブを装着し，消毒薬から出る蒸気を吸わないように注意する．

(4) 消毒薬の分類（表Ⅰ-2-7）

消毒薬は効果により3つの水準に分類される．感染リスクのレベル，対象に考慮して選択する．

> *消毒水準分類
> **高水準消毒薬**
> 大量の芽胞が存在する場合を除き，すべての微生物を死滅させます．
> **中水準消毒薬**
> 結核菌，その他の細菌，ほとんどのウイルスや真菌を殺滅するが，必ずしも芽胞は殺滅しません．
> **低水準消毒薬**
> ほとんどの細菌や真菌，一部のウイルスに有効ですが，芽胞には無効です．
> （EH. Spaulding）

❶ 高水準消毒薬＊（図Ⅰ-2-18）

高水準消毒薬にはアルデヒド系消毒薬のグルタラール，フタラール，酸化剤系消毒薬の過酢酸があり，非耐熱性の器具に用いられる．生体，診療室の床や壁など環境表面には使用しない．

薬液に浸漬後は，流水でよくすすぐ．取り扱うときは，必ずグローブ，マスク，ゴーグル，防水エプロンを着用し，十分な換気を行う．また，密閉のできる容器を使用する．

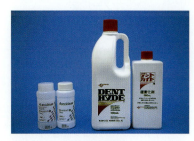

図Ⅰ-2-18　高水準消毒薬

表I-2-7　消毒薬の用途と使用濃度

	分類	一般名	使用濃度	主な用途	備考	商品名
高水準消毒系	アルデヒド系	グルタラール	2〜3.5%	医療器具 人体には使用できない	・作用時間：30分以上. 体液等の付着した器具は1時間以上.	ステリハイドL デントハイド ブルトハイドプラス
		フタラール	0.55%		・作用時間：5分以上.（短い時間では効果が期待できない）	ディスオーパ
	酸化剤	過酢酸	0.30%		・作用時間：5分以上. 芽胞に対しては10分以上. 浸漬後, 流水で15秒以上すすぐ. 器具によっては変色のおそれがあるので連続1時間を超えて浸漬しない.	アセサイド6%消毒液
中水準消毒系	塩素系	次亜塩素酸ナトリウム	0.1〜0.5%	血液・体液・排泄物に汚染された器具・リネン・環境の消毒	・金属の腐食性, 皮膚・粘膜刺激がある. ・漂白作用がある.	ハイポライトM10 ピューラックス
			0.02〜0.05%	医療器具・手術室・病室・家具・物品等の消毒		
	アルコール系	エタノール製剤	76.9〜81.4%	生体（手指・皮膚）の消毒	・粘膜や損傷部位には禁忌. ・手荒れが起こる. ・引火性に注意する.	日局消毒用エタノール
		イソプロパノール製剤	50〜70%	一般細菌の消毒		消毒液イソプロパノール
		0.2〜1%クロルヘキシジングルコン酸塩エタノール液	原液	速乾性擦り込み式の手指消毒	・汚れのある手指では手洗い, 乾燥後に使用する.	ヒビソフト
		0.2%ベンザルコニウム塩化物エタノール液				ウエルパス
	ヨウ素系	ポビドンヨード	10%	手術部位の皮膚・粘膜の消毒	・ヨード過敏症, 甲状腺機能に異常のある患者には慎重に投与する. または, 使用禁忌.	イソジン液 イソジンガーグル
			7.5%	手指・皮膚の消毒		
			0.25〜0.5%	口腔内の消毒・含嗽		
低水準消毒系	ビグアナイド系	クロルヘキシジングルコン酸塩	0.1〜0.5%	手指・皮膚・医療器具の消毒	・界面活性剤を含む赤色と含まない無色があり, 区別して使い分ける.	ヒビテングルコネート液20% マスキン液5% 5%ヒビテン液
			0.05%	皮膚の創傷部位の消毒		
	四級アンモニウム塩	ベンザルコニウム塩化物	0.05〜0.1%	手指・皮膚の消毒	・石けんをよく洗い落としてから使用する.	オスバンS ヂアミトール消毒用液
		ベンゼトニウム塩化物	0.01〜0.025%	手術部位の粘膜, 皮膚・粘膜の創傷部位の消毒		ハイアミン
			0.1%	医療器具の消毒		

※消毒薬を使用する際は添付文書を確認すること

2024.8

❷ 中水準消毒薬*（図I-2-19）

中水準消毒薬には，塩素系，アルコール系，ヨウ素系がある．

次亜塩素酸ナトリウムは，金属腐食性，脱色作用がある．取り扱うときは，グローブ，マスク，ゴーグル，防水エプロンを着用し，十分な換気を行う．また，遮光して冷所保存，気密容器に保管する．

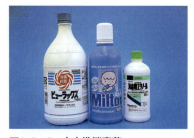

図I-2-19　中水準消毒薬

アルコール系は引火性があるので注意する．遮光して火気を避けて保存する．

ヨウ素系はヨード禁忌の患者がいるので注意が必要．直射日光を避けて室温保存する．

❸ 低水準消毒薬*（図I-2-20）

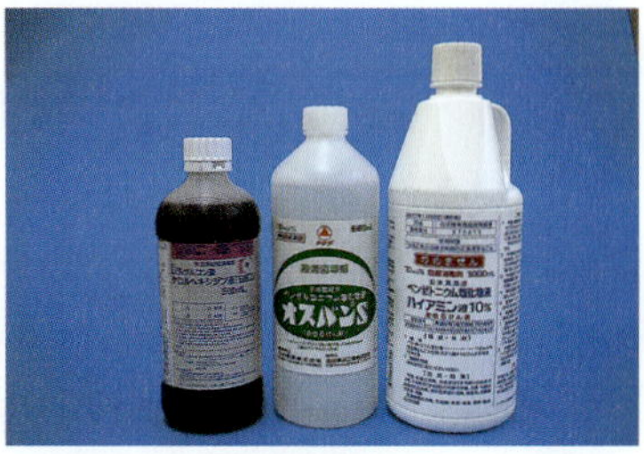

低水準消毒薬には，クロルヘキシジングルコン酸塩，塩化ベンザルコニウム塩化物，ベンゼトニウム塩化物等がある．陰イオン界面活性剤（食器用洗剤など）と混合すると効力が低下する．

図I-2-20　低水準消毒薬

消毒薬の交換時期の目安について

消毒薬の交換時期は，消毒薬の種類，使用方法，汚染の程度，環境などの条件により左右される．使用によるキャップの開閉で，または経時的に効果が低下するので適宜，新しいものと交換する．高水準消毒薬は，製品によるが，1〜28日間使用できるものもある（使用方法については添付文書を確認する）．

(5) 温湯・熱湯による消毒

❶ ウォッシャーディスインフェクター

「強力水流による洗浄＋温湯リンス」が自動的に行えるウォッシャーディスインフェクターは，自動で使用済み器具を洗浄し，すすぎをした後，80℃以上かつ10分以上で最終すすぎをすることで消毒レベルまで処理ができる．乾燥まで含め約90分で仕上がる．一次洗浄の必要はない．

また，洗浄効果が確実で，ランニングコストが安い．用手洗浄による切創事故を予防できる利点がある．

4) 洗浄

確実な滅菌，消毒を行うには事前の洗浄をしっかり行う必要がある．血液，タンパク質を洗い流し，可能な限り微生物の数を減らすことが大切である．

(1) 洗浄の方法

観血処置に使用した器具，血液・体液の付着した器具は一次洗浄（浸漬洗浄）を

35

表I-2-8 感染リスクと対策

感染リスク	対象	対策	例
高リスク	皮膚または粘膜を貫通して直接体内に接触または導入されるもの.	滅菌	手術用器具,スケーラー,リーマー,バー・ポイント類ハンドピースなど
中間リスク	粘膜に接するもの,易感染患者に使用するもの,体液等,又は病原体に汚染されたもの	消毒	プライヤー類,歯科用ミラー,印象用トレーなど
低リスク	傷のない正常な皮膚に接するもの.	洗浄および乾燥（必要に応じて消毒）	ラバーボール,歯科用ユニット,ドアノブ,洗面台リネンなど
最少リスク	皮膚に直接触れないもの.	洗浄および乾燥	床,壁,天井など

(ICHG研究会編, 2022[10]より改変)

する.酵素系洗浄剤入りの溶液に浸漬することで付着した血液・体液が器具から離れる.超音波洗浄器を用いることで効果がより期待できる.

また,使用後すぐに洗浄するのが望ましいが,できない場合は付着物が固まらないように血液凝固防止スプレーをしておくとよい.

①深めの洗浄用の容器を用意する.

②容器に水を溜めて,蛇口から水を流した状態にしておく.

③ゴム手袋,プラスチックエプロン,ゴーグル,マスクを着用する.この時,鋭利なもので手を傷つけないように,ゴム手袋は厚手のものを着用する.

④水を溜めた容器の中で器具を洗う.

⑤鋭利な器具を洗うときは,柄の長いブラシでこする.

⑥洗剤を使用した際は残らないようによくすすぐ.

⑦水切りバットに各器具を入れる.

⑧乾燥してから,滅菌,消毒の工程を行う.

(2) 小型超音波洗浄器による洗浄

切削具,リーマーなどの小器具などの洗浄に用いられる.消毒効果はない.

5) 歯科用器材の滅菌・消毒と管理

歯科治療に使用した器具,器材はリスク,材質,また設備を考慮して処理の方法を選択する(表I-2-8).

使用済み器材の取り扱い・滅菌例を図I-2-21〜24に示す.

標準予防策を講じることで感染症の患者に使用した器具にも対応できるが,診療前の問診,アセスメントで感染症が明らかな場合は可能な限りディスポーザブルの器材を使用することが望ましい.

滅菌・消毒した器具は,清潔な状態で保管する(図I-2-22).なお,その際,滅菌パックには必ず滅菌した日付を記入(図I-2-23)し,古いものから使用する.滅

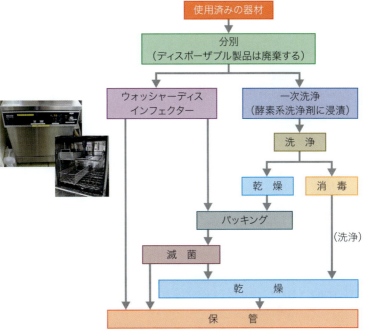

図I-2-21 使用済み器材の取り扱い例

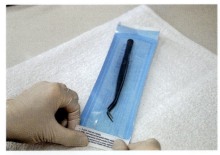

図I-2-22 パッキング
器具は使用しやすい向きに滅菌パックに入れる．シールは折り目をきちんと折る．

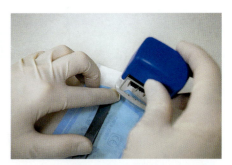

図I-2-23 滅菌した日付を印記

　菌パック中の滅菌物の安全保存期間については，滅菌方法，包装材，保管の条件（温度・湿度・清潔度など）に影響される．パックの破損がなく保管条件がよければ無菌状態が継続すると考えられるが，期間設定は各臨床現場での検討が必要である．できれば3～6カ月ごとに再滅菌することが望ましい．

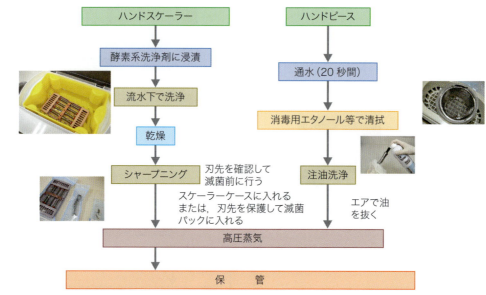

図 I-2-24① 使用済み器材の滅菌の例（歯科予防処置に使用したものの例）

(全国歯科衛生士教育協議会，2016[28])

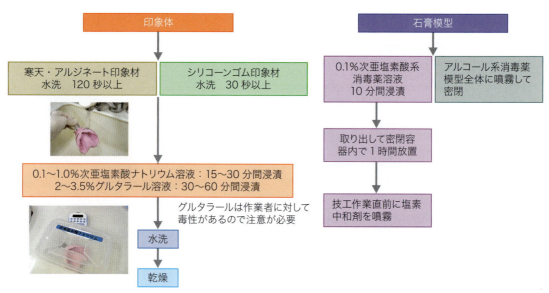

図 I-2-24② 使用済み器材の滅菌の例（技工物に関するもの）

(日本補綴歯科学会編，2007[25])

❸ 医療廃棄物の取り扱い

1. 廃棄物の概要

すべての廃棄物は，法に基づいて適正に処理しなければならない．

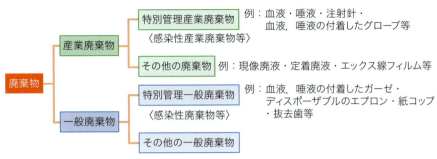

図Ⅰ-2-25　廃棄物の分類
(環境省環境再生・資源循環局，2022[26])

表Ⅰ-2-9　産業廃棄物の種類

法で定められたもの	政令で定められたもの
1　燃え殻	1　ゴムくず
2　汚泥	2　金属くず
3　廃油	3　ガラス・コンクリート・陶磁器くず
4　廃酸	4　鉱さい
5　廃アルカリ	5　ばいじん
6　廃プラスチック類	6　がれき類
	7　紙くず*
	8　木くず*
	9　繊維くず*
	10　動物系固形不要物*
	11　動植物性残さ*
	12　動物のふん尿*
	13　動物の死体*
	14　汚泥のコンクリート固形化物など（産業廃棄物を処分するために処理したもの）

＊特定の業種の事業所から排出されるものは産業廃棄物となるが，それ以外の場合は，事業系の一般廃棄物となる
(環境省環境再生・資源循環局，2022[26])

　廃棄物は産業廃棄物と一般廃棄物に区分されそれぞれ特別管理廃棄物とそれ以外の廃棄物に区分される（図Ⅰ-2-25）．

　産業廃棄物は法で6種類，政令で14種類の廃棄物（表Ⅰ-2-9）が定められており，医療関係機関等からは血液（廃アルカリまたは汚泥），注射針（金属くず），エックス線写真定着液（廃酸，エックス線写真現像廃液（廃アルカリ）等がある．これらのうち感染性廃棄物であるものを感染性産業廃棄物という．

　一般廃棄物は産業廃棄物以外の廃棄物であり，医療関係機関等からは紙くず，包帯，脱脂綿等がある．これらのうち感染性廃棄物であるものを感染性一般廃棄物という．

　医療関係機関などで医療行為に伴って排出される廃棄物は，通称「医療廃棄物」

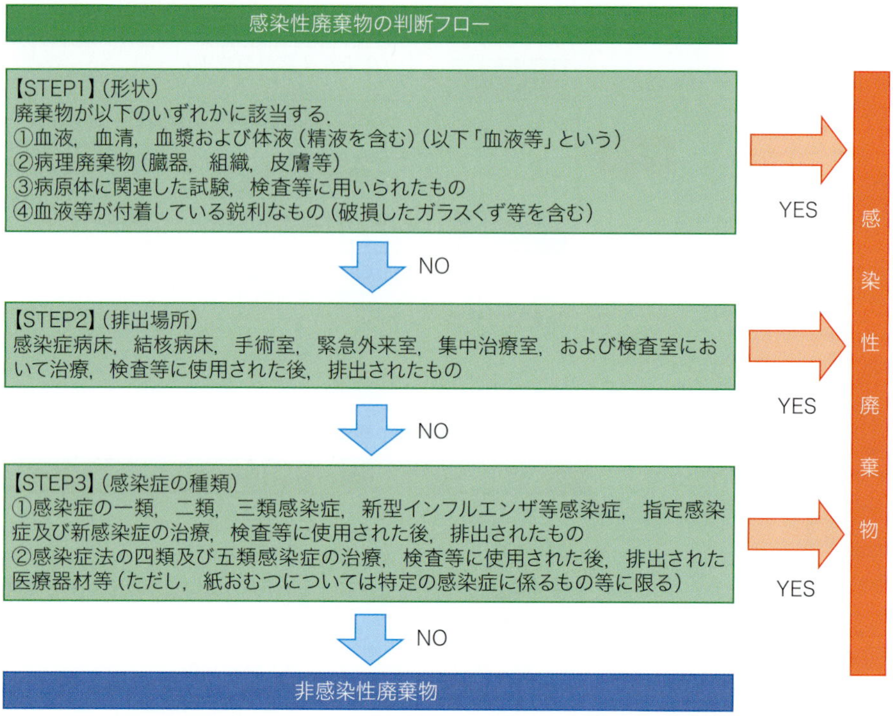

感染性廃棄物の判断フロー

【STEP1】(形状)
廃棄物が以下のいずれかに該当する.
①血液, 血清, 血漿および体液(精液を含む)(以下「血液等」という)
②病理廃棄物(臓器, 組織, 皮膚等)
③病原体に関連した試験, 検査等に用いられたもの
④血液等が付着している鋭利なもの(破損したガラスくず等を含む)

YES → 感染性廃棄物

NO ↓

【STEP2】(排出場所)
感染症病床, 結核病床, 手術室, 緊急外来室, 集中治療室, および検査室において治療, 検査等に使用された後, 排出されたもの

YES → 感染性廃棄物

NO ↓

【STEP3】(感染症の種類)
①感染症の一類, 二類, 三類感染症, 新型インフルエンザ等感染症, 指定感染症及び新感染症の治療, 検査等に使用された後, 排出されたもの
②感染症法の四類及び五類感染症の治療, 検査等に使用された後, 排出された医療器材等(ただし, 紙おむつについては特定の感染症に係るもの等に限る)

YES → 感染性廃棄物

NO ↓

非感染性廃棄物

図Ⅰ-2-26　**感染性廃棄物の判断フロー**
(環境省環境再生・資源循環局, 2022[26])

表Ⅰ-2-10　**感染性廃棄物の分別について**

バイオハザードマーク		状態	例	容器
赤	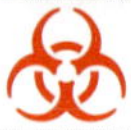	液状または泥状のもの	血液等	液漏れしない密閉容器
橙	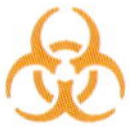	固形状のもの	血液が付着したもの 使用済みグローブ 血液のついたガーゼ等	破れない丈夫なもの
黄	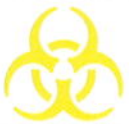	鋭利なもの	注射針, メス等	耐貫通性の容器封入後 再開封できないもの

といわれる(法令上の用語ではない).

　歯科診療において排出される感染性廃棄物は特別管理廃棄物に相当する. 感染性廃棄物か否かの判断については図Ⅰ-2-26に示す. 感染性廃棄物は, 人の健康や生活環境に被害が生じるおそれがあり, 厳重な管理と処理をしなくてはならない.

1) 分類と分別

　排出した廃棄物は分別を行う(図Ⅰ-2-26). 感染性廃棄物は3種類に分別しそれぞれの色のバイオハザードマークのついた容器に格納する(表Ⅰ-2-10). その際, 容器の7〜8割程度の分量にとどめる.

2) 保管

感染性廃棄物は決められた場所に廃棄し関係者以外が入れないように配慮する．その後，院内で滅菌処理を行うか，産業廃棄物処理業者に処理を委託する．

3) 処理

業者に委託処理する場合には，産業廃棄物管理票（マニフェスト）（図I-2-27）に必要事項を記載して交付する．マニフェストは7枚複写になっていて1枚目であるA票は廃棄物を業者に引き渡すときに控えとして受け取る．その後，業者から返送されたマニフェストの写しを見て，最終処分まで処理されたことを確認する．マニフェストが60日以内に返送されない場合は都道府県知事へ報告する．

また，マニフェストは5年間の保存義務があり，前年度に交付したマニフェストに関する報告書を作成し，都道府県知事に提出する．なお，電子マニフェストを利用した場合は，情報処理センターが集計し，都道府県知事に報告を行う．

2. 歯科診療室で発生する廃棄物（図I-2-28）

歯科診療室においては，注射針やメス刃，また血液や唾液の付着したガーゼ，印象材，紙コップ，ディスポーザブルのエプロンなどは，感染性廃棄物として取り扱う．なお，感染性産業廃棄物と感染性一般廃棄物は区分しないで収集，運搬できるのでこれらを混合して特別管理産業廃棄物処理業者に委託できる．

血液などが付着していなくても鋭利なもの（注射針，メス，ガラスくずなど）は，感染性廃棄物と同様に廃棄する．

また，石膏模型は，産業廃棄物として取り扱う．

使用済み処理液は容器に保管し専門処理業者に引き渡す．

歯科診療室で発生する廃棄物は，感染性廃棄物のほかに，紙くずなどの事務系一般廃棄物がある．患者の個人情報等が記載されている場合も多く，シュレッダーにかけて十分注意して破棄する．

参考文献

1) 田村清美編：医療安全のための事例と対策．口腔保健協会，2023．11，14．
2) 松田裕子編：インシデントの事例と対策．第1版．口腔保健協会．2019，120-122，170，171．
3) 山本智美：歯科衛生士業務における安全管理についての基礎研究．静岡県立大学短期大学部研究紀要第19W：3，2005．
4) 高橋誠治：歯科麻酔科の立場から．Medical Gases，2 (1)：46-49，2000．
5) American Heart Association：BLSプロバイダーマニュアルAHAガイドライン2020準拠．株式会社シナジー，2021，15-23，85-88．
6) 国立大学病院長会議：医療安全・医療事故防止，指針・ガイドライン，インシデントの影響度分類．2022．
https://nuhc.jp/activity/report/sgst_category/safety_management/
（2024/11/29アクセス）
7) 全国歯科衛生士教育協議会監修：歯科衛生学シリーズ　疾病成り立ち及び回復過程の促進2 微生物学 第2版．医歯薬出版，東京，2024．

産業廃棄物管理票（マニフェスト）A票

排出事業者控

交付年月日　年　月　日 ｜ 交付番号 ｜ 整理番号 ｜ 交付担当者　氏名

事業者（排出者）　氏名又は名称／住所 〒　電話番号

事業場（排出事業場）　名称／所在地 〒　電話番号

産業廃棄物

□ 種類（普通の産業廃棄物）		□ 種類（特別管理産業廃棄物）	
□ 0100 燃えがら	□ 1200 金属くず	□ 7000 引火性廃油	□ 7424 燃えがら（有害）
□ 0200 汚泥	□ 1300 ガラス コンクリート 陶磁器くず	□ 7010 引火性廃油（有害）	□ 7425 廃油（有害）
□ 0300 廃油	□ 1400 鉱さい	□ 7100 強酸	□ 7426 汚泥（有害）
□ 0400 廃酸	□ 1500 がれき類	□ 7110 強酸（有害）	□ 7427 廃酸（有害）
□ 0500 廃アルカリ	□ 1600 家畜のふん尿	□ 7200 強アルカリ	□ 7428 廃アルカリ（有害）
□ 0600 廃プラスチック類	□ 1700 家畜の死体	□ 7210 強アルカリ（有害）	□ 7429 ばいじん（有害）
□ 0700 紙くず	□ 1800 ばいじん	□ 7300 感染性廃棄物	□ 7430 13号廃棄物（有害）
□ 0800 木くず	□ 1900 13号廃棄物	□ 7410 PCB等	□ 7440 廃水銀等
□ 0900 繊維くず	□ 4000 動物系固形不要物	□ 7421 廃石綿等	□
□ 1000 動植物性残さ	□	□ 7422 指定下水汚泥	□
□ 1100 ゴムくず	□	□ 7423 鉱さい（有害）	□

数量（及び単位）｜荷姿
産業廃棄物の名称
有害物質等｜処分方法
備考・通信欄
□ 水銀使用製品産業廃棄物
□ 水銀含有ばいじん等
□ 石綿含有産業廃棄物
□ 特定産業廃棄物

中間処理産業廃棄物　管理票交付者（処分委託者）の氏名又は名称及び管理票の交付番号（登録番号）
□ 帳簿記載のとおり
□ 当欄記載のとおり

最終処分の場所　名称／所在地／電話番号
□ 委託契約書記載のとおり
□ 当欄記載のとおり

見本

運搬受託者　氏名又は名称／住所 〒　電話番号

運搬先の事業場（処分事業場）　名称／所在地 〒　電話番号

処分受託者　氏名又は名称／住所 〒　電話番号

積替え又は保管　名称／所在地 〒　電話番号

運搬の受託　（受託者の氏名又は名称）（運搬担当者の氏名）｜（受領欄）｜運搬終了年月日　年　月　日｜有価物拾集量　数量（及び単位）

処分の受託　（受託者の氏名又は名称）（処分担当者の氏名）｜（受領欄）｜処分終了年月日　年　月　日｜最終処分終了年月日　年　月　日

最終処分を行った場所　名称／所在地／電話番号　（委託契約書記載の場所にあっては委託契約書記載の番号）

照合確認
B2票　年　月　日
D 票　年　月　日
E 票　年　月　日

複製品に類似ご注意ください（複製を禁じます）

（直行用）　発行元：公益社団法人 全国産業資源循環連合会

図Ⅰ-2-27　産業廃棄物管理票（マニフェスト）
（公益社団法人全国産業資源循環連合会）

図Ⅰ-2-28　分別保管した廃棄物

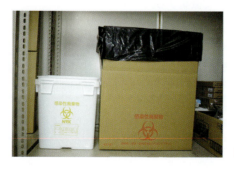

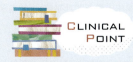

新型コロナウイルスの流行と感染対策

2020年新型コロナウイルス（SARS-CoV-2）が世界中で流行（パンデミック）し，国際ウイルス分類委員会（ICTV）は，新型コロナウイルスの名称を「SARS-CoV-2」と決定した．そして，WHOがSARS-CoV-2が原因となる疾患の名称を「COVID-19」と公表した．

日本でも感染が急速に拡大し，厚生労働省は，感染拡大や集団（クラスター）発生を避けるための新しい生活様式として，身体的距離の確保やマスクの着用，手洗いなど基本的な感染対策に加えて3つの密（密閉・密集・密接）の回避などを呼びかけた．また，基本的な対策に加えて感染の可能性や不安のある場合にはセルフチェックとして自ら抗原検査を実施することを推奨している．歯科医療現場においても感染拡大を防ぐための対策が求められ，2020年8月日本歯科医師会は，「新たな感染症を踏まえた歯科診療ガイドライン」を示した．

新型コロナウイルス（SARS-CoV-2）の感染経路としては，飛沫感染と接触感染が考えられており，標準予防策に加え接触感染，飛沫感染予防策の実施が求められている．歯科診療では，歯の切削や超音波スケーラー使用時は飛沫やエアロゾルの分散を防ぐため吸引装置の適正使用が必要であり，口腔内での歯科用バキュームの確実な操作，口腔外バキューム（口腔外吸引装置）の活用が望ましいと述べられている．そして，新型コロナウイルス（SARS-CoV-2）は，口や鼻，眼の粘膜から侵入すると考えられているため，個人防御護具（手袋，マスク，ゴーグルまたはフェイスシールド）着用の徹底が求められている．

診療室や待合室では換気を定期的に行い，受診予約の間隔や使用ユニットを調整して密にならないような工夫が必要である．そして，接触感染予防として歯科用ユニットやユニット周り（歯科用キャビネットやエックス線撮影室など）の消毒についても，アルコールや次亜塩素酸ナトリウム溶液の使用が推奨されている．また，ユニット周りだけでなく受付周辺や，トイレ，ドアノブなども清拭することが必要となる．清拭や消毒を行う際には，手袋，マスク，ゴーグルを着用することが求められている．これらについては，今後の知見に応じて，常に最新の情報を得ていくことが必要である．

---

8) 医療機関における院内感染対策について：平成26年12月19日　医政地発1219第1号厚生労働省医政局地域医療計画課長通知，2014.
9) 大久保憲：医療施設における院内感染（病院感染）の防止について．平成15年度厚生労総科学研究費補助金（厚生労働科学特別研究事業）国，自治体を含めた院内感染対策全体の制度設計に関する緊急特別研究，2005.
10) ICHG研究会 編：歯科医療における国際基準　感染予防対策テキスト滅菌・消毒・洗浄．医歯薬出版，東京，2022.
11) 国立大学附属病院感染対策協議会編：病院感染対策ガイドライン2018年版（2020年3月増補版）．じほう，東京，2020.
12) 萩野貴志：令和5年度院内感染対策講習会②地域の医療連携体制が求められる病院，診療所，助産所等向け②-1標準予防策と経路別予防策（厚生労働省委託事業）．日本環境感染学会，2023.
13) 荒川宜親：医療機関における院内感染対策マニュアル作成のための手引きの更新．平成25年度厚生労働科学研究費補助金（新興・再興感染症及び予防接種政策推進研究事業）医療機関における感染制御に関する研究，2013.
14) 森野紗衣子：麻疹・風疹・水痘・ムンプスの感染対策とワクチンプログラム，令和5年度院内感染対策講習会2　地域の医療連携体制が求められる病院，診療所，助産所等向け（厚生労働省委託事業）．日本環境感染学会，2023.

15）新庄正宜：血液体液曝露対策とワクチンプログラム，令和5年度院内感染対策講習会2 地域の医療連携体制が求められる病院，診療所，助産所等向け（厚生労働省委託事業）．日本環境感染学会，2023.
16）日本環境感染学会ワクチン委員会：医療関係者のためのワクチンガイドライン．第3版，環境感染誌，35，2020.
17）日本学校保健会編：学校において予防すべき感染症の解説（令和5年度改訂）．日本学校保健会，2024.
18）職業感染制御 職業感染制御研究会ホームページ．http://jrgoicp.umin.ac.jp（2024/7/30アクセス）
19）田中榮司 監修：医療従事者の針刺し事故後のB型肝炎感染予防．日本血液製剤機構．https://www.jbpo.or.jp/med/di/file/hbg_51128.pdf（2024/7/30アクセス）
20）日本歯科医学会連合 監修：エビデンスに基づく歯科診療における医療関連感染対策実践マニュアル．永末書店，京都，2023.
21）厚生労働省委託事業「歯科保健医療情報収集等事業」一般歯科診療時の院内感染対策に係る指針：平成26年3月31日 日本歯科医学会厚生労働省委託事業「歯科保健医療情報収集等事業」一般歯科診療時の院内感染対策作業班．
22）大久保憲ほか編：2020年版 消毒と滅菌のガイドライン．へるす出版，東京，2020.
23）小林寬伊訳：歯科医療現場における感染制御のためのCDCガイドライン．メディカ出版，大阪，2004，61-74.
24）E・M・ウィルキンス：ウィルキンス歯科衛生士の臨床（第11版）．医歯薬出版，東京，2015，72-76.
25）社団法人日本補綴歯科学会：補綴歯科治療過程における感染対策指針，2007.
26）環境省環境再生・資源循環局：廃棄物処理法に基づく感染性廃棄物処理マニュアル 令和4年6月．2022.
27）矢野邦夫ほか編：感染制御学．文光堂，東京，2015.
28）全国歯科衛生士教育協議会監修：歯科診療補助論．医歯薬出版，2016.

3章 歯科診療における基礎知識

到達目標

❶ 歯科診療室の環境，設備について説明できる.
❷ 歯科診療における患者対応を説明できる.
❸ 臨床検査の目的と各種検査法について説明できる.
❹ バイタルサインの測定と評価ができる.
❺ 画像検査法とその補助について説明できる.
❻ 口腔内写真の撮影と管理を実施できる.
❼ 歯科薬品や材料の適切な管理を説明できる.

① 歯科診療室の基礎知識

1. 歯科診療室の環境

🔗 Link
歯科診療における機器の概説
『歯科機器』
p.2-5

　歯科診療室の環境整備に関する歯科衛生士の業務は多く，他のスタッフ（歯科医師・歯科技工士・受付など）との連携のもとに共同で実施することが求められる.

　1日の診療の流れや業務をスムーズかつ効率よく行うためには，院内でルールを設け，スタッフ間で共有しながら診療室の管理をする必要がある.

　まず，診療室全体の環境整備について検討し，物品の整理・整頓や使用機械の整備についても把握する. 使用頻度の高い診療器具，機材，薬品，歯科材料の使用後は，使用前と同じ状態に戻し，歯科材料や薬品などの消耗品は適宜補充を行い，使用する際に支障のないようにしておく. また，定期的に収納配置や管理方法，動線についてスタッフ間で話し合い，改善につなげる. 効率よく働くことができると同時に，患者が安全かつ安心して歯科診療が受けられるよう歯科衛生士は視野を広くもち，細部まで心を配る必要がある.

　このほか，気をつけなければならないことに診療室の清潔域と不潔域がある.

　歯科診療においては日常的に観血的処置が行われるため，スタッフは患者の血液や唾液と接触する機会が多いので，診療室や機器の適切な管理や配置が重要となる. 清潔域と不潔域を分け，素手で触れてもよい領域，触れてはいけない領域を明確にする.

45

1) 照明・空調

診療室の照明，空調管理は作業効率を高めるために重要である．自然光の採光や，照明の明るさは随時調節できるようにしておく．また，天気や気候により換気，給気，排気をし，空気の入れ替えなどの空調管理を行う．室内の温度，湿度をエアコンディショナーや空気清浄機などで適切に保ち，患者が快適に過ごせるよう配慮することが大切である．室温は季節によって適温に調節するのが望ましい．また，冷房の際は単に室温を下げるだけでなく，湿度を低下させることも快適な温熱環境を得るうえで効果的である．

2) 粉塵・エアロゾル

歯科治療では歯や補綴装置などの切削や研磨により，粉塵が発生する．口腔外バキュームなどでは吸引できなかった粉塵が床に落下していると，人の往来により舞い上がって拡散したり，滑りやすくなるため，頻回に清掃を行う必要がある．また，歯の切削や超音波スケーラー使用時には，患者の血液，唾液，歯肉溝由来の感染性微生物がエアロゾルとして空気中に浮遊するため院内感染対策が必要である．

3) 給排水

診療室でも水はあらゆる用途に使用されるので，給水と排水設備の正常な作動が必要となる．給水設備の衛生管理は非常に重要であり，定期的なメインテナンスを行う．

2. 歯科診療室の構造と設備 (図I-3-1)

1) 受付

患者の歯科治療に対する恐怖心や不安感を和らげる，落ち着いた環境を整えることが必要である．開放的な雰囲気づくりに配慮するとともに視覚的，聴覚的にも落ち着ける環境づくりを心がける．

2) 待合室

整理整頓を心がけ，清潔に保つ．また，段差をなくし，スロープや手すりを設けることにより誰でも入室しやすく，安心して診療の順番を待つことができる環境整備も必要である．

3) 診療録（カルテ）保管・在庫室

スムーズな患者情報の管理を行うために診療録（カルテ）管理を適切に行う．五十音順や保険請求別などに分類し，保管する．

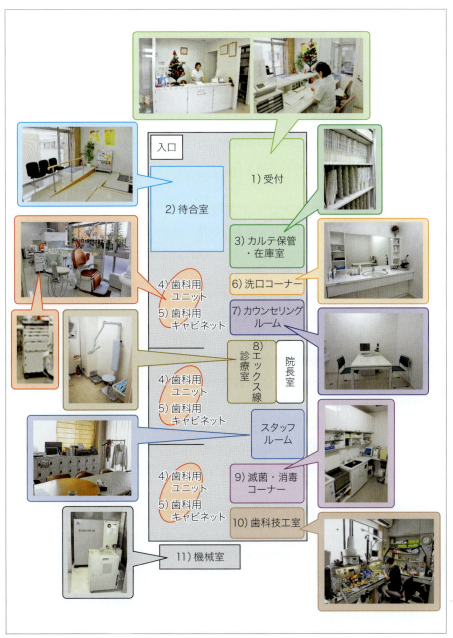

図 I-3-1　歯科診療室の例

4) 歯科用ユニット

　安全かつ効率的な診療が行えるよう操作方法，メインテナンスについて十分に理解する．また，ユニット周囲の環境整備を心がけ，患者を安全に誘導できる動線を確保しておく．

5）歯科用キャビネット

歯科用キャビネットは，歯科診療に必要な器具や器材，薬品などを収納するものである．収納物は利用しやすい配置に整理し，毎日点検と補充を行う．固定式タイプと可動式タイプのものがある．

6）洗口コーナー

洗口コーナーは患者自身による治療前の洗口に使用される．患者が使用した後にはこまめに清掃する．

7）カウンセリングルーム

カウンセリングルームは，患者のプライバシーが確保されるように設置する．初回の問診，医療面接，今後の治療方針の決定や治療方法の説明などの話し合い，相談をする際に使用される．

8）エックス線撮影室

エックス線撮影は，一般診療室と鉛で隔絶された個室であるエックス線撮影室で行われる．従事者以外が立ち入らないように放射線管理区域を設定し一般診療室とは区別する．放射線管理区域周辺は，サーベイメーターを用いて定期的にエックス線量を測定する．

9）滅菌・消毒コーナー

感染対策のため，滅菌・消毒・洗浄について正しく理解しておく．感染リスクの程度に対応した器具や器材の滅菌・消毒・洗浄を徹底し，感染事故の防止に努めなければならない．院内感染対策マニュアルを作成し，滅菌器は使用前に温度，湿度，圧力，滅菌剤の濃度などの水準が微生物が死滅するよう設定されているかを確認する．滅菌物はあらかじめ十分に洗浄・乾燥し，器材を各種パックにパッキングする．

消毒は，使用する消毒薬の用途と使用濃度などを確認してから使用する．また，消毒薬の効果は，温度，濃度，時間の影響を受けるので，使用に対する注意が必要となる．

10）歯科技工室

印象採得後の石膏注入，研究用模型（スタディモデル）の製作，口腔内欠損部の補綴装置の製作や，矯正装置の製作を行う．また，技工物の管理を行う．

11）機械室

機械室には通常，給気用エアコンプレッサーと排気用吸引機が収納されている．エアコンプレッサーで作られた圧搾空気は診療室で頻繁に使用するエアタービンを

駆動させスリーウェイシリンジから噴出する空気の圧搾空気を提供している．一般的にはポンプやモーターで作動しているため診療室外に設置されていることが多い．なお，吸引機から排気された空気が，再び診療室に戻されることがないように，給気系と排気系の機器は完全に分離されていなければならない．

12）口腔外バキューム

歯の切削や研磨による粉塵を吸引する口腔外バキューム*を利用することで浮遊物質の減少につながるため，感染症防止対策などとして設置が義務づけられている．吸引された大きなゴミや水はユニット内で分離され，空気と微細な粉塵は機械室の吸引機から戸外に排出される．

13）AED（自動体外式除細動器）

救命処置を必要とする状況に直面した際に救急蘇生が適切に行えるよう，一次救命処置（BLS）の知識と手技を習得しておくことが必要である（p.192参照）．そのため，AEDの取り扱い方法についても習熟しておく．

3. 歯科用ユニット

歯科用ユニットは，メーカーや種類によって操作方法が異なる．操作方法，メンテナンス方法は取り扱い説明書を用いて確認しておく．

ユニット各部の名称と使用時の注意点について図I-3-2，表I-3-1に示す．

4. その他の設備

1）酸素吸入器

酸素ボンベは黒色であり，救急時や亜酸化窒素吸入鎮静法の応用時に使用する．取り扱い方法や，ボンベの圧ゲージを確認するなど交換時期や管理方法に注意が必要である．

2）レーザー治療器

歯科領域で使用されるレーザーには固体レーザー，気体レーザー，半導体レーザーがあり，軟組織や硬組織への治療の目的により使用されるものが異なる．また，取り扱いの際には，ゴーグルの着用や，発生する煙に対しての注意が必要である．

3）歯科用マイクロスコープ（図I-3-3）

高解像度ハイビジョンカメラと歯科用顕微鏡を一体化したものである．

治療時の拡大視野を高解像度のデータとして取得することができ，患者説明の際

Link

口腔外バキューム
『歯科機器』
p.5

＊口腔外バキューム
2008（平成20）年に歯科診療室の環境整備を図る観点で「歯科外来診療環境体制加算」が，保険導入された．2024（令和6）年から，医療安全対策の取り組みを行った場合，「歯科外来診療医療安全対策加算」と，新興感染症等の患者に対応可能な院内感染対策の取り組みを行った場合の「歯科外来診療感染対策加算」に分割された．口腔外バキューム，血圧計，パルスオキシメーター，AEDなどの設置は，「歯科外来医療安全対策加算」に含まれる．

Link

AED
『口腔外科学・歯科麻酔学』
p.293

Link

レーザー治療器
酸素吸入器
『歯科機器』
p.83-85, 147-148

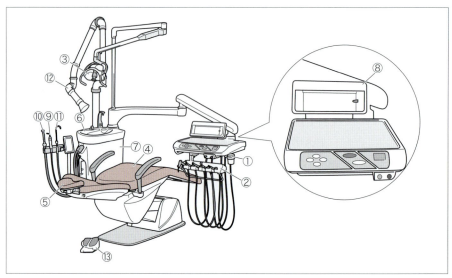

図I-3-2　歯科用ユニットの全体像（図中番号は表I-3-1に対応）

にも役立つ．

4）生体情報モニタ

治療時の患者の安全のため循環器・呼吸器のモニタリングを行う機器．

5. 特殊な設備がある歯科診療室 （図I-3-4）

🔗 **Link**

モニター機器
『歯科機器』
p.57

『口腔外科学・
歯科麻酔学』
p.264-273

　口腔外科処置・麻酔処置の場合，手術室で行われることが多く，近年それらの設備を備えた病院，歯科診療所も増えつつある．患者は不安を抱えて来院し，長時間にわたる処置を行う場合，緊張から貧血を起こしたり，一過性の呼吸困難を起こすこともある．そのため，生体情報モニタなどの全身管理装置や酸素吸入器，緊急時用の薬品などを準備し，常に緊急時に備え，すぐに対応できるように心がける．ほか，静脈内に微量の薬物を定量的に投与するのに用いるシリンジポンプや，麻酔に必要な機器（流量計，気化器，呼吸回路，人工呼吸器）が備えられている．

❷ 歯科診療所における受診の流れ

　歯科診療所には，さまざまな症状，性格，年齢の患者が来院する．なかには，急を要する症状の患者，歯科診療に対して恐怖心や不安感をもつ患者，小児，高齢者など，特別な配慮が必要な患者もいる．歯科衛生士は，歯科医師と共に患者の歯科診療に直接携わる立場にあるので，歯科診療に関する十分な知識をもち患者に対応することが求められる．またそれだけでなく，患者が安心し進んで治療に向かうことができるよう導いたり，患者と歯科医師の懸け橋の役割を担うことも多い．その

表Ⅰ-3-1 歯科用ユニット

①ブラケットテーブル	基本診査器具，薬剤，綿花やロールワッテを収納したケース，ガスバーナー等治療に随時使用する器具，器材を載せる．
②回転切削機器	高速切削を行うエアタービンハンドピースと低速切削を行うマイクロモーターエンジンの2種類がある．使用したハンドピースは注油，清掃を行い，消毒・滅菌を行う．
③ライト（無影灯）	術野に応じた照射位置を調整し，口腔内を見やすくするためのライティングを行う．
④チェア	術者が診療をしやすい体勢に操作することができる．チェアを作動させる前に患者に動かすことを伝え，周囲に障害物がないか確認後操作する．患者の負担にならない的確なポジションに設定する．
⑤ヘッドレスト（按頭台）	ヘッドレストを急に下げると患者に衝撃を与えるおそれがあるため，必ずヘッドレストをしっかり支えて操作する．
⑥スピットン（洗口装置）	洗口した水や唾液を流す洗口用の水の供給装置が付属している．
⑦排水トラップ	スピットンから流れてくる汚染物を溜め排水管の詰まりを防ぐ．バキュームの吸引低下にもつながるため診療後，ベースンフィルター，バキュームフィルターの清掃を行い，定期的にベースン排水トラップフィルター，バキュームタンクの清掃を行う．
⑧シャウカステン	エックス線写真や歯周組織検査，患者指導に必要な情報を映し出し，説明するのに使用する．
⑨スリーウェイシリンジ	3つの役割がありボタンAを押すと圧搾空気，Wを押すと水が，同時に押せば霧（スプレー）が出るようになっている．シリンジの先端を術部に合わせ調節することができる．
⑩口腔内バキューム	口腔内の水や切削粉塵，唾液，血液などの吸引や粘膜の圧排や保護を行うことができる．歯科治療では，バキューム吸引は欠かすことができない操作である．
⑪排唾管（エジェクター）	口腔内に直接挿入し，口腔内にある貯留物の吸引に用いる．
⑫口腔外バキューム	ユニットに取り付けられた，切削や研磨による粉塵を吸引するバキューム装置．口腔内バキュームと併用することで浮遊物質の減少につながる．移動式のものと固定式のものがある．
⑬フットコントローラー	ペダルを踏むことにより切削器機のオン・オフ，回転数の調整，注水のオン・オフや調節を行う．

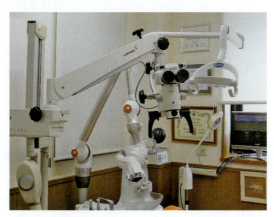

図Ⅰ-3-3 歯科用マイクロスコープ

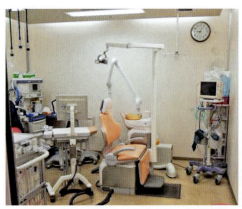
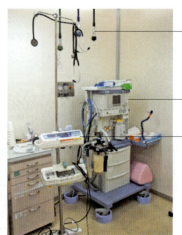

図Ⅰ-3-4 静脈麻酔用シリンジポンプ，全身麻酔器，生体情報モニタ，吸引（酸素・笑気），空気の配管がある診療室

表Ⅰ-3-2 医療従事者として身につけるべき対応

相手への思いやりと気配り	相手の緊張や不安を和らげるため，適度な笑顔でやさしく接する．必要に応じて声かけをするなどの気配りをし，安心感を与える対応をする．
相手の話を聴く	相手の訴えや相談を注意深く聴き，理解を示す．また相手の話から情報を収集し，適切な対処を行うことにつなげる．
相手の心理や状態を感じ取る	訴えを聴くだけでなく，表情や身振りにも注意し，相手の心理を汲み取るよう努める．
相手へ伝える	相手に必要なことを伝え，理解していただくため，話すタイミングや言い回しに注意し，わかりやすく説明するよう配慮する．

ため歯科衛生士は，患者と信頼関係を構築するための対応も心がける必要がある．

1. 歯科診療所における患者対応の基本

　歯科診療における患者対応の基本は，「歯科診療を安全に受けてもらうための対応」である．必要な歯科診療を安全に行うには，医療従事者は患者の状態を正しく把握し，患者には落ち着いて診療に臨んでもらうことが大切である．そのためには，患者の様子や主訴を詳しく知ることと併せて，患者の性格や気分，歯科診療にもつイメージなど精神的な面にも目を向ける必要がある．単にていねいな態度で接すればよいだけではなく，患者一人ひとりの診療ごとに何が求められるのかを考え，対処することが，患者対応の軸となる．そして医療従事者として「相手への思いやりと気配り」「相手の話を聴く」「相手の心理や状態を感じ取る」「相手に伝える」などのコミュニケーション能力を身につけ患者に対応することが，信頼関係の構築にもつながるといえる（表Ⅰ-3-2）．

　以下に一般的な患者対応を示す．また診療所に初めて来院した患者への対応例を示す（図Ⅰ-3-5）．

	患者の状況	医療スタッフの対応
①受付で患者を出迎え，保険証の確認等を行う． 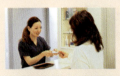	初めての来院でとても緊張している．	緊張が和らぐよう，適度な笑顔で優しく対応する．患者の様子に注意し，緊急度や体調，痛みの有無にも気を配る．
②患者に問診票の記入をお願いする． 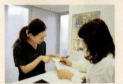	何をどこまで記入するかわからないこともある．	問診票の記入の仕方を説明する．わかりやすい説明を心がけ，記入後どうしたらよいか（受付へ持ってきてもらうなど）も伝える．問診票がきちんと記入されているか確認する．
③患者を診療室へ案内する． 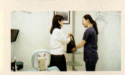	初めての診療室で，落ち着かないのと，今後の治療について不安な気持ちでいる．	患者に対して，「こちらです」などの声かけをしながら誘導し，荷物の置き場所を伝えユニットまで案内する．
④医療面接の前に患者の訴えを確認する． 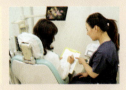	訴えがきちんと伝わるか気になる．また，これからの処置に対して不安な気持ちもある．	患者の様子で気になることがあれば，メモを取り歯科医師に伝達する．
⑤歯科医師の診療の補助を行う． 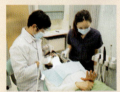	処置中も不安と緊張を感じているため，歯科医師の話が聞き取れないこともある．	診療の補助を行うと同時に，患者の表情，手や足に出る緊張のサインなどにも注意する．必要に応じて今から行う処置内容や進め方についての声かけを行う．
⑥次回の予約を取る．服薬指導を行う． 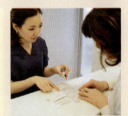	次回来院時まで注意することや，服薬に関して知りたいと思っている．	患者の質問には真摯に応じる．処置後の状態や服薬の注意点について，わかりやすく説明する．患者が理解しているか，わからないことがないか確かめる．質問に応じる際，曖昧な答えはせず，わからなければ必ず担当歯科医師に確認する．
診療が終わり帰宅した患者から，電話にて問い合わせがあった場合		
⑦電話に出て，患者の訴えを聴く． 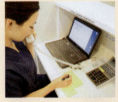	処置後に起こった変化や気になることについて不安に感じ，対応策や来院の必要性について知りたいと思っている．	電話では，お互いの真意が伝わりづらいことがあるので，特に注意して患者の話を聴く，状態や具体的に何が不安なのか確認しメモを取る．心配ない状態だと感じる場合でも，勝手に判断せず，必ず担当歯科医師に伝達する必要がある．
⑧担当歯科医師に判断を仰ぐ． 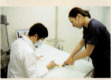	不安を取り除く対応をしてもらえたかや，歯科医師や歯科衛生士に対して信頼が置けるかなどの判断もしている．	担当歯科医師に伝達し判断を仰ぐ．来院してもらう必要があれば，患者と相談のうえ，来院時間を決める．

図Ⅰ-3-5　診療所に初めて来院した患者への対応例

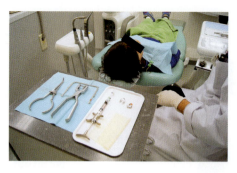

図Ⅰ-3-6 小児患者の診療準備
小児が必要以上に興味を引かれないように，小児から手が届かない位置や見えにくい位置に器材を準備する．

- 患者に安心感をもってもらうため，清潔感のある身だしなみで感じよく明るい表情で接する．
- 「こんにちは」「治療お疲れさまでした」「お大事にしてください」などの基本的な挨拶を行う．
- 患者によって態度を変えたりせず，誰に対しても平等に対応する．
- 常に敬語を使うようにし，くだけた言葉遣いをしないようにする．
- 会話の際は目線を患者に向け，反応を確認しながら，ややゆっくりとはっきりした口調で話す．
- 耳が聞こえづらい患者には大きめの声でゆっくりとはっきりした口調で話す．
- 患者の誘導時や受付に呼ぶ際には，間違いを防ぐため苗字だけでなく，苗字と名前の両方で呼びかける．整理番号を用いて患者を呼ぶ場合も，患者の前で改めて番号を復唱するなどし，間違いがないよう注意を怠らない．
- 待合室や診療室での患者の動きや表情，受け答えの様子を観察し，体調や気分が悪くないか気を配り，必要なら声かけを行う．
- 質問は誠実に聞き，確実なこと以外は必ず歯科医師や責任者に確認を取ってから返答する．
- 歯科治療は患者自身のことであり，患者本人も疾患を治すチームの一員であることを伝え，きちんと来院してもらえるような説明を心がける．

2. 特別な配慮が必要な患者対応

　小児や高齢者，障害を有する患者には，特徴や注意点を事前に理解して対応する必要がある（歯科衛生学シリーズ「小児歯科学」「高齢者歯科学」「障害者歯科学」を参照）．患者の様子や疾患の有無により対応は異なるが，ここでは来院時に最低限必要な配慮を示す．

1）小児患者

- 待合室と診療室の移動中に，転倒する，歯科用キャビネットなどにぶつかることのないよう誘導する．

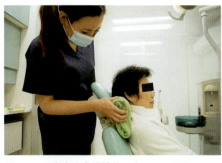
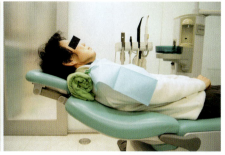

図I-3-7　患者の身体機能に合わせた調整
患者の頭部や背中がユニットに添わない場合は，首や背中にクッションになるものを置いて楽な姿勢がとれるようにする．

- 小児は不意な動きをする場合があることを念頭におき，医院内で事故が起きないよう注意する（図I-3-6）．
- 話しかけるなどの対応で安心感を与え，緊張がほぐれるようにする．
- 小児だからと，いい加減な返答や嘘を言わない．
  「何もしないよ」「すぐ終わるよ」などの言葉は，そうでなかった場合，小児にとっては「嘘」になるので注意する．
- 事前に治療の準備を整えておき，短時間で終えられるようにする．
- 不安や恐怖から診療に向かえない小児への対応も心得ておく．

〈保護者への対応〉
- 保護者が抱く子どもへの診療に対しての不安や緊張を解消するため，十分な説明を行い，理解を得られているか確認する．特に小児に対して歯科衛生士が行う予防処置，口腔保健指導に関しては，十分な説明を行うことが求められる．
- 歯科医師の方針によっては，小児への対応を術者に任せてもらえるよう説明し，必要なとき以外は見守るようにお願いする場合もある．

2）高齢患者

- 診療前に全身疾患の有無を確認し，必要に応じて血圧，脈拍などを測定する．生体情報モニタを使用するなど，疾患の種類に応じた注意点を確認し対応する．
- 歯科用ユニットへの誘導では，周りに妨げるものがないか，介助が必要かなどに気を配りながら，患者の歩行スピードに合わせた誘導を行う．
- 歯科用ユニットに座る際には，転倒しないように見守るか介助を行う．
- 歯科用ユニットの傾斜がつらい高齢者もいるので，身体機能に合わせて調整する．倒してよいか確認し，つらそうな表情をしていないかにも注意を払う．必要なら首や背中にクッションになるものを置き，楽な姿勢がとれるようにする（図I-3-7）．
- 嚥下機能の衰えによりむせやすい場合もあるので，バキューム操作は慎重に行う．

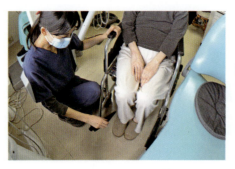

図Ⅰ-3-8　車椅子乗り降りの介助の注意点
車椅子はフットレストに足を乗せない状態で動かすととても危険である．乗る際はフットレストに足を乗せたことを確認してブレーキをはずす．降りる際はブレーキを引いてからフットレストを上げ，しっかりと地に足を着けてから降りてもらう．

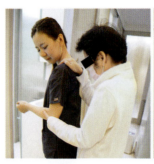 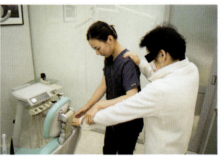

図Ⅰ-3-9　視覚に障害のある患者の誘導
自分の肩や肘に患者の手を置いてもらい，声かけをしながら進む．ユニットの位置は，患者の手で触れてもらうことで示す．

・目上の人に対する言葉遣いや態度で接することを忘れない．

3) 障害を有する患者
(1) 車椅子を使用している患者
・車椅子の基本的な構造や操作方法(車輪のブレーキの位置，椅子のたたみ方など)は事前に習得しておき，乗り降りの介助の際にスムーズに操作できるようにする(図Ⅰ-3-8)．
・誘導の際は，診療室の扉を開けておく．
・通路に移動の妨げになる物は置かない．ワゴン等の大きなものだけでなく，フットペダルや機器のコード，コンセントなどにも注意する．
・ユニットへの移乗は，介助できるように準備する．可能なら自力で行ってもらう．移乗の介助方法については基本を心得ておく必要があるが，実際に介助するか否かは本人の希望を聞いて対処したほうがよい場合もある．

(2) 視覚に障害がある患者
・通路には妨げになる物は置かない．ワゴン等の大きなものだけでなく，フットペダルや機器のコード，コンセントなどにも注意する．
・診療室内の誘導は，自分の肩(または肘付近)に患者の手を置いてもらい，方向や段差等の声かけをしながら進む．通路の幅や障害物の有無によっては，手をつ

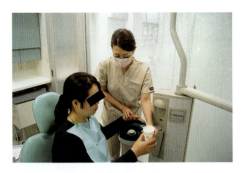

図Ⅰ-3-10 視覚に障害のある患者への配慮
視覚に障害のある患者に洗口してもらう場合,患者の手を取ってコップとスピットンの場所を示す配慮が必要である.

なぐといった誘導方法に変更する(図Ⅰ-3-9).
・診療中は,次に行うことをこまめに声かけする必要がある.
洗口してもらう際も,患者の手を取ってコップやスピットンの位置を知らせる配慮が必要である(図Ⅰ-3-10).

(3) 聴力に障害がある患者

・患者を診療室へ呼ぶ際は,直接声かけに行くが,手話やジェスチャーも用いてわかりやすく誘導する.
・診療中のコミュニケーションは筆談が基本となるので,紙とペンを用意しておく.
・「治療を始めます」「うがいをしてください」など,必ず伝える文言はあらかじめボードにして用意しておくと,診療がスムーズに進みやすい.
・患者は口唇の動きや表情を見て会話を理解することもあるため,可能な場合はマスクをはずして対応する.

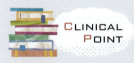

Link
視覚障害と聴覚障害
『障害者歯科学』
p.52

CLINICAL POINT 急患への対応

診療室には,予約以外に急病の患者(急患)も来院する.歯科衛生士は,急患の来院や診療希望の連絡がきた際に,歯科医師と患者の間に入り対応することも多い.個々の患者の状況と優先されることが何であるかを,患者の様子や診療所の状態から判断し,患者と歯科医師のサポートとなる患者対応を行う.

たとえば,歯が破折した子どもと保護者が来院した場合,子どもの状態を理解し診療補助にあたると同時に,保護者を落ち着かせる対応も大切である.このような状況下の保護者は,パニックになっていることもある.保護者の気持ちを汲んだ声かけや説明を行うのも歯科衛生士の役割といえる.また,処置後に痛み等の症状が出る可能性があれば,その際の注意事項や来院の必要性についてその場で話しておく必要もある.休診前日の急患の場合は,各市町村に設けられている休日診療の詳細を伝えるなど,患者の不安を取り除く対応が求められる.

4) 感染症患者

どの患者にもスタンダードプリコーション (標準予防策) を実施することが対応の基本となるが，明らかな感染症がある患者や感染症の疑いのある患者には，スタンダードプリコーションに加えて，感染経路に応じた予防対策をより厳密にミスなく行う必要がある．

感染症の種類により感染経路が異なるため，それぞれに合わせた感染予防対策をとって患者に対応する．そのためには，さまざまな感染症に関する知識を身につけておく必要がある (主な感染症，感染経路，病態，類型と対応など)．

また感染症の患者対応では，院内感染予防対策だけでなく，患者自身や周囲の患者への心理面へ配慮した対応も重要である．

(1) 環境面における対応

・間違った対策や対応が院内感染を引き起こす可能性がある点を理解し，診療業務に携わる者全員が，同じ行動を取るよう徹底する．

・医療面接時に感染症の申告があれば，感染時期，現在の症状，服薬の有無と薬の種類，歯科診療において留意する点があるかなどの聴き取りを行い，状況に応じた対策や対応に繋げる．

・患者へは入室時の手指消毒，必要に応じてマスクの着用をお願いし，院内感染予防に協力していただくよう伝える必要もある．

(2) 診療時における対応

・感染経路を広げないため，可能であれば個室やパーテーションで区切られたユニットでの診療が望ましい．

・診療室内やユニットにおいて，滅菌できず清拭も難しい部分や，患者や術者が直接触れることが多い部分はシールドを行う．

・感染経路に飛沫感染を含む場合には，患者がむせることで感染源が拡散しやすくなる．バキューム操作に注意する，こまめにうがいをしていただくなども心がける．口腔外バキュームの設置があれば，常時稼働させることが望ましい．

・診療時には患者の様子に気を配ることはもちろん，急な体調の変化等に対処できるよう，あらかじめ対策を想定しておくことも必要になる．

(3) 心理面における対応

・感染症の患者に対して偏見をもつ，差別するといったことは絶対にしない．

・感染予防対策としてだけでなく，患者のプライバシーへの配慮として，会話が周囲に筒抜けにならない個室やパーテーションで区切られたユニットでの診療が望ましい．

・感染予防のための防護やシールドは，過剰に設置したり粗雑に防護を行うことで，患者が心理的圧迫を感じることに繋がる．患者の心理への配慮も忘れず，必要な部分に適切に行うことが重要である．

③ 歯科領域に必要な臨床検査

1. 臨床検査の補助の目的，役割

　歯科衛生士は，病院や診療所において歯科診療の補助や歯科予防処置，歯科保健指導あるいは食生活指導などの場面で直接患者に対応することが要求されており，患者の身体の情報を十分把握し，また理解する能力を養う必要がある．そのため，歯科衛生士は臨床検査の目的ならびにその実施内容について十分に理解し，歯科医師の指示のもとで，臨床検査の実施，補助ならびに介助を行わなければならない．最近では，簡易な検査法が普及しており，歯科衛生士がこれを診療の補助の一環として担当することが求められる．

2. 検査の準備と患者への説明

　歯科衛生士は，指示された検査項目に必要な器械，器具などの準備を行い，検査を安全で正確に実施できるよう配慮しなければならない．さらに実施する検査の目的を踏まえて，患者に対しては，検査の必要性や内容，検査に伴う不快事項，検査時間，検査結果などをわかりやすく説明する．

3. 検査の種類

1) 生体検査

　日常の歯科診療，特に全身疾患を有した高齢者などの治療を安全に行うためには，患者の全身状態を術前に的確に把握し，術中の不測の事態にもいち早く対処することが必要である．そのために，患者の状態を表すバイタルサインを測定し，評価することが必要になる．

(1) 体温測定

　体温は健康状況を表し，その変化は疾病の徴候を示す．歯科診療で体温を測定しやすいのは，腋窩，耳孔，前額などである．

❶ 準備
・体温計：腋窩用電子体温計，耳孔式電子体温計，非接触赤外線体温計
・アルコール綿

❷ 腋窩温の測定方法
ⅰ) 脇の下の汗を拭く．
ⅱ) 体温計は前下方から45°の角度で上後方に向けて挿入し，検温部が腋窩のくぼんだところに接するようにする．
ⅲ) 脇と体温計が密着するように腕を軽く押さえる．

3章
歯科診療における基礎知識

59

❸ 注意点
- 腋窩における体温測定では，体温計の挿入方法と腋窩腔の密着に気をつける．体温測定後，検温部をアルコール消毒する．
- 非接触赤外線体温計は，皮膚に触れずに約2秒で体温が測定できる．

(2) 脈拍測定

脈拍はバイタルサインの1つで，脈拍数やリズム，大きさなどの情報が得られ，疾病の微候などを知ることができる．頻脈は精神的な緊張，貧血状態で認められ，脈拍のリズムが不規則な不整脈が認められる場合は心臓の疾患が考えられる．

❶ 準備
- 秒針付き時計

❷ 測定方法

脈拍測定の部位は，橈骨動脈でその部位に第2・3・4指の指先をあて，脈拍数，脈拍のリズム，大きさを測定する．脈拍の左右差については両側の橈骨動脈を同時に触診する．

❸ 注意点
- 第2，3，4指の指先を平行にそろえ，動脈の走行に対して直角に置く．
- 強く押さえすぎると，脈拍が触れなくなるので，軽い力で触れる．

(3) 血圧測定

歯科治療の痛みや不安は血圧を上昇させる要因になる．血圧は加齢とともに高くなることから，歯科治療前の全身状態の把握として，高齢者については血圧測定を行い，高血圧の患者は歯科診療中も血圧のモニタリングを行うことが望ましい．低血圧の患者についても注意が必要である．

❶ 準備
- 血圧計：自動血圧計，アネロイド型血圧計（図Ⅰ-3-11）
- 聴診器（自動血圧計以外）
- 肘枕

❷ アネロイド型血圧計による測定方法（聴診法）

ⅰ）体位は臥位あるいは座位で，上腕の測定部位の高さが心臓と同じ位置になるようにする．

ⅱ）マンシェットの下縁は肘窩の2cm上に位置するように巻く．マンシェットを巻く強さは指が1～2本入る程度である（図Ⅰ-3-12）．

ⅲ）上腕動脈の拍動位置を確認し，その真上に聴診器のチェストピースをあてる（図Ⅰ-3-13）．

ⅳ）送気球を握りマンシェットに徐々に空気を入れて上腕を圧迫する．

ⅴ）徐々に空気を抜き，聴診器から脈音が最初に聴こえたときにマノメーター*が示している目盛を読む．これが収縮期血圧である．

ⅵ）さらに，空気を抜き，脈音が聴こえなくなったときにマノメーターの目盛を読む．これが拡張期血圧である．

*聴診器
聴診器のチェストピースにはベル型と膜型があり聴診したい部位によって使用する面を使いわける必要があります．

チェストピース

膜型

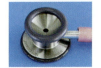
ベル型

*マノメーター
差のことで，水銀柱を利用したリバロッチ型とスプリング圧力計を利用したタイコス型があります．

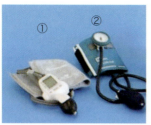

図Ⅰ-3-11　血圧計の種類
①自動血圧計
　聴診器は不要で，血管の振動を感知するセンサー（オシロメトリック法），または血管音をとらえる高感度マイクが取り付けられ血圧が表示される．
②アネロイド型血圧計（タイコス型）
　聴診器により脈音を聴き，カフ内の空気圧が表示される目盛（マノメーター）を読む．

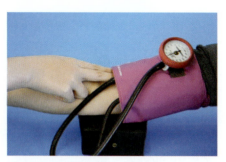

図Ⅰ-3-12　マンシェットの巻き方

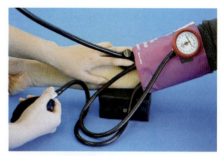

図Ⅰ-3-13　血圧測定

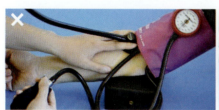

図Ⅰ-3-14　肘の伸展

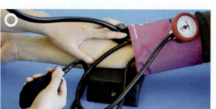

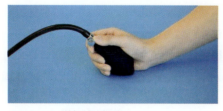

図Ⅰ-3-15　送気球の操作

　　ⅶ）その後，送気球のネジを全開にし，速やかに圧迫を解除する．

❸ 注意点
・マンシェットの巻き方は緩いと実際の血圧よりも高く，強すぎると低くなりやすいため，適切に巻く．
・脈拍は，肘を伸展させないと触知しにくく，コロトコフ音*を明確にとらえることができない（図Ⅰ-3-14）．
・送気球のネジを操作するとき，特に減圧時には指先の巧緻性が要求される．巧緻操作をしやすくするために，第5指の側面をテーブルなどに密着させるとよい（図Ⅰ-3-15）．

*コロトコフ音
血管を締めつけた際，血液が心臓の拍動に合わせて断続的に流れるときに発生する血管音のことです．血圧測定時の収縮期血圧・拡張期血圧を計る際の目安になります．

・袖をたくし上げて上腕を圧迫することのないように，上着やセーターを脱衣する．

(4) 経皮的動脈血酸素飽和度（SpO_2）測定

SpO_2は呼吸状態の非侵襲的で簡便な指標として測定される．慢性閉塞性肺疾患の患者や要介護高齢者では，歯科治療中はパルスオキシメータでSpO_2を測定することが推奨されている．SpO_2の基準値には個人差があるが96〜99％とされる．

> Link
> パルスオキシメータ
> 『臨床検査』
> p.35-37

❶ 準備
・パルスオキシメータ

❷ 方法
ⅰ）パルスオキシメータのプローブを指に装着する．
ⅱ）発光部が爪側，受光部が指の腹側になるようにプローブを装着する．
ⅲ）動脈血の測定データから，SpO_2と脈拍数が計算され表示される（図Ⅰ-3-16）．

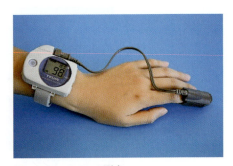

図Ⅰ-3-16　SpO_2の測定

❸ 注意点
・マニキュアは除去する．

2）検体検査

(1) 血液による検査

歯科診療室では，患者の全身状態の把握のために，微量穿刺全血による血液検査を行う．糖尿病の患者で不快症状が出現した場合には血糖値（BS：Blood Sugar），抗凝固剤服用中の患者が外科処置を受ける場合は，抗凝固作用の状態を把握し出血時に対応するために，術前にプロトロンビン時間 国際標準比（prothrombin time-international normalized retio, PT-INR）を測定して抗凝固状態を評価する．(p.64参照)．

❶ 微量穿刺全血の採取方法

毛細血管血から適切に採取するため，専用の穿刺器具（ランセット）を用いる．

A．検体採取の準備（図Ⅰ-3-17）
・穿刺器具（ランセット）
・アルコール綿*
・穿刺部被覆保護材
・廃棄用容器

B．穿刺全血の採取方法
ⅰ）穿刺部位を決める．次の箇所から選択する（図Ⅰ-3-18）．
・どちらかの手の中指または薬指

*アルコール綿
アルコールアレルギーの場合，0.2 w/v％クロルヘキシジングルコン酸塩水溶液綿を用います．

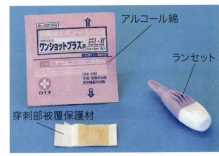

図Ⅰ-3-17　微量穿刺全血採取の準備

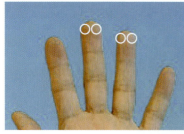
図Ⅰ-3-18　穿刺部位
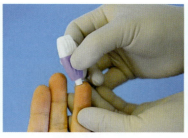
図Ⅰ-3-19　穿刺器具による穿刺
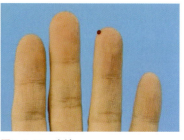
図Ⅰ-3-20　血滴

・指の先端に近い側面
　指先への血液量を増やす方法として，手を温める(温水で手を洗う，または温湿布/携帯用カイロを使用する)，指をやさしくマッサージする，手を心臓より下に保つなどの方法がある．
ⅱ）穿刺部位をアルコール綿で消毒し，完全に乾燥する．
ⅲ）穿刺器具の説明書に従って，指先を穿刺する(図Ⅰ-3-19)．
ⅳ）十分な血滴が得られるまで，やさしく圧迫し続ける(図Ⅰ-3-20)．
ⅴ）検体を測定用チップの先端につけた後，ガーゼで穿刺部位を抑え止血する．
ⅵ）使用済みの器具等は，すべて廃棄用容器に廃棄する．

C．注意点
・検査には新鮮な毛細血管全血のみを使用する．
・穿刺部位を過剰に絞ると，血液検体中に間質液が混ざり，正しい結果が得られない可能性がある．

❷ 血糖値測定
　血糖自己測定器を用いた簡易測定法は，安全かつ，ほとんど痛みもなく，穿刺全血0.5μLの血液を使い，5秒で血糖値を測定する．

A．準備(図Ⅰ-3-21)
ⅰ）血糖値測定の準備
・血糖自己測定器
・センサー
ⅱ）穿刺全血採取の準備
　・穿刺器具(ランセット)
　・アルコール綿
　・ガーゼ
　・廃棄用容器

B．測定方法
ⅰ）血糖自己測定器の容器のキャップを開けてセンサーを1枚取り出す．
ⅱ）センサーの中央部を持って，血糖自己測定器にセンサーを挿入する．
ⅲ）センサーが挿入されると，自動的に電源が入り，血液吸入の準備ができる

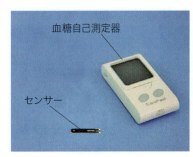

図Ⅰ-3-21　血糖値測定の準備

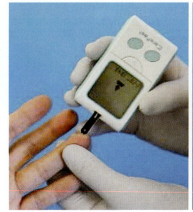

図Ⅰ-3-22　血糖値の測定

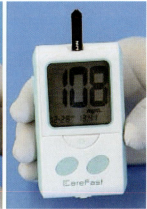

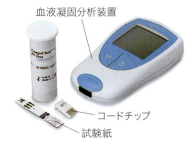

図Ⅰ-3-23　血液凝固分析装置の例

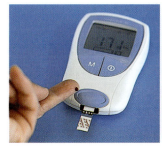

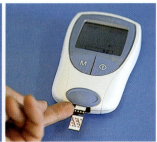

　　　　（図Ⅰ-3-22）．
　　ⅳ）「❶微量穿刺全血の採取方法（p.62）」に従って血液を採取し，センサーの血液吸入部に血液を吸入させる（採血量約0.5μL）．
　　ⅴ）メーターがカウントダウンして，測定結果，時間，日付が表示される．
　　ⅵ）測定器に挿入されているセンサーは，センサー排出ボタンを押して，挿入部から抜く．
　　ⅶ）測定器はすぐに電源が切れる．

　　❸ プロトロンビン時間（PT）*・プロトロンビン時間国際標準比（PT-INR）
　　外因系凝固活性化機能を反映する検査で，血液凝固分析装置（CoaguChek®）を用いた簡易測定方法を示す．原理は，専用試験紙に含有された試薬と血液を反応させ，その凝固反応時における電流を測定し，その電流が閾値を超えるまでの経過時間より求める．また，測定結果は常用の血液凝固単位（Quickパーセント値（%），秒（sec），国際標準比（INR））に変換して自動的に表示される．

　　A．準備
　　ⅰ）プロトロンビン時間測定の準備
　　・血液凝固分析装置（図Ⅰ-3-23）
　　・コードチップ付き試験紙容器と試験紙

🔗 **Link**
プロトロンビン時間（PT）
『口腔外科学歯科麻酔学』
p.139
『臨床検査』
p.61

ⅱ）穿刺全血採取の準備（p.62図Ⅰ-3-17参照）

- ・穿刺器具（ランセット）
- ・アルコール綿（p.62側注参照）
- ・ガーゼ
- ・廃棄用容器

B．測定方法

ⅰ）装置の電源を入れ，試験紙マークが点滅したら試験紙を取り出す．

ⅱ）試験紙を装置の測定チャンバーに挿入する．

ⅲ）画面に表示されたコードチップの番号と試験紙容器に印字されている番号とが同じであることを確認する．

ⅳ）メモリーボタンを押すと試験紙が加温される．加温後180秒以内に試験紙に血液を滴下する．

ⅴ）検体添加：試験紙が加温されたら，「❶微量穿刺全血の採取方法（p.62）」に従って血液を採取する．指先の穿刺血を試験紙の滴下部分に滴下する．穿刺してから15秒以内に，血液を滴下する．

ⅵ）自動精度管理チェックの正常な結果が出た後に，測定が開始される．

ⅶ）選択した単位（Q％，秒，INR）で測定結果が表示される．選択された単位で測定結果が自動的に保存される．

ⅷ）測定チャンバーから試験紙を取り外し，本装置のスイッチをOFFにする．

（2）微生物学的検査

膿瘍や蜂窩織炎の膿汁や，口腔粘膜病変における微生物の培養同定検査と，薬剤感受性試験等を目的として行う．

薬剤感受性試験の目的は，「感染症治療に有効な抗菌性物質の選択」である．

（3）剝離細胞診（擦過細胞診）

剝離細胞診は細胞診の1つで，臓器表面から剝離した細胞を顕微鏡で観察して，異常細胞を検出することにより，腫瘍性病変有無のふるい分けなどに用いられる．露出している口腔粘膜病変では，剝離細胞診を容易に，またほとんど侵襲なく行うことができる．自己免疫疾患を含む口腔粘膜に症状を有する病変，上皮異形成，腫瘍性病変などに対して，スクリーニング検査目的に実施する．

（4）病理組織検査

病理組織検査には「生検」，「術中迅速病理検査（術中迅速診断）」，「手術切除物の病理組織検査（手術摘出材料診断）」がある．口腔粘膜疾患や囊胞，腫瘍などの器質的疾患を対象とし，生検は，局所麻酔を施してから病変の一部を切除し，確定診断としての病理組織診断を得る．生検の特殊な場合として，病変が小さい場合には，病変全部を切除する「全切除生検」が行われることがある．術中迅速病理検査（術中迅速診断）では，手術中における確定診断や切除断端の評価を目的とする．手術切除物の病理組織検査（手術摘出材料診断）では，切除物の端から端までの検索を行うことにより切除断端の評価や術前治療を行った場合の治療効果の判定を行うこと

表 I-3-3　微生物学的検査，剝離細胞診（擦過細胞診），病理組織検査の特徴

	微生物学的検査	剝離細胞診（擦過細胞診）	病理組織検査
準備品	・搬送用容器：カルチャースワブプラス®（好気性菌など），嫌気ポーター（嫌気性菌） ・穿刺器具：18G注射針，10mL注射用シリンジ 微生物学的検査（カルチャースワブプラス®） 微生物学的検査 ①穿刺用注射器 ②嫌気ポーター	・ブラシ：サイトブラシ®，歯間ブラシ，綿棒など ・スライドグラス ・保存容器 ・95％エチルアルコール 剝離細胞診の準備	生検の準備 ・ピオクタニンブルー，楊枝 ・局所麻酔一式：カートリッジ，局所麻酔用注射器，局所麻酔針 ・メス：円刃刀（#15），尖刃刀（#11） ・形成剪刀 ・無鉤ピンセット ・止血鉗子 ・縫合一式：持針器，縫合針，縫合糸，ピンセット，抜糸用剪刀 ・滅菌ガーゼ ・標本瓶 ・10％中性ホルマリン
方法	・膿汁などの検体を採取する． ・滅菌パウチを開け，輸送チューブのキャップをはずす． ・スワブを取り出し，検体をスワブに付与する． ・検体を採取したスワブを培地チューブに差し込みキャップをする． ・注射器を用いて，嫌気ポーターに検体を注入する． ・ラベルに必要事項を記入する．	・口腔膜病変の表面をブラシで擦過して細胞を採取する． ・スライドグラスにブラシを回転するように押し付け，細胞を塗抹する． ・細胞の固定 　パパニコロウ染色用：ただちに95％エチルアルコールに浸漬する． 　ギムザ染色用：真菌検出目的等に用いる．細胞を塗抹したスライドグラスを空気乾燥し，そのまま提出する．	・採取する部位をマークし，記録する． ・採取する部位に局所麻酔を施す． ・メスで切開し，剝離剪刀等を用いて組織を切除する． ・切除した検体を10％中性ホルマリンに浸漬する． ・創部を縫合する． 注意：切除した検体は，変形を防ぎ，病変本体との位置関係を明確にする目的で，切開した面にろ紙を貼り付けてから，素早くホルマリンに浸漬する．

(成田令博ほか，1995[1])

ができる．

切除した検体は，変形を防ぎ，病変本体との位置関係を明確にする目的で，切開した面にろ紙を貼り付けてから，素早くホルマリンに浸漬する．

微生物学的検査，剝離細胞診，病理組織検査における準備，方法を表 I-3-3 に示す．

3）口腔領域の検査

（1）金属アレルギーの検査

❶ パッチテスト

抗原による接触アレルギーが存在するときは，全身の皮膚が一様に感作されるので，皮膚炎のある部位だけではなく，それ以外の部位で抗原由来の接触皮膚炎が誘発される．パッチテストは，この原理を応用して種々の物質に対する個体の接触ア

表I-3-4　パッチテストの判定基準（ICDRG基準）

本邦基準	反応	ICDRG基準	反応
−	反応なし	−	反応なし
±	軽度の紅斑	+?	紅斑のみ
+	紅斑	+	紅斑＋浸潤，丘疹
++	紅斑＋浮腫，丘疹	++	紅斑＋浸潤＋丘疹＋小水疱
+++	紅斑＋浮腫＋丘疹＋小水疱	+++	大水疱
++++	大水疱	IR	刺激反応
		NT	施行せず

本邦基準は＋＋以上を，ICDRG基準は＋以上を陽性反応とする.
（日本皮膚科学会接触皮膚炎診療ガイドライン委員会, 2020[4]）

表I-3-5　う蝕に関連した唾液検査

因子	検査の種類	検査の内容
宿主	唾液分泌量	一定時間内の唾液分泌量をみる
	唾液pH	唾液の酸性度を判定する
	唾液緩衝能	酸性になった口腔環境を中性に戻す力を判定する
微生物	総細菌数（RDテスト®）	唾液中の総細菌数を測定する
	S. muntans 簡易培養（Dentocult-SM®）	ミュータンスレンサ球菌の菌数を測定する
	Lactobacillus 簡易培養（Dentocult-LB®）	ラクトバチラス菌の菌数を測定する

レルギーの抗原を検索する方法である.

A．準備

・パッチテスト試薬　歯科用金属シリーズ
・パッチテスト用テープ

B．方法

　試薬を載せた絆創膏を背中に48時間貼る．48時間後に絆創膏を剝がす．絆創膏を剝がす刺激の反応が消失する15〜30分後に判定する．さらに72または96時間，そして1週間後に判定する．

　判定基準を表I-3-4に示す.

（2）唾液の検査

❶う蝕に関連した唾液検査

　う蝕に関連する宿主因子と微生物因子を検査することでう蝕のリスク，う蝕の進行度を判定する（表I-3-5）．患者のう蝕のリスクを評価し，口腔内環境を把握することで個人のカリエスリスクに応じた予防処置プログラムを組むことができる.

Link

う蝕活動性試験
『保健生態学』
p.149-152

う蝕と歯周病の検査
『臨床検査』
p.173-182

Link
歯周病細菌の検査
『臨床検査』
p.182-184

Link
口腔乾燥検査
『臨床検査』
p.194-195

＊シルマーテスト
口腔乾燥が主症状の1つであるシェーグレン症候群がほかの口腔乾燥と異なる点は，涙液の減少です．眼の乾燥もある場合はシェーグレン症候群の可能性も考えられ，シルマーテスト＊によって判定ができます．テストはろ紙を下眼瞼結膜にはさみ，5分後に濡れた部分の長さを測定します．唾液分泌量の測定はシェーグレン症候群の診断基準にも採用されています．

＊サクソンテスト
ガーゼを噛み，ガーゼに吸収される唾液の重量を測定するものです．

表I-3-6　口腔水分計による判定の目安

	数値
正常	30.0以上 29.6〜29.9
境界域	28.0〜29.5
乾燥	25.0〜27.9 24.9以下

＊測定値28〜29.5を境界域とし，28未満の場合は口腔内が乾燥状態であることが疑われる．
＊既存検査法，他覚所見，自覚症状，VASなどと併せた診断が必要
＊表示される数値は相対値のため単位はない
（埼玉医科大学を中心とした他施設共同研究による）

❷ 歯周病に関連した唾液検査

歯周病に関連する唾液検査として歯周病原菌検査，潜血検査を行うことで，歯周病の原因菌や発症に伴う生体物質の変化を検査することができる．

❸ 口腔乾燥に関連した唾液検査

口腔乾燥に関連した検査として，唾液分泌量の測定，唾液湿潤度検査，口腔水分計による測定，臨床診断基準による評価がある．基礎疾患により複数の投薬を受けている患者が増えており，薬剤の副作用による口腔乾燥が引き起こされる．診療室で唾液分泌量を測定することは口腔乾燥の評価に役立つ．しかし，高齢者や障害者などでは唾液分泌量の測定を行うことが難しいため，唾液湿潤度検査や臨床診断基準などの簡便な評価が用いられる．

唾液の分泌量を評価する検査として，ガムテストとサクソンテスト＊がある．唾液腺の状態や機能を評価する検査には，唾液腺造影，唾液腺シンチグラフィーがある．

A．唾液分泌量の測定

唾液分泌量の測定は，安静時唾液分泌量と刺激時唾液分泌量の測定がある．

B．唾液湿潤度検査

湿潤度検査紙を用いて，舌の粘膜上の唾液湿潤度を測定する検査法である．湿潤度検査紙を舌粘膜上に10秒間保持し，唾液の湿潤が2mm未満の場合は乾燥傾向，3mm以上あればほぼ正常であると判断する．

C．口腔水分計による測定

口腔水分計を用いて舌の粘膜上の湿潤度を測定する簡便な検査法である．口腔水分計を舌背の粘膜に2秒間押しあてて，湿潤度を測定する．測定値30以上は正常範囲で，乾燥傾向あり，25未満は重度乾燥というd)判定基準を表I-3-6に示す．

D．臨床診断基準

口腔乾燥の状態を視診で評価する（表I-3-7）．

表I-3-7　口腔乾燥の臨床診断基準

度数	所見
0度（正常）	口腔乾燥や唾液の粘性亢進はない
1度（軽度）	唾液が粘性亢進，やや唾液が少ない．唾液が糸を引く
2度（中程度）	唾液が極めて少ない．細かい泡がみられる
3度（重度）	唾液が舌粘膜上にみられない

(柿木保明，2015[5])

表I-3-8　口臭検査　官能試験の判定基準

スコア	判定基準
0：においなし	臭覚閾値以上の臭いを感知しない
1：非常に軽度	臭覚閾値以上の臭いを感知するが，悪臭と認識できない
2：軽　度	かろうじて悪臭と認識できる
3：中等度	悪臭と容易に判定できる
4：強　度	我慢できない強い悪臭
5：非常に強い	我慢できない強烈な悪臭

(宮崎秀夫ほか，1999[8])

(3) 口臭検査

口臭の検査には，機器を用いた検査法と官能試験による測定がある．

❶ 機器を用いた検査法

口臭検査に用いる機器には揮発性硫黄化合物濃度（VSC濃度）を測定するガスクロマトグラフィが最も正確である．しかし，装置が大型でコストもかかることから，小型の簡易型ガスクロマトグラフィや半導体センサーが一般的である．

❷ 官能検査による測定方法

日常診療では，簡便法として，複数の検査者が患者から一定の距離をおいて呼気のにおいを判定する．検査者がそのにおいを評価基準に従って判定する．嗅覚閾値は個人により異なるため検査者は複数（2名以上）が望ましい．

官能試験の代表的な判定基準を表I-3-8に示す．

(4) 味覚検査

ろ紙ディスク法による味覚検査

甘味，塩味，酸味，苦味の認知閾値を求める．測定部位を図I-3-24に示す．

❶ 準備（図I-3-25，26）

❷ 方法

S-1（最も低濃度）の味質溶液を湿らせたろ紙ディスクを所定の測定部位へ静かに置き，口を開けたまま2〜3秒で味質指示表（図I-3-26）のうち1個を答えさせ，認知閾値を求める．水でよく含嗽させた後，1分間以上の間隔をおき，次の味質へ移る．最後に苦味液について同様に操作する．次に別の測定部位についても同じ操作を繰り返し，各部位の認知閾値を求める．

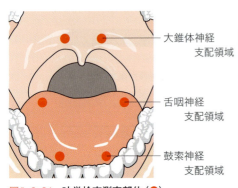

図 I-3-24 味覚検査測定部位（●）
（テストディスク2007年4月改定添付文書から引用，一部改変）

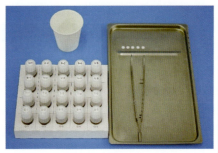

図 I-3-25 味覚検査の準備
・味覚検査用試薬（甘味，塩味，酸味，苦味）
・ろ紙ディスク
・ピンセット
・コップ
・味覚指示表

図 I-3-26 味質指示表

(5) 口腔機能低下症に関する検査

❶ 口腔機能低下症とは

オーラルフレイルは，「老化に伴うさまざまな口腔の状態（歯数，口腔衛生・口腔機能など）の変化に，口腔健康への関心の低下や心身の予備能力低下も重なり口腔の脆弱性が増加し，食べる機能障害へ陥り，さらにはフレイルに影響を与え，心身の機能低下まで繋がる一連の減少及び過程」と定義されており，以下の4つのフェーズから構成されている．

- 第1レベル　口の健康リテラシーの低下
- 第2レベル　口の些細なトラブル
- 第3レベル　口の機能低下
- 第4レベル　食べる機能の障害

「第3レベル　口の機能低下」は「口腔機能低下症」として，加齢だけでなく，疾患や障害などさまざまな要因によって，口腔の機能が複合的に低下している疾患と定義されている．その病態として，「放置しておくと咀嚼機能不全，摂食嚥下障害となって全身的な健康を損なう．高齢者においては，う蝕や歯周病，義歯不適合などの口腔の要因に加えて，加齢や全身疾患によっても口腔機能が低下しやすく，また，低栄養から廃用，薬剤の副作用等によっても修復されて複雑な病態を呈することが多い．そのため，個々の高齢者の生活環境や全身状態を見据えて口腔機能を適切に管理する必要がある」とされている．

口腔機能低下症の診断のためには，オーラルフレイル「第3レベル　口の機能低下」を代表する口腔の機能7項目の検査を行う（詳細はp.392「付2口腔機能低下症の検査」を参照）．

4 画像検査

> **Link**
> 歯科用画像診断装置
> 『歯科機器』
> p.26

歯科衛生士はエックス線撮影を行うにあたり，エックス線撮影装置やデジタル画像機器，またフィルム，現像液などの日常的な管理，保管と撮影の準備を行う．以下にエックス線撮影と口腔内写真撮影について説明する．

> **Link**
> 口内法エックス線撮影の実際
> 『歯科放射線学』
> p.27-44, 45-48, 49-51

1. エックス線撮影

1) 口内法エックス線撮影

口内法には，二等分法，平行法，咬翼法，咬合法があり，撮影には，口内法専用のエックス線撮影装置を用いる（図Ⅰ-3-27，表Ⅰ-3-9）．

標準型，小児用，咬合法用等の専用検出器（フィルム）を用いて撮影する．

2) パノラマエックス線撮影（図Ⅰ-3-28，30）

パノラマエックス線撮影は，パノラマエックス線撮影装置を用いて撮影する断層撮影である．上下の歯列に断層面を合わせることで，一度に口腔内の状態をパノラマ的に観察することができる．

パノラマエックス線撮影装置には，カセッテを交換するだけで1台でCT撮影も可能な装置がある．

3) 頭部エックス線規格撮影（図Ⅰ-3-29）

頭部エックス線規格写真（セファログラム）は，常に同一の規格サイズで撮影さ

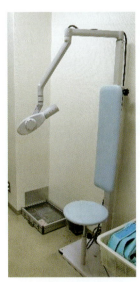

図Ⅰ-3-27 口内法エックス線撮影装置

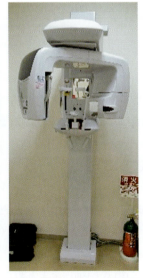

図Ⅰ-3-28① CT・パノラマエックス線撮影複合機

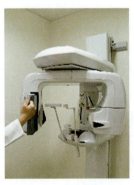

図Ⅰ-3-28② CT用カセッテの交換

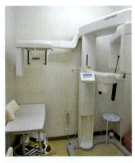

図Ⅰ-3-29 頭部エックス線規格撮影装置

表I-3-9 口内法の種類と方法・長所・短所

	方法	長所	短所	口内法撮影方法
二等分法	検出器と歯軸がなす角度の二等分線に対して，エックス線を垂直に投影する．最も頻度の高い撮影法．	画像上の歯の長さが実際の歯と同じ長さになる．歯の全体および根尖周囲の骨をフィルム上に正確に映し出す．	歯周組織や歯の形状にひずみが生じる．	
平行法	歯軸と検出器を平行にし，歯軸と検出器面の両者に対してエックス線を垂直に撮影する．	上顎大臼歯や歯槽骨頂縁部などの観察に有効．ひずみが少ない．	ロングコーンや専用の補助器具を必要とする．解剖学的に検出器が入らない部位がある．	
咬翼法	咬翼法用検出器，咬翼をつけた検出器を使用し，咬翼を上下の歯で軽く咬んで撮影する．	歯の隣接面の状態，上下歯の咬合関係，補綴装置，充塡物の咬合状態の観察に有効．歯槽骨頂の描出が鮮明．	咬翼が必要．根尖部は描出されない．	
咬合法	咬合用検出器を歯で軽く咬むことで保持し，中心線（主線）を歯軸方向から撮影する場合と，撮影対象領域を広くするために二等分法に準じた方向から撮影する場合がある．	比較的大きな病変，唾石症，埋伏歯，骨折などの診査に有効．	咬合法用検出器が必要．	

（全国歯科衛生士教育協議会，2023[14]より改変）

れる特徴があり，矯正歯科で治療前後の評価や治療経過の把握を目的とする際に用いられる．歯軸や顔面頭蓋の発育関係などの測定に利用する．

4) 歯科用コーンビーム CT（CBCT）撮影

CT（Computed Tomography：コンピュータ断層撮影）は，身体を透過したエックス線の量をコンピュータで処理し，人体を輪切りにした断層像を撮影する画像検査のことである．CBCTは顎骨専用に開発された三次元（3D）画像撮影装置を用いる撮影法である（図I-3-31）．

表I-3-10に各エックス線撮影の術式（手順）をまとめた．

Link
コンピュータ断層撮影装置（CT）
『歯科放射線学』
p.78
『歯科機器』
p.30

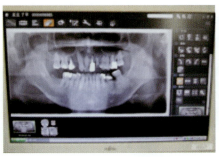
図Ⅰ-3-30　パノラマエックス線画像

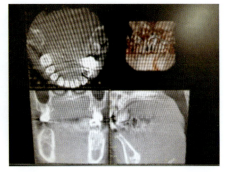
図Ⅰ-3-31　歯科用コーンビームCT画像

2. 口腔内写真撮影

　口腔内写真は，患者の口腔内の状態や変化を明確に記録できるため，初診時，処置後，経過観察時に定期的に撮影され，指導や評価に用いることが多い．
　現在はデジタルカメラを用いた撮影が多く行われている（図Ⅰ-3-32，33）．
　撮影枚数は5枚法，9枚法が多く用いられている．下記に5枚法の撮影方法，手順について紹介する．

❶ 準備（それぞれの撮影部位に適した器具を用いる）
　カメラ：歯科用デジタルカメラにはカメラを決められた倍率にセットし，撮影者が前後に移動することによってピントを合わせる．タッチパネルで操作できるものや，シェード抽出や，ミラーモードなど，多彩な撮影モードを選択できるものもある．
　口角鉤：さまざまな種類がある．手で把持するタイプや，左右の口角鉤が連結されているタイプがある（図Ⅰ-3-34）．
　写真撮影用ミラー：咬合面用，頬側面用，舌側面用などがあり，ステンレスミラー，ガラスミラーがある（図Ⅰ-3-35）．
　撮影法の基本を図Ⅰ-3-36，表Ⅰ-3-11に示す．

3. 画像の管理

　エックス線写真や口腔内写真はID番号をつけPCで管理する．デジタルエックス線画像は劣化せず，検索するのにきわめて便利であるが，PCの故障によりデータが失われることがあるため，随時バックアップしておくことが必要となる．
　撮影された画像は，PCに転送される．氏名，撮影年月日，部位などの基本情報の記録は必須のため電子カルテと連携していることが望ましい．
　保存された画像データは，チェアサイドで簡単に検索ができ，診断または指導や評価に用いる．

Link
医療情報システムと画像の管理
『歯科放射線学』
p.87

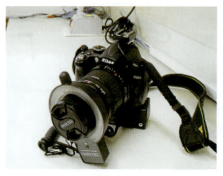

図I-3-32 歯科用デジタルカメラ
カメラを決められた倍率にセットし術者が前後に移動することによりピントを合わせる.

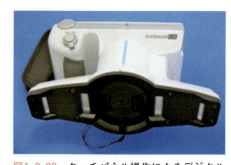

図I-3-33 タッチパネル操作によるデジタルカメラ
歯科専用撮影モードがあり簡単に撮影が可能.

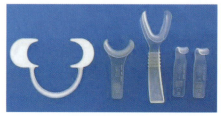

図I-3-34 各種口角鉤

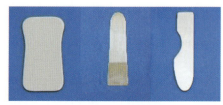

図I-3-35 各種口腔内写真撮影用ミラー

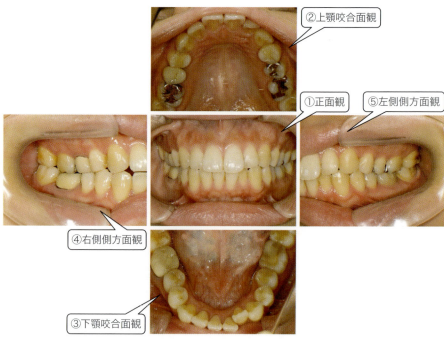

図I-3-36 5枚法撮影

表I-3-10　エックス線撮影の術式（手順）

	術式（手順）	口内法エックス線撮影		パノラマエックス線撮影コンピューター断層撮影法		頭部エックス線規格撮影	
		歯科衛生士	歯科医師	歯科衛生士	歯科医師	歯科衛生士	歯科医師
1	エックス線撮影をする旨を説明し同意を得る		○		○		○
2	撮影室に誘導　顔面周囲の金属類の取りはずしを促す	○		○		○	
3	（防護エプロンを着用＊）	○		○（防護エプロンを，患者の首筋がみえるように着用＊）		○	
4	検出器・カセッテの準備	○		○		○	
5	エックス線装置への準備	感染予防のため検出器（もしくはセンサー）をラッピングする　按頭台（ヘッドレスト）を調節し頭を固定，検出器を口腔内に挿入　照射角度に合わせてコーンを位置づける	検出器の位置づけ，照射角度の確認	カセッテの装着　頭部固定部の高さを患者の身長に合わせて調整し，正中を正確に合わせ，左右に傾斜しないように調整	患者の位置づけ確認	カセッテの装着　両側の耳孔にイヤーロッドを挿入し，頭部を固定する	患者の位置づけ確認
6	撮影		○		○		○
7	撮影終了	検出器を口腔内から出す		頭部固定をはずす		イヤーロッドをはずす	
8	防護エプロンをはずす	○		○		○	
9	ユニットへ誘導	○		○		○	
10	画像処理	○		○		○	
11	画像の整理と保管	○		○		○	

○印＝担当者

＊適切な撮影条件下では線量は少ないので防護エプロンは，必ずしも装着しなくともよい．
　日本歯科放射線学会防護委員会「歯科エックス線撮影における防護エプロン使用についての指針」で不要とされている．

❺ 薬品（薬物）・歯科材料の管理

　2007年「良質な医療を提供する体制の確立を図るための医療法等の一部を改正する法律」が施行され，無床の小規模診療室における安全管理体制の確保が義務付けられた．歯科診療所において医薬品安全管理責任者と医療機器安全管理責任者の配置が義務付けられ，医師，歯科医師，薬剤師，助産師，看護師等とともに歯科衛生士もその役割を担うこととなった．業務内容は，医薬品や医療機器の安全使用の

表I-3-11　口腔内写真撮影時のポイント

	①正面観	②上顎咬合面観	③下顎咬合面観	④右側側方面観	⑤左側側方面観
撮影者ポジショニング	7時もしくは8時	12時	8時	9時 もしくは3時	9時 もしくは3時
患者ポジショニング	座位 もしくは 半座位	水平位	水平位	水平位 もしくは 半座位	水平位 もしくは 半座位
口角鉤の使用有無	使用	使用	使用	使用	使用
写真撮影用ミラーの使用	不使用	使用　ミラー挿入方法		撮影者9時：不使用 撮影者3時：使用　ミラーを使用した場合の撮影方法	撮影者9時：使用 撮影者3時：不使用
備考	・中心咬合位で咬んでいる ・咬合面が水平位になっている	・正中線が中央にある ・ミラーと歯列を45°の角度で開く ・最後臼歯部まで入っている		・咬合面が水平位になっている ・粘膜や実像が入らないようにする	

ための業務に関する手順書の作成や業務手順書に基づく業務の実施，医薬品や医療機器の安全使用のために必要となる情報の収集，その他の医薬品や医療機器の安全確保を目的とした改善のための方策の実施などである．

Link

薬物と法律・薬物と医薬品
『薬理学』
p.56-60

1.　基礎知識

1）薬品（薬物）の管理

　医薬品とは，日本薬局方に収められているもので，人または動物の疾病の診断，治療または予防に使用されることが目的とされているものであって，機械器具，歯科材料，医療品および衛生用品でないもの（医薬部外品を除く），人または動物の身体の構造または機能に影響を及ぼすことが目的とされているものであって，機械器具等でないもの（医薬部外品及び化粧品を除く）である．

　薬物とは，薬理活性をもつ化学物質のことで，病気の治療や予防などを目的とし

表I-3-12　薬物の表示と保管

	ラベルの表示	保管
毒薬	黒地に白枠，白字で薬品名と"毒"の表示	鍵をかけた場所で，他の医薬品と区別
劇薬	白地に赤枠，赤字で薬品名と"劇"の表示	他の医薬品と区別
普通薬	特定の取り決めはない	特定の取り決めはない
麻薬	㊺の表示	鍵をかけた堅固な設備で，他の医薬品と区別
向精神薬	�向の表示	鍵をかけた設備

（全国歯科衛生士教育協議会 2024[20]）

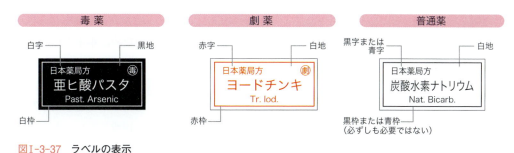

図I-3-37　ラベルの表示

（全国歯科衛生士教育協議会，2024[20]）

て人や動物に適用するものをいう．

　管理上の注意として，①類似名称，外観類似の医薬品等の取り間違い防止対策，②規制医薬品等（毒薬，毒物，劇物等）の施錠管理，③有効期間・有効期限や保管条件などの品質管理，④処置用医薬品等の小分け用薬瓶への充塡・補充間違いの防止対策などがある．

　毒薬・劇薬と毒物・劇物は容器や被包の表示において，毒薬は黒地に白枠・白字，劇薬は白地に赤枠・赤字で，品名と「毒」および「劇」の文字を記載する．毒物は赤地に白字，劇物は白地に赤字で医療用外および「毒物」または「劇物」の文字を表示する．貯蔵または陳列する場所は他のものと区別し，特に毒薬と毒物，劇物は施錠できる場所で保管する（表I-3-12，図I-3-37，38）．

2）処方せんで取り扱う薬品（処方せん医薬品）

　処方せん医薬品とは，医薬品として承認されているもののうち，医師，歯科医師または獣医師（医師等）の処方せんに基づいて使用すべきものである．具体的には，①医師等の診断に基づき，治療方針が検討され，耐性菌を生じやすいまたは使用方法が難しい等のため，患者の病状や体質等に応じて適切に選択されなければ，安全かつ有効に使用できないもの，②重篤な副作用等のおそれがあるため，その発現の防止のために，定期的な医学的検査を行う等により，患者の状態を把握する必要

＊歯科で使用する代表的な医薬品
歯科用局所麻酔薬や表面麻酔薬，歯髄鎮静・鎮痛薬，直接覆髄薬，根管消毒薬，う蝕予防薬，歯科用軟膏剤，口腔粘膜消毒薬，含嗽剤，局所止血薬，抗菌薬（内服薬），消炎鎮痛薬（内服薬）などがあります．

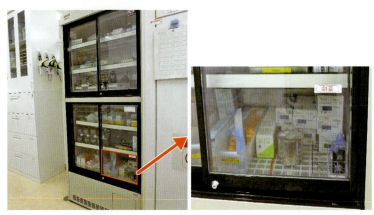

図I-3-38　劇薬は普通薬と区別して保管する．

があるもの，③併せ持つ興奮作用，依存性などのため，本来の目的以外の目的に使用されるおそれがあるものをいう．

　服薬指導における基本的事項としては，①用法や用量を遵守する，②十分な水またはぬるま湯で服用する，③剤形を変えない，④古い薬物を服用しない，⑤勝手に服用を中止しない，⑥正しく保管する，⑦他人に譲渡しない，などがある．

3) 歯科材料の管理

　歯科材料の添付文書や取扱説明書，医療機器の安全使用・保守点検に関する情報等を整理し，その管理を行う．また医療機器の不具合情報や安全性情報等の安全使用のために必要な情報を製造販売業者等から一元的に収集するとともに，得られた情報を当該医療機器に携わるものに対して適切に提供する．

2. 取り扱いの実際

1) 歯科用医薬品・歯科材料の取り扱い

　歯科領域で用いる医薬品は，一般医科でも使用する医療用医薬品と歯科領域専用のものがある．さらに，毒薬・劇薬，毒物・劇物がある．

　歯科材料は種類が多くあり，使用方法や貯蔵・保管方法もさまざまである．定期的に有効期間・使用期限を確認し，その短い医薬品や材料から使用する工夫（先入れ先出し等）をする．温度，湿度，遮光等に関する保管条件を確認し，保管場所ごとに温度と湿度を管理する．毒薬・劇薬，毒物・劇物は表I-3-13の表示と保管方法を厳守する．

参考文献

1) 成田令博ほか編：口腔外科卒後研修マニュアル．日本口腔保健協会，東京，1995，116-119．

2) 全国歯科衛生士教育協議会監修：歯科衛生学シリーズ 臨床検査. 医歯薬出版, 東京, 2024, 173-198.

3) 全国歯科衛生士教育協議会監修：歯科衛生学シリーズ 歯科予防処置論・歯科保健指導論. 医歯薬出版, 東京, 2024, 115, 126.

4) 日本皮膚科学会接触皮膚炎診療ガイドライン委員会：接触皮膚炎診療ガイドライン 2020. 日皮会誌, 130 (4)：523-567, 2020.
https://www.dermatol.or.jp/uploads/uploads/files/guideline/130_523contact_dermatitis2020.pdf 2024年3月23日アクセス.

5) 柿木保明：口腔乾燥症の病態と治療. 日補綴会誌, Ann JpnProsthodont Soc 7：136-141, 2015.

6) 岸 光男：口臭診療の実際. 岩医大歯誌, 30：235-2423, 2005.

7) 井上孝編著：歯科医師とスタッフのための臨床検査. 医歯薬出版, 東京, 2012, 74.

8) 宮崎秀夫ほか：口臭症分類の試みとその治療の必要性. 新潟歯誌, 29：11-15, 1999.

9) 日本歯科医学会：歯科診療所におけるオーラルフレイル対応マニュアル 2019年版.
https://www.jda.or.jp/dentist/oral_flail/ 2024年1月2日アクセス

10) 日本老年歯科医学会学術委員会 (水口俊介, ほか)：高齢期における口腔機能低下―学会見解論文 2016年度版―. 老年歯学, 31, 81-99, 2016.

11) 日本歯科医学会：口腔機能低下症に関する基本的な考え方.
https://www.jads.jp/assets/pdf/basic/r04/document-221207.pdf 2024年3月23日アクセス

12) Shunsuke Minakuchi, et al.：Oral phpofunction in the older population：Position paper of the Japanese Society of Gerodontology in 2016. Gerodontology, 35, 317-324, 2018.

13) 上田貴之：オーラルフレイルと口腔系能低下症を理解する. 日歯医師会誌, 72, 6-16, 2019.

14) 全国歯科衛生士教育協議会監修：歯科衛生学シリーズ歯科放射線学. 医歯薬出版, 東京, 2023.

15) 全国歯科衛生士教育協議会編：歯科衛生学シリーズ 歯科機器. 医歯薬出版, 東京, 2024.

16) 熊谷真一 編/鈴木尚 ほか：補綴臨床 Practice Selection 入門 X線写真を読む. 医歯薬出版, 東京, 2005.

17) 小谷潤一郎 佐久間泰司 足立了平ほか編：歯科衛生士テキスト 歯科麻酔学. 学建書院, 東京, 2013.

18) 全国歯科衛生士教育協議会監修：歯科衛生士学シリーズ歯科衛生学総論. 医歯薬出版, 東京, 2024.

19) 厚生労働省：良質な医療を提供する体制の確立を図るための医療法等の一部を改正する法律の一部の施行について. 医政発第0330010号 平成19年3月30日.

20) 全国歯科衛生士教育協議会監修：歯科衛生学シリーズ 疾病の成り立ち及び回復過程の促進3 薬理学. 医歯薬出版, 東京, 2024

21) 厚生労働省：医薬品の安全使用のための業務手順書作成マニュアル. 医政発第0330010号, 医薬総発第0330002号 平成19年3月30日.

22) 日本歯科薬物療法学会編：新版 日本歯科用医薬品集. 永末書店, 京都, 2015.

4章 歯科診療補助における基礎知識

到達目標

① 共同動作の概念を述べることができる.
② 適切なポジショニングを実施できる.
③ 器具の取り扱いや受け渡しを実施できる.
④ フォーハンドテクニックの基本動作を実施できる.
⑤ バキュームの基本動作を実施できる.
⑥ ラバーダム防湿の目的と器具の用途について説明できる.
⑦ ラバーダム防湿を実施できる.
⑧ 歯肉圧排法と手順について説明できる.

① 共同動作

1. 共同動作の概念

　共同動作とは，術者とチームを組む補助者が安全で効率的に診療を進められる体制のもとで行う歯科診療をいい，この共同動作が円滑に行われていれば，患者にとって信頼できるサービスを提供することができる.

　近年，歯科医療がますます高度化・多様化しており，共同動作により効率的なチーム医療を患者に提供することが必要とされる. そのため歯科診療の際には，さまざまな診療の流れや治療の特徴などを十分理解しておく必要がある.

1) 安全性の確保

　歯科診療が完全なチームワークのもとに行われ，共同動作によって術者と補助者の役割が分業されていれば，術者は診療に専念することができ，補助者は患者の顔色の変化や不快感の現れに注意を払うことができるため，患者の安全性の確保と不快感の軽減につながる. また，器具の落下などの不慮の事故にも迅速に対応することができる.

2) 歯科診療の効率化

　共同動作で行う歯科診療は，術者が単独で進める場合と比較して，はるかに手元の処置に専念できる. 共同動作では，補助者は術者の行動パターンに合わせて，診療に必要な器具・器材の受け渡しや，バキュームやスリーウェイシリンジの操作，材料の準備を必要に応じて行う. それによって，歯科医師の診療効率を高め，診療

時間を短縮することが可能になる.

3) 共同動作における行動パターンの確立

　共同動作では,術者と補助者の間で完全な分業化が必要とされるため,円滑なチームワークが必要とされる.そこで補助者は,あらゆる歯科診療の流れを十分理解し,診療に対する術者の行動パターンやタイミングを熟知することが必要である.そのためには以下の点に留意する.
①診療に必要な器具や器材は診療室におけるスタッフの動線を配慮して配置する.
②共同動作の範囲や必要物について歯科医師と確認をとる.
③診療の最中に声をかけ合い,手順の間違いやタイミングのずれなどを防止する.
④術者・補助者相互の行動パターンについて十分理解し合う.

2. 術者・補助者・患者のポジショニング

　歯科診療で,術者と補助者が共同動作を行う場合は,水平位診療が行われる.両者の位置と姿勢は,そのとき行われる診療の内容に応じて多少変化するが,患者の安全と診療の効率化を考慮することや,術者の疲労を最小限にするためにも最善のポジショニングで行うことが必要である.

1) 術者の位置と姿勢

(1) 術者の位置

　歯科診療時の術者は,最も安全で施術しやすい場所に位置することが必要である.位置を表す尺度として時計の文字盤が用いられることが多い(図I-4-1).
　術者は施術部位や内容に応じて適宜位置を選択するが,基本的に水平位診療の場合は,8時〜12時の位置が多い.

(2) 術者の姿勢

　歯科衛生士は術者として患者に直接行為を行うこともある.術者の姿勢は,安全性と術者自身の疲労を軽減するために,体全体の安定が保てる術者座位での診療を基本とする(図I-4-2).術者の姿勢は以下の順序で合わせるとよい.
①下半身を安定させるために,体重がスツール(術者椅子)座面に均等にかかり,両足が完全に床に着くようにスツールの高さを調整する.このとき,両足の間隔を30cm程開けるとより安定感が増す.
②施術部は体の中心に位置させ,患者の頭部を術者のみぞおち辺りの高さに合わせる.
③術者が脇を閉じた状態で,前腕を床に平行に伸ばし,手元に患者の口腔がくるようにする.
　また,歯科衛生士が医療面接や保健指導等を行う際は,術者,患者とも座位で行う場合がある(図I-4-3)ほか,歯科医師が外科手術を行う際などは立位で診療を行

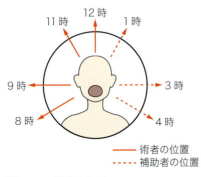

図Ⅰ-4-1　術者の位置

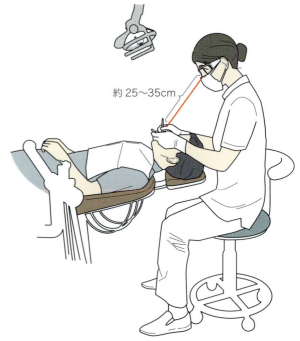

図Ⅰ-4-2　術者の基本姿勢（水平位）

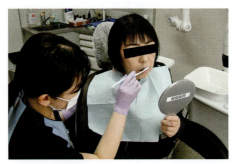

図Ⅰ-4-3　術者・患者座位

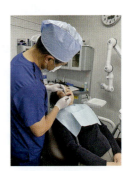

図Ⅰ-4-4　術者立位

う場合もある（図Ⅰ-4-4）．

2）補助者の位置と姿勢

(1) 補助者の位置

　補助者は術者の施術範囲を妨げないようにポジショニングしなければならない．患者水平位，患者座位ともに3時の位置で補助する場合が多く，そのほかに1時から4時の位置で補助することもある．術者と補助者は患者の口腔を中心として，対称となる位置を基準とすることが多い．

(2) 補助者の姿勢

　術者の視野を確保する際，補助者の姿勢に無理が生じる場合があるため，補助者

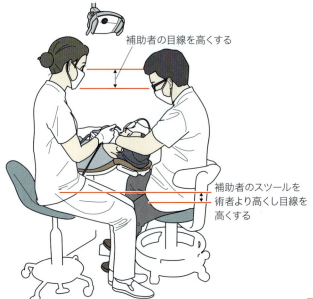

図I-4-5　補助者の姿勢

にとって動作しやすく疲労の少ない姿勢をとる必要がある．また，補助者は診療の流れ全体を把握できるように術者よりもスツールを高くし（目安として10cm〜15cm程度：ただし補助者の体型により異なる），目線を高くするとよい．これにより術者よりも視野が広くなるため，術中に起こった偶発事故にも迅速に対応することが可能になる（図I-4-5）．

3）患者の姿勢

　患者水平位の診療は患者の体の大部分がチェアに接触し，最も安定した体位である．

　正確に患者を水平位に位置させるには，患者の上顎の咬合平面が床面と垂直になるようにする．また体全体では，鼻と膝が同じ高さにあり，足と腰が下がる姿勢をKnee-nose-position（図I-4-6）とよび，水平位診療の最も安定した姿勢になる．また，患者の頭部はヘッドレストの先端まで届くようにする．

　水平位がとれない患者は，特定の循環器疾患や呼吸器疾患，めまいなどの問題がある場合も多く，図I-4-7のように半座位で診療を行うこともある．また妊娠中の歯科診療の際患者は左側を下にして横たわり，枕や巻いた毛布などで右側の臀部を挙上する，患者がさらに左側へ向いた場合，腹部の横断図で子宮の位置を示す，など子宮内の胎児の重さにより大静脈などの圧迫を防ぐために体の左側を下にした側臥位で診療を行うこともある（p.216図I-5-43参照）．

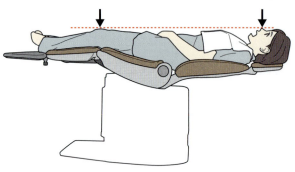

図I-4-6 基本診査の位置(Knee-nose-position)
(森崎益夫, 1975[1])

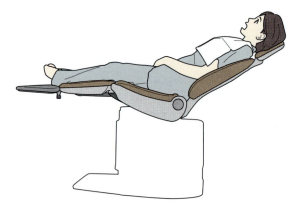

図I-4-7 半座位

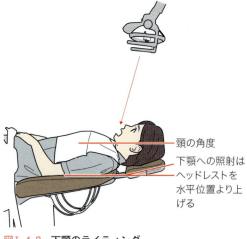

図I-4-8 下顎のライティング

頸の角度
下顎への照射はヘッドレストを水平位置より上げる

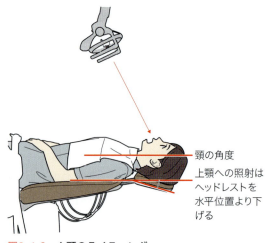

図I-4-9 上顎のライティング

頸の角度
上顎への照射はヘッドレストを水平位置より下げる

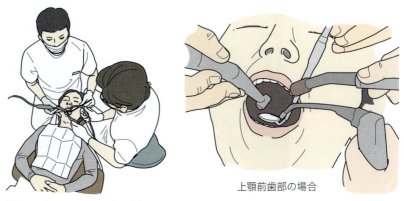

図Ⅰ-4-10 フォーハンドの例
インスツルメント挿入の順序にはいくつかのパターンがある．

3. 診療時のライティング

　術者・補助者・患者のポジションを適切にとることができたら，口腔内を明視するために術部のライティングを行う．診療の基本型ではヘッドレストは水平位置にセットする．ライトから口腔までの焦点距離は，患者水平位で60～80cmが適正である．ライトの光は患者の目に当てないよう注意し，術者が施術部位を十分明視できるように照射する．水平位での上顎や下顎の術野各部位の照射については，図Ⅰ-4-8，9に示す．

　また，座位で下顎を処置する場合はヘッドレストを起こして咬合平面を前方に傾斜させる．上顎の処置では，ヘッドレストをやや後ろに下げて咬合平面を垂直に近づけると行いやすい．高齢者などでは，座位で診療を行うこともある．

4. フォーハンド

　フォーハンドとは，術者と補助者の左右の手で効率的に診療を進めることをいう．

1) 基本
(1) フォーハンドの手順
　フォーハンドの基本は，術者が持つタービンとミラー，補助者が持つバキュームとスリーウェイシリンジで，順番に口腔内に挿入する（図Ⅰ-4-10）．この挿入順序は部位や治療内容により異なり，術者の操作を最優先し挿入順序を決定する．
(2) フォーハンドの原則
・診療内容に合わせ，術者・補助者が共同のルールに基づいて行う．
・補助者は原則として，右手でバキュームチップ，左手でスリーウェイシリンジを操作する．補助者が左利きの場合も同様に行う．

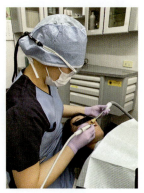

図I-4-11 術者保持のバキュームテクニック

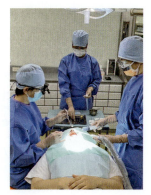

図I-4-12 術者, 第1補助者, 第2補助者との共同動作
第1補助者は器具の受け渡しなど直接介助を行い第2補助は追加の器具があった場合の対応や血液などで汚染した器具の清拭などを行う.

- 術者の操作の邪魔にならないようバキュームやスリーウェイシリンジの位置に注意する.
- 術者のミラーが汚染された場合, スリーウェイシリンジで汚れを除去する.

2) 応用
(1) 補助者がいない場合
　補助者がいない場合や術者が直視できる部位を施術する場合は, 術者が利き腕を中心とし, 他方の手でバキュームを操作する (図I-4-11). しかし医療安全上危険が伴う場合は無理をせず, 補助者をつける.

(2) 複数の補助者で行う場合
　術者, 第1補助者, 第2補助者の両手を用いて, 共同動作を行う (図I-4-12). この方法は最も効率的な方法で, インプラントや口腔外科手術, 歯周外科処置などで行われ, 第1補助者が直接器具を手渡し, 第2補助者が材料の補充や記録役を行うことで, 器具の清潔が保たれる.

5. 器具の受け渡し

　スムーズな器具の受け渡しは, 診療のスピードを短縮することができるだけでなく, 器具の落下防止などの安全性も確保できる. 受け渡しの注意点を以下にあげる.
　①必要な器具を正確に手渡す.
　②迅速に手渡すことができるように術式順に並べておく.
　③術者が持ちかえることなく使用できる状態で手渡す.
　④手渡したことを術者が確認できるよう軽く押しつけるように手渡す.

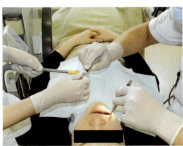
図I-4-13 受け渡しに適した位置（患者の胸部付近）

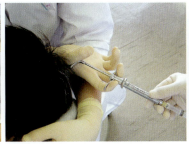
図I-4-14 患者の後方での受け渡し

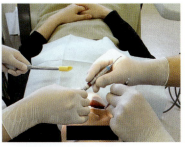
図I-4-15 受け渡しを避ける位置（患者の顔面上）

⑤器具の先端など汚染してはいけないところに触れないように注意して手渡す．
⑥受け渡しに適した位置と受け渡しを避ける位置を把握しておく．
⑦感染の危険性が高いもの（使用済の注射針など）は手渡しを行わない．

1）受け渡しの位置

（1）受け渡しに適した位置

受け渡しの適切な位置は，術者が口腔から目を離さずに器具を受け取れ，患者の視野に入らない患者の前方（胸部付近）で行う（図I-4-13）．

小児の治療時に，注射器など患児の視線を避けて手渡したい器具は，患者の後方，あるいは下方で受け渡しを行う（図I-4-14）．

（2）受け渡しを避ける位置

患者の顔面上での受け渡しは，器具の落下の危険性や患者への恐怖感を増加させることにつながるので避ける（図I-4-15）．

2）ペングリップとパームグリップによる受け渡し

（1）ペングリップ（執筆状把持法）による受け渡し

診療で使用する器具は，安定した操作ができるペングリップで把持する場合が多い（図I-4-16）．補助者は器具の刃部（作業側）付近を把持し，術者の第1指および第3指の側面に接触させ，続いて第2指の下面で保持できるように手渡す．補助者は術者が3点で把持したのを確認し手を離す（図I-4-17）．

（2）パームグリップ（掌握状把持法）による受け渡し

抜歯鉗子など術者がパームグリップで使用する器具は，術者の手掌に器具の把柄部があたるように渡し，握ってすぐに処置の動作に移れるようにする（図I-4-18）．

3）小器具などの取り扱い

歯科診療に使用する器具や材料には小さなものがあり，指先で受け渡しを行うと落下のおそれがある．そのためインレー体や金属冠などは，手掌にのせて手渡すとよい（図I-4-19）．術者にピンセットで直接把持してもらう場合もある（図I-4-20）．

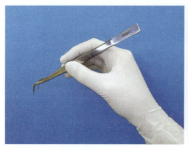
図I-4-16 ペングリップ

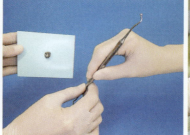
図I-4-17 ペングリップでの受け渡し

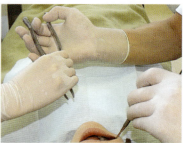
図I-4-18 パームグリップでの受け渡し

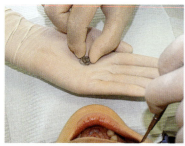
図I-4-19 小器具の手渡し①：手掌の場合

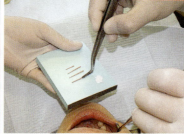
図I-4-20 小器具の手渡し②：術者がピンセットを使用する場合

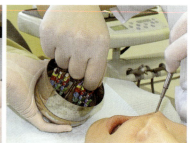
図I-4-21 リーマー，ファイルの手渡し

　リーマー，ファイルは，ボックス（格納箱）ごと術者に差し出し直接つまんでもらうようにする（図I-4-21）．また使用済みの器具を受け取る場合は，器具の先端で指を傷つける可能性があるので，使用済みの器具はトレーの上に戻してもらう．

6. バキュームテクニック

1）バキュームの基本技法

　正確な歯科診療を効率よく進めていくために，バキュームによる吸引は欠かすことのできない操作である．吸引に気をとられていると，軟組織に無理な力が加わり，痛みを生じることがある．診療部位を確認し，バキュームチップを正確に扱い，スムーズな操作を心がけ，患者の不快感をなくすことが重要である．

(1) バキュームの目的
- ハンドピースによる水や切削粉塵，唾液，血液などの吸引
- 頰粘膜，口唇，舌の圧排と保護
- 電気メス使用時などに発生する臭気，煙の吸引
- 視野とコントロールスペースの確保

(2) バキュームの種類

❶ 標準タイプ（直，曲）（図I-4-22）

　バキュームチップは用途によって選択する．標準タイプのものは，直と曲タイプ

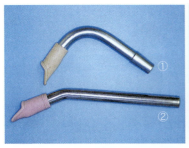
図Ⅰ-4-22 バキュームチップ（①曲，②直）
バキュームチップの先端は軟組織を保護し患者に不快感を与えないようになっている．

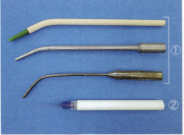
図Ⅰ-4-23 バキュームチップ（①外科用・②エンド用）
①外科用
②根管治療用

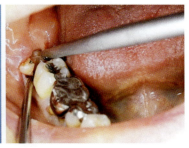
図Ⅰ-4-24 外科用チップの使用時
術野を確保するために出血部位にチップの先端を近づけて吸引する．

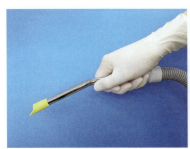
図Ⅰ-4-25 パームグリップ

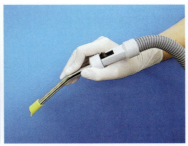
図Ⅰ-4-26 ペングリップ

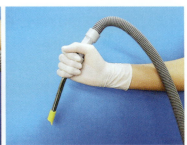
図Ⅰ-4-27 逆パームグリップ

があり，バキュームチップの先端は，粘膜排除を容易にするとともに確実に吸引ができるよう切り口は斜めになっており，バキュームチップの角度は，口角を広げやすい角度になっている．チップの内部は，ロールワッテなどの吸引を防止するような構造になっている．

❷ 外科用タイプ（図Ⅰ-4-23）

外科用タイプは，細かい出血部位を直接吸引できるよう，先端が細くなっている（図Ⅰ-4-24）．そのため，術者の視界を遮ることなく操作ができる．先端が細く目詰まりしやすいので，術中はチップで水を吸引しながら使用する．できるだけ術部の近くで吸引するが，メスなど術者の器具の進行方向を邪魔しないよう注意する．

(3) バキュームチップの持ち方

❶ パームグリップ（掌握状把持法）（図Ⅰ-4-25）
もっとも一般的な把持方法である．

❷ ペングリップ（執筆状把持法）（図Ⅰ-4-26）
前歯部など過敏な部位には適しているが，頰粘膜排除の場合，力が入りにくい．

❸ 逆パームグリップ（図Ⅰ-4-27）
頰粘膜が厚く，頰粘膜排除が困難な場合などに用いられる．

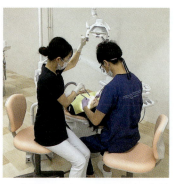
図Ⅰ-4-28 バキュームを右手で把持した場合

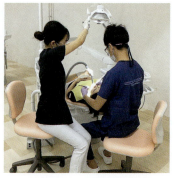
図Ⅰ-4-29 バキュームを左手で把持するとライティングの際，補助者の腕が交差する

(4) バキューム操作の基本
①原則として，補助者はライティングも同時に行うため，右手にバキュームチップ，左手にスリーウェイシリンジを持ち，ライトの調整は左手で行う（図Ⅰ-4-28）．左右逆に把持すると，ライトを調節する際に腕が交差することがある（図Ⅰ-4-29）．しかし治療部位によっては，左手にバキュームチップを持ちかえて操作する場合もある．
②術者の操作を優先に考え，施術部位や診療内容によって，持ち手や握り方を適宜変えるようにする．
③バキュームチップを歯列に沿って挿入する．
④バキュームチップが歯列と平行になるように，頰全体を外側に引っ張る．
⑤バキュームチップ全体に均等な力を加え，吸引に気をとられチップに必要以上の力を入れないよう注意する．
⑥咽頭の水や唾液は臼後三角で吸引する．

(5) バキュームチップの位置（図Ⅰ-4-30）
①バキュームチップ先端の向きを変え，作業部位に合わせて方向を調節する．（図Ⅰ-4-31）
②バキュームチップの切り口はできるだけ歯列に向けるようにする．
③術者の作業空間を考慮した位置に挿入する．
④術者の作業中は，頻繁にチップを移動させない．
⑤バキュームチップは，粘膜を吸引することなく，作業部位の近くに置き，舌や頰粘膜がチップのふたをしないように気をつける．
⑥口腔に貯留した水を吸引する場合は，チップの先端が水面に触れる程度の位置に置く．

(6) バキューム挿入禁忌部位
次の場所は，触れると嘔吐反応を起こすので，注意が必要である（図Ⅰ-4-32）．
①軟口蓋

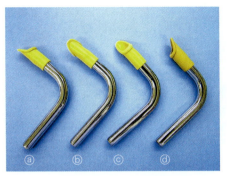

図I-4-30 バキュームチップ先端の向き

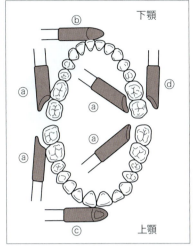

図I-4-31 バキュームチップの位置と切り口の向き

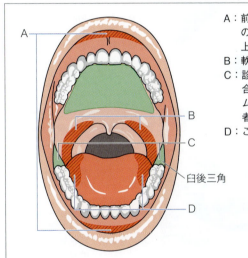

A：前歯部の口腔前庭部分はバキュームチップの斜めの先端部で圧迫すると痛い．これは上下顎とも同じ
B：軟口蓋に触れると嘔吐反射が起きやすい
C：診療中に一番水が溜まりやすいのは7|7咬合面から臼後三角の部分．ここにバキュームチップをもってくると早く吸収でき，患者も楽である
D：この部分を押しすぎると舌が反発する

図I-4-32 バキュームを置くと苦しい部分と大丈夫な部分
🟩 安全ゾーン
🟧 危険ゾーン

　②咽頭部
　③舌根部
　また，過度の吸引は口腔粘膜を乾燥させるので，吸引の必要がない場合は口腔内から取り出し，口を閉じてはいけない場合は，バキュームチップを口腔内に保持する．

(7) 各部位の吸引場所（図I-4-33〜38）
　口腔内を6ブロックに分けて，各部位における適切な操作を示す．

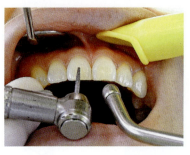

図Ⅰ-4-33　上顎前歯部（唇側）
①挿入方法：タービンやミラーを挿入しやすくするために，バキュームチップは最初に挿入し，切り口は歯列方向に向ける．
②セット　：口唇を軽く持ち上げるように挿入する．
③吸引時　：術者のエアタービンが停止したタイミングで，咽頭に溜まった水を臼後三角で吸引する．
④注意事項：患者の顔面に飛散する水に注意し，必要に応じてタオルなどで顔を覆う．
　　　　　　口蓋側の場合は，唇側と同様にチップを置くほうがエアロゾルの飛散を少なくできるが，ケースによっては口蓋側から吸引することもある．この場合完全に吸引するのは難しいので，溜まった水は臼後三角で吸引する．

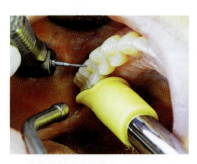

図Ⅰ-4-34　上顎右側臼歯部
①挿入方法：チップの切り口を上顎右側臼歯部歯列に平行にして挿入する．
②セット　：切削部位から数mm離し，口蓋側で保持する．
③吸引時　：術者が鏡視をする場合は，スリーウエイシリンジをミラーに向けエアをかける．
④注意事項：咽頭に溜まった水は臼後三角で吸引する．

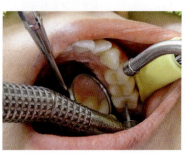

図Ⅰ-4-35　上顎左側臼歯部
①挿入方法：頰粘膜を排除しながら，歯列に沿ってバキュームチップを挿入する．この部位は最もバキューム操作が困難な部位であるが，最初にバキュームチップを挿入する．
②セット　：バキュームチップの切り口を歯面から数ミリ話して保持する．
③吸引時　：バキュームチップが咬合平面より出ないよう注意する．
④注意事項：頰粘膜を強く引っ張りすぎると開口量が減り，タービンが入りにくくなるので注意する．頰粘膜が厚く伸びない場合，バキュームチップで引く力を緩めるとはずれることがあるので，逆パームグリップで把持するとよい．
　　　　　　咽頭に溜まった水は臼後三角で吸引する．

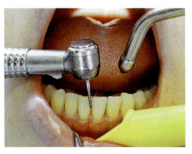

図Ⅰ-4-36　下顎前歯部
①挿入方法：チップの切り口を歯列方向に向け，口唇を排除しながら下顎唇側に挿入する．この部位も最初にバキュームチップを挿入するとよい．
②セット　　：力を入れすぎないようにバキュームチップを保持する．
③吸引時　　：切削中はチップを移動させないようにする．
④注意事項：咽頭に溜まった水は臼後三角で吸引する．バキュームチップを移動させる場合は術者に声をかける．この部位は力を入れすぎると痛みを感じるので注意する．

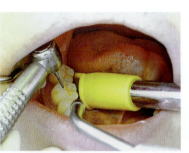

図Ⅰ-4-37　下顎右側臼歯部
①挿入方法：バキュームチップの切り口は歯面に向け挿入し，チップの背面で舌排除・保護を確実に行う．
②セット　　：必要以上に舌を圧迫しないよう，バキュームチップをセットする．
③吸引時　　：歯肉に吸引口を強く圧接したり，舌根部に触れたりしないよう操作する．
④注意事項：舌圧が強い場合は，補助者がミラーを持つなどの配慮が必要である．

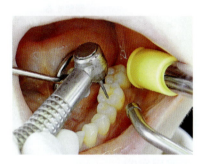

図Ⅰ-4-38　下顎左側臼歯部
①挿入方法：下顎左側臼歯部咬合平面に沿って挿入する．
②セット　　：バキュームチップのラバー部分全体で頬粘膜を排除するようにセットする．
③吸引時　　：小臼歯を切削する場合，バキュームチップの挿入が浅いとはずれることがあるので，臼後三角または大臼歯付近で吸引するとよい．
④注意事項：バキュームチップで強く引っ張りすぎて，患者の顔の位置を変えないように注意する．術者がミラーで頬粘膜を排除する場合は，ミラーを最初に挿入し，エアタービン，バキュームチップの順で挿入する．

(8) バキューム操作の注意事項

①長時間の吸引による口腔の乾燥に注意する．
②バキュームチップの先端で軟組織を過度に圧迫しない．
③舌や粘膜を吸引しない．
④切削器具から出る水を直接吸引しない．
⑤口角の口裂延長線にそって強く引かない．
⑥治療終了時にはコップ1杯の水または薬液を吸引する．

(9) 排唾管の使用

バキュームのほかに，口腔内貯留物の吸引に排唾管（図Ⅰ-4-39）が用いられる．
ラバーダム防湿中の口腔内に挿入して使用する．

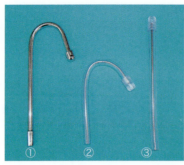

図Ⅰ-4-39　排唾管
①金属製　②ビニール製（③を曲げて使用する）

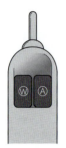

図Ⅰ-4-40　スリーウェイシリンジのレバー部分

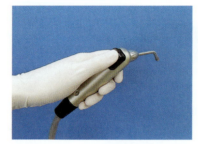

図Ⅰ-4-41　レバーの押さえ方

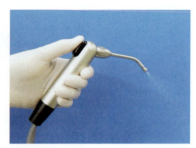

図Ⅰ-4-42　スプレーの場合：ウォーターを先に押しエアのレバーで強さを調整する

7．スリーウェイシリンジテクニック

　使用する目的によってエア，ウォーター，スプレーを使い分ける．エアとウォーターの量や強さは，親指でコントロールする．

1）スリーウェイシリンジの使用目的
　①乾燥：貼薬や合着あるいは視診時
　②洗浄：診療前後の口腔内洗浄や切削後の洗浄
　③冷却：ワックスなどの使用時

2）操作方法
　①レバーの下部を押したり，爪先で操作すると微妙なコントロールが困難になるので，親指の一番膨らんだ部分をレバーの先端にあて操作する（図Ⅰ-4-40，41）．レバー操作部の左がW（water），右がA（air）である．
　②スプレーの場合は，ウォーターのレバーを先に押し，エアのレバーでスプレーの強さをコントロールする（図Ⅰ-4-42）．エアを先に出すとスプレーが強くなり，患者の軟組織を刺激する場合がある．
　③形成中にタービンが停止したときは，形成歯とミラーに，エアまたはスプレーを吹きつける（p.77図Ⅰ-4-34〜35，37〜39参照）．

④ミラーの表面が汚れた場合は，ミラー表面にスプレーすることで，クリアになる（p.92図I-4-35参照）．

② ラバーダム防湿

1. 基礎知識

Link

ラバーダム防湿法
『保存修復・歯内療法』
p.159-160

　ラバーダム防湿は，ロールワッテを使用する防湿に比べ，治療歯に該当する歯を唾液から守り，さらに口唇，頬，舌などから隔離するための方法で，完全な防湿が得られる．この方法は歯科治療の前準備として行われ，切削操作，充塡処置，歯内療法などの無菌的な歯科治療に有効である．なかでも，小児や障害者で治療に対する協力が得られにくい患者は，口腔内での医療事故を防ぐためにも，ラバーダム防湿を活用することが多い．

1) ラバーダム防湿の目的

- ・唾液や汚染物からの隔離
- ・施術野の乾燥と明視
- ・舌，頬粘膜，口唇の圧排や保護
- ・治療の効率化
- ・治療器具，補綴装置の誤飲・誤嚥防止

2) ラバーダム防湿の利点

- ・唾液や汚染物の流入を防ぐことで，無菌的処置を行うことができる．
- ・施術野が確実に確保できるので，作業効率が上がる．
- ・口腔軟組織の損傷を防ぎ，保護することができる．
- ・小器具や薬品などの嚥下による偶発事故の防止ができる．

3) ラバーダム防湿の欠点

- ・歯根歯軸方向が不明瞭になる．
- ・ラバーダムシートのにおいやクランプの締めつけで，患者に不快感を与える．
- ・口呼吸の患者には特別な配慮が必要になる．
- ・材質は，ラテックス製が一般的であるため，ラテックスアレルギーのある患者には，ノンラテックスの製品を選択する必要がある．

4) ラバーダム防湿用の器具の名称と用途（図I-4-43, 44）

(1) ラバーダムシート

　シートの厚さによって，ライト・ミディアム・ヘビーなど何種類かに分けられる．色も黄色・緑色・青色などがあり光の反射や処置歯を明視しやすいように工夫

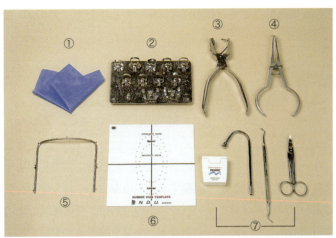

図Ⅰ-4-43　ラバーダム防湿用器具一式
①ラバーダムシート
②ラバーダムクランプ
③ラバーダムパンチ
④クランプフォーセップス
⑤ラバーダムフレーム（ヤングタイプ）
⑥ラバーダムテンプレート
⑦その他の器材
　左からデンタルフロス，排唾管（エジェクター），練成充塡器（ストッパー），剪刀（ハサミ）
ワセリンを用いる場合もある．

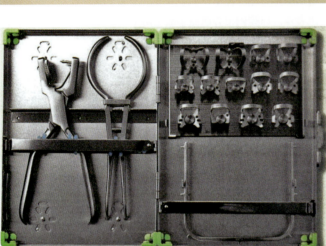

図Ⅰ-4-44　ラバーダム防湿キット
本キットはこのまま滅菌することができる．

されている．通常は，既製の切断されたもの（12cm角・15cm角）を用いるが，ロール状のラバーを切断して使用するものもある．

　シートの材質は，ラテックスが一般的であるが，ラテックスアレルギーのある患者には，ノンラテックス製を選択する．しかし，ノンラテックス製は厚みがあるのが特徴である．

(2) ラバーダムクランプ

　歯にシートを固定するのに用いる．種類として大・小臼歯部用，前歯部用，歯頸部唇面用，乳歯用があり，さらに有翼型と無翼型のクランプもある．また，ビーク部の形態によって上下，左右に適合しやすくなっている（図Ⅰ-4-45，46）．

　下顎第二大臼歯やE（B）の治療の際に，スプリングがタービンヘッドに当たり操作を妨げることがある．ディスタルクランプは，遠心壁付近を形成する際，スプリングの形態がタービンヘッドに当たらないよう工夫されている．

(3) ラバーダムパンチ

　シートの穿孔に用いる．部位により歯の大きさに合った孔（穴）を選択する（図Ⅰ-4-

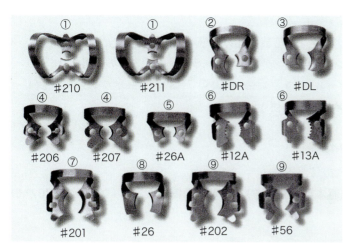

図I-4-45 クランプの種類の例
①前歯用(#210，#211)歯肉排除用クランプ（YDM社）
②下顎右側第一乳臼歯用(#DR)
③下顎左側第一乳臼歯用(#DL)
④上下小臼歯用(#206，#207)
⑤上下小臼歯・乳前歯用(無翼型)(#26A)
⑥下顎大臼歯・智歯用(#12A，#13A)
⑦上顎大臼歯用(#201)
⑧上顎大臼歯用・乳臼歯用(無翼型)(#26)
⑨下顎大臼歯用(#202，#56)

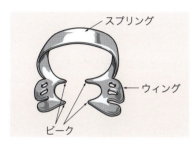

図I-4-46 クランプ各部位の名称

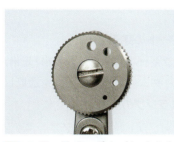

図I-4-47 ラバーダムパンチのターレットの穴の大きさ
歯の大きさに合わせて選ぶ．

表I-4-1 ラバーダムパンチの孔と適合部位の目安

部位	パンチの孔（目安）
下顎第一大臼歯	φ2.0
上顎大臼歯	φ1.7
小臼歯	φ1.5
犬歯	φ1.0
前歯	φ0.75

※穴の大きさはメーカーにより多少異なる

47)．メーカーにより多少穴の大きさは異なるが，穴が大きい順より下顎第一大臼歯，上顎大臼歯，小臼歯，犬歯，前歯と設定されている(表I-4-1)．

(4) ラバーダムクランプフォーセップス

クランプの装着や脱離に用いる．クランプフォーセップスのグリップを締めると，クランプが自動的にはずれる改良型のブリューワー型やアイボリー型，改良直線タイプのブリューワー型などがある．

(5) ラバーダムフレーム

シートを固定させるのに用いる．金属やプラスチック製の枠があり，外側の小突起にラバーダムシートを引っかけて固定させる．ヤングのフレームが一般的である．また，小児用，大人用がある．薬液などが漏れないように，ラバーダムシートの端をまとめる場合もある．

(6) ラバーダムテンプレート

シートの穿孔位置を決めるのに用いる．プラスチック製で歯列に沿って孔(穴)があいている．初心者には穿孔の適切な位置がわかりやすい．

(7) その他の器材

デンタルフロス：クランプに結紮し誤飲・誤嚥防止に用いる．

練成充填器：クランプのウィングにかかったラバーをおろすのに用いる．

排唾管（エジェクター），プライヤー，剪刀（ハサミ），カーボランダム（アブレーシブ）ポイント（ビークの調整に使う）など．

5）ラバーダム防湿の手順

装着にはさまざまな方法がある．

(1) 1歯露出の場合（基本的なかけ方）：下顎右側第一大臼歯（クランプ#202）の場合

手順

患者頭部は，マキシラアングルは下顎位に，ヘッドローテーションは右側の設定にする．

❶ **ラバーダムシートの穿孔**

シートをテンプレートに乗せ，該当歯（患歯）に合ったところをマーキングし（図Ⅰ-4-48），ラバーダムパンチの孔（穴）を選択して穿孔する（図Ⅰ-4-49）．

❷ **ラバーダムクランプの試適**

選択したクランプを，クランプフォーセップスを用いて該当歯（患歯）に試適する．クランプフォーセップスの持ち方は，クランプがしっかり保持できるように，持ち手の脇が開かないことを確認する．術者のポジションが9時から12時のときは，クランプフォーセップスを逆手で持つと安定する．また，術者のポジションによってはパームグリップで持つこともある（図Ⅰ-4-50）．試適を行うときのクランプは，誤飲・誤嚥防止のために，クランプのスプリングに約40cm位のデンタルフロスを2つ折りにし，結紮する．また，スプリングが遠心になるよう位置づけをする（図Ⅰ-4-51）．クランプフォーセップスを用いてクランプのビークを開き，該当歯（患歯）の歯頸部に沿わせ，次いで反対側の歯頸部に適合し固定させる（図Ⅰ-4-52）．クランプは口の中央から挿入し，該当歯（患歯）側の口唇，舌，頬を排除しながら進める．ウィング（翼部）の締め付けが弱くなっている場合は，プライヤーで調節するとよい．

❸ **ラバーダムクランプの装着**（図Ⅰ-4-53，▶動画Ⅰ-4-①）

シートにクランプをつけておく．永久歯の場合，シートに対しクランプを少し斜めにかけるとフレームがまっすぐに張れる．試適をしたときと同じように歯頸部に沿わせながら挿入する．

❹ **ラバーダムフレームの装着**（図Ⅰ-4-54，▶動画Ⅰ-4-①）

シートを緊張させてフレームの突起にかけ，張っていく．張り方は，上下にはきつめで，左右にはたるみをつけると外れる頻度が少ない．また，鼻にシートがかかっていないかを確認する．かかっている場合は，鼻呼吸を確保するためにシートをハサミで切っておく．

Link
患者頭部の設定
『歯科予防処置論・歯科保健指導論』
p.156

動画
Ⅰ-4-①

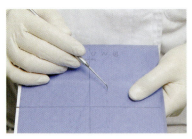
図Ⅰ-4-48 マーキング

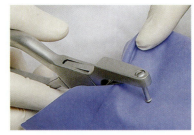
図Ⅰ-4-49 ラバーシートの穿孔

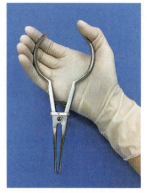
図Ⅰ-4-50 クランプフォーセップスの持ち方

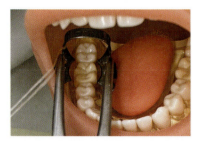
図Ⅰ-4-51 ラバーダムクランプの試適

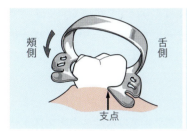
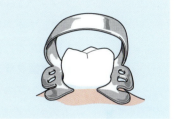

① 見えにくいほうの歯頸部付近にクランプのビークを当て固定する．
② そこを支点にしてクランプを歯の曲面に沿わせて頰面の歯頸部に装着する．
③ 常に咬合平面に対して平行にクランプを保持すれば，歯肉を挟むことは防げる．

図Ⅰ-4-52 ラバーダムクランプの試適ポイント（下顎第一大臼歯の場合）

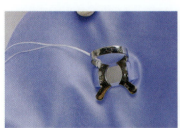
図Ⅰ-4-53 ラバーダムクランプの装着

❺ 歯頸部の括約（図Ⅰ-4-55，▶動画Ⅰ-4-①）
　該当歯（患歯）に装着されたクランプのウィングにかかったシートを，練成充塡器を用いて頰舌的にはずし，シートがウィングの下にあることを確認し歯頸部に密着させる．

4章 歯科診療補助における基礎知識

99

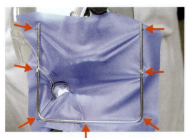
図I-4-54　ラバーダムフレームの装着

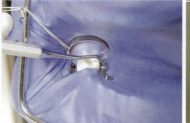
図I-4-55　歯頸部の括約

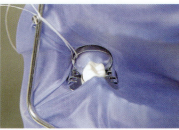

デンタルフロスを用いて，隣接面に十分にシートを押し込む．

❻ **排唾管の挿入**（▶動画I-4-①）
　該当歯とは反対側に排唾管を挿入する．

❼ **治療中の吸引**
　唾液や水が溜まっていることを見逃すことが多いので，患者にこまめに声がけするか，排唾管やバキュームによる吸引を行う．

❽ **ラバーダム防湿の除去**
　クランプフォーセップスを用いて，シートごとゆっくりはずしていく．クランプを除去して歯肉に損傷がみられたときは，オキシドールで洗浄し，ヨードグリセリンを塗布する．

(2) 無翼型クランプの場合（図I-4-56）
　①クランプのスプリングを通す．
　②クランプフォーセップスでクランプを把持し（クランプの穴にクランプフォーセップスの先端を入れ，落ちない程度にクランプフォーセップスを開いて固定），シートは左手で一握りにしてビークを目視で確認できるようにする（図I-4-57）．
　③クランプを対象歯に装着する．
　④スプリングを覆っていたシートをけん引して，クランプ全体を露出させる．
　⑤シートを正しい角度に回してラバーダムフレームをかける．

(3) 多数歯露出の場合（前歯部）（図I-4-58）
　多数歯を露出させる場合は該当歯の両側にクランプをかけることが多い．場合によっては該当歯（患歯）を見やすくするために，デンタルフロスによる固定を行う．
　①ラバーダムシートに該当歯（患歯）分の孔（穴）を穿孔する．
　②左右の遠心位の歯にクランプを装着し，その他の歯を露出させる．
　③露出が困難な場合には，デンタルフロスを用いて歯間部を通過させる．
　④これ以降の操作は1歯露出の場合（p.98参照）に準ずる．

6) 臨床におけるケース

　ラバーダム防湿は，小児，障害者歯科診療や歯内療法の診療で用いられる場合が多い．実際の患者では，クランプを装着する際に，少し痛みを感じる場合があるの

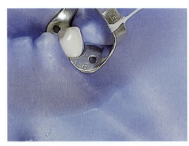

図Ⅰ-4-56　無翼型クランプの場合

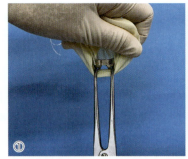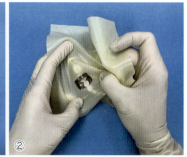

図Ⅰ-4-57　①シートをひと握りしたところ　②先にクランプをつけるところ

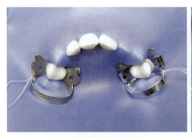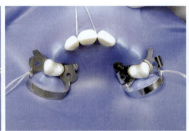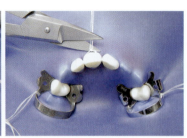

図Ⅰ-4-58　多数歯露出の場合

で，あらかじめ概要を説明することや，必要に応じて，患歯歯頸部に表面麻酔を施す場合もある．患者が痛みを感じているときの声かけは必要である．以下に小児，障害者歯科診療，歯内療法や保存修復でのラバーダム装着を行ううえでの留意点をまとめておく．

(1) 小児・障害者歯科診療におけるラバーダム防湿
- 動きの多い小児や障害者では，あらかじめフレーム，クランプ，シートを一体にして行う場合が多い．これらの準備により，歯科治療がスムーズに行えるだけでなく，治療効率の向上が望める．
- 使用前は，小児に理解できる言葉やたとえを用いて，TSD法を行うことが望ましい．

> Link
> TSD法
> 『小児歯科学』
> p.86

(2) 歯内療法におけるラバーダム防湿
- 根管治療や根管充填を無菌状態で治療を行うことが望ましい．そのためには，ラバーダム防湿は必要不可欠である．
- 歯冠部の歯質があっても，クランプがかけにくい場合は，デンタルフロスで歯頸部を結紮する場合もある．またはゴム製のウェッジで歯間部をとめる方法もある．

(3) 修復におけるラバーダム防湿
- 術野の明視，また接着不良や二次う蝕の防止，インレーなどの修復物が落下した際の誤飲・誤嚥防止のために，確実なラバーダム防湿をすることは大切である．

3 歯肉圧排

1. 基礎知識

　歯肉圧排とは，歯肉縁下のう蝕検査，歯肉縁下に及ぶ窩洞形成や支台歯形成，充填処置や印象採得などを行う際，これらの操作を容易にするため，一時的にその部位の歯肉を歯面から排除する操作をいう．クランプのような歯肉圧排用器具を用いる方法，収斂剤や止血剤などの薬剤を浸み込ませた綿糸を使用する方法，および電気メスや歯科用レーザーを応用した外科的切除法などがある．

1) クランプによる歯肉圧排法（図Ⅰ-4-59）

　前歯部用クランプを用いて行う方法である．操作は，患歯に装着した後に歯頸部歯肉を排除し，窩洞形成，塡塞などを行う．このとき，前歯部用クランプを用いることが多い（『歯科衛生学シリーズ 保存修復学・歯内療法学』を参照）．

2) 歯肉圧排用綿糸（歯肉圧排糸）による歯肉圧排法

　歯肉圧排用綿糸（歯肉圧排糸）により機械的に辺縁歯肉を圧排する方法である．このとき，血管収縮剤や血管収斂剤の薬剤を浸み込ませた歯肉圧排用綿糸を用いる場合がある．状況によっては，歯肉圧排用綿糸を2本使用して行う方法もある（『歯科衛生学シリーズ 歯科補綴学』を参照）．

3) 外科的切除法

　電気メスや歯科用レーザーにより歯肉の一部を切除する方法である．
　この方法の利点は出血コントロールが良好なことで，欠点は処置後に歯肉退縮を起こす可能性があることである．また，心臓ペースメーカーを使用している患者には避けることが望ましい．電気メスや歯科用レーザーによる歯肉切除操作中は臭気が生じるので，バキューム吸引を行う必要がある．

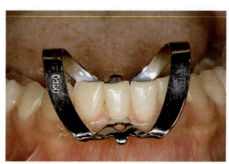

図Ⅰ-4-59　クランプ（#216：前歯部用）で歯肉を圧排した状態

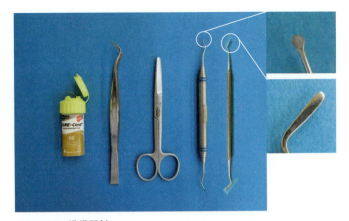

図Ⅰ-4-60　準備器材
左から，歯肉圧排用綿糸，ピンセット，ハサミ，歯肉圧排糸用パッカー（ジンパッカー〈作業部が平らなものと丸いものがある〉）．

2. 歯肉圧排（排除）用薬剤の種類

　歯肉圧排用綿糸には薬剤が浸透させてある薬剤添加綿糸と，術前に歯肉圧排用綿糸を薬剤に浸透させるものがある．歯肉圧排用薬剤によく用いられる薬剤としては血管収縮剤（アドレナリン），血管収斂剤（塩化アルミニウム，硫酸アルミニウムなど）がある．

3. 歯肉圧排用綿糸（歯肉圧排糸）を用いた歯肉圧排の手順

1）準備（図Ⅰ-4-60）

　歯肉圧排用綿糸，歯肉圧排糸用パッカー（ジンパッカー），ハサミ，ピンセット

2）歯肉圧排用綿糸による歯肉圧排法

　①問診でアレルギーの既往歴がある場合は，術前に薬物種類を確認して使用を控える．
　②歯肉圧排用綿糸は，歯肉溝にあったサイズあるいはなるべく細いものを選択し，支台歯の歯頸部全周より数mm長い歯肉圧排用綿糸を用意する（図Ⅰ-4-61）．
　③歯肉圧排前は，綿球等で圧迫止血を行う（図Ⅰ-4-62）．
　④唾液を吸引し，支台歯および辺縁歯肉を乾燥させ，歯肉を傷つけないようにジンパッカーで歯肉溝内に歯肉圧排用綿糸を挿入する（図Ⅰ-4-63，66）．
　⑤歯肉圧排用綿糸を印象採得直前にピンセットで辺縁歯肉を刺激しないようにゆっくり取り出す（図Ⅰ-4-64，65，66）．

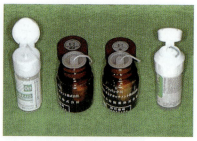

図Ⅰ-4-61　歯肉圧排用綿糸
太さ（直径）は極細，細，中細，太，極太がある．

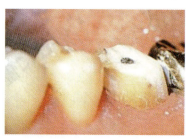

図Ⅰ-4-62　歯肉圧排前

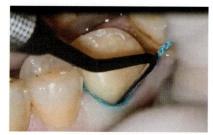

図Ⅰ-4-63　歯肉圧排用綿糸挿入

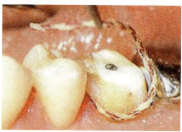

図Ⅰ-4-64　歯肉圧排用綿糸除去
印象採得直前にピンセットで辺縁歯肉を刺激しないようにゆっくり取り出す．

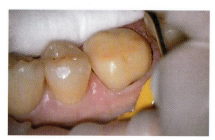

図Ⅰ-4-65　除去後

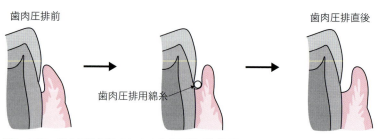

図Ⅰ-4-66　歯肉圧排用綿糸による歯肉圧排（模式図）

4. その他の歯肉圧排用材料

　歯頸部を修復する際，ウェッジ，ラバーダムクランプ，プロビジョナルレストレーション（テンポラリークラウン）などを用いることがある．プロビジョナルレストレーションなどは，仮着用セメントなどで仮着し，同時に歯肉を排除することもある．

参考文献

1) 森崎益夫訳：坐位診療とフォアハンドシステム．書林，東京，1975，50-67.
2) 歯科実習指導者懇談会：新水平位診療のすべて．クインテッセンス，東京，1986，11-25.
3) 柬理十三雄：基本的歯科診療補助．書林，東京，1984，74-77.
4) 石川達也ほか：歯科診療補助/1．医歯薬出版，東京，1994，7-14.
5) 全国歯科衛生士教育協議会編：歯科衛生学シリーズ 歯科診療補助論．医歯薬出版，東京，2024．63-77.
6) 松井恭平ほか：ウィルキンス歯科衛生士の臨床　原著第11版．医歯薬出版，東京，2015，83-83.
7) 浦口昌秀ほか：これだけは身につけたい診療室のベーシックワーク．医歯薬出版，東京，2004，34-37.
8) 別部智司ほか：知っておきたいデンタルスタッフのためのアシスタントワーク．医歯薬出版，東京，2014，88-114.
9) 原　学郎ほか：保存修復の臨床マニュアル．医歯薬出版，東京，1991，76-84.
10) 品田和美：キャリアアップのためのアシスタントワーク．医歯薬出版，東京，2005.
11) 遠山佳之：デンタルハイジーン別冊　ポイントを押さえてスキルアップ！チェアサイドのアシスタントワーク．医歯薬出版，東京，2013，74-76.
12) 徳永まどかほか：確実なラバーダム防湿法とシーラントの臨床テクニック―見直してみませんか？ラバーダム防湿法．DHstyle，7(80)：2013，22-28.
13) 東京都立心身障害者口腔保健センター：スペシャルニーズデンテストリー・ハンドブック―障害者歯科医療ハンドブック改訂版―．一世出版，東京，2015，121-126.
14) 井澤常泰，三橋　純：写真でわかるラバーダム防湿法．医歯薬出版，東京，2015，18-21，31-32.
15) 秋本尚武：写真でマスターする 簡単・効率的な ラバーダムテクニック 実はやったことありません……という先生方へ．ヒョーロン・パブリッシャーズ，東京，2021，23-28，54-55
16) 馬場　聖，浦羽真太郎：まるわかリラバーダム防湿法 すべての歯内治療のために．医歯薬出版，2022，10-11，14-1520-21.
17) 横山隆道ほか：補綴臨床別冊　実力アップ印象採得．医歯薬出版，東京，1994，29-32，83-86.
18) 中村公雄ほか：印象採得・精密印象を知る．クインテッセンス出版，東京，2005．13-17.
19) 土屋賢司ほか：歯科展望別冊　この症例にこの対応クラウン・ブリッジの印象採得．医歯薬出版，東京，2002．37-50.
20) 鈴木　尚：これで解決！前歯部補綴　第1版．医歯薬出版，東京，2013．30-31，100-111.
21) 鈴木　尚：DENTAL CLINICAL SERIES BASIC 支台築造，少数歯の印象採得，咬合採得，ブリッジ．医歯薬出版，東京，2000．38-41，64-73.
22) 矢谷博文，ほか編：クラウンブリッジ補綴学第6版．医歯薬出版，東京，2021，137-138.

5章 歯科臨床と診療補助

到達目標

1. 保存修復治療の特徴を説明できる.
2. 保存修復治療の手順に沿った器材を準備することができる.
3. 歯内療法の特徴を説明できる.
4. 歯内療法の手順に沿った器材を準備することができる.
5. 歯周外科治療の特徴を説明できる.
6. 歯周外科治療の手順に沿った器材を準備することができる.
7. 歯科補綴治療の特徴を説明できる.
8. 歯科補綴治療の手順に沿った器材を準備することができる.
9. 口腔外科治療の特徴を説明できる.
10. 口腔外科治療の手順に沿った器材を準備することができる.
11. 歯科麻酔の特徴を説明できる.
12. 歯科麻酔の手順に沿った器材を準備することができる.
13. 救命の連鎖について説明できる.
14. 成人の一次救命処置について説明できる.
15. 窒息の解除方法について説明できる.
16. 矯正歯科治療の特徴を説明できる.
17. 矯正歯科治療の手順に沿った器材を準備することができる.
18. 小児歯科治療の特徴を説明できる.
19. 小児歯科治療の手順に沿った器材を準備することができる.
20. 妊産婦の歯科診療補助の特徴を説明できる.
21. 高齢者の歯科診療補助の特徴を説明できる.
22. 障害者の歯科診療補助の特徴を説明できる.

　歯科治療が行われる臨床では，チェアサイドでの専門性の高い診療補助が求められる．歯科医師がライフステージに応じたさまざまな治療を進めるために，歯科衛生士はスムーズな診療補助を行うことで，診療の効率化につながる役割を担っている．本章では，各治療の特徴を把握したうえで，診療の手順やその際に準備する器材，診療補助のポイントを述べる．また，取り扱いに注意を要する器材の留意点も示す．治療後の患者への配慮も歯科衛生士として重要な役割であり，十分な説明が求められる．

　実際の臨床は，それぞれの医療現場のシステムや使用器材により，画一的に決められるものではないが，治療内容ごとの必要器材を治療手順に沿って準備できることは，臨床の現場では必要不可欠なことであるため，基本器材の名称，使用目的，使用方法などは治療手順をもとに理解しておくことが望ましい.

❶ 保存修復時の診療補助

1. 保存修復治療と診療補助の特徴

　保存修復治療の対象は，歯の歯質欠損，変色，脱灰，損耗，外傷，形成不全，形態異常，機能異常などである．う蝕などの硬組織疾患により生じた部分の形態修正，機能回復，審美回復・補正を行い，咀嚼器官の保全や継発疾患の予防を目的としている．しかしながら，近年は対症的歯科治療から予防やメインテナンスを重視した診療へと変化しており，診療の流れのなかで，診断，術前の歯科保健指導，最後にはメインテナンスに関する内容が重視されている．また，接着性修復材料の開発が進んだことにより，治療方法の主体が最小限の侵襲による治療（MID：minmal intervention dentistry）へと変化してきている．

　歯科衛生士が，患者の訴えや治療の希望を聞きとることや過去の治療に関する事項を確認することは，歯科医師の治療方針を決定するうえで必要である．また，診療の流れを理解するとともに，使用材料の取り扱いに関する知識，必要器材の準備は，円滑な診療と確実な処置を行うことにつながる．また，継発疾患の予防のため，術前後の歯科保健指導，メインテナンスの必要性に関する説明も大切な業務となる．

🔗 Link

MID
『保存修復学・
歯内療法学』
p.29

2. 保存修復治療の例と診療補助の流れ（図I-5-1，表I-5-1）

1）直接修復

　直接修復は，窩洞形成後，その窩洞内で直接作業する修復法である．コンポジットレジン修復，セメント修復，アマルガム修復などがある．図I-5-1に光重合型コンポジットレジン修復の準備器材を示す．

　コンポジットレジン修復は，合成樹脂であるレジンベースと無機質フィラーとを組み合わせた複合材料であり，窩洞内に直接填塞して修復をする．コンポジットレジン自体に歯質との接着性はないため，レジン接着システムで処理することで強固な歯質との接着を維持する方法である．

　次に治療例と診療補助のポイントを示す（表I-5-1）．

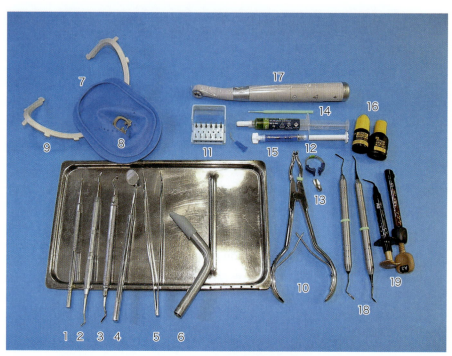

図Ⅰ-5-1 直接修復（光重合型コンポジットレジン修復）の準備器材（一部表Ⅰ-5-1参照）
基本セット〔①深針（エキスプローラー），②スプーンエキスカベーター，③練成充塡器（ストッパー），④デンタルミラー，⑤歯科用ピンセット，⑥バキュームチップ，ほか，排唾管（エジェクター）〕
ラバーダム防湿用器材（⑦ラバーダムシート，⑧ラバーダムクランプ，⑨ラバーダムフレーム，⑩ラバーダムクランプフォーセップス，ほか，ラバーダムパンチ，テンプレート）
回転切削具 ⑪（ダイヤモンドポイント，MIダイヤモンドポイント，スチールバー，ほか，タービン用ハンドピース，コントラアングルハンドピース）
隔壁装置器具（⑫リング状リテーナー，⑬セクショナルマトリックスなど）
接着前処理（⑭マイクロブラシ，⑮セルフエッチングプライマーなど）
ボンディング用器材（⑭マイクロブラシ，⑯ボンディング材，⑰光照射器など，ほか，遮光板（シールド））
⑱レジン充塡・形成器，⑲レジンペースト

表Ⅰ-5-1 直接修復の手順と使用器材の例

症例　30歳女性「左上の奥歯，だいぶ前に治療した歯だがときどき痛む」との訴えで来院した．上顎左側第一大臼歯　隣接面インレー修復辺縁部二次う蝕のため，光重合型コンポジットレジン修復を行う．

診療の手順	準備器材	診療補助・介助および留意点
1日目		
1　修復前準備	基本セット コントラアングルハンドピース ポリッシングブラシ ラバーカップ（研磨材使用の際は，フッ化物無配合のもの） 各種スケーラー	・歯科医師の指示のもと，口腔衛生指導，歯面沈着物の除去を行う．

診療の手順	準備器材	診療補助・介助および留意点
2 **咬合検査** 形成前に咬合紙を用いて対合歯との接触状態を確認する.	咬合紙咬合紙ホルダー 切削器具 コントラアングルハンドピース 研磨用バー	・2色の咬合紙をそれぞれホルダーにつけ，準備をする.
3 **シェードテイキング（色調選択）**	シェードガイド（色見本）	・シェードガイドを歯に近づけて，修復歯の周辺，反対側同名歯と調和する色調を選択する. ・自然光のもと実施する. ＊ユニットライトを消灯する. ＊歯の表面は，濡れた状態がよい. ＊短時間で行う.
4 **ラバーダム防湿** 必要に応じて，除痛のため浸潤麻酔を実施	カートリッジ式注射器 局所麻酔薬 浸潤麻酔針 ラバーダム防湿用器具一式（テンプレートも含む） ウェッジ	・誤飲などの医療事故の防止の目的でラバーダム防湿を行う．また窩洞が唾液などで汚染され接着性の低下を防ぐ．充塡を容易にする. ＊ラバーダムシートは厚みがあり，色がついているものが望ましい. ＊クランプを患歯にかけず，多数歯を露出させるため，テンプレートを使用する必要がある. ＊処置中，ラバーダムシートが抜けるのを予防するために，ウェッジかシートを巻き込むようにする.
5 **歯間分離** 隣在歯を含む症例では，間隙を分離する隔壁法が用いられる.	歯間分離器（セパレーター），くさび	・隣接面の検査を容易にする．窩洞形成の際，隣在歯隣接面や歯間乳頭の損傷を防ぐ.

5章 歯科臨床と診療補助──保存修復時の診療補助

109

診療の手順	準備器材	診療補助・介助および留意点
6 **う窩の開拡** う蝕範囲を知るためにう窩の開拡を行う. ダイヤモンドポイント	高速回転切削具（ダイヤモンドポイントバー，カーバイトバー，5倍速コントラアングルハンドピース，コントラアングルハンドピース，MI用ダイアモンドポイント） 前列：MI用ダイヤモンドポイント 後列：スチールラウンドバー	・切削時のバキューム操作をする.
7 **う窩感染象牙質の除去** 感染象牙質の除去をう蝕検知薬を併用して行う.	う蝕検知液 低速回転切削具（スチールバー（ラウンドバー）） スプーンエキスカベーター	・う蝕検知液を塗布する.
8 **隔壁の調整（試適と装着）** 複雑窩洞を単純化し，修復材料を塡塞しやすくし，隣接面，接触点を与える目的で用いる.	隔壁装置器具一式 今回の症例に使用したセクショナルマトリックスとリング状リテーナー	・隔壁装着の介助をする.
9 **接着前処理** セルフエッチングプライマーシステムの場合セルフエッチングプライマーの塗布 プライミング後はエアーブローを確実に行う.	混和皿（プラスチック皿） マイクロブラシ セルフエッチングプライマー エッチングジェル	・プライマーを混和皿に適量滴下する. ・マイクロブラシにプライマーをしみ込ませ，歯科医師に手渡す.

診療の手順	準備器材	診療補助・介助および留意点
10 **ボンディング材の塗布** ボンディング材を窩洞壁面に塗布 エアーを軽く吹き付けて均一層にする 光照射	混和皿（プラスチック皿） マイクロブラシ ボンディング材 光照射器 遮光板（シールド） 光照射につけるビニールシール **a** セルフエッチングプライマー, **b** ボンド **c** マイクロブラシ, **d** 混和皿	・ボンディング材を混和皿に適量滴下する. ・マイクロブラシにボンディング材をつけて，歯科医師に手渡す.
11 **修復材の塡塞・賦形** フロアブルレジンを一層塗布 ペーストを充塡・形成器またはシリンジを用いて塡塞，形態付与 光照射	レジンペースト レジン充塡形成器 シリンジ 試適調整済みの賦形子 光照射器，シールド（遮光板） **a** レジン充塡形成器 **b** コンポジットレジンシリンジタイプ **c** フロアブルコンポジットレジンダイレクトアプリケーションタイプ	・練和紙上にレジンペーストを採取 ・レジン充塡・形成器またはシリンジを歯科医師に手渡す ・照射口を窩洞に向け，必要な時間光照射
12 隔壁の除去		・隔壁の除去の介助をする.
13 **歯間分離器およびラバーダム防湿の除去**	ハサミ，ラバーダムセット	・歯間分離器，ラバーダム防湿の除去を介助する. ＊ラバーダムシートの歯間部分をハサミで切り取り，一挙に防湿を撤去する.

5章 歯科臨床と診療補助——保存修復時の診療補助

	診療の手順	準備器材	診療補助・介助および留意点
14	形態修正，咬合調整	形態修正用ダイヤモンドポイント 仕上げ用カーバイドバー **仕上げ用カーバイドバー タービンハンドピース**　　**咬合紙・咬合 紙ホルダー**	・余剰水，唾液の吸引をする． ・修復物の水洗と乾燥を行う．

2回目以降（CRの研磨は24時間後以降）1回目

	診療の手順	準備器材	診療補助・介助および留意点
15	唇面・舌面余剰部の除去および 咬合調整 仕上げ研磨	仕上げ研磨用（シリコーンポイント，ホワイトポイント，ダイヤポリッシャー） コントラアングルハンドピース 5倍速コントラアングルハンドピース 各種研磨用ストリップス・ディスク **研磨用ポイント**　　**シリコーンポイント** **研磨用ストリップス・ディスク**	・余剰水，唾液のバキューム吸引を行う． ・修復物の水洗と乾燥を行う
16	患者指導	手鏡	・当日の処置内容の確認（部位の確認，咬合状態，色調など） ・口腔管理について（ホームケア，定期的メインテナンス，再研磨の必要性，象牙質知覚過敏など）

（写真：松本歯科大学歯科保存学講座・亀山敦史先生提供）

2) 間接修復

間接修復は，窩洞を形成後に形態の印象を採り，再現した石膏模型上で金属，セラミック，レジンなどを材料として修復物を作製し，窩洞に歯科用セメントなどで合着する方法をいう．

インレー修復は，ほとんどの歯質欠損に応用できる．インレー体の脱落や二次う蝕の予防目的のための拡大，保持する形態が必要となり，健全歯質の削除部分が多くなる短所があった．現在では，接着性に優れた合着用セメントやレジン系接着材の普及により，変化がみられている．

次に間接修復の準備器材（図Ⅰ-5-2）と治療例，診療補助のポイントを示す（表Ⅰ-5-2）．

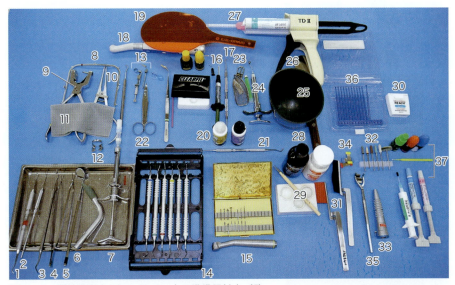

図Ⅰ-5-2 間接修復（メタルインレー）の準備器材（一部）
基本セット〔1 スプーンエキスカベーター，2 深針（エキスプローラー），3 練成充塡器（ストッパー），4 歯科用ピンセット，5 デンタルミラー，6 バキュームチップ，ほか排唾管（エジェクター）〕，7 浸潤麻酔器材
ラバーダム防湿用器材（8 ラバーダムフレーム，9 ラバーダムパンチ，10 ラバーダムクランプフォーセップス，11 ラバーダムシート，12 クランプ，ほかテンプレート），13 隔壁調整器具一式
窩洞形成（14 各種スプーンエキスカベーター，15 回転切削具，タービン）
歯髄保護〔16 光重合レジン裏層材（フロアブルタイプ），17 レジン充塡・形成器，18 光照射器，19 遮光板（シールド）〕
歯肉圧排〔20 歯肉圧排用綿糸（コード），21 コードパッカー，22 ハサミ〕，印象採得〔23 印象用片顎トレー，24 寒天印象材，シリンジ，ほかアルジネート印象材〕，25 ラバーボウル，26 印象用スパチュラ，27 カートリッジタイプの咬合採得用シリコーンゴム印象材〕
仮封材（28 レジン系仮封材，29 ディスポーザブルの筆）
インレーセット用器材（30 デンタルフロス，31 咬合紙，咬合紙ホルダー，32 研磨用バー，33 ストレートハンドピース，34 コンタクトゲージ，35 コンタクトゲージホルダー，36 インレーキャリアー，37 合着用接着性レジンセメント）

表Ⅰ-5-2 間接修復の手順と使用器材の例

症例 80歳女性「2,3日前から時折しみる感じが急にするようになった」との訴えで来院した．上顎右側第一大臼歯 咬合面インレー修復部の脱落のため，2級窩洞でインレー修復を行う．

	診療の手順	準備器材	診療補助・介助および留意点
1回目			
1	前準備	基本セット コントラアングルハンドピース ポリッシングブラシ，ラバーカップ 各種スケーラー	・歯科医師の指示のもと，口腔衛生指導，歯面沈着物の除去を行う．
2	局所麻酔 必要に応じて浸潤麻酔にて除痛を行う	基本セット 表面麻酔薬 浸潤麻酔	・注射針の刺入点除痛のため表面麻酔薬を，用いることがある ・表面局所麻酔薬の受け渡し ・患者へ局所麻酔実施時の注意を行う
3	咬合状態のチェック ラバーダム防湿前に，咬合状態，う窩状態のチェックを行う	咬合紙ホルダー　咬合紙 スプーンエキスカベーター	・咬合紙ホルダーに咬合紙をつけ準備する．
3	窩洞形成 う窩の開拡 感染歯質（軟化象牙質）の除去 スプーンエキスカベーターによる感染象牙質除去	う蝕検知液 スプーンスプーンエキスカベーター （回転切削具）ダイヤモンドポイント，カーバイドバー，スチールバー エアータービンハンドピースまたは5倍速コントラアングルハンドピース スリーウェイシリンジ バキュームチップ バキュームラバーチップ う蝕検知液による染色	・切削時の粉塵，余剰水，デンタルミラーの汚れをスリーウェイシリンジ，バキューム操作で除去し視野の確保を行う．また適宜，唾液の吸引も行う． 吸引

	診療の手順	準備器材	診療補助・介助および留意点
4	ラバーダム防湿 2級窩洞となったため，ラバーダム防湿を行う	ラバーダム防湿セット 隔壁調整器具一式（試適と装着） 隔壁調整器具（試適と装着） リング状リテーナー セクショナルマトリックスとリング状リテーナー 隔壁の調整（ウェッジ，ウェッジホルダー，ポリエステル製の透明マトリックスバンド）	・患歯の確認を行い，ラバーダム防湿を行う ・洗浄時のバキューム操作を行う
5	窩洞清掃	スリーウェイシリンジ バキュームチップ バキュームラバーチップ	・洗浄時のバキューム操作およびスリーウェイシリンジによる乾燥を行う．
6	象牙質・歯髄複合体の保護，窩洞の修正 象牙質や歯髄に加わる刺激を防ぐため，裏層と窩壁の補償を行う．窩洞が深い場合，水酸化カルシウム系セメントにて間接覆髄を行う． （レジンコーティングを行う場合は，ボンディングシステムと低粘性レジンを用いて，歯髄保護や接着力向上を図る）	光重合型レジン系裏装材（フロアブルタイプ）　レジン充塡器 ディスポーザブルの筆 光照射器 遮光板（シールド） 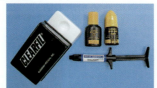 裏層材	・裏層材の準備をする． （う窩が深いため，コンポジットレジンまたはグラスアイオノマーセメントで裏層を行い，窩洞の修正を行う）
7	歯肉圧排（排除） 窩洞の辺縁が歯肉縁下に達した場合，歯肉圧排を行う． 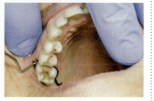	歯肉圧排用綿糸（コード） ジンパッカー ハサミ ピンセット 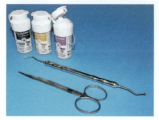 歯肉圧排用綿糸，コードパッカー，ハサミ	・歯肉溝に適した歯肉圧排糸を選択し，必要な長さに切断する．排除用インスツルメントのジンパッカーを準備する．

I編 歯科医療における歯科診療補助

	診療の手順	準備器材	診療補助・介助および留意点
8	**印象採得** 歯肉排除用綿糸（コード）を除去し，止血を確認した後，寒天アルジネート連合印象法で印象採得を行う． 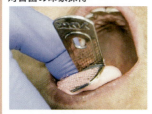 対象歯の印象採得	印象用トレー　ラバーボール　印象用スパチュラ　寒天印象材　アルジネート印象材 印象採得用器材 寒天コンディショナー	・アルジネート印象材を練和し，トレーに盛る． ・寒天印象材の入ったシリンジを術者に手渡す． ・形成歯へ寒天注入が終了したら，シリンジを受け取り，アルジネート印象材を盛ったトレーを手渡す． ・印象硬化後口腔内からトレーを撤去し，水洗・消毒を行い，できるだけ早く硬石膏を注入する． ＊歯科医師と声かけをし，タイミングを図りながら行う必要がある．印象用トレーやシリンジは，部位に合わせて向きを考え手渡すように注意する．
9	**対合歯の印象採得** 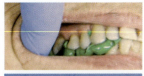 対合歯の印象採得	印象用トレー ラバーボール 印象用スパチュラ アルジネート印象材	・アルジネート印象材を練和し，トレーに盛る． ・トレーを手渡す ・印象硬化後口腔内からトレーを撤去し，水洗・消毒を行い，できるだけ早く硬石膏を注入する． ＊印象用トレーは，部位に合わせて向きを考え手渡すように注意する． ＊印象体の消毒：0.5％次亜塩素酸ナトリウムに15分間漬ける
10	**咬合採得** 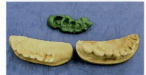	カートリッジタイプの咬合採得用シリコーンゴム印象材（パラフィンワックスでも可能） 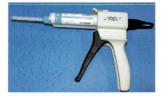 カートリッジタイプシリコーンゴム印象材	・カートリッジタイプの咬合採得用シリコーンラバー印象材を渡す． ＊シリンジの先端を装着し，部位に合わせて向きを考え手渡すように注意する．

116

	診療の手順	準備器材	診療補助・介助および留意点
11	仮封 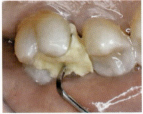	レジン系仮封材 ディスポーザブルの筆（レジンコーティングを行う場合には，水硬性仮封材を準備）	・レジン系仮封材は，ディスポーザブルの筆を使用し，筆積み法で窩洞に塗布し，仮封を行う．
12	歯科技工指示書の作成		・技工指示書を作成し，模型と一致しているか確認をする．

2回目

	診療の手順	準備器材	診療補助・介助および留意点
13	仮封材の除去 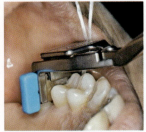	探針（エキスプローラー） スプーンエキスカベーター スリーウェイシリンジ バキュームチップ バキュームラバーチップ	・患者へ状態の確認をする． ・探針（エキスプローラー），スプーンエキスカベーターを用いて，レジン系仮封材を除去する． ・窩洞の清掃・乾燥を行う．
14	インレー体の試適・咬合調整 インレー体の適合，咬合，隣在歯との接触の状態を確認し，必要に応じて調整を行う． 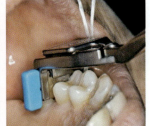 コンタクトゲージの使用 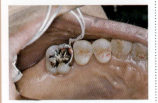 咬合調整	インレー体 デンタルフロス　ガーゼ 咬合紙　咬合紙ホルダー コンタクトゲージ 研磨用バー（カーボランダムポイント，シリコーンポイント，フィニッシングバー，サンドペーパーコーン，鹿皮ホイール）． グリーンルージュ 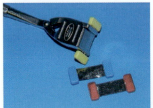 コンタクトゲージ 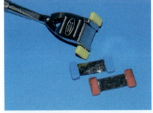 咬合紙ホルダー	・インレー体には，修復物誤飲・誤嚥予防のためにループもしくはノブが装着されている．緊急時に牽引できるようにするため，デンタルフロスを長めに取り，ループに通し装着する． ・咬合紙を咬合紙ホルダーに装着し，手渡す． ・コンタクトゲージを準備し，手渡す． ＊修復物を除去する際には治療側が下になるように患者の顔を傾けて行う． ＊口腔内にガーゼを敷き，直接咽頭部へ落下しないようにする． 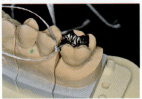 誤飲防止用のデンタルフロスの装着

診療の手順	準備器材	診療補助・介助および留意点
インレー体表面のアルミナサンドブラスト処理		インレー体が落ちないように，口腔内にガーゼを敷く
15 窩洞清掃・乾燥・防湿	小綿球 ロールワッテ スリーウェイシリンジ バキュームチップ バキュームラバーチップ	・清掃用の小綿球の準備する. ・洗浄時のバキューム操作およびスリーウェイシリンジによる乾燥を行う. ・簡易防湿用ロールワッテの準備する.
16 インレー体の装着 インレー体表面の金属用プライマーの塗布 インレーキャリア ボンディングシステム	インレーキャリア インレーセッター 合着用接着性レジンセメント 深針（エキスプローラー） 綿球，歯科用ピンセット　デンタルフロス 酸素遮断材（オキシガード®） 光照射器	・インレー体をインレーキャリアに装着し，インレー体内面にセメントを塗布し，手渡す. ・インレー体を患歯に挿入，圧接するため，インレーセッターを手渡す. ・溢出したセメントを綿球，デンタルフロスで除去するため，手渡す. ・セメントの余剰が除去できたのち，光照射を行う. ・マージン部の効果をより確実にするため，酸素遮断材（オキシガード®）を塗布する. ＊装着時の受け渡しには，特にインレー体装着の向きを考えて行うようにする.

診療の手順	準備器材	診療補助・介助および留意点
17 **咬合関係・適合性の点検** 最終的な咬合関係，適合性の点検 インレー体の挿入・圧接（インレーセッター） 余剰セメントの除去	咬合紙　咬合紙ホルダー 研磨用ポイント，バー（カーボランダムポイント，シリコーンポイント，フィニッシングバー，サンドペーパーコーン，鹿皮ホイール） 研磨用ポイント，バー	・2色の咬合紙をそれぞれ咬合紙ホルダーに装着する． 咬合紙と咬合紙ホルダー
18 **患者指導** 処置終了後，患者へ注意事項の説明と口腔衛生指導を行う．	手鏡	・起こりうる不快症状として，金属は熱を伝えやすいので，極端な温度のものでしみる可能性があること，噛み合わせに違和感を感じ，気になる場合があることを説明する． ・セメントは完全硬化したわけではないので，粘着性の食品摂取を控えることを説明する． ・二次う蝕の予防のため，口腔衛生指導を行い，定期検診の必要性も説明する．

3）漂白法（ホワイトニング）

ホワイトニングとは，歯の色調を改善し歯の明度を高くすることで，広義ではトゥース・ホワイトニング（tooth whitening），狭義では歯の漂白（bleaching of tooth）をいう．

歯質を切削することなく化学的に色を改善できる低侵襲な治療法である．有髄歯ホワイトニング法にはホームブリーチとオフィスブリーチの2種類があり，無髄歯にはウォーキングブリーチ法が用いられる．

オフィスブリーチは，歯科医院で歯科医師もしくは歯科衛生士が行い，一般に3.5〜35％の過酸化水素水を主成分とする薬剤を使用する．

次にオフィスブリーチの準備器材（図I-5-3）と治療例，診療補助のポイントを示す（表I-5-3）．

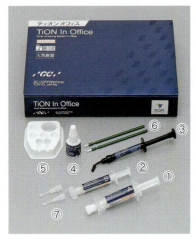

図I-5-3 オフィスブリーチの準備器材
①オフィスホワイトニング材シリンジA，②オフィスホワイトニング材シリンジB，③リアクター，④歯肉保護レジン，⑤ディスポーザブルディッシュ，⑥ディスポーザブルブラシ，⑦ディスポーザブルファイバー付きチップ

表I-5-3 オフィスブリーチの手順と使用器材の例

症例　対象者が「歯を白く見えるようにしたい」との訴えで来院した．歯質に異常はみられず，外来性沈着物の影響ではないため，保険適用外の漂白処置を行うこととした．

	診療の手順	使用器材	診療補助・介助および留意点
1	術前のカウンセリング・問診	同意書，説明用キット	・漂白処置は，保険外診療であるため，費用についての説明を行う． ・漂白法の利点，欠点の説明（起こりうる不快症状の具体例，歯肉・口腔軟組織，象牙質知覚過敏の不快感への対応，患者の権利と自己責任）を行う． ・生活習慣，特に食生活習慣（嗜好品の有無）について，術前に十分に情報を得ておく． ・基礎疾患の有無（無カタラーゼ症の人，漂白剤などのアレルギーをもつ人，長時間口を開ける必要があるため，呼吸器疾患や顎関節症の人，その他妊娠中や授乳中の人など）を確認する． ・患者が漂白を希望する理由，イメージする審美的要求度合を十分に把握する．

診療の手順	使用器材	診療補助・介助および留意点
2 **診察，検査　処置方針の決定** 口腔内診察，エックス線写真撮影，口腔内写真撮影，歯の色調測定，透照検査 歯科医師による診断で使用材料，方法の決定，説明	基本セット シェードガイド 歯科用測色器（カラーメーター） 口腔内撮影用カメラ 口角鉤	・ベースとなる歯の色調をシェードガイドによって確認する． ・口腔衛生状態をチェックする． ・歯肉の炎症の有無を確認する． ・知覚過敏の有無を確認する． ・基準となるシェードガイドを用いて，対象歯の色差を人の目により比較する．確認の際には，対象歯の表面が濡れた状態がよい．また，患者自身にも確認してもらうこと，口腔内写真を撮影しておくことが必要である．
3 **インフォームド・コンセント後，患者の署名入り同意書の受理**		・変色の程度，ホワイトニングの方法と限界，予後に関すること，メインテナンスの必要性，治療にかかる費用など十分に説明する．
4 **歯面清掃** 歯科医師の指示のもと，処置を開始する．	コントラアングルハンドピース，ポリッシングブラシ（研磨材使用の際は，フッ化物未配合のもの），排唾管，バキュームチップ，バキュームラバーチップ （必要に応じて各種スケーラー，歯面清掃器）	・薬剤を歯面に直接作用させる目的で歯面の沈着物を除去する． ＊歯石，強度の外来性沈着物の除去は，できるだけ前日までに終了しておくことが望ましい．
5 **防湿・術野の隔離，歯肉保護用レジンの塗布**	口唇保護材， 口角鉤（舌も圧排できるタイプ） ガーゼ 歯肉保護用レジン	・口唇保護材を塗布後，十分に排除し，簡易防湿を行う． ・エアーで歯頸部，歯肉辺縁部を乾燥させる． ・歯肉保護用レジンを歯肉辺縁部に塗布し，歯肉を保護する．

5章　歯科臨床と診療補助――保存修復時の診療補助

	診療の手順	使用器材	診療補助・介助および留意点
6	エナメル質表層へのブリーチ剤の塗布	ブリーチ剤 アプリケーター ディスポーザブルの筆	・ブリーチ剤の準備（ジェルとジェルを混ぜる）． ・歯面に付属の筆などを使用し，専用のアプリケーターで，一層均一にペースト状のブリーチ剤を塗布する．
7	光照射	光照射器 遮光（シールド）メガネ（術者，患者用） 光照射器	・歯面に光照射を行う． ・通常2〜3回，ペーストの塗布，光照射を繰り返す．
8	ブリーチ剤の除去	歯科用ホワイトニング照射器	・歯科用ピンセット，綿球を使用して，ペーストを除去する． ・スリーウェイシリンジにて，水洗をする．
9	歯肉保護用レジンの除去 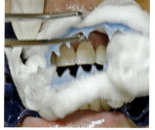		・歯科用ピンセットを用いて，歯肉に傷をつけないように配慮し，歯肉保護用レジンを除去する．

	診療の手順	使用器材	診療補助・介助および留意点
10	フッ化物配合研磨材でのポリッシング 	コントラアングルハンドピース ラバーカップ フッ化物配合研磨材	・着色と知覚過敏症状の予防を目的にフッ化物配合の研磨材を用いて，ポリッシングを実施する．
11	漂白後の注意事項の説明，口腔衛生指導		・患者へ漂白後の注意を行う（漂白の後戻りについて，摂取する食品の注意，知覚過敏症状について，ホームケア用品の薦め，メインテナンスについて）． ・タッチアップホワイトニングについて2～3か月おきにPTCを実施し，ホワイトニング効果の維持を目的にまた患者の要望によりホワイトニングを再度行う ・オフィスブリーチを再度1～2回 ・ホームブリーチを行う． ＊ホワイトニング直後の歯面は，耐酸性の低い状態になっている．（理由）ペリクルが除去され，新たな色素が沈着しやすく，酸により脱灰されやすい→飲食物の指導，喫煙を避ける指導 ＊ホワイトニング直後に避けるべき飲食物，コーヒー，コーラ，赤ワイン，カレーライス，タバコ，酸性飲料，柑橘類，ヨーグルトなど 処置終了後に必ずフッ化物入りペーストなどで歯面研磨→歯面の光沢感が増すだけでなく，歯質表面を滑沢にすることで処置後の再着色による後戻りを防ぐ効果がある．
12	メインテナンス時のチェック		メインテナンス時に歯科衛生士が行うこと ・歯の色調をシェードガイドによってチェック ・口腔衛生状態のチェック ・歯肉の炎症の有無の確認 ・知覚過敏の有無の確認

（写真：株式会社ジーシー提供）

② 歯内療法時の診療補助

1. 歯内療法と診療補助の特徴

　歯内療法は，う蝕，外傷などの硬組織疾患，歯髄疾患，根尖性歯周組織疾患に対する治療を目的としている．歯内療法の施術は，歯科治療のなかでも頻度が高い．治療はできるだけ無菌環境下で行わなければならず，精密な臨床技術を必要とする．また治療期間，診療時間を多く要する場合がある．さらに，患者の多くが痛みを訴える場合が多い．したがって歯科診療補助では，術者である歯科医師と十分な連携を取り合いながら行うことが不可欠となる．

　歯内療法の治療には，①歯髄保存療法，②断髄法，③抜髄法，④感染根管治療，⑤外科的歯内療法，などがある。歯科衛生士が歯内療法関連疾患の治療の流れを理解し，必要器材の準備，術中のスムーズな診療補助，術後の注意，予後や経過に関する説明および指導を行うことで，円滑な診療を進行することにつながる．また，患者が訴える症状に耳を傾けることで，十分な聴き取りができ，必要事項を歯科医師に報告することができる．さらに患者の不安を取り除き安心感を与えることにつながり，診療への協力が得られるようになる．

2. 歯内療法の例と診療補助の流れ

🔗 **Link**

抜髄法
『保存修復・
歯内療法』
p.151-155

1) 抜髄法（麻酔抜髄法）

　直接抜髄法（麻酔抜髄法）は歯髄まで細菌感染が波及した場合，根管の罹患歯髄をすべて除去し，根尖歯周組織への炎症の拡延を予防する目的で行う．

　局所麻酔下で患歯の歯髄をすべて除去する方法である．

　次に本処置法における準備器材（図I-5-4）と治療例，診療補助のポイントを示す（表I-5-4）.

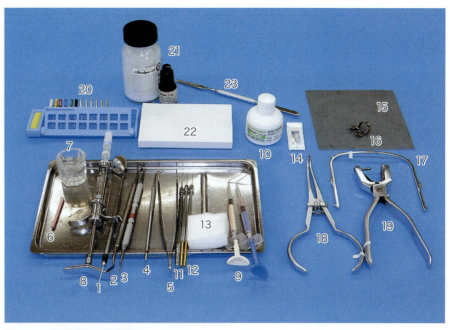

図I-5-4　直接抜髄の準備器材
基本セット〔1デンタルミラー，2充塡器（ストッパー），3スプーンエキスカベーター，4深針（エキスプローラー），5歯科用ピンセット，6ストッピング，7ダッペングラス，ほか，バキュームチップ，バキュームラバーチップ，排唾管（エジェクター）〕，8浸潤麻酔用器材
根管口明示，拡大と清掃〔9ミニウムシリンジ（ルートキャナルシリンジ），10次亜塩素酸ナトリウム，（ほか生理食塩水，EDTA製剤）11抜髄針（クレンザー），12ブローチ，ブローチホルダー，13綿花，14ペーパーポイント〕
ラバーダム防湿用器材（15ラバーダムシート，16ラバーダムクランプ，17ラバーダムフレーム，18ラバーダムクランプフォーセップス，19ラバーダムパンチ，ほか，ラバーダムテンプレート）
根管経路探索（20　Kリーマー，Kファイル，Hファイル，ピーソーリーマー，ゲーツグリデンドリル，ラルゴリーマー）
仮封材（21酸化亜鉛ユージノールセメント，ほか水硬性仮封材，グラスアイオノマーセメント），22紙練板，23金属製スパチュラ

表I-5-4　直接（麻酔）抜髄の手順と使用器材の例

	診療の手順	使用器材	歯科衛生士の動き
1	**局所麻酔** 断髄・抜髄実施時には浸潤・伝達麻酔にて除痛を行う	基本セット 表面麻酔薬 麻酔薬カートリッジと注射器 注射針	・表面麻酔薬は注射針の刺入点除痛のため用いることがある ・麻酔薬の受け渡し ・患者へ局所麻酔実施時の注意を行う ＊処置当日の体調確認（血圧状態，睡眠時間，食事の有無など） ＊ラバーダム防湿を行うため，ラテックスアレルギーの確認を行う． ＊麻酔による体調の変化があったかなど，確認をとる．

5章　歯科臨床と診療補助——歯内療法時の診療補助

125

編 歯科医療における歯科診療補助

	診療の手順	使用器材	歯科衛生士の動き
2	**ラバーダム防湿と術野の消毒** 術野の消毒と交互洗浄 乾燥	ラバーダム防湿用器具一式 0.5〜5.25％次亜塩素酸ナトリウムシリンジ 3％過酸化水素水シリンジ 滅菌された綿球 	・患歯の確認を行い，ラバーダム防湿用器具を装着 ・洗浄時のバキューム操作を行う． ＊ラバーダム防湿後，話ができないので，不快事項や体調の変化があった場合，手をあげるなどで合図をもらうことを説明する． ＊ラバーダム防湿は「3」または「4」の後に行う場合もある
3	**う窩の開拡と感染歯質の除去** フィッシャーバーにてう窩の開拡 ラウンドバーにて感染歯質（軟化象牙質）の除去 術野の消毒	回転切削器具：エアタービン マイクロモーター用バー（フィッシャーバー，ラウンドバー） スプーンエキスカベーター	・切削時のバキューム操作を行う．
4	**髄室開拡・髄室の清掃** フィッシャーバーにて形成 天蓋の除去 ラウンドバーにて軟化象牙質の除去 術野の消毒	滅菌されたフィッシャーバー，ラウンドバー スプーンエキスカベーター 有鉤探針 0.5〜5.25％次亜塩素酸ナトリウムシリジ 3％過酸化水シリンジ 滅菌された綿球	・これ以降の器具器材はすべて滅菌されたものを使用する ・切削時，洗浄時のバキューム操作を行う．
5	**歯冠部・根部歯髄の切断** ラウンドバーやスプーンエキスカベーターにて冠部歯髄を取り除く	滅菌されたラウンドバー スプーンエキスカベーター	・完全滅菌状況下で施術する． ・清潔を保てるよう十分留意し器材の受け渡しを行う
6	**根管口明示** 0.5〜5.25％次亜塩素酸ナトリウム溶液と3％過酸化水素水との発泡洗浄を行う	0.5〜5.25％次亜塩素酸ナトリウムシリジ EDTA製剤 滅菌生理食塩水 滅菌綿球 3％過酸化水素水シリンジ 	・洗浄時のバキューム操作を行う

診療の手順	使用器材	歯科衛生士の動き
	根管内吸引用器具 EDTA製剤 次亜塩素酸ナトリウム 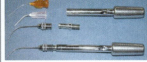 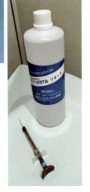 次亜塩素酸ナトリウム溶液　　根管内吸引用器具　　　　　　EDTA製剤 根管洗浄用器具 　洗浄針　プラスチックシリンジ　ルートキャナルシリンジ 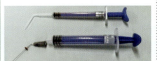 根管洗浄針　　根管洗浄用ミニウムシリンジ，プラスチックシリンジ	
7　**根管口の漏斗状拡大** 根管口拡大器具を用いて根管口を漏斗状に拡大する ゲーツグリンデンドリル　　ピーソーリーマー		・切削時の吸引操作
8　**根管経路探索**	根管探針 リーマーファイル類	
9　**根管長測定** 作業長を確認するため根管長を計る	患歯根尖が撮影されているエックス線画像 リーマー，ファイル類 電気的根管長測定器	・患歯根尖が確認できるエックス線画像，電気的根管長測定器の電源確認，歯牙電極と口腔粘膜電極の確認を行う

診療の手順	使用器材	歯科衛生士の動き
根部歯髄の捻断除去 根部歯髄を抜髄針（クレンザー）にて除去する 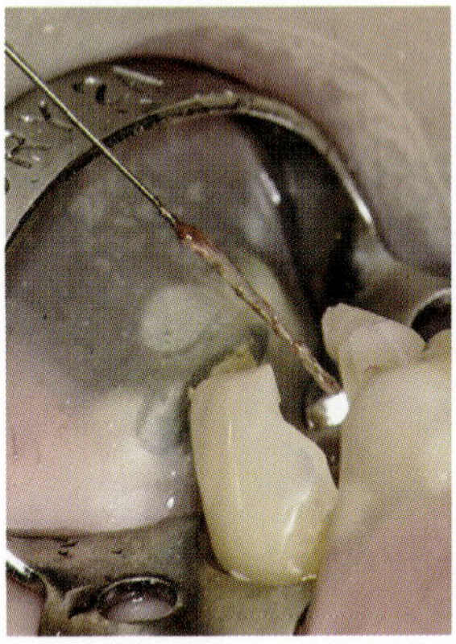	抜髄針（クレンザー） 	・根管の拡大・形成の準備を行う
根管の拡大・形成 EDTA，次亜塩素酸ナトリウムを注入して，リーミング，ファイリングを行い根管内の残存歯髄組織などを除去する	Ni-Ti製ロータリーファイル コントラアングルハンドピース リーマー　Kファイル　Hファイル リーマー　　　　Kファイル　　　　Hファイル 根管の拡大形成（Ni-Ti製ロータリーファイル）	
根管の洗浄 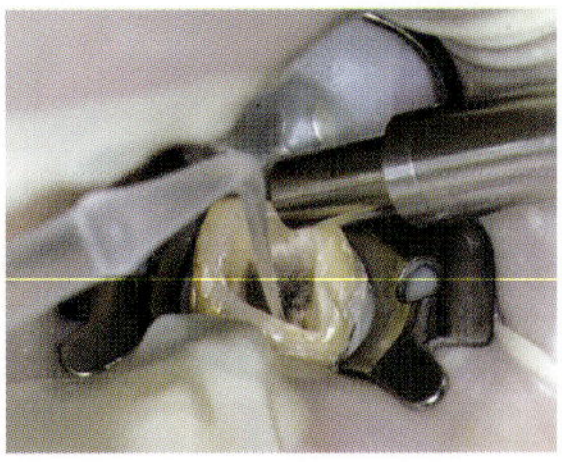 	シリンジを用いた方法 　EDTA製剤 　次亜塩素酸ナトリウム溶液 　生理食塩水 　3％過酸化水素水 超音波振動を用いた洗浄 　根管清掃用チップ 　超音波スケーラーハンドピース 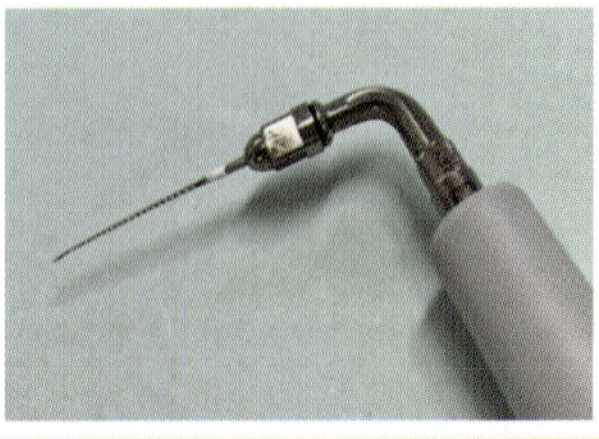 	・超音波スケーラー，ハンドピースを用いた処置の際，洗浄時のバキューム操作を行う

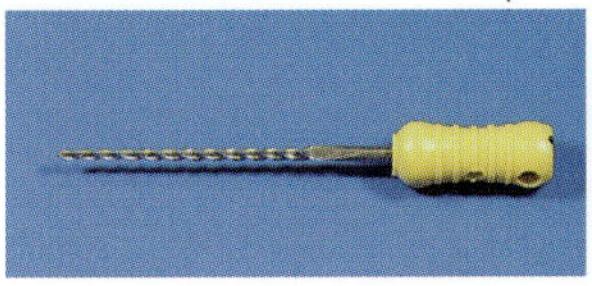

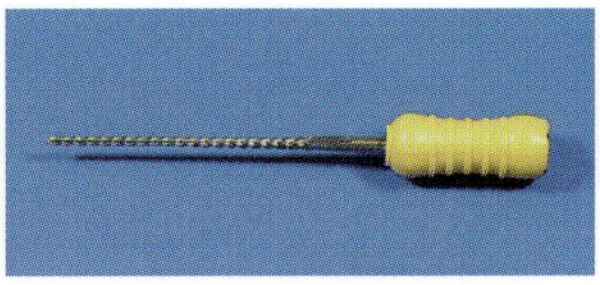

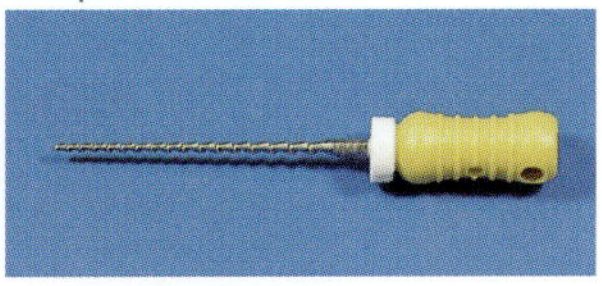

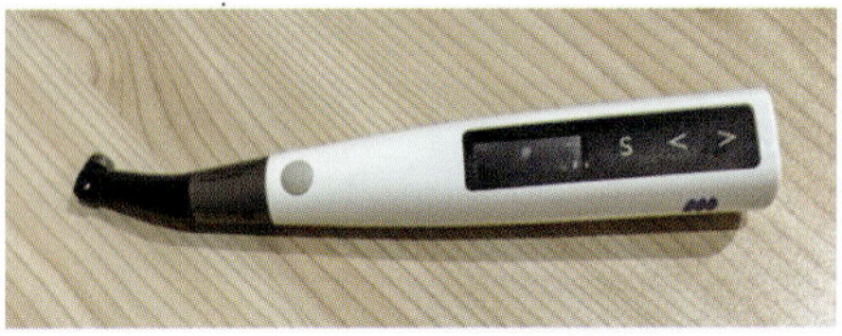

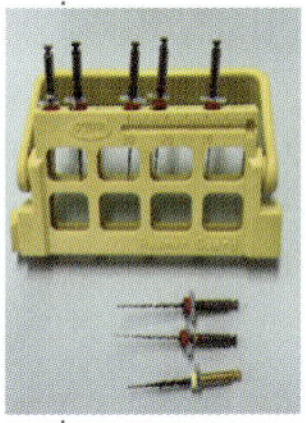

10

11

12

	診療の手順	使用器材	歯科衛生士の動き
13	根管内の乾燥 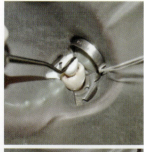	ブローチホルダー 綿花（ワッテ） ペーパーポイント 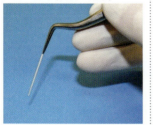 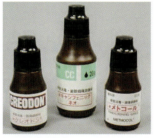	
14	根管の消毒（根管の貼薬）	根管消毒薬（フェノール系，水酸化カルシウム系） 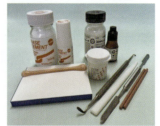 フェノール系	・小綿球を準備する．
15	仮封	水硬性仮封材 酸化亜鉛ユージノールセメント グラスアイオノマーセメント ガッタパーチャテンポラリーストッピング 練成充塡器（ストッパー） 紙練板 スパチュラ（プラスチック金属）	・仮封材（二重仮封）の準備を行う 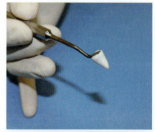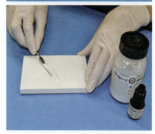 ＊二重仮封は，来院期間が長期におよぶ場合や厳密な封鎖性を必要とする症例の仮封法で，2種類の仮封材を使用する．根管口部の内層に着脱が容易なテンポラリーストッピングや水硬性仮封材を使用し，外層には封鎖性が良好な酸化亜鉛ユージノールセメント，グラスアイオノマーセメント，およびポリカルボキシレートセメントを使用することで緊密な封鎖が可能になる．

	診療の手順	使用器材	歯科衛生士の動き
16	ラバーダム防湿の除去		・ラバーダム防湿の除去を介助する． ・余剰水，唾液のバキューム吸引を行う．
17	経過観察・根管処置と治癒機転・予後 抜髄後，根管形成・清掃・貼薬・仮封まで行う 次回の処置は根管治療を行う		・患者への注意を行う ①局所麻酔が覚めるまでの注意事項 ②抜髄による外傷性の炎症反応（咬合痛や咀嚼時痛）による自覚症状が，3日から1週間程度はみられることがある ③自覚症状が消失した後，根管処置を開始する

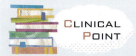

CLINICAL POINT　マイクロスコープ（歯科用実体顕微鏡）を使用した診療

マイクロスコープによる歯科治療は，特に歯内療法の分野で広く応用されるようになっている．写真は，マイクロスコープを用いた治療を行っている様子で，歯科医師は，顕微鏡を覗いたまま処置を進めていく．歯科衛生士によるアシスタントワークは，器具・器材の受け渡しをより確実に実施していくことが求められている．

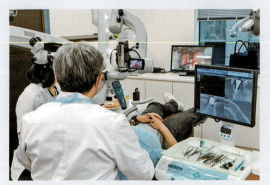

マイクロスコープを使用した診療の様子

2) 根管充塡

根管治療により無菌的状態になった根管を，生体に無害な材料を用いて封鎖する必要がある．この操作を根管充塡といい，根管内を緊密に封鎖し，根尖歯周組織と遮断することを目的としている．

根管充塡の作業は，針刺しなどの医療事故につながりやすいため，歯科医師と歯科衛生士とが連携を十分に取って行うことが大切である．

次に根管充塡の準備器材（図I-5-5）と治療例，診療補助のポイントについて示す（表I-5-5）．

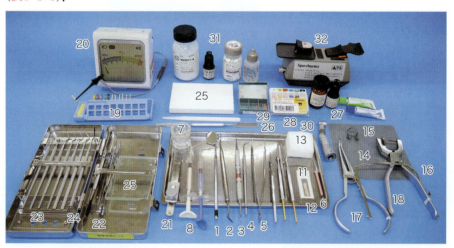

図I-5-5　根管充塡の準備器材
基本セット〔1デンタルミラー，2練成充塡器（ストッパー），3スプーンエキスカベーター，4深針（エキスプローラー），5歯科用ピンセット，6ストッピング，7ダッペングラス，ほか，バキュームチップ，バキュームラバーチップ，エジェクター（排唾管）〕，
根管清掃と乾燥〔8ミニウムシリンジ（ルートキャナルシリンジ），ほか，清掃針，ディスポーザブルシリンジ，9次亜塩素酸ナトリウム，10ブローチ，ブローチホルダー，11ペーパーポイント，12ストッピング，13綿花（ワッテ），ほか3％過酸化水素水〕
ラバーダム防湿用器材（14ラバーダムシート，15ラバーダムクランプ，16ラバーダムフレーム，17ラバーダムクランプフォーセップス，18ラバーダムパンチ，ほか，ラバーダムテンプレート）．
根管長，根管の太さの確認〔19Kリーマー，Kファイル，Hファイル，20電気的根管長測定器，21エンドゲージ（ルーラー）〕
根管充塡セット（22根管充塡用ピンセット，23根管用スプレッダー，24根管用プラガー，25紙練板，26金属製スパチュラ）
27根管用シーラー（水酸化カルシウム配合シーラー，非ユージノール系シーラー），28ガッタパーチャポイント（マスターポイント），29アクセサリーポイント，30レンツロ
31裏層，仮封材
32ガスバーナー

表Ⅰ-5-5 根管充塡（側方加圧充塡法）の手順と使用器材の例

診療の手順	使用器材	診療補助・介助および留意点
1 ラバーダム防湿	基本セット ラバーダム防湿用器材一式 練成充塡器，ラバーダムフレーム ラバーダムシート，デンタルフロス クランプフォーセップス，ラバーダムパンチ	・ラバーダムシートを装着する．
2 仮封除去	基本セット	・スプーンエキスカベーター，ストッパー，探針（エキスプローラー）などを用いて，仮封材を除去する．
3 根管長，根管の太さの確認	リーマー，Hファイル，Kファイル，エンドゲージ，電気的根管長測定器 電気的根管長測定器	・根管数，根管長・太さを前回の診療録で確認する．

	診療の手順	使用器材	診療補助・介助および留意点
4	根管の洗浄と乾燥	0.5〜5.25％次亜塩素酸ナトリウムシリンジ，生理食塩水，3％過酸化水素水シリンジ，ルートキャナルシリンジ，滅菌された小綿球，ペーパーポイント	・シリンジに，0.5〜10％次亜塩素酸ナトリウム溶液をそれぞれ吸引する. ・洗浄時のバキューム操作を行う.
5	マスターポイントの選択と試適	根管充填セット（根管充填用ピンセット，根管用スプレッダー，根管用プラガー） マスターポイント アクセサリーポイント エンドゲージ（ルーラー） IP（イメージングプレート） **マスターポイント** **アクセサリーポイント**	・消毒されたマスターポイントを準備し，作業長を測る. ・デジタルエックス線撮影による適合検査を行う場合，IP（イメージングプレート）を準備する.
6	根管用シーラーの根管壁への塗布 レンツロを用いて，根管内に根管用シーラーを塗布する	紙練板，金属製スパチュラ 根管用シーラー レンツロ コントラアングルハンドピース	・レンツロをコントラアングルハンドピースに装着し準備する. ・根管用シーラーを練和し，歯科医師が操作しやすい位置へ差し出す.

5章　歯科臨床と診療補助──歯内療法時の診療補助

	診療の手順	使用器材	診療補助・介助および留意点
7	マスターポイントの挿入と側方加圧	滅菌された根管充塡セット（根管充塡用ピンセット，根管用スプレッダー，根管用プラガー） マスターポイント **滅菌された根管充塡セット**	・根管充塡用ピンセットでマスターポイントを把持し，根管用シーラーをつけ，歯科医師に手渡す．患歯の位置により向きを考えて渡す． ・ピンセットを受け取り，根管用スプレッダーを手渡す． 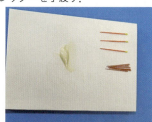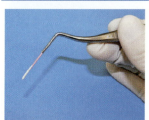 **マスターポイントにシーラーをつけて手渡す**
8	アクセサリーポイントの挿入と側方加圧 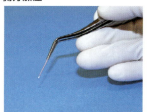 **アクセサリーポイントを手渡す**	根管充塡用ピンセット 根管用スプレッダー アクセサリーポイント 綿花（ワッテ） 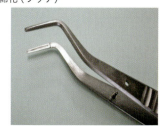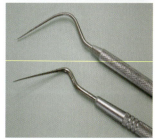	・根管用スプレッダーを受け取り，根管充塡用ピンセットでアクセサリーポイントを手渡す． ・スプレッダーの先端を綿花で拭き取る． ・上記の作業を数回繰り返す． 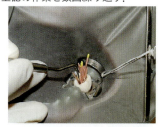 **根管用スプレッダーによる側方加圧**

	診療の手順	使用器材	診療補助・介助および留意点
8	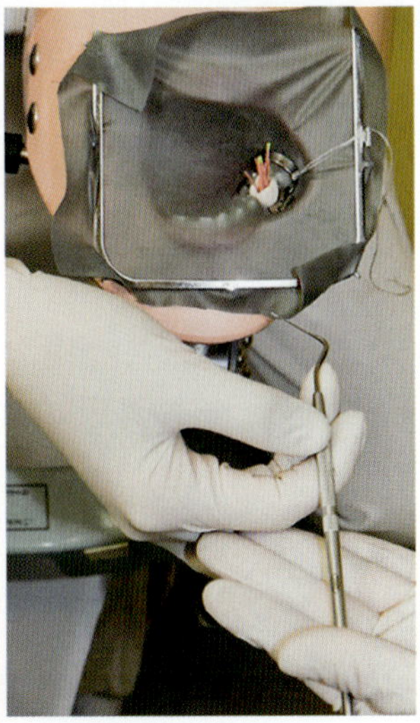 歯科衛生士にスプレッダーを返却		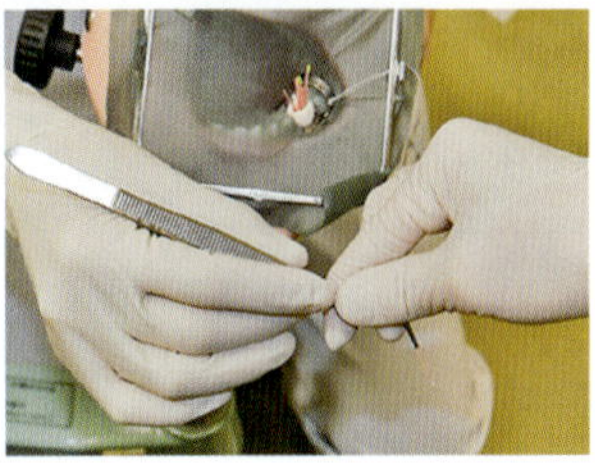 歯科衛生士は，アクセサリーポイントを手渡す
9	**ガッタパーチャポイントの切断と加圧** 余剰ポイントを焼き切る 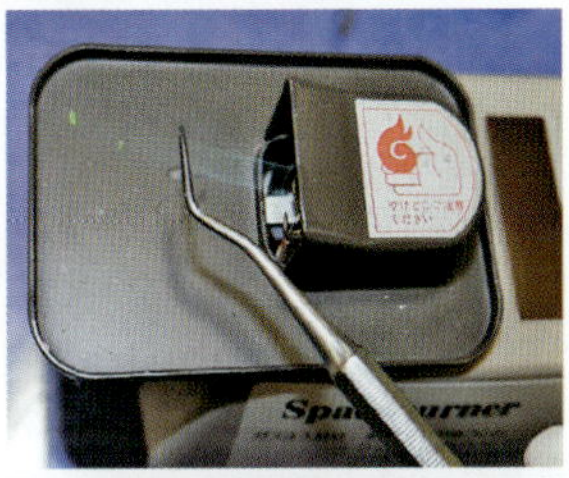 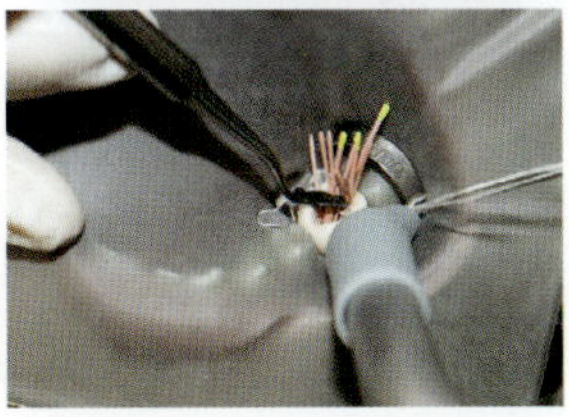 ガッタパーチャポイントをヒートキャリアあるいは根管用プラガーで切断する	ヒートキャリアまたは加熱した根管用プラガー バキュームチップ バキュームラバーチップ アルコール綿 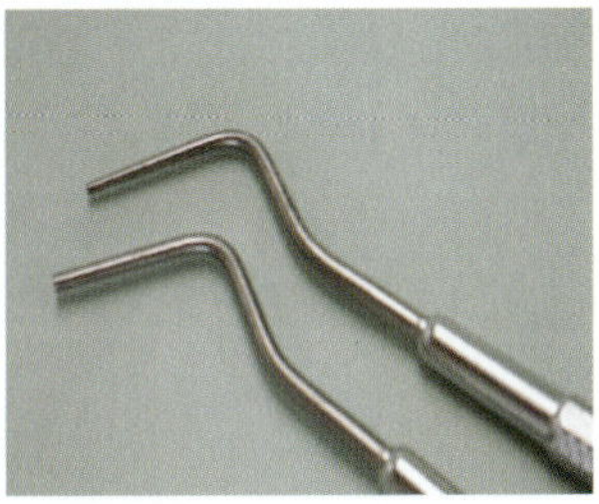 根管用プラガー	・先端を火炎で熱し，余剰ポイントを焼き切る際，バキューム吸引で不快なにおいをとる． ・ヒートキャリアを受け取り，根管用プラガーを手渡す． ・根管用プラガーの先端をアルコール綿で拭き取る． 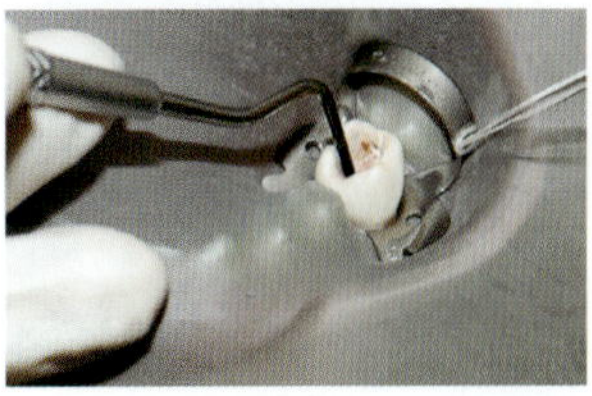 歯科衛生士は，根管用プラガーを手渡す

診療の手順	使用器材	診療補助・介助および留意点
10 仮封	基本セット アルコール綿 グラスアイオノマーセメント 水硬性セメント 酸化亜鉛ユージノールセメント，テンポラリーストッピング **仮封材**	・仮封のためのセメントを練和後，探針（エキスプローラー）などを手渡し，作業しやすい位置へ差し出す. ・仮封材を準備し，ストッパーや探針（エキスプローラー）で歯科医師に手渡す.
11 ラバーダム防湿の除去		・ラバーダム防湿の除去を介助する. ・余剰水，唾液のバキューム吸引を行う.
12 エックス線撮影による充塡状況の確認	デンタルエックス線画像用イメージングプレート（IP） インジケーター	・患者を開口させた状態で，エックス線撮影室へ誘導する. ・患者の不快感，安全に十分配慮する. ・エックス線写真撮影の介助を行う.
13 患者指導		・仮封材は，粘着性のある食材で容易にはずれることがある．仮封材がはずれても，中にもう一層セメントが詰めてあるので，根管内の汚染の心配はないことを説明する. ・根管充塡後，咀嚼時に痛みを生じる場合があることを説明する. ・次回の処置内容を確認する.

3) 外科的歯内療法

　感染根管治療，根管充填の通常の歯内治療での治癒が困難だった場合に適応される治療として外科的歯内治療がある．その種類としては，根尖掻爬法，歯根切断法，歯間分離（ルートセパレーション）などがある．歯根尖切除は，根尖の除去と周りの感染源を除去した後，根尖部の緊密な封鎖を行うために根尖方向から根管充填を行うことを逆根管充填法という．

　次に外科的歯内療法の準備器材（図Ⅰ-5-6）と治療例，治療補助のポイントについて示す（表Ⅰ-5-6）．

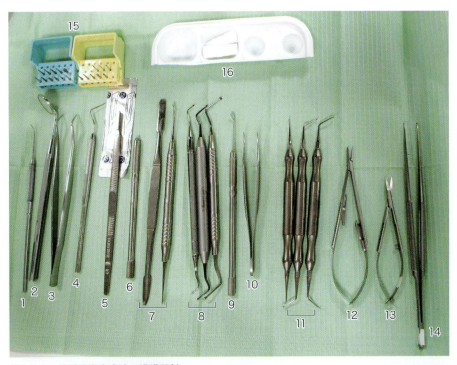

図Ⅰ-5-6　外科的歯内療法の準備器材
1探針（エキスプローラー），2デンタルミラー，3歯科用ピンセット，4プローブ，5メス刃，6メスホルダー，7骨膜剝離子，8鋭匙，9マイクロミラー，10アドソンのプライヤー，11逆根管充填用プラガー，12持針器，13剪刀，14鑷子，15回転切削器具，16ロールワッテ

表Ⅰ-5-6　外科的歯内療法の手順と使用器材の例

	診療の手順	準備器材	診療補助・介助および留意点
1	術野の消毒および麻酔	基本セット 綿球，消毒薬 表面麻酔薬，浸潤麻酔注射器 カートリッジ麻酔薬，注射針	・術野の消毒薬，表面麻酔薬，浸潤麻酔薬の準備を行う

	診療の手順	準備器材	診療補助・介助および留意点
2	切開と粘膜骨膜弁の剥離	滅菌ガーゼ メス 骨膜剥離子 外科用バキューム	・視野の確保のため，口角鉤で口唇の排除を行う. ・メス，骨膜剥離子の使用順にトレーに器具を準備し，必要に応じて外科用バキュームを行う.
3	骨除去，骨開窓	コントラアングルハンドピース 回転切削器具（ラウンドバーなど） 生理食塩水，鋭匙，滅菌ガーゼ 外科用バキューム メス　　骨膜剥離子　　鋭匙	・術者がコントラアングルハンドピース，ラウンドバーなどのエンジンを使用して骨除去を行っている際には，生理食塩水をかけながら，外科用バキュームで吸引を行う.
4	根尖病変部の肉芽組織の掻爬	各種骨膜剥離子 スプーンエキスカベーター 鋭匙 滅菌ガーゼ 外科用バキューム ディスポーザブルシリンジ 生理食塩水	・術者の視野の確保を目的に適宜，外科用バキュームで吸引を行う.
5	歯根尖の切除 歯根切除	エアタービンハンドピース，タービンバー マッカンドー型有鉤ピンセット マッカンドー型無鉤ピンセット 5倍速コントラアングルハンドピース 回転切削器具 マイクロミラー スプーンエキスカベーター 鋭匙 粘膜剥離子	・エアタービン使用時には，バキュームで吸引する. ・スプーンエキスカベーター，粘膜剥離子で歯肉圧排.マイクロミラーが重ならないようエアをかける.

診療の手順	準備器材	診療補助・介助および留意点
6 逆根管充塡窩洞の形成 	超音波スケーラーハンドピース 逆根管充塡用チップ（レトロチップ） 	・超音波スケーラー使用時に，外科用サクションでバキュームを使用して吸引を行う． ・マイクロミラーの付着物を洗浄して視野明視にする．
7 逆根管充塡 	滅菌金属製スパチュラ ガラス練板 EBAセメント MTAセット 滅菌ガーゼ **根管充塡材（EBAセメント）** 	・充塡材の練和を行う． ・出血がある場合，圧迫止血を行うための滅菌ガーゼを手渡す．
8 縫　合	生理食塩水 ディスポーザブルシリンジ 洗浄針 マッカンドー型有鉤ピンセット 縫合セット 滅菌ガーゼ 糸付き縫合針 持針器 剪刀	・術部の洗浄の際に，外科用バキュームを使用して吸引をする．

5章　歯科臨床と診療補助——歯内療法時の診療補助

❸ 歯周外科治療時の診療補助

1. 歯周外科治療と診療補助の特徴

　歯周基本治療後の再評価で4mm以上の歯周ポケットが残存し，プロービング時に出血する場合や，プラークコントロールが困難で，歯周炎の再発を起こしやすい場合，その他必要に応じて歯周外科手術が行われる．歯科衛生士は手術の内容に応じて手順や必要器材，介助のポイントなどを把握しておく必要がある．

2. 歯周外科治療の例と診療補助の流れ

1) 歯周外科治療時の歯科衛生士の業務

(1) 術前の患者への説明

❶ 事前の確認事項

　手術に対するインフォームドコンセントを得て日程が決定したら，処置内容と当日の流れを十分に説明し，万全の体調で安心して手術に臨めるよう配慮する．おおよその施術時間を事前に伝え，楽な服装で来院してもらう．また女性の場合は，顔色の変化を観察するために，薄化粧で来院してもらうとよい．食事についての制限は特にないが数時間前に済ませて来院してもらう．

❷ 当日の患者対応

　患者が来院したら，まず当日の体調と十分な休養と食事がとれているかを確認し，バイタルサインをチェックする．手術が長時間にわたることもあるので，事前にトイレを済ませてもらう．また，当日の処置内容について理解しているか再度確認する．

(2) 術中の注意

　術者は施術部に集中しているため，特に麻酔下の観血処置の場合は，患者の顔色や表情の変化に迅速に対応するよう心がける．サージカルドレープ（有窓履布）を用いて表情が見えない場合が多いため，頻繁に声かけを行うようにする．

(3) 術後の患者への説明

①術後しばらく麻酔が効いているため，なるべく飲食を控え口唇や舌を誤って咬まないようにする．

②数日間は口腔内に血液がにじむ場合があるが，激しいうがいを避けるようにする．

③術部で固い食品を咬まないように注意し，特に歯周パックを行った場合は，粘着性の強い食品にも注意する．

④処方された薬剤を指示通りに服用する．

⑤過激な運動や労働，長時間の入浴は避ける．

⑥処方された薬剤を服用しても治まらない疼痛・腫脹・出血等がある場合は連絡

をもらう．
⑦歯肉退縮や象牙質知覚過敏が起こる可能性があることを説明する．

(4) 術後の口腔清掃
通常翌日に経過観察と術部の洗浄を行う．術後は術部のブラッシングを避け，それ以外の部位は感染防止のため十分な清掃を行い，洗口剤なども使用するとよい．1～2週間後に縫合糸や歯周パックの除去を行い，その後，軟毛の歯ブラシで軽めにブラッシングを開始してもらう．

2) フラップ手術 (図I-5-7a, b, 表I-5-7)
フラップ手術（歯肉剝離搔爬術，FOP：flap operation）は骨膜を含んだ全層弁，または骨膜を一部残した部分層弁を剝離させ，病変部を明視しながら，プラーク・歯石および不良肉芽組織を搔爬し，歯周ポケットの除去もしくは減少を目的とする歯周外科手術である．

(1) 手術後の注意点
①術後1週間ほどで，歯周パックの除去と抜糸を行うが，その間の手術野のプラークコントロールは，洗口剤を中心とする．それ以降は，軟毛または超軟毛

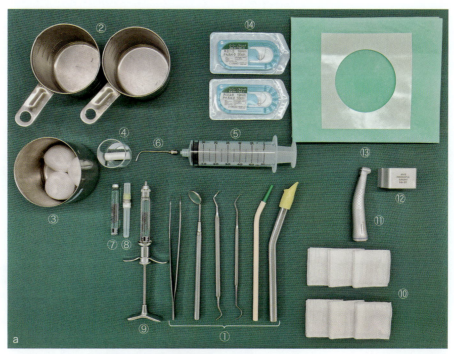

図I-5-7a　フラップ手術（FOP）の準備器材
①基本セット（歯科用ピンセット，デンタルミラー，エキスカベーター，探針（エキスプローラー），バキュームチップ），②ステンレスカップ，③消毒用大綿球，④ロールワッテ（表面麻酔薬用），⑤ディスポーザブルシリンジ，⑥歯科用洗浄針，⑦麻酔薬カートリッジ，⑧注射針，⑨カートリッジ注射器，⑩滅菌ガーゼ，⑪回転切削機器，⑫各種切削用バースタンド，⑬サージカルドレープ，⑭糸付縫合針

I編 歯科医療における歯科診療補助

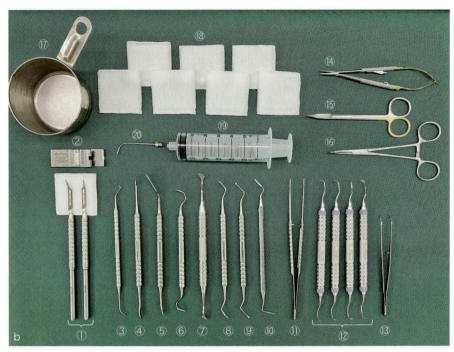

図 I-5-7b フラップ手術（FOP）の準備器材
①メスホルダー（替刃メス♯12D,♯15C），②ブレードリムーバー，③歯周プローブ，④剝離子（ブーザー），⑤剝離子（プリチャード），⑥歯肉切除用メス（オルバンメス），⑦歯肉切除用メス（カークランドメス），⑧骨ノミ（バックアクションチゼル），⑨骨やすり（ハーシュフェルトファイル），⑩骨やすり（シュガーマンファイル），⑪鑷子・ティシュプライヤー（クーリー），⑫各種スケーラー（グレーシータイプキュレット），⑬鑷子・ティシュプライヤー（セムケン 曲），⑭持針器（カストロビージョ），⑮歯肉剪刀（ゴールドマンフォックス），⑯モスキート（曲）（ハルステッド），⑰ステンレスカップ，⑱滅菌ガーゼ，⑲ディスポーザブルシリンジ，⑳歯科用洗浄針

の歯ブラシを使用し，弱圧でブラッシングを行う．
②処方時の説明を守り服薬してもらう．
③出血や痛み，または歯周パックがはずれた場合はただちに連絡してもらう．

表 I-5-7 フラップ手術の手順と使用器材の例

 症例　48歳女性　上顎前歯部フラップ手術（FOP）

診療の手順	使用器材	診療補助・介助および留意点
1　手術室の準備 ①清潔域の確保 ②器具・器材のセッティング	消毒薬，デンタルタオル	・ワゴンや歯科用ユニットなどを清拭する． ・器具，器材の使用するタイミングを熟知しておき，術式通り並べて準備する．

	診療の手順	使用器材	診療補助・介助および留意点
2	術前の説明と患者の体調の確認 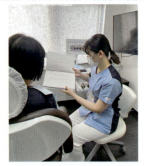	生体情報モニタ 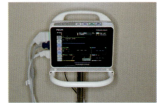	・術前，術中，術後にバイタルサインを測定し，当日の体調を随時確認する．また，服薬状況，食事の摂取状況，精神状態などについて確認し主治医に報告する． ・手術前に，洗口剤による口腔洗浄を指示する． 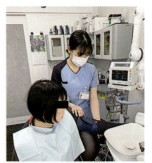 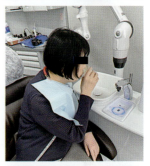
3	術者の手指消毒	サージカルガウン 滅菌グローブ サージカルキャップ 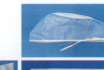 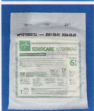	・サージカルガウン着用の補助を行う． 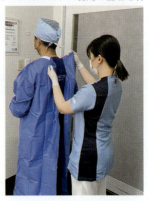

5章　歯科臨床と診療補助——歯周外科治療時の診療補助（フラップ手術）

診療の手順	使用器材	診療補助・介助および留意点
4　手術野の消毒	消毒用器具一式 ①**バキュームチップ** **（直・サージチップ）** ②**診査用器具** ③**消毒用大綿球** **（クロルヘキシジングルコン酸塩0.1〜** **0.5％水溶液）** **サージカルドレープ**	①口腔外の消毒を行う 口腔外清拭 ②患者の顔面をサージカルドレープで 覆い，口腔内を清拭消毒する． ＊口角にワセリンや軟膏を塗布し，器 具による裂傷を防ぐ． サージカルドレープ
5　局所麻酔 	局所麻酔用具一式 **麻酔用器具一式** ①**表面麻酔薬** ②**カートリッジ注射器** ③**注射針** ④**麻酔薬カートリッジ**	・麻酔薬が咽頭に流れるのを防ぐた め，吸引の際は刺入点付近でバ キューム操作を行う．
6　プロービング・ボーンサウン **ディング** 	歯周プローブ 記録用検査紙	・歯周プローブを用いて歯周ポケット の深さを記録する．また，ボーンサ ウンディングを行い，骨欠損形態を 記録する．

診療の手順	使用器材	診療補助・介助および留意点

7

切開

替刃メス（#12D，#15C，#390など）

①替刃メス

②メスホルダー

各種歯肉切除用メス
（ペリオドンタルナイフ）
③オルバンメス

④ カークランドメス

メス着脱器

①ブレードリ
ムーバー

②ブレードプ
ライヤー

Box タイプのブレードリムーバー

・視野を明瞭に保つため，出血をバキュームで吸引する．
・必要に応じて滅菌ガーゼを手渡す．

安全なメス刃の着脱方法

ブレードリムーバーの場合
（▶動画I-5-①）

ブレードプライヤーの場合
（▶動画I-5-②）

動画I-5-①　　動画I-5-②

8

歯肉を剝離・翻転

剝離子
①プリチャード
②ブーザー

①

②

・適宜バキュームで血液の吸引を行い，必要に応じて滅菌ガーゼ・生理食塩水を準備する．
・頬粘膜，舌，口唇の過度な排除によって軟組織を傷つける可能性があるので注意する．

5章　歯科臨床と診療補助——歯周外科治療時の診療補助（フラップ手術）

	診療の手順	使用器材	診療補助・介助および留意点
9	**歯肉ポケット内壁と骨欠損部位の炎症性肉芽組織の除去** 歯根面のSRP 	各種スケーラー **グレーシータイプキュレット**	・滅菌ガーゼ，生理食塩水など準備し，手術野の明示を心がける. ・また，必要に応じて器具に付着した肉芽組織を滅菌ガーゼで拭き取る. ・口腔内に唾液が溜まった場合はバキュームで吸引する.
10	**必要に応じて歯槽骨整形を行う** 	骨やすり 骨ノミ 回転切削機器 ┐切削時 ラウンドバー ┘ 生理食塩水 **各種切削用バー** ① ② ③ ①**骨やすり（シュガーマンファイル）** ②**骨やすり（ハーシュフェルトファイル）** ③**骨ノミ（バックアクションチゼル）**	・切削用バーを用いて歯槽骨整形を行う際，バキューム吸引を行う. ・患者に切削による振動があることや注水による吸引を行うことを，十分に説明を行って患者に協力を得る必要がある. ・切削時に発生する飛沫・エアロゾルを吸引するため，口腔外バキュームを使用する.
11	**歯肉弁の整形**	歯肉剪刀	・出血がある場合，バキュームで吸引する.
12	**洗浄と止血**	洗浄用具一式 **洗浄用具一式** ①**生理食塩水** ②**ディスポーザブルシリンジ** ③**歯科用洗浄針** ④**バキュームチップ** ⑤**薬杯**	・縫合を行う前に，生理食塩水で術野の洗浄を行う．その際バキュームで吸引する.

診療の手順	使用器材	診療補助・介助および留意点
13 **リグロス®の塗布** 再生療法が必要な場合はここで行う 	①塩基性線維芽細胞増殖因子（bFGF）：リグロス® ②エナメルマトリックスタンパク質（EMD）：エムドゲイン®ゲル 	・パックから投与ホルダーを取り出し，薬剤の混合・溶解を行う． リグロス®
14 **縫合** 	縫合用器材一式 ①糸付縫合針 ②持針器（カストロビージョ） ③持針器（ヘガール） ④ピンセット・鑷子 ⑤剪刀 	・縫合の様子をよく確認し，持針器と剪刀の手渡しを繰り返す． ・唾液が溜まった場合はバキューム吸引を行う．

5章 歯科臨床と診療補助——歯周外科治療時の診療補助（フラップ手術）

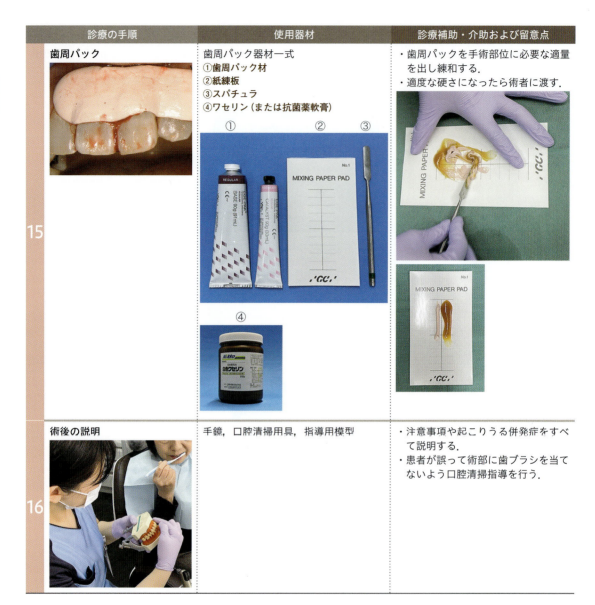

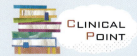

CLINICAL POINT 歯周組織再生療法

近年では，フラップ手術に伴い，歯周再生療法が行われるようになりました．主な再生療法として，歯周組織再生誘導法（GTR法）や歯周組織誘導材料エムドゲイン®ゲル，リグロス®を応用した方法などが行われます．

歯周組織再生療法
『歯周病学』
p.107-108

補綴治療時の診療補助

1. 補綴治療の例と診療補助の特徴

　補綴治療は何らかの理由により失われた歯や歯の一部あるいは歯周組織の機能や形態を人工の材料で回復するための治療である．主な口腔の機能としては咀嚼，発音，嚥下があり，いずれの機能も歯が失われると障害を起こす．また，審美性については，外観に触れる前歯部の形態や色彩などの要素は顔面に与える影響は大きく，心理面にも影響を与える．

　治療装置としては，クラウン・ブリッジ，部分床義歯，全部床義歯，インプラントなどがあげられ，検査や治療過程においてさまざまな器具・器材を用いる（図 I-5-8～13）．円滑に診療補助を行うには，歯科衛生士が各治療過程で必要となる器具や材料の使用方法を十分に理解するとともに，それら器具・器材をあらかじめ想定し，治療の流れ（図 I-5-14）に沿った準備をすることが重要となる．

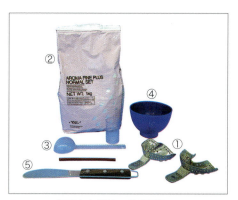

図 I-5-8　概形印象採得の準備器材
①既製トレー，②アルジネート印象材，③計量器，④ラバーボウル，⑤印象用スパチュラ

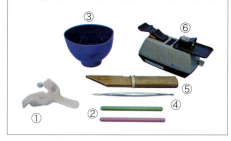

図 I-5-9　筋圧形成の準備器材
①個人トレー，②コンパウンド（イソコンパウンド，ペリコンパウンド）p.273参照），③ラバーボウル，温湯（温度調整用），④エバンス，⑤小刀，⑥ガスバーナー（またはアルコールトーチ）

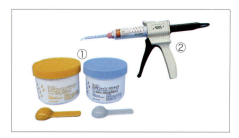

図 I-5-10　精密印象採得の準備器材
①パテタイプのシリコーンゴム印象材，②カートリッジディスペンサーに装着したインジェクションタイプのシリコーンゴム印象材とミキシングチップ

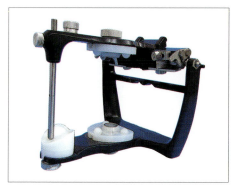

図 I-5-11　咬合器

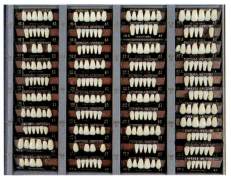

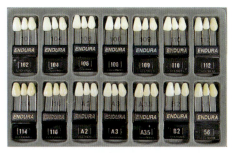

図Ⅰ-5-13　シェードガイド

図Ⅰ-5-12　モールドガイド

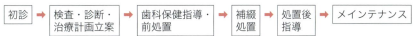

図Ⅰ-5-14　補綴治療の一般的な流れ

2. 補綴治療の例と診療補助の流れ

1）クラウン・ブリッジ（表Ⅰ-5-8）

　クラウンとはう蝕の進行や外傷などにより，歯冠の一部あるいは全部を欠損し，口腔の機能や審美性が損なわれた歯に対してそれらを回復するために装着される歯冠の形態をした固定性の補綴装置である．クラウンは天然歯の歯冠を被覆的に修復する修復物の総称であり，歯冠の全部を被覆する全部被覆冠，歯冠の一部を被覆する部分被覆冠に分類される．**ブリッジ**は１歯または数歯の欠損に対して，残存歯あるいはインプラントに支台装置を装着してこれに人工歯であるポンティックを連結した補綴装置である．**架工義歯**，**橋義歯**ともよばれる．クラウンは構造と使用される材料によっていくつかの種類に分類され，部位や目的によって使い分けられている．治療は，まず支台歯形成をした後，印象採得を行って作業模型を作り，模型上で技工操作を行って製作する．そのため，診療室だけでなく歯科技工士と連携をとり，進めていく必要がある．

表 I-5-8 前歯部前装冠治療の手順と使用器具の例

前歯部前装冠（既製冠を用いたプロビジョナルレストレーション〈テンポラリークラウン〉の製作・装着含む）

	診療の手順	使用器材	診療補助・介助および留意点
1回目			
1	**支台歯形成** ①局所麻酔（生活歯の場合） ②支台歯形成 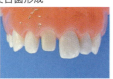 支台歯形成後 ＊支台築造 既製ファイバーポストとコンポジットレジンを併用する方法 ①築造窩洞の形成 ②歯面処理 ③ファイバーポストの試適・調整 ④コンポジットレジン填入 ⑤支台築造	基本セット（毎回準備する） デンタルミラー 表面麻酔，綿棒，歯科用ディスポーザブル注射針・カートリッジ，局所麻酔薬 エアタービン用ハンドピース，マイクロモーター用コントラアングルハンドピース，ダイヤモンドポイント， カーバイドバー， カーボランダムポイント， ホワイトポイント， フィッシャーバー バー・ポイント類（前述）， 歯面処理材， コンポジットレジン， シリンジ， 既製ファイバーポスト シランカップリング剤 光照射器	・口腔内に流れた麻酔薬の吸引や術野の確保のため，必要に応じてバキューム（サクション）を行う． ・注水下で行われるため，吸引および術野の確保をバキューム（サクション）で行う． ・バキュームで吸引および術野の確保を行う．歯面処理材やレジン類は事前に準備しておく． ・2液タイプの処理材は使用する直前に重合皿に滴下し，コンポジットレジンはシリンジに注入しておく．
2	**印象採得** プロビジョナルレストレーション（テンポラリークラウン）の撤去 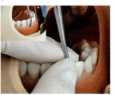 プロビジョナルレストレーション撤去 ①歯肉圧排 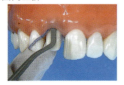 歯肉圧排	クラウンリムーバー， 探針（エキスプローラー）， ガーゼ 表面麻酔，綿棒， 歯科用ディスポーザブル注射針・カートリッジ， 局所麻酔薬， 歯肉圧排用綿糸，ジンパッカー， ハサミ， 歯科用ピンセット	・辺縁を傷つけないようにクラウンをはずし，仮着セメントを探針（エキスプローラー）で除去する．クラウン内面のセメントも除去する． ・歯肉圧排用綿糸は歯肉溝に合った太さを選択する． ・それから辺縁歯肉の状態を観察し，長さを決定する． ・止血のために歯肉圧排用綿糸に血管収縮薬を含ませる場合もある．

診療の手順	使用器材	診療補助・介助および留意点
2 ②精密印象採得 印象採得後	シリコーンラバー印象材（パテタイプ，インジェクションタイプ），ディスペンサー，ミキシングチップ，シリンジ，シートワックス，（シートワックスなどのスペーサーを用いない場合はエバンスやカッターを準備） シリコーンラバー印象材	既製トレーを使った連合印象の場合 ・一次印象では支台歯をスペーサーで覆い，その後パテタイプのベースキャタリストを練和し，トレーに盛りつけ術者に渡す． ・硬化し口腔内からトレーを撤去したら，スペーサーをはずす．この際，二次印象の妨げになる歯間部に入り込んだ印象材は除去しておく． ・二次印象ではインジェクションタイプを準備し，シリンジに注入したら術者に手渡す． ・歯肉溝内の歯肉圧排用綿糸を除去し，支台歯の辺縁から印象材を一方向で流し込むと同時に一次印象内面にも印象材を十分に盛り付ける． ・その後，圧接して二次印象を行う．
3 咬合採得	咬合採得用シリコーンゴム，ディスペンサー，ミキシングチップ，（パラフィンワックスの場合，咬合採得用ワックス，エバンス） 咬合採得の準備器材 ①咬合採得用シリコーンゴム ②ディスペンサー ③ミキシングチップ ④パラフィンワックス	・ディスペンサーにミキシングチップを取りつけ，術者が持ち替えなくてもよい方向を考えて渡す．
4 シェードテイキング シェードガイドによる色合わせ	シェードガイド，手鏡	・色合わせをする際は直射日光の当たらない，明るい自然光の下で行う．あるいは太陽光線に近い人工光線がよいため，ユニットのライトは消す． ・歯面は乾燥させない．

5章 歯科臨床と診療補助——補綴治療時の診療補助（クラウン・ブリッジ）

診療の手順	使用器材	診療補助・介助および留意点
 技工操作 1. 作業用模型の製作 　1) 石膏注入 　2) 台付け 　3) 模型のトリミング 2. ワックスパターン (ろう型) の製作 3. ワックスパターン (ろう型) 採得 4. 埋没 5. 鋳造 6. 調整・研磨	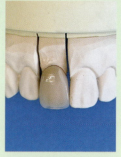 1 陶材焼付冠	

5	プロビジョナルレストレーション (テンポラリークラウン) の仮着		
	①既成樹脂冠の選択と試適 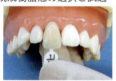 プロビジョナルレストレーションの試適	既成樹脂冠 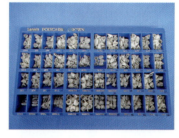	・既成樹脂冠のセットを準備する．
	②既成樹脂冠辺縁部の修正	スタンプバー	・切削片で作業が見づらくならないようエアをかける．その際，スリーウェイシリンジが術者の作業の妨げにならないよう配慮する．
	③分離剤の塗布	歯科用ピンセット，綿球，ワセリン	・レジン分離剤としてワセリンなどを薄く塗布する．
	④レジンの盛りつけ 	常温重合レジン，重合皿，筆，ガーゼ	・レジンの粉と液をパイル皿に準備する．作業中足りなくなってきたら補充する．筆に付着したレジンは硬化する前にガーゼで拭き取る．
	⑤支台歯への圧接 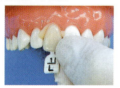	温湯	・圧接時に辺縁からはみ出たレジンは硬化前に探針 (エキスプローラー) で排除する場合があるため，探針の拭き取りを行う．

診療の手順	使用器材	診療補助・介助および留意点
⑥形態修正 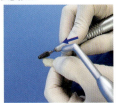 形態修正	スタンプバー，鉛筆	・切削片で作業が見づらくならないようエアをかける．その際，スリーウェイシリンジが術者の作業の妨げにならないよう配慮する． ・ライトを口腔内から移動させる際はいったん消すか，患者の目にあてないように操作する．
⑦咬合調整	咬合紙，咬合紙ホルダー，カーボランダムポイント，フィッシャーバーなど	・咬合紙の受け渡しを行い，必要に応じてエアをかけたり，ライトを口腔内外に位置づける．
⑧研磨	ペーパーコーン，チャモイスホイール，レジン用つや出し研磨材	・発熱しないようエアをかける．
⑨仮着 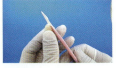 仮着材の盛りつけ	仮着材，練板，スパチュラ，ガーゼ，アルコールガーゼ，デンタルフロス 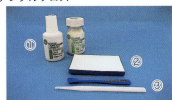 仮着の準備器材 ①仮着材 ②練板 ③スパチュラ	・術者が施術歯周囲を乾燥させ始めたら，仮着材を練和する．プロビジョナルレストレーション内に仮着材を塡入したら，装着する向きを考えて術者に渡す． ・余剰セメントは探針（エキスプローラー）を用いて除去する．隣接面はデンタルフロスで除去する． 硬化後，余剰セメント除去 ・ガーゼで拭き取る際は安全性を考え，ガーゼを数枚重ねて拭き取る． 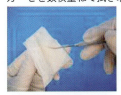 拭き取り

診療の手順	使用器材	診療補助・介助および留意点
2回目		
6 口腔内試適，調整，研磨 **接触点の確認**	咬合紙，咬合紙ホルダー， コンタクトゲージ， カーバイドバー， カーボランダムポイント， シリコーンポイント， ペーパーコーン， チャモイスホイール， 研磨材	・接触点の確認のため，コンタクトゲージを手渡す． ・辺縁適合度はエキスプローラー，咬合接触は咬合紙を用いるため，咬合紙ホルダーに取り付けて渡す． ・削合・研磨の際は削合片や発熱がみられるため，エアをかけ除去する． **咬合紙の受け渡し**
7 合着・接着	合着材・接着材， 探針（エキスプローラー）， デンタルフロス， ガーゼ	・術者が支台歯周囲を乾燥させると同時にタイミングを合わせて合着材を練和し，気泡を入れないよう内面に盛りつける． ・クラウンは練板の上に置き，装着する向きを考えて渡す． ・硬化したら，探針（エキスプローラー），デンタルフロスなどで余剰セメントを完全に除去する． **クラウンの渡し方**
8 メインテナンス	指導用模型， 歯ブラシ，補助的清掃用具	・口腔内の観察や歯周精密検査を行い，状態を確認する． ・必要に応じてブラッシング指導やPTCを実施する．

2) 遊離端部分床義歯

部分床義歯は1歯欠損から多数歯欠損まできわめて多様性に富むが，基本的には全部床義歯と同じ手順で治療が進められる．有床義歯の治療ステップは診療室での作業と技工室での作業があり，双方を往復して治療を進めていく．そのため，診療室と技工室の作業を関連づけて把握し，連携することが重要である（表I-5-9）.

表Ⅰ-5-9 部分床義歯治療の手順と使用器材の例

症例　72歳女性　7-5|4-7欠損　部分床義歯

診療の手順	使用器材	診療補助・介助および留意点

1回目

1　概形印象採得

印象採得

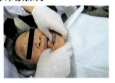

既製トレー，
アルジネート印象材，
計量器，
ラバーボウル，
印象用スパチュラ
ユーティリティワックス

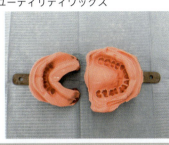

- 患者の口腔内に適合する既製トレーを選択し，試適する．
- 歯列などの状態に合わせ，ユーティリティワックスで修正を行う．
- アルジネート印象材をタイミングよく練和し，トレーに盛り付けて口腔内に挿入する向きを考えて渡す．硬化後，口腔内からはずした印象体を十分に水洗し，消毒液に浸漬し，技工室に運ぶ．
- なお，患者の口腔周囲に印象材が付着していることが多いため，ティシュペーパーなどを手渡す．

技工操作

技工室

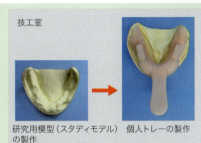

研究用模型（スタディモデル）の製作　　個人トレーの製作

1. 研究用模型の製作
   1) 石膏注入
   2) 台付け
   3) 模型のトリミング
2. 個人トレーの製作
   1) トレー外形線の設定
   2) 残存歯周囲のスペーサーの圧接
   3) ストッパーの付与
   4) トレー用レジンの圧接整形
   5) 形態修正

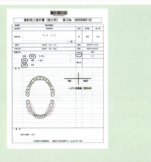

2回目

2　筋圧形成

トーチで軟化させたモデリングコンパウンドを部分的にトレー辺縁部に添加し，温湯にくぐらせた後，口腔内に戻し，当該部位に応じた機能運動を行わせ，辺縁の形成を行う．

個人トレー，
コンパウンド，
ラバーボウル，
温湯，冷水，
エバンス，小刀，
ガスバーナー，アルコールトーチ

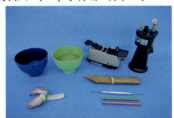

筋圧形成の準備器具

- トーチで熱したコンパウンドが垂れることがあるため，シートを敷いておくとよい．
- 温湯と冷水はラバーボウルに準備し，温度に気をつける．

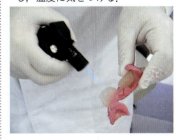

	診療の手順	使用器材	診療補助・介助および留意点
2		筋圧形成	
3	精密印象採得	シリコーンゴム印象材（インジェクションタイプ）， ディスペンサー，ミキシングチップ， シリンジ，スパチュラ， ユーティリティワックス， シリコーンゴム印象用接着材 シリコーンゴム印象材（インジェクションタイプ） 精密印象採得	・ディスペンサーに印象材のカートリッジとチップをセットし，術者に渡す． ・患者の口腔周囲についた印象材はティッシュペーパーなどで除去する． ・個人トレー内面に接着材を塗布する．

技工操作

技工室　　　　　　　　　基礎床
作業用模型の製作　　　　咬合床（咬合堤）の製作

1. 作業用模型の製作
   1) ボクシング
      ボクシングワックスを用いて印象体が入るように枠を製作する．
   2) 石膏注入
   3) 模型のトリミング

2. 咬合床（咬合堤）の製作
   1) 常温重合レジンを用いて基礎床を製作する．
   2) パラフィンワックスを用いて咬合堤を製作する．

3回目

4	咬合採得（上下顎間関係の記録） 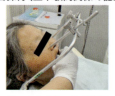 フェイスボウによる記録	咬合床， 作業用模型，咬合器， パラフィンワックス，ワックススパチュラ， エバンス，小刀，ワックス， アルコールトーチ 咬合床　　　咬合器	咬合採得した後，余剰なワックスを切り取るため，器具の拭き取りを行う．  ワックスの軟化　咬合器への取り付け

	診療の手順	使用器材	診療補助・介助および留意点
5	人工歯の選択 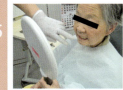 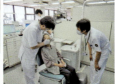 歯科技工士との連携	モールドガイド (p.151 図I-5-12参照), シェードガイド (p.151 図I-5-13参照), 手鏡	・歯の色は光の色や強さによって変わって見える場合があるため自然光のもとでシェードテイキングするのが望ましい．そのため，人工歯の色を選択する場合はユニットのライトを消す． ・隣接歯の色とのバランスも重要であるため，事前にPMTC等を行っておくとよい． ・患者に鏡を渡して歯の色の確認を行ってもらう．
技工操作	技工室 フレームのワックスアップ　メタルフレームの製作	1. 耐火模型の製作 2. フレームのワックスアップ 3. 埋没 4. 鋳造 5. フレームの研磨 6. 模型上でのフレーム試適	

4回目

6	フレームワークの試適 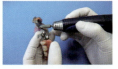 メタルフレームの調整	メタルフレーム， シリコーンゴム適合試験材， 紙練板，スパチュラ， 咬合紙，咬合紙ホルダー， カーボランダムポイント， シリコーンポイント， ストレートハンドピース	・レストやクラスプなどが咬合干渉にならないよう調整するため，適合試験材の準備や咬合紙の受け渡しを行う． ＊フレームワークの試適よりろう義歯の試適が先の場合もある
技工操作	技工室　　　　　　　ろう義歯の製作 　　　　　　　　　　　1) 人工歯の排列 　　　　　　　　　　　2) 歯肉形成 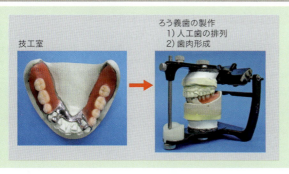		

	診療の手順	使用器材	診療補助・介助および留意点
7	**ろう義歯の試適** 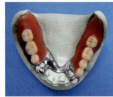 ろう義歯 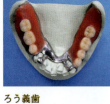 適合試験材の盛り付け	ろう義歯, パラフィンワックス, ワックススパチュラ, 適合試験材, プライヤー（クラスプ屈曲用）,（ワイヤーベンディングプライヤー）, 咬合紙, 咬合紙ホルダー, 手鏡, スタンプバー, カーボランダムポイントなど	・義歯床粘膜面の診査では適合試験材の準備を行い, 粘膜面に盛り付ける. ・金属部分を切削し調整する場合はエアをかける. ・咬合接触の診査では咬合紙の受け渡しを行う.

技工操作

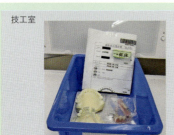

技工室　　義歯の製作
　　　　　1）埋没
　　　　　2）流ろう
　　　　　3）レジン填入
　　　　　4）重合

義歯の製作

5回目

	診療の手順	使用器材	診療補助・介助および留意点
8	**義歯装着, 調整** 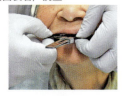 咬合接触の診査	義歯, プレッシャーインジケーターペースト（PIP）, 咬合紙, 咬合紙ホルダー, カーボランダムポイント, スチールバー, スタンプバー, シリコーンポイント, ワイヤーベンディングプライヤー, 手鏡	・義歯床粘膜面の診査では適合試験材の準備を行い, 粘膜面に盛り付ける. ・切削し調整する場合はエアをかける. ・支台装置の調整はプライヤーを手渡す. ・咬合接触の診査では咬合紙の受け渡しを行う.

診療の手順	使用器材	診療補助・介助および留意点
患者指導 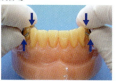 義歯のはずし方（下顎）	義歯，手鏡，義歯用ブラシ，口腔清掃用具 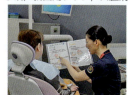	・着脱や衛生管理についての指導を行う． 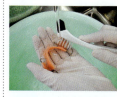 義歯の清掃 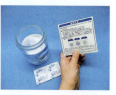 義歯洗浄剤の併用 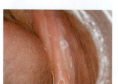 義歯不適合による粘膜損傷

🔗 **Link**
義歯装着時の患者指導
『歯科補綴』
p.134-143
p.172-175

3）インプラント（図I-5-15，表I-5-10, 11, 12）

　インプラント手術においては可及的な無菌的手術が不可欠である．偶発症である感染を避けるために，歯科衛生士は清潔域と不潔域の区別をしっかりと認識しておかなければならない．そのため，インプラント手術では清潔域を担当する一次アシスタントと不潔域を担当する二次アシスタントが必要である．準備も含め，それぞれが役割を理解して行動し，術者が手術に専念できるよう，アシスタントは患者の様子など全体に目を配る．また，手術中はライティング，頰粘膜の排除，血液の吸引などを行い，術者の視野の確保をする．器具の受け渡しをする際は，安全かつ術者が使いやすい向きを考え，血液が付着した器具の清拭なども行う．

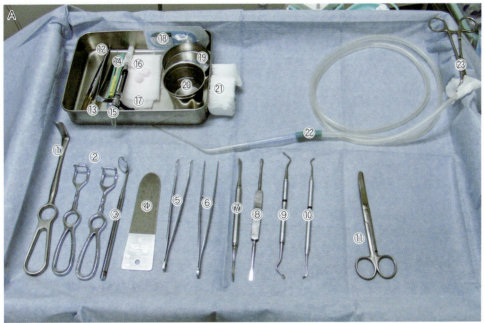

A ①扁平鉤，②口角鉤，③デンタルミラー，④撮影用ミラー（No.1），⑤歯科用ピンセット，⑥外科用ピンセット，⑦骨膜剥離子，⑧粘膜剥離子，⑨鋭匙，⑩エキスカベーター，⑪剪刃，⑫持針器（カストロビージョ），⑬有鉤ピンセット，⑭ディスポーザブルメス No.15，⑮カートリッジ式注射筒，浸麻針，⑯消毒用綿球（0.025塩化ベンザルコニウム），⑰ガーゼ（大），⑱縫合糸（ナイロン糸，針付），⑲カートリッジ，⑳生理食塩水，㉑単ガーゼ，㉒外科用サクションチューブ，㉓布鉗子

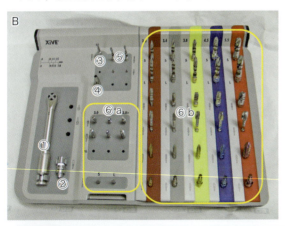

B
①ラチェット
②ラチェットアダプター
③ラウンドバー
④デプスゲージ
⑤ツイストドリル
⑥インプラント体埋入ツール

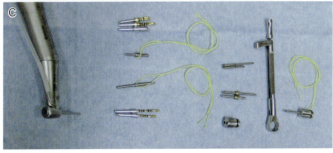

C
①インプラント用サージカルモーター
②埋入窩形成用ドリル
③ラチェット用アダプタ
④ラチェット
⑤ドライバー

図Ⅰ-5-15　インプラント手術の準備器材

表Ⅰ-5-10　インプラント一次手術の手順と使用器材の例

	診療の手順	使用器材	診療補助・介助および留意点
1	**インプラント治療前の患者指導** ①治療前のカウンセリング	パノラマおよびデンタルエックス線写真，口腔内写真，顔貌写真，スタディモデル，指導用模型 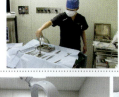 指導用模型（インプラント用）	・説明に必要なデータを揃える． ＊口腔内写真や概形印象採得なども事前に採取しておく．
	②治療手順とスケジュール説明 ③可能性のある合併症の説明 ④口腔衛生管理プログラムの説明	手鏡，口腔清掃用具，指導用模型	・プラークコントロールの重要性（日々のセルフケアおよび定期的なプロフェッショナルケア） ・メインテナンスの重要性
2	**前準備** ①清潔域の確保 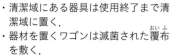	消毒薬，ペーパータオル，ガーゼ 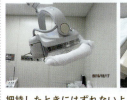 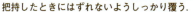把持したときにはずれないようしっかり覆う． 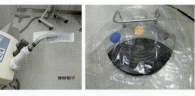フットコントローラーは汚染防止のため，ビニールなどで覆う	・ワゴンやユニットなどを清拭する．器具を準備するワゴンは患者の通る通路には置かない． ・清潔域担当の一次アシスタント，不潔域担当の二次アシスタントがいるとよい． 　不潔域担当と清潔域担当の受け渡し ・清潔域にある器具は使用終了まで清潔域に置く． ・器材を置くワゴンは滅菌された覆布を敷く． ・滅菌できない機器・器具は滅菌されたもので覆う．

5章　歯科臨床と診療補助――補綴治療時の診療補助（インプラント）

診療の手順	使用器材	診療補助・介助および留意点
2 ②器具準備	歯科用ピンセット, デンタルミラー, 口腔内消毒液, 歯科用ディスポーザブル注射針・カートリッジ, 局所麻酔薬,プローブ, 外科用サクションチューブ, 口角鈎,扁平鈎, フォーセップス, ディスポーザブルメス, バックアクションチゼル, 剥離子,鋭匙,歯肉剪刃, 持針器,縫合糸, ハンドピース,バー類, ガーゼ,生理食塩水, インプラント体,インプラントサージカルキット, ラチェットレンチ,ラチェットエクステンションなど	・清潔域担当者の術衣と手洗い 　着用中も術衣やグローブが不潔域に触れないよう正しく着衣する. ・歯科医師以外が使用する器具・器材以外はすべて補助者側に準備する. 　使用する順番に配置しておき,必要な器具をすぐに手にとれるようにする.
③患者のバイタルサイン確認・投薬	血圧計,体温計,パルスオキシメーター **生体情報モニタ**	・体調の確認 ・血圧,脈拍,血中酸素飽和度,体温の測定を行う. ・現在服薬中の薬など再度確認を行い,歯科医師の指示に従って服薬を指示する. ・前もってトイレなどは済ませてもらう. ・適度に声かけを行い,患者の不安を取り除く.
3 **口腔清掃**	歯ブラシ,歯間ブラシ,タフトブラシ,デンタルフロス, 超音波スケーラー,探針(エキスプローラー)	・術部周囲のプラーク除去を行う.歯肉縁上,縁下の清掃だけでなく,舌の清掃も行う.
4 **消毒** ①口腔内外の消毒 ②ドレーピング	消毒液, ミラー,ピンセット, 綿球,ガーゼ, サージカルドレープ,覆布鉗子 **覆布鉗子**	・消毒した範囲を超えないよう,サージカルドレープから術部を露出させる.

表Ⅰ-5-11 一次手術の流れ

症例　36歳男性　上顎左側第一小臼歯欠損部に対するインプラント一次手術

	診療の手順	使用器材	診療補助・介助および留意点
1	麻酔	歯科用ディスポーザブル注射針・カートリッジ， 局所麻酔薬	・局所麻酔薬を確認する（アドレナリン含有または含有しないもの）． ・浸潤麻酔時は，口唇の排除，術野へのライティング，バイタルサインに注意する．その際，麻酔薬の吸引や術野の確保のため，必要に応じて吸引を行う．
2	切開 *1	メス，口角鉤	・器具は術者が持ち替えず使用できるよう，向きを考えて受け渡しを行う．切開範囲や方向を十分理解しておく．術者の視野確保のため，血液の吸引を行う．
3	粘膜の剥離	剥離子， 扁平鉤	・骨乾燥させないように必要最小限のフラップ排除を心がける．
4	掻爬・骨整形	チゼル， ハンドピース，バー類	・骨形成時は注水下にて行うため，吸引を行う．
5	インプラント体埋入窩の形成 *2	ドリル， プローブ， デプスゲージ， インプラント体， インプラントサージカルキット， ラチェットレンチ， ラチェットエクステンション， ステント， サージカルガイド	・使用する順にドリルの準備をする． ・インプラント体の埋入窩の形成方向を考慮し，隣接歯との距離や歯軸の向きが確認できるよう術野の確保を行う． ・振動・注水などで患者が不快になりやすいため，形成前・形成中に振動や注水，疼痛の有無などについて声かけを行う．

	診療の手順	使用器材	診療補助・介助および留意点
6	**インプラント体の埋入** *3 口腔内埋入 口腔内カバースクリュー		・基本的にインプラント体に触れないよう注意する．二重包装になっているため，アンプルのふたをあけて清潔域に落とす．最終的にインプラント体の取り出しは術者が行う． ・患者にはインプラント体の埋入時は急に顔を動かしたりしないよう伝える． ・剝離子でフラップを排除する．インプラント体埋入窩は過度な吸引は避ける．注水を行う場合はインプラント体に生理的食塩水がかからないよう根尖側で行う． ・インプラント体の埋入深度にはトルクレンチを用いて微調整を行うため，レンチが回転する方向を考え，作業の妨げにならないようフラップの排除を行う． ・カバースクリューを装着する際はしっかり吸引し，装着できているか確認できるようにする．
7	**縫合** *4 縫合口腔内	持針器， 縫合糸， 縫合針（または針付縫合糸）， ハサミ， 有鉤ピンセット	・持針器に縫合針を取りつける際は縫合する部位を考えて向きを調整する．
8	**体調確認**	血圧計， パルスオキシメーター	・手術内容や注意事項を説明する．
9	**プロビジョナルレストレーションの修正** 術後は歯肉の形態が大きく変化するため，プロビジョナルレストレーションを調整し，術部を圧迫しないようにする．		
10	**術後の説明**		

（写真＊1〜4は日本歯科大学新潟病院土田江見子氏ご提供）

表 I-5-12　二次手術（アバットメントの連結）の流れ

42歳男性　上顎左側犬歯および第一小臼歯に対するインプラント二次手術

	診療の手順	使用器材	診療補助・介助および留意点
1	**器具の準備**	デンタルミラー，歯科用ピンセット，探針（エキスプローラー），剝離子，剪刃，持針器，縫合糸，ハサミ，エキスカベーター，ドライバー，口腔内消毒液，ガーゼ，ディスポーザブルメス（または炭酸ガスレーザー），外科用サクションチューブ，口角鉤，扁平鉤，フォーセップス，生理食塩水，サージカルステント等	
	麻酔	歯科用ディスポーザブル注射針・カートリッジ，局所麻酔薬	＊一次手術と同様
2	**切開・剝離** または歯肉切除 （＊歯肉切除：レーザーの場合） サージカルステントを使用し，埋入位置を予測する． （写真は歯肉切除後）	メスまたは炭酸ガスレーザー， 口角鉤， 剝離子， 扁平鉤， サージカルステント	歯槽粘膜にたるみがないよう頬粘膜や口唇を排除する．また，視野確保のため，吸引を行う．その際，骨乾燥させないよう注意する． レーザーを使用する場合は，焼灼時の臭いをサクションで吸引する．
3	**カバースクリューの除去**	ドライバー， 探針（エキスプローラー）， エキスカベーター	カバースクリュー上部の軟組織を剝離子等で排除し，上部周囲の硬・軟組織を除去しやすいよう視野を確保する．

	診療の手順	使用器材	診療補助・介助および留意点
4	ヒーリングアバットメントの装着（連結）	ドライバー，ヒーリングアバットメント	口腔内へ移動する際は，ヒーリングアバットメントの落下に注意する．
5	縫合，止血	持針器，縫合糸，縫合針（または針付縫合糸），ハサミ，歯科用ピンセット	＊一次手術と同様
6	体調確認	血圧計，パルスオキシメーター	
7	術後説明		

Link
患者への説明と指導
『歯科補綴学』
p.208-211

Link
歯科用CAD/CAMシステムによるクラウン・ブリッジの治療
『歯科補綴学』
p.76-78, p.92-95

Link
光学印象
p.275

4）歯科用CAD/CAMシステムによる治療

歯科用CAD/CAMシステムによるクラウン・ブリッジの治療では，作業用模型をモデルスキャナーでスキャンする間接法と，口腔内スキャナーにより直接口腔内をスキャンし，光学印象採得を行う方法がある．

前者では支台歯形成後に精密印象採得，咬合採得を行い，作業用模型を製作した後にその作業模型をモデルスキャナーでスキャニングし，CADソフトウエア（設計）でクラウン・ブリッジの設計を行う．次にCAMソフトウエア（材料・加工）でプログラミング，材料を選択し，機械加工を行う．加工後，作業用模型上で形態修正や咬合調整，色調補正を行って完成となる．

後者では，採得された光学印象画像から3Dプリンターを用いて作業用模型を製作する．場合によっては作業用模型を製作せず，直接CADソフトウエアでクラウン・ブリッジの設計を行い，CAMソフトウエアでプログラミング，機械加工を行うことも可能である（図I-5-16，▶動画I-5-③）．

動画
I-5-③

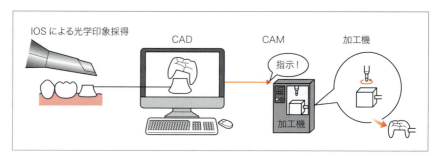

図I-5-16① 歯科用CAD/CAMシステムの概要

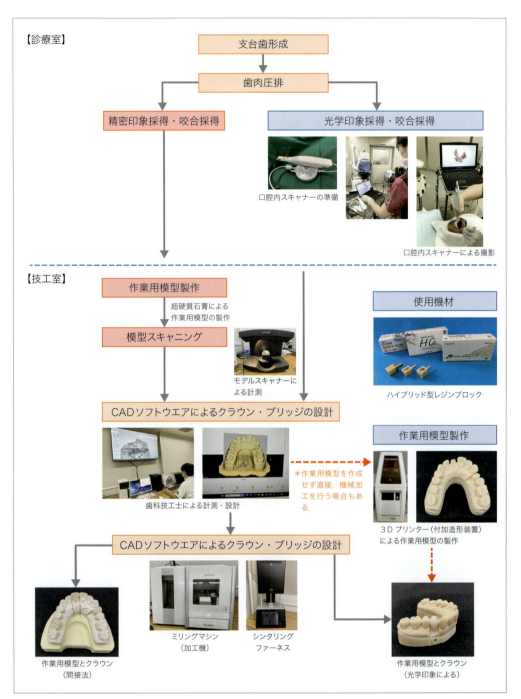

図Ⅰ-5-16② 歯科用CAD/CAMシステムの流れ

⑤ 口腔外科治療時の診療補助

1. 口腔外科治療と診療補助の特徴

　口腔外科治療においては，多くの患者が不安を抱え，緊張状態にあることが多い．また，疼痛刺激などから体調や気分の変化も起こしやすい．そのため，歯科衛生士は常に患者の表情や顔色を確認し，偶発事故を未然に防ぐよう努めること，また声かけを行うことにより患者の不安を和らげることが大切である．

2. 口腔外科治療の例と診療補助の流れ

1）抜歯時の業務

　口腔外科治療において最も多い抜歯術について，歯科衛生士の役割を以下に述べる．

（1）抜歯の前準備

　抜歯は外科手術であるため，局所的，全身的に患者にさまざまな影響を与える．抜歯を行う際には，事前に全身状態および局所状態を十分に把握し，その適応を判断するとともに，抜歯に伴う偶発症への対策をとる必要がある．近年では，高齢化の進行に伴い全身疾患を有する患者も多く，必要に応じて医科の主治医と連携して事前に対策を考え，計画的に治療を行うことが求められる．

　その中で歯科衛生士が果たす役割は，偶発症や医療事故が起こらないように，また患者が安心して抜歯を受けられるように，環境を整えることである．

　抜歯当日は，患者に過度の疲労や睡眠不足がなく，体調の整った状態で治療が行われる必要がある．歯科衛生士は，来院時にバイタルサインを測定し，当日の体調や精神状態，服薬状況，食事摂取状況などについて確認し主治医に報告する．過度の緊張や体調不良などによる偶発症を防ぐほか，抜歯後はすぐに食事ができないことから，空腹による低血糖発作にも留意する必要がある．また，患者の全身状態によっては，生体情報モニタを装着するなど術中・術後にもバイタルサインの確認が必要である．

　また，診療器材の消毒・滅菌などの管理や準備，院内感染防止のための対策なども歯科衛生士の重要な役割の1つである．

　抜歯時は，スタンダードプリコーションのガイドラインに基づき，適切な感染予防策を実施することが大切である．マスク，ゴーグル，フェイスガード，ガウン，滅菌手袋などの個人防護用具を使用し，処置の前後には必ず手指消毒を行う．また，ユニットの清拭も必ず抜歯の前後に行う．歯の分割時にタービンなどを使用する際には，口腔外バキュームの使用が有効である．安全に診療が行えるように，感染予防に対する知識をしっかりともち，適切な予防策をとれるように準備しておくことも必要である．

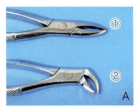
A. 前歯用

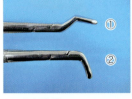
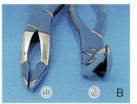
B. 小臼歯用

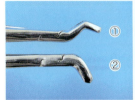
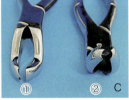
C. 大臼歯用

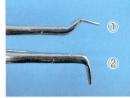
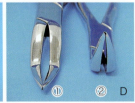
D. 残根用

図Ⅰ-5-17 抜歯鉗子
各写真①：上顎用 ②：下顎用

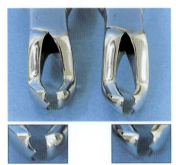
図Ⅰ-5-18 上顎大臼歯用鉗子 嘴部
左：左側用 右：右側用

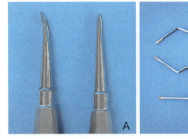
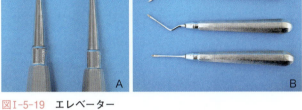
図Ⅰ-5-19 エレベーター
A. 左：曲，右：直 B. ルートチップピック

（2）術中の診療補助

普通抜歯と難抜歯における基本的な術式と使用器材，留意点を表Ⅰ-5-13，14（p.173，175参照）に示す．

❶ 使用器材の選択

抜歯用器具のうち，抜歯鉗子とエレベーター（ヘーベル，抜歯挺子）は，抜歯部位に合わせて選択する．

A．抜歯鉗子

目的とする歯の位置や形態に適合するように嘴部や彎曲が作られている．嘴部と把柄の間は下顎が単屈曲，上顎が複屈曲（前歯用のみ屈曲なし）であり，図Ⅰ-5-17，18のような種類がある．

B．エレベーター（ヘーベル，抜歯挺子）

曲状と直状（図Ⅰ-5-19A），またサイズに大小種類がある．目的とする歯の歯根の形態や大きさに合わせて選択する．残根除去用にはルートチップピック（図Ⅰ-5-19B）を用いる．

図I-5-20 縫合針

C. 縫合針

縫合針は，大きく分けると直針と曲針の二種類に大別されるが，大きさや形状によって多くの種類があり，縫合する部位や組織の状態などによって適切なものを選択する必要がある．多くの場合は曲針を使用するが，歯肉縁切開を行った場合の縫合には直針を用いる（図I-5-20）．

❷ 術中の留意点

抜歯時は出血が生じやすく，患者の身体的，精神的負担も大きいことから，スムーズに処置が進行できるように努める．補助者は術式を十分理解し，的確なアシスタントワークや視野の明視を行い，口腔という狭い領域での処置を安全かつ円滑に進行させるための役割を担う．

術中は，偶発症を見逃さないために常に患者の状態を確認し，広い視野で状況把握に努める．また，患者への声かけを適宜行い，不快症状などの確認をするとともに，表情や顔色の変化に留意する．患者の緊張が強いときは，和らげるための声かけや配慮も必要である．異常に気付いたときは，すぐに術者に報告し，バイタルサインのチェックや応急処置を行える体制を整えておくことも重要である．

また，補助の際には適切な感染予防策を取ることも必要であり，特に抜歯の際に歯や骨の切削を伴う場合は，口腔外バキュームを使用するなどの対策を行う．

(3) 術後の管理・患者指導

術後は患者の不安を和らげ，リラックスさせるような声かけを行う．止血を確認し，バイタルサインが通常の状態に戻ったことを確認できるまでは，院内で経過を観察する．抜歯後の注意として以下のことを伝え，患者が安心して生活できるように十分な説明を行う．

 Link
抜歯後の注意
『口腔外科学』
p.198-199

❶ 止血後の注意

創部を指や舌で刺激しない．また，数日は強いうがいを避ける．抜歯後の抜歯窩は血餅で覆われている．創部を指や舌で刺激したり，強い含嗽をすると血餅が取れて再出血したり，抜歯窩の治療不全（ドライソケット）を起こす可能性がある．

❷ 清潔の保持

ブラッシングは，抜歯部位を避けて行う．口腔内が不衛生になると，創部が感染するおそれがある．

❸ 服薬

薬は指示された量と時間を守る．抗菌薬は指示通りに服用しないと効果がないばかりか耐性菌を生じる可能性がある．疼痛時には鎮痛薬を服用する．

❹ 入浴・運動

当日の入浴はシャワーのみとし，過度な運動を避ける．入浴や運動は血行を促進し，止血困難や再出血の原因となる可能性がある．

❺ 食事

食事は麻酔が切れてからとる．固い食物や刺激のあるものを避け，抜歯部位と反対側で噛むようにする．傷を刺激すると疼痛が増強したり，治癒遅延の原因とな

る.

❻ 飲酒・喫煙

飲酒や喫煙は悪影響があるため避ける．飲酒は血行を促進し，止血困難や再出血の原因となる．喫煙は毛細血管を収縮し，傷の治りが悪くなる可能性がある．

2) 普通抜歯（図Ⅰ-5-21，表Ⅰ-5-13）

普通抜歯は，抜歯鉗子または抜歯挺子により患歯を脱臼させて抜去を行う．縫合は必要に応じて行う．

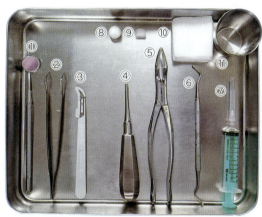

①デンタルミラー
②歯科用ピンセット
③替刃メス
④エレベーター
⑤抜歯鉗子
⑥鋭匙
⑦ディスポーザブルシリンジ
⑧綿球
⑨局所止血剤
⑩滅菌ガーゼ
⑪ステンレスカップ

図Ⅰ-5-21　普通抜歯の準備器材

表Ⅰ-5-13　普通抜歯の手順と使用器材の例

 症例：68歳　男性　上顎右側第一小臼歯の咬合痛と歯肉の腫れを主訴に来院．
＊追加情報：エックス線画像で破折線を確認．ポケットが深くなっている．歯ぎしりをする・咬合力が強い．

	診療の手順	使用器材	診療補助・介助および留意点
1	口腔内のチェック・洗浄		・術後感染を防止するためにも，口腔内の清掃，消毒を行うことは重要である．抜歯当日までに全顎の歯石，プラークを除去し，含嗽させる．
2	術野の消毒	診療用基本セット（デンタルミラー，歯科用ピンセット，エキスプローラー）消毒用綿球	・消毒用綿球で術野を消毒する． ・消毒には，10％ポビドンヨード，0.01～0.025％塩化ベンゼトニウム，0.01～0.025％塩化ベンザルコニウムなどを用いる． ・ヨードアレルギーに注意する．
3	局所麻酔	局所麻酔用器材（注射器，注射針，局所麻酔薬）	・局所麻酔薬のカートリッジを注射器にセットして準備する． ・外科用バキュームで吸引する． ・必要に応じて注射の前に表面麻酔薬を使用する．

	診療の手順	使用器材	診療補助・介助および留意点
4	歯周靭帯の切離 粘膜骨膜切開	替刃メス　円刃刀 (#15) 外科用バキューム	・適宜，外科用バキュームで血液を吸引する (術野の明視). ・抜歯開始の声かけをするとともに，麻酔が奏効しているか確認する.
5	患歯の脱臼・抜去	エレベーター 抜歯鉗子	・適宜，外科用バキュームで血液を吸引する (術野の明視). ・エレベーター，抜歯鉗子は部位によって適したものを準備する.
6	抜歯窩の搔爬 抜歯窩の洗浄	鋭匙 消毒用綿球，生理食塩液，洗浄用ディスポーザブルシリンジ，洗浄針	・適宜，外科用バキュームで吸引する. ・抜去歯の歯根に破折などがないか，抜歯創内に残根がないか確認する.
7	縫合 (必要に応じて)	縫合用器材 (持針器，縫合針，縫合糸) マッカンドー型ピンセット 局所止血剤	・適宜外科用バキュームで吸引する. ・口唇，頰粘膜や舌を排除する.
8	止血	滅菌ガーゼ	・抜歯後はガーゼを咬んでもらい，止血を確認してから終了する.
9	患者指導		・術後は患者の不安を和らげ，リラックスさせるような声かけを行う. ・止血を確認し，バイタルサインが通常の状態に戻ったことを確認できるまでは，院内で経過を観察する.

！ 全体を通しての留意点

・普通抜歯は，処置時間が短く出血や痛みも少ないことが多く，縫合の必要がない場合もある.

・必要器材も少なく準備や診療補助はシンプルであるが，外科手術であることに変わりはないため，患者の緊張や不安も強いことが多い．患者の変化にいち早く気づけるように，しっかり観察を行わなければならない.

・抜歯中よりも，麻酔をした直後や抜歯が終了して気が緩んだときに気分が悪くなる患者が多い．患者の変化を見逃さず，慌てずに対応ができるように準備をしておくことが必要である.

3) 難抜歯 (図I-5-22，表I-5-14)

　　　　　難抜歯は，患歯を抜去するまでに，粘膜骨膜切開，粘膜骨膜弁の形成，骨削除，歯の分割などの手技が必要となる抜歯のことを指す．対象は，埋伏智歯，智歯以外の埋伏歯，骨性癒着のある歯，歯根の形態が複雑な歯などである.

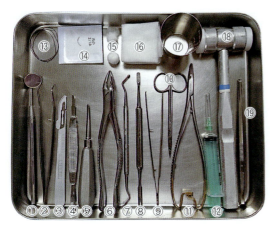

①デンタルミラー　⑩抜歯剪刀
②歯科用ピンセット　⑪持針器
③替刃メス（#11，#12，#15）⑫ディスポーザブルシリンジ
④骨膜剝離子　⑬縫合糸
⑤エレベーター　⑭縫合針
⑥抜歯鉗子　⑮（上）局所止血剤（下）消毒用綿球
⑦鋭匙　⑯滅菌ガーゼ
⑧骨やすり　⑰ステンレスカップ
⑨有鉤ピンセット　⑱マレット　⑲マイセル

図Ⅰ-5-22　難抜歯の準備器材

表Ⅰ-5-14　難抜歯の手順と使用器材（埋伏智歯の抜歯例）の例

症例：22歳　女性　下顎右側第三大臼歯の痛みと腫れを主訴に来院．頻回に炎症を起こしており，7番の遠心にはう蝕も認められたため抜歯となった．

	診療の手順	使用器材	診療補助・介助および留意点
1	口腔内のチェック・洗浄		・術後感染を防止するためにも，口腔内の清掃，消毒を行うことは重要である．抜歯当日までに全顎の歯石，プラークを除去し，含嗽させる．
2	術野の消毒	診療用基本セット（デンタルミラー，歯科用ピンセット，探針〈エキスプローラー〉）消毒用綿球	・消毒用綿球で術野を消毒する． ・消毒には，10％ポビドンヨード，0.01～0.025％塩化ベンゼトニウム，0.01～0.025％塩化ベンザルコニウムなどを用いる． ・ヨードアレルギーに注意する．
3	局所麻酔	局所麻酔用器材（注射器，注射針，局所麻酔薬）	・局所麻酔薬のカートリッジを注射器にセットして準備する． ・外科用バキュームで吸引する． ・浸潤麻酔の他，必要に応じて表面麻酔や伝達麻酔を行う．
4	歯周靱帯の切離，粘膜骨膜切開　円刃刀#15	替刃メス　円刃刀（#11，#12，#15）外科用バキューム	・適宜，外科用バキュームで血液を吸引する． ・抜歯開始の声かけをするとともに，麻酔が奏効しているか確認する．

	診療の手順	使用器材	診療補助・介助および留意点
5	**粘膜骨膜弁の翻転** 骨膜剝離子で骨膜剝離を行う.	骨膜剝離子	・適宜，外科用バキュームで血液を吸引する. ・術者が処置をしやすいよう，術野を確実に明視する.
6	**骨切除**	骨ノミ（マイセル） 外科用マレット エンジン（骨切削用バー使用時） 骨切削用バー 外科用バキューム 扁平鉤 口腔外バキューム	・槌打する方向に対して，患者の下顎を手で支える. ・または骨切削用バーで骨を除去するときは適宜，外科用バキュームで吸引する. ・術者が処置をしやすいよう，術野を確実に明視する.
7	**歯の分割**	骨ノミ（マイセル） 外科用マレット タービン（歯の分割時） ダイヤモンドポイント 外科用バキューム （歯科用バキューム） 扁平鉤 口腔外バキューム	・槌打する方向に対して，患者の下顎を手で支える. ・適宜，バキュームで吸引する. ・タービンとダイヤモンドポイントで歯冠分割をする場合は，必要に応じて歯科用バキュームに付け替える.
8	**患歯の脱臼・抜去**	エレベーター，残根鉗子	・適宜，外科用バキュームで血液を吸引する（術野の明視）. ・外科用バキュームに付け替える．場合によってはさらに歯根も分割してから抜去する.
9	**病巣の搔爬**	鋭匙	・適宜，外科用バキュームで吸引する. ・抜歯した歯根に破折などがないか確かめ，抜歯創内に異物がないか確認する.
10	**歯槽骨整形**	マイセル，マレット エンジン（骨切削用バー使用時） 骨切削用バー 破骨鉗子 骨やすり 口腔外バキューム	・適宜，外科用バキュームで吸引する. ・骨ノミを使用する場合は槌打する方向に対して，患者の下顎を手で支える.

	診療の手順	使用器材	診療補助・介助および留意点
11	創内洗浄	生理食塩液 洗浄用ディスポーザブルシリンジ 洗浄針	・適宜，外科用バキュームで吸引する． ・吸引時，むやみに抜歯創内を触らないこと．
12	縫合	縫合用器材（持針器，縫合針，縫合糸，剪刀） マッカンドー型ピンセット（有鉤） アドソン型ピンセット（有鉤） ①マッカンドー型ピンセット ②アドソン型ピンセット 縫合の際に，歯肉を保持・固定するために有鉤ピンセットを使用する． 局所止血剤 抗菌薬	・外科用バキュームで吸引する． ・持針器に針と糸をつける（▶動画Ⅰ-5-④）． ・口唇，頬粘膜や舌を排除する． ・手指の衛生レベルに注意して補助を行う（滅菌グローブ未着用の場合や，下顎を押さえて手の衛生レベルが落ちた状態のときは器具や術野に触れないこと）． ▶動画 Ⅰ-5-④
13	止血	滅菌ガーゼ	抜歯後はガーゼを咬んでもらい，止血を確認してから終了する．
14	患者指導		普通抜歯に準じる．

⚠ 全体を通しての留意点

・難抜歯は，普通抜歯よりも処置時間が長く，使用する麻酔の量も多い．強い力をかけたり大きな音がすることがあり，切削も必要なため，患者が不安を感じやすい．適宜声かけをするなど，なるべくリラックスできるような配慮を行う必要がある．

・服装も，なるべく締めつけのない楽な状態（上着を脱ぐ，ネクタイやベルトをゆるめる）にしてもらうように声をかける．また，切削時に飛ぶ水や血液により洋服が汚染しないように気をつける必要もある．

・安全に円滑に抜歯を進めていくために，歯科衛生士は広い視野で患者と術野を観察すること，術者が術術に集中できる環境を作ること，術式を理解した適切な診療補助をスムーズに行うことが求められる．

・普通抜歯と同様，麻酔をした直後や抜歯が終了した直後に気分が悪くなる患者が多い．患者の変化を見逃さず，慌てずに対応できるように準備しておくことが必要である．

・術後の出血，痛みや腫れは，普通抜歯よりも強く出ることが多い．抜歯後の注意事項のほかに，緊急時の対処法や連絡方法についてもしっかり伝えておく必要がある．

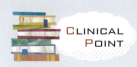
下歯槽神経麻痺

下顎埋伏智歯は，下顎管の中を通る下歯槽神経に近接していることがあり，抜歯操作で神経を損傷してしまうと，下唇や歯肉に知覚麻痺や感覚異常が起こることがあります．多くは一時的なもので軽快しますが，まれに長引くことや症状が改善しないことがあります．神経損傷のリスクが予想されるときは，あらかじめCTを撮影し，歯と神経の位置関係を確認してから抜歯を行います．位置が近い場合は，歯根抜去後に神経が露出することがあります．診療補助の際は，外科用バキュームで露出した神経に接触しないように，注意して吸引操作を行いましょう．

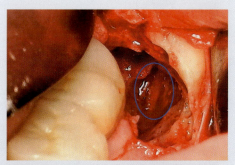

左下顎埋伏智歯抜去後の抜歯窩．根尖が近接していたため下歯槽神経血管束が露出している．

6 歯科麻酔時の診療補助

1. 歯科麻酔時の診療補助の特徴

歯科麻酔には局所麻酔法・精神鎮静法・全身麻酔法がある．局所麻酔は歯科治療で使用される頻度が高いため，器具の取り扱いや麻酔薬の知識については熟知する必要がある．また，麻酔中の全身的偶発症を予防するため，局所麻酔のセッティング，モニタの準備（装着），歯科医師（麻酔医）との共同動作の知識を身につけて，診療の補助を実践する必要がある．

2. 局所麻酔の基礎的知識

1) 疼痛・反射の抑制法

局所麻酔法は，局所麻酔薬を末梢の感覚神経に作用させて興奮伝導を遮断し，局所の外科的処置における疼痛を抑制する方法で，表面麻酔，浸潤麻酔，伝達麻酔，脊髄くも膜下麻酔，硬膜外麻酔の方法がある．歯科では表面麻酔，浸潤麻酔，伝達麻酔がよく用いられる．局所麻酔薬には全身麻酔薬や催眠薬，抗不安薬，鎮痛薬のような中枢神経抑制作用がないため，意識レベルを変えることなく末梢神経の知覚を麻痺させ，疼痛と反射を抑制できる．

表Ⅰ-5-15　歯科用局所麻酔薬カートリッジ製剤

商品名	組成	含有血管収縮薬	防腐剤	酸化防止剤
歯科用キシロカインカートリッジ	2%リドカイン塩酸塩	アドレナリン	なし	ピロ亜硫酸ナトリウム
キシレステシンA注射液（カートリッジ）		アドレナリン	なし	乾燥亜硫酸ナトリウム
エピリド配合注歯科用カートリッジ		アドレナリン	なし	ピロ亜硫酸ナトリウム
オーラ注歯科用カートリッジ		アドレナリン酒石酸水素塩	なし	ピロ亜硫酸ナトリウム
歯科用シタネスト-オクタプレシンカートリッジ	3%プロピトカイン塩酸塩	フェリプレシン	パラオキシ安息香酸メチル	なし
スキャンドネストカートリッジ3%	3%メピバカイン塩酸塩	なし	なし	なし

2）局所麻酔薬と血管収縮薬

　局所麻酔薬には血管拡張作用があるため，血流量が増加して局所麻酔薬の吸収が促進される．そこで多くの歯科用局所麻酔薬には血管収縮薬（アドレナリン，フェリプレシン）が含有されている．

　血管収縮薬は注射された局所の血管を収縮させるため，局所麻酔薬の吸収が抑制され局所に停滞することになる．その結果，強い麻酔効果と長い作用時間が得られるため，麻酔薬の使用量を減量できることや，血管収縮により出血量が減少し術野を明視できるなどの効果が期待できる．さらに，麻酔薬の全身への移行速度が低下することで，局所麻酔薬中毒の予防効果もある．

　しかし，アドレナリンの交感神経作動効果のため，副作用として血圧の変化，動悸，不整脈などがあげられ，高血圧症，心疾患，甲状腺機能亢進症などの患者には循環器系への影響に注意する必要がある．したがって，局所麻酔下で処置を行う場合には，生体情報モニタによるバイタルサインの評価はもちろんのこと，局所麻酔薬の種類や使用量の確認など慎重な対応が必要である．

3）局所麻酔薬の種類

　歯科での浸潤麻酔および伝達麻酔に使用される局所麻酔薬はアミド型のリドカイン／プロピトカイン／メピバカイン塩酸塩が代表的である．いずれも透明のガラス容器（1.8mLまたは1.0mL）に充塡されたカートリッジタイプが一般に使用される．血管収縮薬や酸化防止剤が添加されているものが多い．防腐剤が添加されているものもある（表Ⅰ-5-15，図Ⅰ-5-23）.

　表面麻酔薬はアミノ安息香酸エチルやテトラカインなどのエステル型が多いが，アミド型のリドカインも用いられる．エステル型とアミド型を同じ麻酔効力で毒性を比較すると，エステル型はアミド型の2倍ほど高いといわれるので，表面麻酔としての使用であってもショックなどの副作用には注意が必要である．

表 I-5-16　歯科用表面麻酔製剤

	商品名	性状	組成	添加物（防腐剤）
アミノ安息香酸エチル製剤	ハリケインゲル歯科用20%	ゲル	アミノ安息香酸エチル	なし
	ジンジカインゲル20%	ゲル	アミノ安息香酸エチル	なし
	ビーゾカイン歯科用ゼリー20%	ゼリー	アミノ安息香酸エチル	なし
	ネオザロカインパスタ	軟膏	アミノ安息香酸エチル パラブチルアミノ安息香 ジエチルアミノエチル塩酸塩	パラオキシ安息香酸ブチル
	プロネスパスタアロマ	軟膏	アミノ安息香酸エチル テトラカイン塩酸塩 ジブカイン塩酸塩 ホモスルファミン	パラオキシ安息香酸メチル
リドカイン製剤	キシロカインビスカス2%	液体	リドカイン塩酸塩	メチルパラベン
	キシロカイン液「4%」	液体	リドカイン塩酸塩	メチルパラベン
	キシロカインポンプスプレー8%	液体	リドカイン塩酸塩	なし

　　　表面麻酔薬はゲルやペーストまたは液体の剤形があり，チューブまたは小瓶の容器で市販されている．バナナやストロベリーなどの香りつきのものが多い（表 I-5-16，図 I-5-24）．

4）局所麻酔の適応と使用法

（1）表面麻酔

　　　注射針が刺入されるときの痛みを軽減するために，局所麻酔薬を口腔粘膜の表面に塗布するか液体を噴射する．スケーリング時の痛みの緩和，印象採得や口内法エックス線画像撮影時の異常絞扼反射の抑制にも応用される．

（2）浸潤麻酔

　　　疼痛が発生する部位やその周囲に局所麻酔薬を注入し知覚を麻痺させる方法で，口腔外科手術，歯周外科手術，抜髄，インレー形成，生活歯の支台歯形成，スケーリングなど，多くの歯科治療で頻繁に用いられる．

　　　浸潤麻酔の方法は，①歯肉頬移行部や歯間乳頭部の粘膜直下に浅く刺入し麻酔薬を注入する粘膜下麻酔を行い，次に②針先を骨膜の直上までゆっくり進めて麻酔薬を注入する傍骨膜麻酔が一般的である．

（3）伝達麻酔

　　　歯科でよく用いられる伝達麻酔は，下顎神経が骨内に進入する下顎孔付近すなわち下歯槽神経の根幹近くに局所麻酔薬を作用させ，下顎半側のほぼ全範囲の知覚を麻痺させる方法である．局所の炎症のため浸潤麻酔を適応できない場合や，骨皮質が厚く緻密な下顎大臼歯部の処置などには伝達麻酔が適用される．下顎孔のほか，オトガイ孔，眼窩下孔，切歯孔，大口蓋孔などにも伝達麻酔が適用される．これらの骨孔には神経とともに血管が走行しているため，血管内への局所麻酔薬の注入防止のためにも注射器のセッティングは重要である．

Link

表面麻酔法
『口腔外科学・歯科麻酔学』
p.242

5) 使用時の注意事項

(1) 注射器

　局所麻酔薬カートリッジを装填する専用の注射器が一般に使用される．浸潤麻酔用と伝達麻酔用の2種類があり，伝達麻酔用は浸潤麻酔にも使用できるが，浸潤麻酔用は伝達麻酔には使用できない．浸潤麻酔用はカートリッジのゴム栓を押すプランジャーの先端が平坦であるが，伝達麻酔用はプランジャー先端がモリ状またはらせん状になっていてゴム栓に差し込む仕組みになっている．これにより，注射針を組織内に刺入してプランジャーを引き戻し，カートリッジ内に血液が吸引されなければ，血管内への麻酔薬の注入を避けることができる．反対に血液が吸引された場合は，針先の位置を変え，再度プランジャーを引き戻して血液が吸引されないことを確認する．もし血管内に局所麻酔薬が注入されると，局所麻酔薬急性中毒となり不安，興奮，血圧上昇，頻脈がみられ，進行すると意識喪失，徐脈や心停止となることがある（図Ⅰ-5-25）．

(2) 注射針

　カートリッジ式の注射器専用の注射針を使用する．伝達麻酔には太さ*25G（ゲージ）または27G，長さ30mmのものが使用され，浸潤麻酔には太さ30G，31Gまたは33G，長さ21mmのものがよく使用される．伝達麻酔用注射針は浸潤麻酔用より太くて長い（図Ⅰ-5-26）．

(3) 局所麻酔薬カートリッジの保管と消毒

　カートリッジの保管は15℃以下の冷暗所がよいが，使用前に室温に戻しておくと薬液注入時の痛みを緩和できる．また，オートクレーブ滅菌，紫外線消毒は薬液を変性させ，長時間の薬液消毒はカートリッジ内に浸透する危険性もあるため，カートリッジはアルコール綿で清拭して消毒する．特に針が刺入される部分はていねいに清拭し手指が触れないように注意する．

(4) 局所麻酔による全身的偶発症

　局所麻酔による全身的偶発症には血管迷走神経反射，アナフィラキシー*，過換気症候群，局所麻酔薬中毒などがある．アナフィラキシーはⅠ型（即時型）アレルギーで，血管拡張，毛細血管透過性の亢進，気管支収縮により，血圧低下，皮膚症状（皮膚紅潮，蕁麻疹），呼吸困難などの症状が持続し，ショックへと移行する重篤な合併症である．局所麻酔薬のほか，抗菌薬，鎮痛薬，防腐薬，酸化防止薬などに対するアレルギー反応でも起こる．局所麻酔薬によるアナフィラキシーの発生頻度は低いが，局所麻酔を日常的に使用する歯科診療では，アナフィラキシー発生の可能性を十分認識しておくことが必要である．なお，患者に恐怖心や不安感を抱かせる処置では，血管迷走神経反射の発生も多い．アナフィラキシーとの鑑別が難しい場合があるため，既往歴や皮膚症状（蕁麻疹，かゆみ）など初診時の聴き取りが重要である．

　アナフィラキシーを疑う場合，ただちに歯科医師に報告し，指示により救急通報（119番）を行う．歯科診療所での対応としては，体位の確保，アドレナリン自己注射製剤の筋肉注射や酸素投与，輸液などである．エピペンを含めたアドレナリンの

---

*注射針の太さとカラーコード

注射針の外径を色により識別するカラーコードが平成19年度から国際標準化機構規格（ISO規格）に統一されています．
27G：ブラウン，
30G：ブルー，
31G：ピンク，
33G：ホワイト

🔗 Link
アナフィラキシー
『口腔外科学・歯科麻酔学』
p.234-236
p.290

🔗 Link
アドレナリンの筋注
『口腔外科学・歯科麻酔学』
p.291

筋注は歯科医師が行う．エピペン（アドレナリン自己注射製剤）は太腿外側の中央部の筋肉に注射するもので，衣服の上からでも打てるようになっている．アドレナリンは血管収縮作用や気管支拡張作用を有するため，血圧の上昇や呼吸状態の改善が期待できる．注射後は仰臥位とし下肢を挙上する．呼吸困難や嘔吐がある場合は気道を確保し，必要な場合，酸素を投与する．

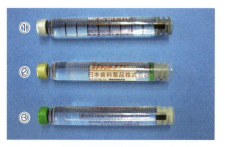

図Ⅰ-5-23　歯科用局所麻酔薬（カートリッジタイプ）
①オーラ注，②スキャンドネスト，③シタネスト-オクタプレシン

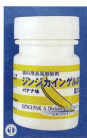

図Ⅰ-5-24　各種の表面麻酔薬
①ジンジカインゲル，②キシロカインゼリー，③プロネスパスタアロマ

動画Ⅰ-5-⑤

動画Ⅰ-5-⑥

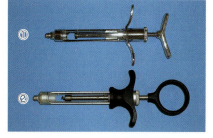

図Ⅰ-5-25　カートリッジ式注射器
①浸潤麻酔用（▶動画Ⅰ-5-⑤），②伝達麻酔用（▶動画Ⅰ-5-⑥）
伝達麻酔用はプランジャー先端がモリ状またはらせん状になっている．

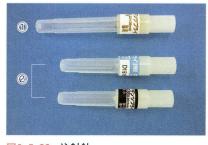

図Ⅰ-5-26　注射針
①伝達麻酔用（長さ30mm，太さ27Gブラウン），②浸潤麻酔用（長さ21mm，太さ30Gブルー，33Gホワイト）

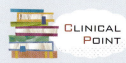

CLINICAL POINT　歯科衛生士に期待されている新たな業務

　最近では，歯科衛生士の業務の拡大に関する話題が増え，歯科衛生士の活動に期待が寄せられています．1つの事例として，歯科衛生士が行う浸潤麻酔行為があげられ，令和6年6月に厚生労働省から日本歯科医師会に対して「歯科衛生士による浸潤麻酔行為の取り扱い」について見解が示されました．それによると，歯科衛生士が自らの判断で浸潤麻酔行為を実施することはできないが，歯科医師の指導のもとで患者の安全を第一に慎重に実施されるべきである，と解釈することができます．
　しかし，浸潤麻酔は侵襲性の高い行為であり，麻酔注射の手技だけではなく，医療安全，医療倫理，解剖学的知識，全身管理などの関連する知識を学んだうえで実施することがとても重要です．今後は，歯科医師との連携をさらに深め，質の高い歯科医療を提供していくことが求められています．

3. 局所麻酔の診療補助の流れ（表I-5-17）

表I-5-17　局所麻酔の手順と使用器材の例

	診療の手順	使用器材	歯科診療補助および留意点
1	表面麻酔法	各種表面麻酔薬 綿球または綿棒など	
2	器材の準備	カートリッジ式注射器 歯科用局所麻酔薬カートリッジ 注射針 アルコール綿	①注射器の選択 ・浸潤麻酔用はカートリッジのゴム栓の部分を押すプランジャーの先端が平坦になっている. ・伝達麻酔用はプランジャー先端がモリ状またはらせん状になっていてゴム栓の部分に差し込む仕組みになっている.
			②注射針の選択 ・浸潤麻酔は太さ30G（ゲージ），31Gまたは33G，長さ21mmのものを使用する. ・伝達麻酔は太さ25Gまたは27G，長さ30mmのものを使用する.
			③局所麻酔薬カートリッジの選択 歯科医師の指示により準備する. 局所麻酔薬カートリッジをアルコール綿で清拭して消毒する. 特に，針が刺入される部分はていねいに清拭し手指が触れないように注意する.
3	カートリッジ式注射器のセッティング		①局所麻酔薬カートリッジの装塡 カートリッジ式注射器のプランジャーを引き局所麻酔カートリッジを正しい向きに装塡する. カートリッジの針刺入部に指が触れないように注意する（感染の防止）.
			②伝達麻酔用注射器では，プランジャー先端のらせんあるいは，モリの部分をカートリッジのゴム栓の部分に確実に挿入し，吸引操作ができるようにする.
			③注射針の装着 　a) キャップの片方を回転させ，紙のシールを破く. 　b) 短いほうのキャップをはずし，注射器の先端にまっすぐに挿入し，回転させることにより確実に装着する（その際，フリーハンドではなく，小指または薬指で注射器先端の側面に固定をとると，より確実な装着ができる）.
4	麻酔の実施		・適宜バキューム操作を行う. ・局所麻酔の注入後は麻酔効果を得るために，5分程度時間をおく. その際も，患者の体調に変化がないか配慮する.
5	使用後の処理		・注射針をはずす時は，専用の処理器を使用すると安全である. ・専用の器材がない場合は，注射針をはずし，注射器のプランジャーを引いてカートリッジを取り出す. ・注射針をはずす際は，針刺し事故を起こす可能性が高いため，慎重に操作する. 原則としてリキャップは行わない. ・注射針も局所麻酔カートリッジもディスポーザブルである. カートリッジ内の薬液が余っていても，注射針を通して血液・体液がカートリッジ内に侵入しているので，必ず1回のみの使用とする.

4. 吸入鎮静・静脈内鎮静と診療補助の流れ

1) 精神鎮静法の概要

(1) 概要

　精神鎮静法とは，患者の意識を失わせることなく歯科治療に対する恐怖心や不安による緊張を緩和する方法である．ストレスが軽減されることで，バイタルサインも安定するため，安全で円滑な歯科治療が可能になる．また，異常絞扼反射の強い患者にも適応される．全身麻酔とは異なり，意識や反射は残っているが，術中の記憶が消失することもある．痛みを伴う処置では局所麻酔が必要である．精神鎮静法は，吸入鎮静と静脈内鎮静に分類される．

(2) 精神鎮静法の術前評価

①既往歴，家族歴，過去の歯科治療時の不快事項，常用薬物，アレルギーの有無について問診し，全身状態を評価する．バイタルサインを測定する．
②適応症，非適応症，禁忌症について評価する．
③亜酸化窒素 (笑気) 吸入鎮静法または静脈内鎮静法，注意事項等の説明を行い，患者の同意を得る．

2) 吸入鎮静 (図Ⅰ-5-27，表Ⅰ-5-18)

　下顎右側第一大臼歯の抜髄処置に際して，患者の恐怖心を緩和する目的で吸入鎮静を行った症例を示す．

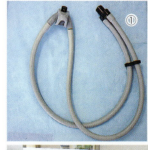
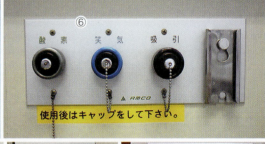
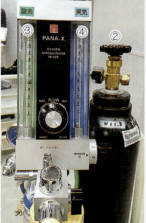
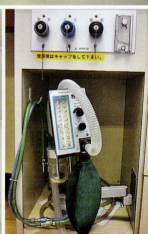

図Ⅰ-5-27　吸入鎮静の準備器材
①鼻マスクと呼吸回路
②酸素ボンベ
③酸素ガス流量計
④亜酸化窒素 (笑気) ガス流量計
⑤リザーバーバッグ
⑥配管端末器 (アウトレットタイプで使用する場合)

表I-5-18 吸入鎮静の手順と使用器材の例

 症例　下顎右側第一大臼歯抜髄

		診療の手順	使用器材	歯科診療補助および留意点
1	**準備** ①器材の準備と確認	a) 加湿装置に新しい水を入れる. b) 酸素・亜酸化窒素(笑気)のボンベの残量が十分にあるか確認 c) ボンベと吸入器との接続が正しいか確認 d) 亜酸化窒素吸入用マスク(鼻マスク)のサイズが患者に合っているか確認 e) 器械が正常に作動するか確認	亜酸化窒素(笑気) 吸入鎮静器 亜酸化窒素(笑気)ボンベ 酸素ボンベ リザーバーバッグ 蛇管，鼻マスク マスクストラップ	・接続部から漏れがないことを確認する.
	②患者	血圧，脈拍数，呼吸数のバイタルサインを測定(体位はリクライニングポジション)	生体情報モニタ	
2	**術中** ①吸入鎮静法		鼻マスク マスクストラップ リザーバーバッグ 鼻マスク	・バイタルサインを確認する. ・亜酸化窒素(笑気)吸入用マスク(鼻マスク)を患者の鼻にフィットさせ，鼻呼吸がスムーズにできるか確認する. ・患者がリラックスできるよう声掛けをする.
	②歯科治療の実施	痛みを伴う処置では，局所麻酔を使用する. 術中に患者が眠ってしまう，興奮する，吐き気を訴える場合は，亜酸化窒素(笑気)濃度を下げる.		・異常があれば，歯科医師に報告する(患者の呼吸・脈拍・皮膚の色など，常に注意を払う).
	③歯科治療終了後	a) 亜酸化窒素(笑気)を止め，3〜5分間100%酸素を吸入させる．鼻マスクをはずす. b) 鎮静状態の自他覚症状が回復するまで安静にする(応答が明瞭，正確であること). c) バイタルサインに異常がないことを確認し，ふらつきに配慮しながら待合室まで歩かせる.		・鎮静後の酸素吸入が不十分である場合，倦怠感や頭痛を引き起こすことがある. ・立ち上がる際のふらつきに注意する. ・異常を訴えたら，座って休ませる.
3	**術後** 経過観察 患者指導	30分程度経過を観察し，帰宅させる. 🔗 Link **鎮静法施行後** 『口腔外科学・歯科麻酔学』 p.270		・応答が明瞭，正確であること. ・ふらつきがなく，まっすぐに歩行できること. ・当日の危険な作業や交通手段について十分に説明する.

3）静脈内鎮静（図Ⅰ-5-28, 表Ⅰ-5-19）

顎骨深部の埋伏歯抜歯術に効果が確実で健忘効果も期待できる静脈内鎮静を応用した例を示す．ストレスを軽減することにより安全に抜歯が行われる．

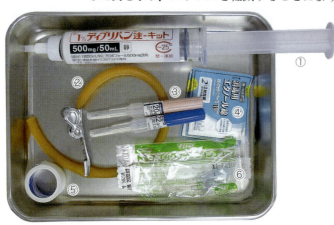

図Ⅰ-5-28　静脈内鎮静の準備器材
①鎮静薬
②駆血帯
③静脈留置針
④アルコール綿
⑤医療用テープ
⑥延長チューブ

表Ⅰ-5-19　静脈内鎮静の手順と使用器材の例

下顎左側埋伏智歯抜歯術

	診療の手順		使用器材	歯科診療補助および留意点
1	当日の確認	体調や絶飲食の確認を行う．		排尿は事前に済ませておく．
2	準備 ①器材の準備 ②患者	鎮静薬，救急薬物を準備する． 生体情報モニタを装着する．	薬剤，注射器 駆血帯，輸液セット 静脈留置針 シリンジポンプ 生体情報モニタなど	・生体情報モニタの装着
3	術中 ①静脈内鎮静法	鎮静薬の投与（ミダゾラム，プロポフォールなど）． 意識の確認，脈拍数，血圧，心電図，胸郭・呼吸の観察，麻酔深度（BIS）モニタ，終末呼気炭酸ガス濃度などから全身状態を確認する． 至適鎮静レベルに到達したところで埋伏歯抜歯を開始する．	生体情報モニタ BISモニタ 🔗 Link 至適鎮静度の判定 『口腔外科学・歯科麻酔学』 p.267	・投与後，部分的な記憶の欠如が起こったり，疼痛，苦痛，尿意により健忘効果が得られないことがある． ・処置中の指示は確実に行う．（開口など） ・必要な場合は表面麻酔や開口器を使用する．

診療の手順		使用器材	歯科診療補助および留意点
3			
②歯科治療の実施	鎮静薬の投与量調整 （治療中に薬剤を追加することがある．）		・バキューム操作を的確に行う（誤嚥やむせを起こしやすいため）．
4 術後	鎮静後は30分以上の観察を行い，鎮静状態の自他覚症状が回復するまで安静にする．術前と同じ状態になれば帰宅を許可する．		・鎮静当日は自動車の運転など，危険な作業は禁止する．

5. 全身麻酔での診療補助の流れ

1) 全身麻酔法の概要

全身麻酔法は，全身麻酔薬を投与して意識を消失させ，手術可能な無痛状態を作り出す方法である．全身麻酔の4大要素として無痛，意識の消失，筋弛緩，有害反射の抑制がある．全身麻酔法は口腔外科手術，多数のインプラント埋入手術，歯科治療恐怖症，小児の多数歯う蝕や障害者の歯科治療などに応用される．薬物の投与経路により，吸入麻酔，静脈麻酔に分けられる．

2) 全身麻酔の流れ (図I-5-29，表I-5-20)

顎変形症手術で上下顎両側に骨接合材として使用されたミニプレート除去手術の例を示す．複数の術野のプレートを一度に除去する手術では全身麻酔が望ましい．

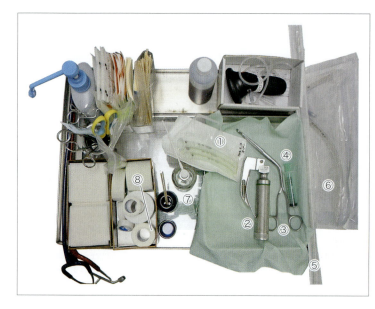

図Ⅰ-5-29　全身麻酔の準備器材
【麻酔カート】
①経鼻エアウェイ
②喉頭鏡
③マギル鉗子
④カフ用注射器
⑤スタイレット
⑥経鼻挿管用チューブ
⑦表面麻酔薬
⑧医療用テープ

表Ⅰ-5-20　全身麻酔時の手順と使用器材の例

 症例　顎骨固定用プレート除去術

	診療の手順	使用器材	歯科診療補助・介助および留意点
1	プレート除去症例のパノラマエックス線写真 主治医より全身麻酔の依頼		
2	術前管理 ①麻酔前診察 ・全身状態の評価〜診察，追加検査〜 ・インフォームドコンセント ②経口摂取制限 ＊全身麻酔導入時の胃内容を少なくし，嘔吐に伴う誤嚥性肺炎や窒息を防止するため． ③麻酔前投薬 　全身麻酔を安全に実施するため，以下の6項目を目的に麻酔前投与を行う．ⅰ）鎮静・不安の軽減，ⅱ）唾液・気道分泌抑制，ⅲ）迷走神経反射の抑制，ⅳ）疼痛の軽減，ⅴ）代謝の低下，ⅵ）誤嚥性肺炎の予防 　投与経路は筋肉注射や経口投与が多い．	ベンゾジアゼピン系薬（ミダゾラムなど） 抗コリン薬（アトロピン） オピオイド（モルヒネなど） 抗ヒスタミン薬（ファモチジンなど） 制吐薬	

	診療の手順	使用器材	歯科診療補助・介助および留意点
3	**手術室へ搬入（歩行，車椅子，ストレッチャー）** 氏名と血液型の確認（リストバンドの記名確認と口頭で確認する）		・氏名や血液型，手術部位の確認
4	全身麻酔法の実施 ①モニタの装着 　　　目的：・全身麻酔前の全身状態の確認 　　　　　　・術中のバイタルサインの確認	生体情報モニタ （測定項目：血圧，心拍数，脈拍数，経皮的酸素飽和度，呼気終末二酸化炭素分圧，体温など） 	・生体情報モニタの装着
	②静脈路の確保 　　　目的：輸液（点滴），薬剤投与や輸血（出血が 　　　　　　多い場合） 　　　　・薬剤投与（鎮痛薬や抗菌薬） 　　　　・輸液（水分や電解質喪失の補給など） 	駆血帯，留置針，カテーテル，固定用テープ，輸液セット	・接続部位のゆるみ，点滴の滴下を麻酔医と確認し，固定する．
	③麻酔導入（緩徐または急速導入）		・バイタルサインの確認，患者の意識が消失するまで声かけを行う．
	A．緩徐導入 　　　吸入麻酔薬の投与 　　　（吸入麻酔薬を用いて麻酔を導入する方法）	フェイスマスク 麻酔器，吸入麻酔薬 【ガス麻酔薬】亜酸化窒素（笑気） 【揮発性麻酔薬】セボフルラン，デスフルランなど 	

5章　歯科臨床と診療補助──歯科麻酔時の診療補助（全身麻酔）

189

診療の手順	使用器材	歯科診療補助・介助および留意点
B. 急速導入 　　～静脈麻酔薬の投与～ 　　<u>静脈麻酔薬を用いて麻酔を導入する方法</u>	酸素マスク 静脈麻酔薬(プロポフォールなど) シリンジポンプ	・声かけや睫毛反射などで，眠ったことを確認し，マスクを保持して人工呼吸を開始する．意識消失を確認後，バイタルサインや全身状態を観察する．
C. 筋弛緩薬の投与 　　下顎・気道周囲・声門・喉頭筋などの筋肉を弛緩させ，喉頭展開と挿管を容易にし，体動防止のために使用される．	筋弛緩薬(ロクロニウム，スキサメトニウムなど)，麻酔器，筋弛緩モニタ	・自発呼吸は消失し無呼吸となるため，麻酔器など人工呼吸の準備をしておく．
D. 気管挿管 　　ⅰ)開口 　　ⅱ)喉頭鏡の挿入 　　ⅲ)喉頭展開：喉頭を直視する(喉頭部に局所麻酔薬スプレーをする) 　　ⅳ)気管チューブの挿入 　　ⅴ)気管チューブカフへの空気注入 　　ⅵ)気管チューブと麻酔回路の接続 　　　　最後に，視診と聴診(聴診器)により正しく挿管されたかを確認し，チューブをテープで固定する.	バイトブロック エアウェイ，スタイレット，喉頭鏡，酸素マスク，局所麻酔薬スプレー 気管チューブ(経口挿管用，経鼻挿管用) 水溶性ゼリー(気管チューブを挿入する際の潤滑剤) 人工呼吸器，聴診器，カプノメーター(終末呼気炭酸ガス分圧測定)，医療用テープ(気管チューブの固定用)	
④麻酔管理 　　全身麻酔中は常にモニタを監視し，全身状態を確認する．必要に応じて輸液・輸血・薬物投与などを行う．	BISモニタ* (麻酔深度，Bispectral Index)	
a)麻酔深度の評価 　　麻酔中の覚醒度をBIS値で評価する．	BISモニタ	
b)呼吸の評価 　　適切な酸素化と換気が行われているか評価する．	パルスオキシメーター，カプノメーター	・酸素化の評価* SpO$_2$測定(パルスオキシメーター) ・換気の評価：呼気炭酸ガス分析(カプノメーター)

診療の手順	使用器材	歯科診療補助・介助および留意点
c) 循環の評価 適切な循環，脈拍・血圧・心電図・尿量などを観察する．	生体情報モニタ	
d) 体温管理 全身麻酔中はさまざまな要因で体温が変化するため体温測定と必要に応じて加温・冷却を行う．	体温計	
⑤麻酔覚醒と抜管 治療や手術終了後は，麻酔薬の投与を終了し，100%酸素を吸入させる．患者の意識や呼吸，筋力の回復が確認された後，口腔内と気管内の分泌物などを吸引し，気管チューブを抜去する．身状態を確認し，問題がなければストレッチャーに移し病室または回復室に移る． ＊この時点で患者の意識は戻っている． 麻酔覚醒時もモニタリングを継続する．手術の侵襲や創部の疼痛などから循環変動をきたしやすいので，疼痛，体位，悪心，嘔吐などを確認する．	生体情報モニタ ①BIS値も参考になる． ③筋弛緩モニタ	・抜管前に口腔内と気管吸引を行う．術直後の嘔吐に注意する． 【全身麻酔終了時の確認事項】 ①意識の有無 ②十分な呼吸回数（10〜20回/分） ③筋弛緩薬からの回復（開口・深呼吸・手を握るなどが可能） ④咽頭・喉頭反射が回復しているかを確認 ⑤血圧・脈拍が安定し，血圧低下がない． SpO_2：98% ⑥鎮痛処置がなされているか．

緊急時の対応
『口腔外科学・歯科麻酔学』
p.288-300

＊BISモニタ
患者の前額部に電極を取りつけ，脳波を解析することで麻酔中の覚醒度を評価します．
BIS値は催眠レベルを0〜100の数値で表示し，全身麻酔中では，BIS値を40〜60で維持します．

＊酸素化の評価
呼吸の評価は，「酸素化と換気」を評価します．酸素化とは，ガス交換によって必要な酸素が血液（動脈血）に取り込まれているかどうかをみることで，SpO_2によって，動脈血中のヘモグロビンと結合している酸素の割合をみることができます．換気とは，血液がCO_2を肺胞に放出し，それが呼吸によって体の外に出されることです．

⑦ 救急救命処置

1. 救命処置

歯科治療に関連して発生する全身的偶発症や致死的な体調不良は診療室のみではなく，来院時などにすでに発生している可能性を常に考慮すべきである．

また，処置部位が上気道の入り口である歯科診療においては，窒息（誤嚥）や誤飲のリスクも考慮しなくてはならない．一般の歯科医院においても，患者の容体急変や持病の悪化，窒息（誤嚥）・誤飲などの不測の事態に備え，知識と技術を身につけ適切な対応を行うべきである．

1）救命処置のアルゴリズム

(1) 救命の連鎖について（図I-5-30）

早期認識および予防・救急システムへの出動要請・質の高いCPR*・除細動*・心拍再開後の治療・リカバリーの要素があり，この連鎖を保つことで傷病者の救命率を増加させることができるとされる．一方，連鎖のうちどれか1つでも欠けていると良好な転帰をたどる可能性が低下する．

(2) 成人の一次救命処置（BLS*）のアルゴリズム（医療従事者向け）

手順

❶ **現場の安全を確認する．**

❷ **傷病者の反応の有無を確認し，大声で周囲に助けを求める．**

傷病者の肩を軽くたたき，「大丈夫ですか？」と大きな声で尋ねる．

❸ **傷病者に反応がない場合**

自分で119番通報し，AEDを取ってくるか，あるいは助けに来てくれた人に119番通報を依頼しAEDを取ってきてもらうように要請する．

❹ **呼吸と脈拍を評価**

呼吸をしていない，あるいは死戦期呼吸*で脈拍がない場合には，ただちに質の高いCPR（心肺蘇生法：30回の胸骨圧迫と2回の人工呼吸）を開始する．

呼吸と脈の確認は同時に5秒以上10秒以内で行い，脈は頸動脈を触知する（図I-5-31）．

❺ **質の高いCPRの継続**

A. **胸骨圧迫について**

胸骨圧迫により，傷病者の心臓から脳へ血液を送り込むことができるので，最も重要なスキルである．質の高い胸骨圧迫を実行し，胸骨圧迫の中断を最小限に抑えることが傷病者の予後の向上につながる．胸骨圧迫を行う際には，傷病者を床などの硬く平らな場所に仰向けにする．

胸骨圧迫は，胸骨の下半分を圧迫し，そのテンポは100～120回/分，深さは少なくとも5cm（6cmを超えない）圧迫する．また圧迫を行う度に胸骨が完全に戻る

＊CPR
Cardio Pulmonary Resuscitationの略語で，胸骨圧迫と人工呼吸による心肺蘇生法の手技のこと．

＊除細動
心房細動や心室細動を起こしている心臓に電気ショックや薬物を与えて，正常な心臓のリズムに戻すことを意味します．

＊BLS
Basic Life Supportの略称で一次救命処置のこと．

＊死戦期呼吸とは
心停止から数分間は口が開きあえぎとともに下顎や頸部が動く不規則な呼吸が認められることがあります．死戦期呼吸は，顎が動いているだけで胸が動かず，呼吸をしていない状態と考えます．

🔗 **Link**

胸骨圧迫
『口腔外科学・歯科麻酔学』
p.293-294

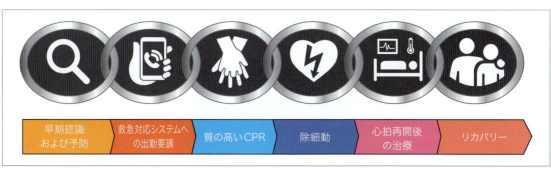

図I-5-30　救命の連鎖

(American Heart Association, 2021[21])

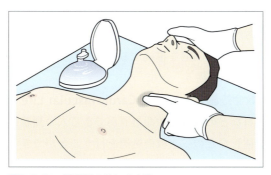

図I-5-31　頸動脈の触知の方法

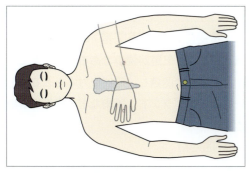

図I-5-32　胸骨圧迫の際の手の位置

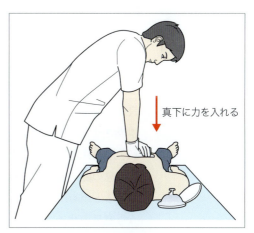

図I-5-33　胸骨圧迫の際の姿勢

こと（胸骨の再拡張）を確認し，圧迫から次の圧迫までに胸部にもたれかからないようにする（図I-5-32, 33）．30回行ったら人工呼吸を2回行う．

B．人工呼吸について

人工呼吸はフェイスシールド・ポケットマスクなどの感染防護具を用いて行う．気道確保は頭部後屈-あご先挙上法か，下顎挙上法で行う．

人工呼吸は，1回あたり1秒かけて行い，呼気を吹きこむごとに傷病者の胸が上

がるのを目視しながら行う．人工呼吸による胸骨圧迫の中断時間を最小限にするため人工呼吸は10秒以内とし，胸骨圧迫を再開する．

❻ AEDの使用

AEDが到着したら，ただちに使用する．AEDの指示に従い，パッドを胸に装着し（図I-5-34），心電図の自動解析をチェックする．

AEDが電気ショック適応のリズムを検出した場合には，傷病者に触れている救護者がいないことを確認し，ショックを実行する．ショック後は，ただちに胸骨圧迫からCPRを再開し，二次救命処置ができる人に引き継ぐか，傷病者が動き出す・呼吸をするなどの反応がみられるまでは，CPRを継続する．2分ごとにAEDが心電図のチェックを自動で行うので，指示に従う．

AEDがショック不要と診断した場合には，質の高いCPRをただちに再開し，二次救命処置ができる人に引き継ぐか，傷病者が動き出す・呼吸をするなどの反応がみられるまでは，CPRを継続する．2分ごとにAEDが心電図のチェックを自動で行うので，指示に従う．

(3) 二次救命処置 (Advanced Cardiovascular Life Support：ACLS)

救急隊員などの高度な救命処置ができる人の到着により，静脈路確保・薬物投与・気管挿管などの二次救命処置を行うことができる．一次救命処置で使用したAEDのパッドは剝がさずに，貼付したまま引き継ぐ．

2. 窒息

1) 成人・小児における窒息（異物による気道閉塞）の解除方法

歯科治療時の異物による上気道閉塞は，気道が狭小である小児によくみられ，死亡例もある．異物による気道閉塞を早期に認識し，適切な対応をとることで転帰が良好になる．歯科ではインレーや，インプラント，義歯などの修復物や補綴装置を誤嚥させることにより発生する．

(1) 万国共通の窒息のサイン（図I-5-35）

窒息の際，傷病者に意識があるときは激しい咳こみがあるが，完全に上気道が閉塞すると声も咳も出ない．傷病者は首をかきむしるような動作やイラストに示すような窒息のサイン (universal choking sign) をとるので，救護者は窒息の状況をいち早く察知し，救護を迅速に行うことが肝要である．窒息の解除がうまくいかず，傷病者の意識がなくなった場合には，BLSの手順に従い対応する．

(2) 腹部突き上げ法（ハイムリック法）

反応のある成人または小児の窒息を解除するためには，腹部突き上げ法を行う．

傷病者の身長に合わせ，救護者は立つかひざまずいて行う（図I-5-36）．傷病者の意識がなくなった際は，抱きかかえるように行う．

傷病者の背後に回り，救護者は両手を傷病者の腰に回し，一方の手は拳を作り，もう一方の手はそれを包むように握る．拳の親指側を，傷病者の腹部中央のみぞお

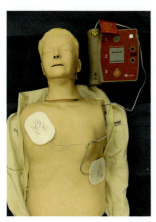

図Ⅰ-5-34　AEDのパッドの貼り方

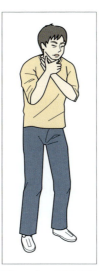

図Ⅰ-5-35　万国共通の窒息のサイン

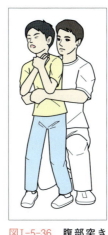

図Ⅰ-5-36　腹部突き上げ法（小児・成人）（ハイムリック法）

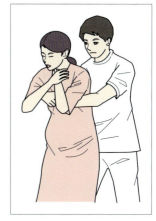

図Ⅰ-5-37　胸部突き上げ法
窒息状態にある傷病者が妊娠中または肥満である場合は腹部突き上げではなく胸部突き上げ法を行う．

ち付近（胸骨より下，へそより上方）に押し当てて強く上に突き上げるように力をかける．気道から異物が出るか，もしくは傷病者の反応がなくなるまで，腹部突き上げ法を繰り返し行う．腹部突き上げ法により，異物の排除に成功したとしても，腹部臓器の損傷の可能性があるため，必ず消化器内科などの専門医の受診をさせる．

また，傷病者の反応がなくなった場合，一次救命処置のアルゴリズムに従う．

(3) 胸部突き上げ法

窒息を起こした傷病者が，妊婦や重度の肥満の場合，腹部突き上げ法ではなく胸部突き上げ法を行う（図Ⅰ-5-37）．

3. 誤飲

1) 異物を誤飲させた場合

従来は歯科治療時に発生した誤飲（異物が食道を経て胃や消化管内へ入る）に対しては，経過観察をすることが多かった．しかしながら，最近では誤飲させたものが鋭利なものではなくても，まだ胃などに残留して内視鏡下で摘出できる場合には基本的に摘出することが望ましい．

8 矯正歯科治療時の診療補助

1. 矯正歯科治療と診療補助の特徴

　歯科衛生士が行う矯正歯科治療時の診療補助業務は多岐にわたる．矯正装置を装着するときや装着後には，痛みや違和感を生じることが多いので，あらかじめ患者や保護者に痛みの程度や対処の方法などを伝えることが大切である．また，矯正装置を装着している間はう蝕や歯周病のリスクが高くなるので，装置周囲の清掃や予防管理を徹底することも歯科衛生士の大切な役割である．以下に患者指導の要点を示す（矯正治療の手順やポイントは『歯科衛生学シリーズ歯科矯正学』を参照）．

1) 矯正歯科治療に関する患者指導

(1) 矯正装置装着前

❶ 口腔衛生管理のアセスメント

　プラーク付着状況，う蝕や白斑，歯周組織の状況，う蝕リスクなどを検査する．また，口腔機能や口腔習癖を含む生活背景・食習慣などもアセスメントする．

❷ う蝕および歯周病予防の正しい知識を伝える

　歯や口腔の健康を守り維持するためには，う蝕や歯周病予防の重要性を伝え，予防の意識をもってもらうことが大切である．

❸ 患者のリスクに応じた口腔衛生管理方法を伝える

　う蝕や歯周病のリスクが高い場合には，矯正治療が開始できる基準になるまで口腔内細菌数を減らすよう指導および処置をする．セルフケアやプロフェッショナルケアについても伝え，フッ化物洗口の指導やTBI，スケーリングやPMTC，フッ化物歯面塗布などを行う．

　リスクが低い場合は，矯正治療開始の判断基準に基づき治療が開始される．

(2) 矯正装置装着時

❶ 装置の説明をする

　使用する装置の作用や目的，管理方法などをリーフレットなどを用いてていねいに説明する．装着後数日間は歯が動き始めているため痛みを伴うが，次第に治まってくることを伝える．痛みは1週間ほどで落ち着くが，痛みが強く日常生活に支障が出る場合は鎮痛薬を服用する．

❷ 食事について

　痛みがある間は少し軟らかいものを摂取する．また前歯で硬いものをちぎったりすると装置が外れることがあるので，肉類やリンゴなどは小さく切って奥歯で噛むようにする．透明のエラスティックはカレーや赤ワインなど色素の強いものに着色しやすいが，治療の効果には影響しないこと，気になる場合は交換の前日などに摂るようにする，あるいは着色した際には交換しに来院してもらう．

Link

矯正歯科治療における口腔衛生管理
『歯科矯正学』
第2版
p.190〜197

❸ 口腔衛生管理について

装置の周りは食物残渣やプラークが停滞しやすくなるので，食後は必ずブラッシングをするよう指導する．また，ブラッシングだけでなく毎日のフッ化物配合歯磨剤とフッ化物洗口はう蝕予防に有効であるため併用するよう指導する．

マルチブラケット装置の場合，ブラケットやバンド周囲はう蝕になりやすい部位である．特に利き手側の側方歯の歯頸部は最も歯ブラシを当てにくい部分であるためよく確認し，磨く順番などをアドバイスする．

ワイヤーの直下は歯間ブラシやタフトブラシなどの補助的清掃用具も活用する．

ワイヤーが入っているとデンタルフロスを通すことが難しいため，スーパーフロス®や，イージースレッドフロス®などのフロスを使い隣接面を清掃する．

(3) 矯正治療中（定期的な来院時）

❶ セルフケアの状態を確認する

❷ モチベーションを上げる

セルフコントロールの意識が保たれているかを確認し，薄れているようであれば再認識してもらうように働きかける．

❸ セルフケアが難しい部位は，プロフェッショナルケアで補う

う蝕や歯周病のリスクが高い個所は，定期的にPTCあるいはPMTCを行う．施術はワイヤーを外した状態で行う．また，フッ化物はチタンを腐食する作用があるので，アンカースクリューなどチタン合金が入っている場合には十分注意する．

❹ 装置のトラブル

装置が壊れたとき：すぐに歯科医院に連絡し，状況を伝えて指示ををあおぐように伝える．

結紮線（リガチャーワイヤー）が飛び出したとき：割り箸の先端でアーチワイヤーの内側に押し込める部位はそのようにしてもらう．あるいは，白色のユーティリティワックスを渡しておき，引っかかる部位をワックスで覆ってもらう．

(4) 動的治療後（保定期間中）

動的治療後の「後戻り」について理解してもらう．また，装置を撤去した後もプラークコントロールの意識を維持するよう指導する．

可撤式の保定装置を装着する場合は，患者自身で着脱する必要があるので，取り外しの仕方を指導する．ブラケット撤去後は特に後戻りしやすいため，食事や歯磨き以外はできるだけ終日装着してもらう．外出先などで食事をする場合，装置をティッシュペーパーなどに包んでしまうと破損や紛失することがあるので，必ずケースに保管するよう伝える．保定装置の清掃は毎日のブラッシング時に合わせて行う．

🔗 **Link**

アンカースクリュー
『歯科矯正学』
第2版
p.83

🔗 **Link**

ワイヤーによる口腔粘膜への傷害，痛みに対する指導
『歯科矯正学』
p.138, 139, 197, 198

2. 矯正治療の例と診療補助の流れ

1) 固定式矯正装置の装着

(1) バンドの合着（図I-5-38, 表I-5-21）

　バンドはリンガルアーチ（舌側弧線装置）やマルチブラケット装置，加強固定装置（Nanceのホールディングアーチ，トランスパラタルアーチ）など多くの装置に使用されている．マルチブラケット装置以外では，バンドの試適・調整後にバンドを試摘したまま印象採得を行い，印象体にバンドを戻し石膏を注入して各装置を作製する．マルチブラケット装置の一部としてバンドを使用する場合は，ブラケットやチューブを頬側面に溶接して用いる．大臼歯部ではブラケットやチューブに咬合圧がかかり脱離することがあるため，バンドを用いることが多い．

 Link
バンドプッシャー
バンドシーター
先端の拡大写真
『歯科矯正学』
p.151-153

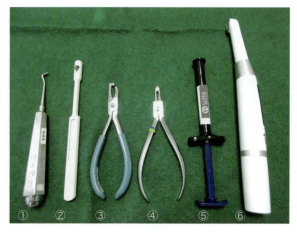

図I-5-38　バンド合着用器材
①バンドプッシャー
②バンドシーター
③バンドリムービングプライヤー
④バンドコンタリングプライヤー
⑤バンド合着用セメント（光重合型）
⑥光照射器

表I-4-21　バンド合着の手順と使用器材の例

 操作例

	診療の手順	使用器材	診療補助・介助および留意点
1	歯間分離（セパレーティング） ・歯間部の清掃 ・歯間分離	デンタルフロス， エラスティックセパレーター エラスティックセパレーティングプライヤー	・フロッシングする． ・エラスティックセパレーターで歯間分離が難しい場合には，セパレーティングスプリング，真鍮線を使用する方法がある．
2	セパレーターの除去	探針（エキスプローラー）	

診療の手順	使用器材	診療補助・介助および留意点
3 **バンドの試適・調整** ・バンドの選択 ・バンドの挿入 ┐ ・バンドの撤去 ├ 繰り返し ・バンドの調整 ┘	バンドプッシャー バンドシーター バンドリムービングプライヤー バンドコンタリングプライヤー	・バンドプッシャーは手指の力，バンドシーターは咬合圧を用いる． ・器具の受け渡し． ・バンドは近心面に刻印がある． （刻印の例） 咬合面 L：Lower（下顎） L：Left（左側） 歯頸部
4 **チューブの溶接**	スポットウェルダー	・歯科医師がバンドにチューブを溶接している間に歯面清掃をしておく．
5 **歯面清掃**	コントラアングルハンドピース ポリッシングブラシ 研磨ペースト デンタルフロス	・デンタルフロスで歯間部プラークをできるだけ取り除く． ・清掃後は研磨ペーストを十分に洗い流す
6 **防湿・乾燥**	ロールワッテ スリーウェイシリンジ	
7 **バンドの合着** ・バンド内面の清掃 ・セメントの盛り付け ・余剰セメントの除去 ・光重合 ・咬合状態の確認	アルコール綿 バンド合着用セメント 小綿球 ピンセット 探針（エキスプローラー） 光照射器	・バンド内面をアルコール綿で拭掃し，乾燥させる． ・セメントはバンド内面歯頸部側に盛る． ・バンドプッシャー，バンドシーターの受け渡し，先端についたセメントは拭き取っておく． ・余剰セメントは小綿球やエキスプローラーで硬化前にできるだけ除去する．

（2）マルチブラケット装置の装着

　一般的なダイレクトボンディング法(直接法)について記す．ダイレクトボンディング法はチェアタイムが長くなるため，スムーズな補助・介助が求められる (図Ⅰ-5-39, 40, 表Ⅰ-5-22)．

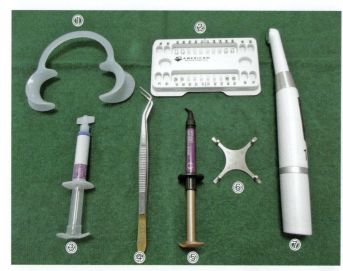

図I-5-39 ボンディング用器材
①口角鉤（アングルワイダー）
②ブラケット
③エッチング材
④歯科用ピンセット
⑤ボンディング材
⑥ブラケットポジショニングゲージ
⑦光照射器

🔗 Link

『歯科矯正学』
p.145, p.146,
p.160〜161,
p.157〜158

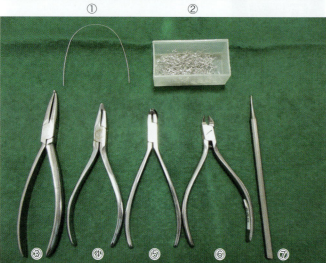

図I-5-40 結紮用器材（リガチャーワイヤー使用時）
①プリフォームドアーチワイヤー
②結紮線（リガチャーワイヤー）
③HOWプライヤー（ホウプライヤー）
④ユーティリティプライヤー
⑤ディスタルエンドカッター
⑥ピンアンドリガチャーカッター
⑦リガチャーディレクター

表I-5-22 ブラケットとアーチワイヤー装着の手順と使用器材の例

 操作例

	診療の手順	使用器材	診療補助・介助および留意点
1	歯面清掃	コントラアングルハンドピース ポリッシングブラシ フッ化物無配合の研磨ペースト デンタルフロス	・フッ化物無配合の研磨ペーストを使用する． ＊フッ化物配合研磨ペーストを使用すると接着力が低下する． ・隣接面をフロッシングする．
2	口唇排除・防湿・乾燥	口角鉤 ロールワッテ	・口角鉤を濡らしてから装着する． ・ロールワッテは歯肉頰移行部付近に挿入すると口腔前庭を広げることができる．

3	**エッチング** 	エッチング材	・エッチング時間は各製品の使用方法に準じる.
4	**水洗・乾燥**	ロールワッテ	・濡れたロールワッテを交換し,歯面をよく乾燥させる.
5	**ボンディング材の塗布** 	ボンディング材 歯科用ピンセット ブラケット	・ブラケットのベース面にボンディング材を適量塗布する.
6	**ブラケットの位置決め** ブラケットの位置決め	ブラケットポジショニングゲージ	・ブラケットポジショニングゲージで切縁からブラケットスロット切縁側辺縁までの距離を決定する.
	余剰セメントの除去 	歯科用ピンセット 探針(エキスプローラー)	・器具に付着したセメントは拭いておく. ・余剰セメントを残すとプラークが付着しやすくなる.
7	**光重合**	光照射器	・照射する時間は各製品の使用方法に準じる. ・金属(ステンレス)製ブラケットの場合は,近遠心からそれぞれ照射を行う(金属下が硬化しないので,このようにすることがある). ・光照射は数歯まとめて行うこともある.

8	アーチワイヤー装着 プリフォームドアーチワイヤーの場合 ・アーチワイヤーの長さの調節 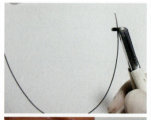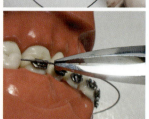	アーチワイヤー ユーティリティプライヤーまたはホウプライヤー ディスタルエンドカッター	・長さを調節したアーチワイヤーをチューブに挿入する．プリフォームドアーチワイヤーの中央の印を正中線に合わせる．その後，ブラケットスロットにワイヤーを合わせる． 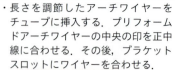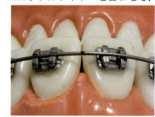
9	結紮 ①結紮線を用いた場合 ・ホウプライヤーで結紮 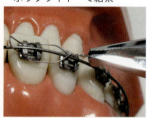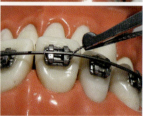 ・結紮線の断端を2～3mm程度残し，ピンアンドリガチャーカッターで切断する． 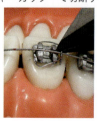	結紮線 リガチャーインスツルメントまたはリガチャータイイングプライヤー，ホウプライヤーなど ピンアンドリガチャーカッター リガチャーディレクター	・結紮は正中から遠心方向に向かって行うとワイヤーがたわまない． ・余剰分を切断するときは，アーチワイヤーを指で押さえることで切断部分の落下を防ぐ．

・結紮線の断端をアーチワイヤーの下からブラケット横へ折り込む．

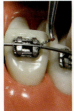 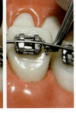

＊結紮線の撤去の一例
結紮した反対側のリガチャーワイヤーをピンアンドリガチャーカッターで切断し，結紮部位を把持し，引き抜く．

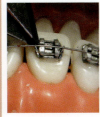 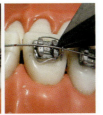

②エラスティックモジュールを用いた場合
・モスキートフォーセップスでエラスティックモジュールをはさみ取る．
・ブラケットのウイングにかける．

エラスティックモジュール
モスキートフォーセップス

・エラスティックモジュールは1カ所のウイングにかけたら，指で押さえながら，残りのウイングにかけていく．
・エラスティックモジュールで結紮する際，モジュールを引っ張りすぎると患者に痛みが生じる．
＊セルフライゲーションブラケットの場合は，結紮線を必要としない．

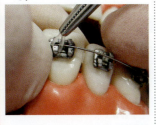

＊エラスティックモジュールを撤去する場合
エラスティックモジュールとブラケットの間にエキスプローラーの先端を入れてウイングからエラスティックモジュールをはずす．

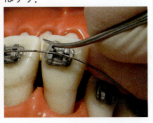

10	アーチワイヤーの末端の確認と処理 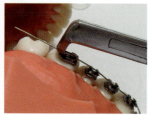	切断：ディスタルエンドカッターシンチバック，シンチバックプライヤー	・アーチワイヤーの末端の処理方法には切断とシンチバック（ワイヤーが抜けないよう折り曲げること）がある．ディスタルエンドカッターは切断したアーチワイヤーが先端に保持されるため，ガーゼなどで口腔外へ取り出したことを拭き取り確認する． 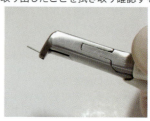
12	患者指導	ワックス 矯正用歯ブラシ 歯間ブラシ，タフトブラシ	・装置の目的，装置装着後に起こりうるトラブル，食事の摂り方，清掃方法について説明する．

2）矯正装置の撤去

（1）バンドの撤去

バンドの撤去時は歯肉構内や歯間部にセメントが残存しないよう，注意が必要である（表Ⅰ-5-23）．

表Ⅰ-5-23　バンド撤去の手順と使用器材の例

	診療の手順	使用器材	診療補助・介助および留意点
1	バンドの撤去	バンドリムービングプライヤー	・上顎は口蓋側，下顎は頬側から撤去する． ・バンドリムービングプライヤーは支点（先端の丸い部分）を咬合面に置くが，滑りやすいので押さえながら使うとよい．
2	セメントの除去	超音波スケーラー エアスケーラー 手用スケーラー	
3	歯面研磨	コントラアングルハンドピース ポリッシングブラシ 研磨ペースト デンタルフロス	・研磨ペーストが残った状態でフロッシングすることで歯間部も研磨効果を得られる．

（2）マルチブラケット装置の撤去（ディボンディング）

ブラケットを歯面から撤去することをディボンディングという．ディボンディングはマルチブラケット装置全体を撤去するために行う場合と，ブラケットのつけ直しのために必要な部位のみ行う場合がある（図Ⅰ-5-41，表Ⅰ-5-24）．

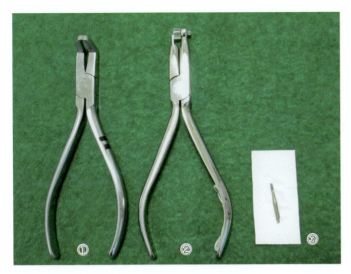

図Ⅰ-5-41 ディボンディング用器材
①ブラケットリムービングプライヤー
②レジンリムーバー
③ボンディング除去バー

表Ⅰ-5-24 ディボンディングの手順と使用器材の例

操作例

	診療の手順	使用器材	診療補助・介助および留意点
1	ブラケットの撤去	ブラケットリムービングプライヤー	・臼歯部にチューブを使用している場合は，ワイヤーを引き抜き，装置を撤去してからチューブ単体で撤去する． ・ブラケットを撤去する際には痛みを生じやすい．ガーゼで歯を根尖方向に押しながら撤去すると歯の動揺を防ぎ，痛みが出にくくなる．
2	ボンディング材の撤去	レジンリムーバー コントラアングルハンドピース カーバイトンヤー	・レジンリムーバーでボンディング材を除去する際に歯面にクラックが入ることがあるので注意する． ・レジンリムーバーを使用する際も歯を動揺させないよう，ガーゼで歯尖方向に歯を押しながら行う．
3	歯面清掃・歯面研磨	エアスケーラー（歯面清掃） コントラアングルハンドピース ポリッシングブラシ デンタルフロス	・ディボンディング後は歯肉縁下歯石が沈着していることも多いため，確認が必要である．

⑨ 小児歯科治療時の診療補助

　小児は歯科治療に対して不安や恐怖を抱いていることが多く，非協力（不協力）となることがある．このため，小児の心理的特徴を考慮し，治療に対する協力的な態度を導き出すために，小児への対応について配慮が必要である．

　また，小児の歯科診療は，小児，歯科医師・歯科衛生士，保護者の3者の人間関係の中で行われるという特色がある．したがって，この3者間に信頼に基づく良好な人間関係を確立させることが対応の基本となる．さらに，歯科医師，歯科衛生士は，やさしく愛情をもった態度で接すること (tender loving care) が大切である．

1. 小児の診療と診療補助の特徴

　成長，発達の過程にある小児を対象とした小児歯科診療では，成人の歯科診療とは異なる配慮が必要となる．

　診療室内での小児の予期しない危険な行動や，診療中の全身状態にも注意を払い，事故防止を心がけながら，安全で質の高い診療を行うことが要求される．

1) 診療時のチェアポジションとフォーハンドシステム

　小児の歯科診療は，短時間で効率よく行うことが大切であり，水平位で，術者と補助者の4本の手で行うフォーハンドシステムに基づくチェアポジションが適している．

　水平位診療での術者の位置の基本は9～12時である．補助者の位置は3時が基本となるが，小児が非協力（不協力）で頭部の固定を必要とするときには12～2時の位置をとる．

　術者への器具の受け渡しは，落下の危険性や小児の目に触れて恐怖心を与えることを避けるため，ヘッドレストの後方および下方，あるいは小児の顎の下方（胸部付近）で行うようにする．特に小児歯科治療では注射器の受け渡しには配慮が必要である．

2) 診療時の配慮

(1) 治療時間と時間帯

　小児は集中力が持続しにくいため，治療時間は10～30分以内にとどめるようにし，低年齢ほど短くする．このため，歯科衛生士はその日の治療内容を確認して，必要な器材などを事前に準備するとともに，治療の流れを十分理解して，チェアタイムを短縮するように努める．

　低年齢児は体調や気分により受診態度が変わるため，空腹時，疲労時，眠いときなどは避け，比較的体調の安定している午前中に治療を行うことが望ましい．

表I-5-25　小児に対する代用語の一例

専門用語	代用語の一例
デンタルミラー	鏡
エアシリンジ	風
バキューム	掃除機
歯面研磨用ブラシ	くるくる歯ブラシ
エアタービン	ジェット機
ラバーダム	ゴムのマスク
マトリックスバンド	はちまき
エックス線写真	歯の写真

(2) 器具の準備

　治療器具は小児に恐怖心を与えることが多いため，できるだけ小児の目に触れない場所に置くように心がける．

3) 小児への対応法

(1) 基本的対応

　小児との良好なコミュニケーションを確立することが対応の第一歩である．たとえば，小児と目線を合わせながら，「○○ちゃんはいくつですか」などと問いかけると，術者や補助者への親近感をもたせることに役立ち効果的である．

　また，小児の手を握ったり，肩に手を触れたり，頭をなでることは，親近感を増大させ，不安を軽減させるのに有効な手段となる．

　3歳以上の小児では言葉の理解が可能になるため，治療行為や治療器具を小児の日常慣れている言葉（代用語）に置き換えて説明することにより治療への理解や協力が得やすくなる（表I-5-25）．

　治療中に痛みなどを感じたときには，手をあげて合図をするなど，小児が意思を伝達する手段を決めておき，その合図があった場合には，治療を中断することを約束しておくと，小児は安心して治療を受けることができる．なお，このような約束は必ず守ることが重要である．

　診療中は，「電気をつけて明るくするね」「風をかけるよ」などと次に行うことを予告する声かけや，治療中も何をしているのかわかりやすい言葉で話しかけながら行うと安心する．

　上手にできたときには大いにほめて，自信をつけさせることは，とても大切なことである．治療終了時には，頑張ったことをほめると次回来院時の協力度が上がることが多い．

　小児の人格を認め，小児の訴えを聞いて対応することも重要であり，うそやごまかしを言うことは慎まなければならない．

(2) 行動変容法（行動療法）

　行動変容法（行動療法）とは，学習理論に基づいて，好ましくない行動（不適応行動）を望ましい方向（適応行動）へ変容していく方法で，さまざまな行動変容技法が

Link

歯科治療時の
対応法
『小児歯科学』
P.84-95

表I-5-26　行動変容法（行動療法）

TSD法（Tell-Show-Do法）

小児に対してこれから行うことについて，話して（Tell），見せて（Show），行う（Do）の順で体験させる．言葉の理解能力がある3歳以上で有効である．

Tell：治療内容や器具などについてわかりやすい言葉で説明する．
Show：器具を見せながらどのように使うかを説明する．
Do：説明し見せたことを実際に行ってみる．

モデリング法

手本となる他人の行動を観察させ，同じように行動するよう学習させる方法である．同年代のほかの小児や兄弟が歯科治療に対し，適切な行動をしている場面をみせることによって，恐怖や不安を感じている小児にも同じような行動がとれるように促す．実際の診療場面をみせる方法（ライブモデリング）と，動画や写真などを活用する方法（間接的モデリング）がある．

トークンエコノミー法

望ましい行動がみられたときに，トークン（代用貨幣）としてシールやカードなどを与えて，トークンが貯まり一定の数に達すると，小児が欲しいものと交換できるようにする方法である．

応用される．歯科診療に際し，泣く，怒る，拒否するなどの不適応行動を示す小児に対し，さまざまな行動変容技法を組み合わせながら応用することで，適応行動を引き出し，歯科診療への適応性を高めると，治療を円滑に進めることができるようになる（表I-5-26）．

(3) 身体抑制法

低年齢で治療に対する理解が難しく，治療への協力が得られない小児で，歯の外傷や急性炎症などで緊急の処置が必要な場合や，行動変容法によって歯科治療への適応を図ろうとしても効果が得られない場合には，安全，迅速かつ確実な治療を行うために身体抑制法を用いることがある．身体の抑制には，徒手による方法，タオルやシーツを用いる方法，タオルやシーツと抑制具を併用する方法がある．身体抑制法を用いる場合には，保護者の同意が不可欠であり，事前に抑制方法について具体的に説明し，リスクとその代替の対応法についても十分に説明したうえで書面による同意を得なければならない．なお，適応行動がとれるようになったら，ただちに身体抑制は中止する．

4）局所麻酔

特に小児患者の場合には，歯科治療に対する不安や恐怖を軽減させ，治療への協力性を得るためにも局所麻酔を行って，無痛的に処置を行うことが大切である．さらに，小児では痛くない局所麻酔が求められる．

(1) 表面麻酔

表面麻酔は，浸潤麻酔を行う際の注射針の刺入をできるだけ無痛的に行うために有効な処置である．一般的には，乾燥した刺入部の粘膜面に，必要最小限量のゼリー状の麻酔薬を小綿球や綿棒で塗布する．1〜2分放置すると麻酔効果が得られる．

表I-5-27　各種エックス線撮影法による小児における観察項目

パノラマエックス線撮影	口内法エックス線撮影	
乳歯と永久歯の歯数異常 歯の発育状態 乳歯歯根の吸収状態 乳歯と永久歯の位置関係 歯の萌出順序の予測 対合歯および対側歯との比較 根尖病変，囊胞，歯牙腫などの診察 歯周組織の状態 下顎頭の形態の観察	**二等分法**	
	歯冠から歯根までの歯の形態 う蝕の状態と歯髄腔との関係 根尖部・根分岐部病変の状態 根管充填の状態 外傷による歯の破折の状態	
	咬翼法	
	隣接面う蝕の検出 修復物の適合状態	

(2) 浸潤麻酔

　浸潤麻酔は，目的とする組織周辺の粘膜下や皮下に局所麻酔薬を注射することにより，麻酔効果を得る方法である．小児は成人に比べて骨が多孔性で，局所麻酔薬の浸透性がよいため，ほとんどの小児において浸潤麻酔のみで効果が得られる．

　注射針は細い針（30G）を用いると痛みが軽減する．また，注射器の受け渡しのときはもちろん，準備段階から，注射器が小児の目に触れないように注意する．また，「注射」，「注射する」などの言葉は，恐怖を連想させるため，小児の前では不用意に用いないように注意する．浸潤麻酔中は，小児の手足や頭部が不意に動いたときに対応できるように，補助者は小児に軽く手を添えておき，事故防止に備える．

(3) 咬傷

　局所麻酔の偶発症で最も多いのが咬傷である．麻酔のしびれ感を気にして，軟組織を咬んだり，強く吸ったり，引っ掻いたりすることによって生じる．小児と保護者に，処置後2〜3時間は麻酔が効いているため，頰粘膜や口唇を咬まないよう十分な説明をする．麻痺側でガーゼを咬ませておくことも有効である．

5) エックス線検査

　成長発達期にある小児の口腔管理や疾患の診断には，エックス線検査は不可欠なものである．エックス線検査によって，う蝕などの疾患の診断のみならず，乳歯や永久歯の発育状態を観察することができる．

　小児歯科診療では，パノラマエックス線撮影，口内法エックス線撮影のうち，二等分法と咬翼法がよく用いられる．

　パノラマエックス線画像は，歯，歯槽骨および上顎洞や顎関節を含めた上下顎骨の状態などを全体的に把握するのに適している．ただし，鮮明度が劣るため，細部の観察には適さない．二等分法は，個々の歯の根尖部までの細部の観察に適している．上下顎臼歯部を同時に撮影する咬翼法は，3歳6か月すぎからう蝕の好発部位となる臼歯部の隣接面う蝕を検出するのに有効である．しかし，上下顎の歯冠と歯根中央部あたりまでしか撮影ができないため，根尖部の観察には不向きである．

　それぞれの撮影法の小児における主な観察項目を表I-5-27に示す．

2. 小児の治療の例と診療補助の流れ

1) 歯冠修復
(1) 乳歯用既製金属冠修復
多歯面にう蝕がある，歯冠崩壊が著しい，歯髄処置を施した乳臼歯には，乳歯用既製金属冠を使用した歯冠修復が行われる．

準備器材の例（図Ⅰ-5-42）と診療の手順と留意点を表Ⅰ-5-28に示す．

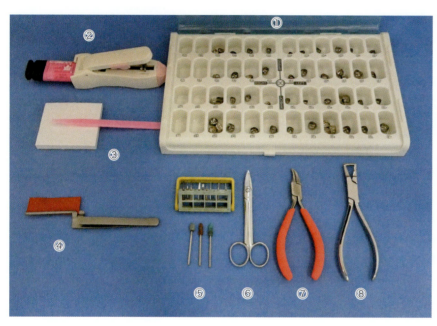

図Ⅰ-5-42 乳歯用既製金属冠修復の準備器材
①乳歯用既製金属冠セット
②合着用セメント（グラスアイオノマーセメント）
③紙練板・スパチュラ
④咬合紙
⑤回転切削器具
⑥金冠バサミ
⑦ゴードンのプライヤー
⑧咬合面調整鉗子

表Ⅰ-5-28 乳歯用既製金属冠による歯冠修復の手順と使用器材の例

	診療の手順	使用器材	診療補助・介助および留意点
1	表面麻酔・浸潤麻酔	表面麻酔薬，歯科用局所麻酔薬，注射器，注射針	・注射器は小児の目に触れないようヘッドレストの後方および下方，あるいは小児の顎の下方で受け渡す．
2	ラバーダム防湿	ラバーダム防湿用器具一式	・誤飲・誤嚥防止のため，クランプのスプリングにデンタルフロスを結紮しておく．
3	う窩の開拡，う蝕象牙質の除去，支台歯形成	回転切削器具	・切削片や冷却水を吸引する．
4	ラバーダム防湿の除去		

診療の手順	使用器材	診療補助・介助および留意点
5 **乳歯用既製金属冠の選択，試適，調整** 辺縁の調整 マージン部の適合 咬合面の調整	乳歯用既製金属冠セット，金冠バサミ プライヤー（例） 咬合面調整鉗子 咬合紙，咬合紙ホルダー ムシャーンの　ゴードンの　咬合面 プライヤー　　プライヤー　調整鉗子	・乳歯用既製金属冠の落下，誤飲・誤嚥に注意する．
6 **冠縁の研磨**	カーボランダムポイント シリコーンポイント	
7 **合着** 乳歯用既製金属冠の合着	合着用セメント（グラスアイオノマーセメント，接着性レジンセメント） セメントの塡入　　咬合面を上にして術者に渡す	・冠内面はアルコール綿球で拭掃し，乾燥させる． ・セメントは冠内に気泡が入らないように一気に流し込み，冠内を満たすように塡入する． ・咬合面を上にして術者に渡す．
8 **余剰セメントの除去**	探針（エキスプローラー） スプーンエキスカベーター デンタルフロス	・硬化を確認後，余剰セメントを除去する．

211

(2) コンポジットレジン冠修復（表I-5-29）

切縁を含む広範囲にう蝕がある，外傷により歯冠が破折した前歯には，クラウンフォームを用いてコンポジットレジンによる歯冠修復が行われる．

表I-5-29　コンポジットレジン冠修復の手順と使用器材の例

	診療の手順	使用器材	診療補助・介助および留意点
1	**表面麻酔・浸潤麻酔**	表面麻酔薬 歯科用局所麻酔薬 注射器，注射針	・注射器は小児の目に触れないようヘッドレストの後方および下方，あるいは小児の顎の下方で受け渡す．
2	**ラバーダム防湿**	ラバーダム防湿用器具一式	・誤飲・誤嚥防止のため，クランプのスプリングにデンタルフロスを結紮しておく．
3	**う窩の開拡，う蝕象牙質の除去，支台歯形成**	回転切削器具 スプーンエキスカベーター う蝕検知液	・切削片や冷却水を吸引する．
4	**クラウンフォームの選択，試適，調整** 金冠バサミで歯頸部の余剰部分を切除する	クラウンフォーム，金冠バサミ，探針（エキスプローラー） **クラウンフォーム**	
5	**歯面処理，コンポジットレジンの填入，患歯に圧接，光照射** クラウンフォームを圧接し，余剰レジンを除去後，光照射を行う．	光重合型コンポジットレジン充塡材 レジン充塡器 光照射器	・歯面処理剤を準備する． ・クラウンフォームの切端隅角部に小孔を開ける（空気を逃がし気泡を防ぎ，余剰なコンポジットレジンを流出させるため）． ・クラウンフォーム内に気泡が入らないようにコンポジットレジンを填入し，術者に手渡す．
6	**クラウンフォームの除去，形態修正**	ホワイトポイント	
7	**ラバーバム防湿の除去**		
8	**咬合調整・研磨**	咬合紙，咬合紙ホルダー ホワイトポイント	

2) 生活断髄法（生活歯髄切断法）(表I-5-30)

　歯髄の炎症が歯冠部歯髄に限局している場合に，病的状態の歯冠部歯髄を除去することによって歯根部歯髄を保存する処置である．歯冠部歯髄を切断・除去した後に，歯髄切断面を水酸化カルシウム製剤で被覆することによって切断面にデンティンブリッジを新生させ，歯根部歯髄および歯根端歯周組織を正常に保ち，永久歯交換へと導く．

　歯根未完成な幼若永久歯で，外傷により露髄した場合などにも，水酸化カルシウム製剤を用いた生活歯髄切断法が行われる．歯根部歯髄は健全に保たれるため，歯根は生理的に成長し根尖は正常に形成される（アペキソゲネーシス）．

表I-5-30　生活断髄法（生活歯髄切断法）の手順と使用器材

	診療の手順	使用器材	診療補助・介助および留意点
1	表面麻酔・浸潤麻酔	表面麻酔薬，歯科用局所麻酔薬 注射器，注射針	・注射器は小児の目に触れないようヘッドレストの後方および下方，あるいは小児の顎の下方で受け渡す．
2	ラバーダム防湿	ラバーダム防湿用器具一式 🔗 Link　3章p.96	・誤飲・誤嚥防止のため，クランプのスプリングにデンタルフロスを結紮しておく．
3	う窩の開拡，う蝕象牙質の除去	回転切削器具	・切削片や冷却水を吸引する．
4	髄腔の開拡・天蓋の除去	回転切削器具（歯髄露出後は滅菌した器具を用いる）	・滅菌器材は，清潔操作で取り扱う．
5	歯冠部歯髄の除去	ラウンドバー スプーンエキスカベーター	
6	歯髄切断	ラウンドバー	
7	洗浄，止血，乾燥	次亜塩素酸ナトリウム 過酸化水素水 ルートキャナルシリンジ 滅菌綿球	・清潔操作に留意してバキューム操作を行う．
8	水酸化カルシウム製剤の貼付	水酸化カルシウム製剤 滅菌練板 滅菌スパチュラ 裏層器 滅菌綿球	・水酸化カルシウム製剤は軟らかめに練和する．
9	裏層・仮封	酸化亜鉛ユージノールセメント グラスアイオノマーセメント 紙練板，スパチュラ，練成充填器	・酸化亜鉛ユージノールセメント（裏層），グラスアイオノマーセメント（仮封）を練和する．

3）歯の外傷

歯の外傷は，運動機能が未発達なうえに平衡感覚も未発達な1〜3歳と，活動が活発になる7〜9歳に多い．好発部位は，乳歯，永久歯ともに上顎切歯部が多く，特に上顎乳中切歯と中切歯に多い．乳歯では脱臼が多く，永久歯では破折が多い．受傷原因は転倒が最も多く，衝突，転落がそれに続く．

外傷の予後は，受傷から処置までの時間で決まるため，連絡があればただちに来院するように説明する．特に永久歯の脱落（完全脱臼）の場合，脱落した歯を，歯の保存液，あるいは冷たい牛乳に入れてただちに来院するように指示する．また，受傷歯は，数か月後に変化や痛みが生じることがあるので，定期的な検査が必要であることを保護者に伝える．

歯の外傷のほかに，乳幼児が歯ブラシを口にくわえた状態で歩いたり，走ったりして転倒することで，歯ブラシを喉や頬に突き刺す事故が多発している．歯科衛生士は，歯の磨き方の指導のみならず，保護者に対して歯ブラシによる事故に関する注意喚起も忘れずに行う必要がある．特に1〜3歳では，喉突き防止対策を施した歯ブラシや一定の外力が加わると曲がる歯ブラシの使用を薦める．

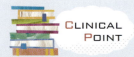

小児虐待における歯科衛生士の役割

近年，小児虐待は，大きな社会問題となっています．日本では，2000年に「児童虐待の防止等に関する法律（児童虐待防止法）」が制定され，小児の虐待禁止と防止に努めることが求められています．第5条には，「学校，児童福祉施設，病院，都道府県警察，女性相談支援センター，教育委員会，配偶者暴力相談支援センターその他児童の福祉に業務上関係のある団体及び学校の教職員，児童福祉施設の職員，医師，歯科医師，保健師，助産師，看護師，弁護士，警察官，婦人相談支援員その他児童の福祉に職務上関係のある者は，児童虐待を発見しやすい立場にあることを自覚し，児童虐待の早期発見に努めなければならない．」とされ，第6条では，「児童虐待を受けたと思われる児童を発見した者は，速やかに，これを市町村，都道府県の設置する福祉事務所若しくは児童相談所又は児童委員を介して市町村，都道府県の設置する福祉事務所若しくは児童相談所に通告しなければならない．」とされています．

これを受けて，各都道府県の歯科医師会や一般社団法人日本小児歯科学会ではマニュアルやガイドラインを作成しており，特に歯科衛生士は小児と接する機会も多く，異変に気づきやすい立場にあるため，虐待の早期発見や対応が期待されています．

⑩ 妊産婦の診療補助

1. 妊産婦の診療補助の特徴

　妊娠中は血中の女性ホルモン濃度の急激な上昇により口腔環境が変化する．また，悪阻（つわり）による嗜好の変化や嘔吐反射があり，口腔清掃が不十分になりやすく，う蝕や歯周疾患が生じやすい．妊婦自身では初期症状に気づきにくいことも多いため，悪阻が治まる安定期（妊娠16〜27週）に歯科検診を受診し，歯科治療が必要な場合も，比較的体調が安定するこの時期に行うことが望ましい．

2. 妊産婦の歯科治療の例と診療補助の流れ（表I-5-31）

1) 治療時の注意点

・妊娠中の患者が来院した場合は母子手帳を提示してもらい，産婦人科からの注意事項を共有する．
・楽な姿勢で受診できるように配慮し，体調や気分の変化に留意する．
・エックス線撮影が必要な場合は，放射線量はごくわずかで胎児にはほとんど影響はないことを伝え，必ず防護用エプロンを着用する．
・局所麻酔を行う場合は，使用薬剤の種類配慮し，使用量はわずかで局所で分解されるため，胎児には影響がないことを伝える．
・ていねいな説明により妊婦が安心できる歯科治療を心がける．

表I-5-31　**妊娠性歯肉炎患者へのブラッシング指導**

症例　32歳女性（妊娠6か月）．妊娠性歯肉炎による歯肉の腫脹と出血があるため歯科保健指導を行う．

	診療の手順	使用機材	診療補助・介助および留意点
1	当日の体調を確認		・妊婦は体調変化が著しいため，当日の体調に問題がないかを確認する
2	口腔内所見の確認 腫脹や発赤，プロービングによる歯肉出血などの炎症症状を確認する	デンタルミラー 歯周プローブ 探針（エキスプローラー）など	・患者の体位に十分注意を払ってデンタルチェアーの操作を行う．（図I-5-43）
3	歯周組織検査 プロービングポケットデプス，歯肉出血，口腔清掃状況，動揺度などを検査し，必要に応じてエックス線写真撮影を行う	デンタルミラー 歯周プローブ ピンセット 探針 歯垢染色液 など	・悪阻による嘔吐がある場合は必要に応じて検査部位を限定するなどの対処を行う． ・軽度の外傷でも出血しやすいため，インスツルメントの操作を注意深く行う．

215

	診療の手順	使用機材	診療補助・介助および留意点
4	患者指導 患者の体調に合わせて無理のない口腔衛生指導を行う	歯周組織検査用紙 エックス線写真 など	・歯周組織検査の結果により，歯周疾患の症状と自宅での管理，セルフケアの方法を患者の状況に合わせて説明する． ・悪阻への対応として，ヘッドの小さい歯ブラシを使用する，デンタルフロスやタフトブラシなどの補助的清掃用具もプラークの除去には効果的であることを説明する．発泡剤や研磨材を含まない歯磨剤，また洗口剤などを紹介し，歯磨きが無理な場合は頻回のうがいで対応するなどの代替案を指導する．
5	必要に応じてスケーリング・歯面研磨	超音波スケーラー 各種ハンドスケーラー 歯面研磨機材一式 コントラアングルハンドピース 研磨用ポイント ラバーカップ ポリシングブラシ 歯面研磨材	・超音波スケーラーは禁忌ではないが，注意深い操作が必要である． ・歯肉からの出血がある場合は，歯面研磨操作の際，回転速度やチップの角度に注意を払う．
6	フッ化物の応用	スケーリングや歯面研磨後に，フッ化物ジェルやフッ化物バーニッシュを局所応用する．	・特に処置歯が多い患者や脱灰歯がある場合などは実施するとよい．
7	術後の指導	妊娠中のセルフケアについて，必要事項を伝達する．	・患者の状態に応じて，セルフケアについてのポイントを伝える． ・歯肉炎の状態に応じて継続して口腔衛生指導を行う．

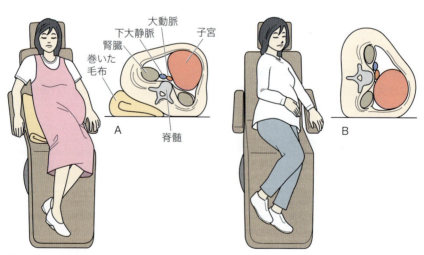

図 I-5-43 妊娠中の体位 (松井恭平ほか，2015[39]より一部改変)
仰臥位では，主要脈管に発育中の胎児の体重がかかる．腹部の横断図で子宮の位置を示す．
患者は左側を下にして横たわり，枕や巻いた毛布などで右側の臀部を挙上する(A)．
患者がさらに左側へ向いた場合(B)．

⑪ 高齢者の診療補助

Link

根面う蝕の予防
『高齢者歯科』
p.146-150

1. 高齢者の歯科治療の特徴

　高齢者の歯科治療の代表的なものとして欠損補綴の治療や義歯調整があげられる．一方，残存歯の治療が必要な場合も多く，特に高齢者の場合は根面う蝕への対処がしばしば求められる．根面う蝕への対処には，切削を伴う侵襲的治療と進行抑制を図る非侵襲的治療がある．根面う蝕の診療ガイドラインでは，切削を伴わない非侵襲的治療が推奨されていることから，切削治療での診療補助だけでなく，根面う蝕の発生・進行抑制治療において歯科衛生士の活躍が期待され，フッ化物を応用した非侵襲的治療についても修得が必要である（表I-5-32）．

表I-5-32　高齢者の根面う蝕の切削治療の手順と使用器材の例

症例　76歳　男性　上顎右側中切歯，側切歯の根面う蝕─コンポジットレジンの活用

	診療の手順	使用器材	診療補助・介助および留意点
1	診察室への患者の導入	ガーグルベースン	・通院可能であってもADLによっては歩行介助が必要な場合がある．誘導速度や声量への配慮ができるとよい． ・ユニットに案内した後も，ヘッドレストの調整やスピットンの移動，ガーグルベースンの準備等も必要に応じて実施する． ・導入時の詳細についてはp.55を参照．
2	う窩の確認 （デンタルエックス線検査）		・上顎右側中切歯および側切歯に根面う蝕を認める．写真や手鏡で状態を患者に説明する． ・必要に応じてエックス線検査を行う． ・可撤性義歯の有無に注意する．
3	バイタルチェック	血圧測定器 （上腕にカフを巻くものが一般的だが，手首につける簡易型もある）	・高血圧症等の疾患に応じて血圧やSpO$_2$を測定しバイタルチェックを行う． ・測定値は記録しておく．測定機器の装着方法は事前に習得しておく必要がある．

	診療の手順	使用器材	診療補助・介助および留意点
4	浸潤麻酔	表面麻酔薬 歯科用局所麻酔薬 注射器 注射針	・必要に応じて浸潤麻酔を行う. ・薬液は苦味があるため，吸引できるとよい.
5	歯面清掃	ソニックブラシ	・根面う蝕周囲はプラークが停滞しやすい. ・プラーク除去の際，歯肉から出血させないように配慮する．出血があると充塡の難易度が上がる.
6	う蝕除去	ラウンドバー	・バキュームや排唾管により吸引し，むせこみに配慮する. ・痛みによる体動は術者が気がつかないこともあるため，声かけ等できるとよい.
7	歯肉圧排	圧排糸と歯肉圧排器	・う窩が歯肉縁下に及ぶ場合は歯肉圧排し，歯肉溝浸出液を排除し充塡処置を行う.
8	歯面処理	エッチング プライマー ボンディング マイクロブラシ ロールワッテ 光照射器	・水洗時だけでなく，エアブロー時にもバキュームによる吸引ができるとよい. ・光照射時には術者，患者の目に直接光が入らないよう注意する.
9	充塡	コンポジットレジン 探針 光照射器	・光硬化型の充塡材を使用する際には無影灯の光を調整する. ・探針に付着したレジンをワッテで拭き取る.

	診療の手順	使用器材	診療補助・介助および留意点
10	形態修正・歯面研磨	ダイヤモンドバー ホワイトポイント コンポマスター	・注水時は，むせこみに配慮し吸引を行う． ・処置後は写真や手鏡で患者に説明をする．
11	患者指導	高濃度フッ化物歯面塗布剤 （9,000ppmF）	・今後新たなう窩の発生を予防するために，フッ化物の応用を含めた口腔衛生指導を行う． ・歯科医院での高濃度フッ化物の適用の他にも，セルフケア時のフッ化物含有歯磨剤の使用やフッ化物洗口も有効である．

2. 根面う蝕の治療―グラスアイオノマーセメントの活用

　臨床の現場では，すでにう窩が大きいためにう蝕を取り切ることを優先すると，露髄し治療が複雑化したり，歯頸部で歯が破折してしまうようなケースも多い．患者の年齢等を考慮し，う蝕の除去はある程度にとどめ，グラスアイオノマーセメント（p.297参照）を充塡し，う窩への食渣の停滞を抑制する処置もしばしば行われる（表I-5-33）．

表I-5-33　グラスアイオノマーセメントの種類と使用器材

グラスアイオノマーの種類	使用器材	診療補助・介助および留意点
充塡用グラスアイオノマーセメント（粉液練和）	紙練板 プラスチック製スパチュラ CRシリンジ **CRシリンジ**	・粉液を適切に計量する． ・練和からCRシリンジへの装塡まで手ばやく行う． ・充塡時の形態修正のためにアルコール小綿球を使用することがある． ・必要に応じてタイマーをセットする．
光重合型充塡用レジン強化グラスアイオノマーセメント（ペースト練和）	紙練板 プラスチック製スパチュラ 練成充塡器 探針 光照射器	・CRシリンジを使用する場合もある．
光重合型裏層用グラスアイオノマー配合レジン（練和不要）	エッチング プライマー ボンディング マイクロブラシ 探針 光照射器	プライマー，ボンディングなしでも従来のグラスアイオノマーセメントと同程度の接着力が得られる． 裏層材ではあるが，臨床では根面う蝕の充塡に用いられることも多い．

3. 根面う蝕の非侵襲的治療

活動性の根面う蝕に対しては，38％フッ化ジアンミン銀溶液（図I-5-44）を窩洞に塗布し，進行を抑制する方法がある．根面う蝕が多発していてすぐに充填できない場合や，患者や歯の状態によって充填処置が困難な場合にも用いられることがある．歯面清掃，簡易防湿ののち小綿球やマイクロブラシでう窩に塗布する．歯肉や頰粘膜に付着しないように注意する．使用にあたっては，塗布によりう窩が黒変するため事前に患者や家族に説明しておく必要がある．

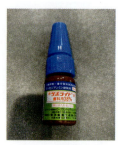

図I-5-44 38％フッ化ジアンミン銀溶液（55,000ppmF）

根面う蝕の診療ガイドライン＊では，根面う蝕に対して"削って詰める"侵襲的治療ではなく，進行抑制を図る非侵襲的治療が推奨されている．根面う蝕への対応として，歯科医院での高濃度フッ化物の塗布だけでなく，自宅でのフッ化物（歯磨剤・洗口剤）の使用が望ましいが，わが国で販売されているフッ化物製剤のリストも掲載されている．

根面う蝕は切削治療後も二次う蝕が散見される．表I-5-32で提示した症例も再発ケースであり，審美エリアであるため侵襲的治療である切削治療を実施した．根面う蝕に対してフッ化物の応用を含めた予防（非侵襲的治療）が第一選択であるが，切削を伴う侵襲的治療を行う場合は，"削って詰めて"治療を完了とするのではなく，さらなるう蝕発生抑制のために非侵襲的治療を継続する必要がある．

＊根面う蝕の診療ガイドライン
2024年3月には日本歯科医学会より，上記ガイドラインおよびう蝕治療ガイドライン第2版をもとに初期根面う蝕の管理に関する基本的な考え方が発表されました．webで読むことができ，根面う蝕の対処方法が非常にわかりやすく記載されています．

⑫ 障害児・者の診療補助

1. 障害児・者の診療補助の特徴

　診療では，さまざまな障害のある人を対象とする．盲（もう）や聾（ろう），肢体不自由に加え，神経発達症，精神障害，内部障害など，特別な配慮や対応を必要とする人たち（**スペシャルニーズのある人たち**）に対し，安全性，心理面に配慮し，適切に対応することが求められる．歯科衛生士は，診療がスムーズに進むよう先を読んだ診療補助・介助を行うことが必要とされる．また，障害児・者にとって初診は特にストレスを感じやすく，嫌な思いをすると今後の受診行動に影響する．そのため，患者の障害や特性について十分理解したうえで対応しなければならない．障害児・者の保護者は地域の歯科医院をかかりつけ医として希望し，定期健診の需要も多い．障害児・者にとって歯科が身近な医療となるためにも，歯科衛生士の活躍する場面は非常に多い．

2. 障害児・者の歯科治療の例

　知的能力障害や**自閉スペクトラム症**のある患者において，初診時は特に対応に苦慮することが多く，治療を拒否したり（不適応行動）協力が得られないことがある（表Ⅰ-5-34）．知的能力障害や発達障害のある人が歯科治療に適応できる発達年齢*は3歳〜4歳といわれており，発達年齢が3歳未満の人に通法での歯科治療はストレスを与え，拒否行動の出現により治療困難となる可能性が高い．1度でも不快な思いをさせると今後の受診行動に影響することがあるため，**レディネス***（表Ⅰ-5-35）を見極めたうえで対応法は慎重に検討しなければならない．ここでは初診時の対応について解説する（図Ⅰ-5-45，表Ⅰ-5-36）．

　初診時の問診，医療面接後に患者の歯科治療の適応性の確認を任されることが多い．まず歯科衛生士が確認した後，歯科医師へバトンタッチすることで歯科医師の時間を短縮できるからである．このとき，やみくもに確認するのではなく，患者にとって最も不安の少ないことから始めるのがよい．患者の受診行動は，行動評価表に記録することで，次回の対応時の参考となる．

＊発達年齢
その子どもの発達の状態が，標準的な子どものどの年齢の段階に相当するかを測定した結果．

＊レディネス
レディネスとは学習成立のための心身の準備性のこと

＊障害特性
それぞれの障害の特徴や性質のこと．障害によって特性は異なるため，各障害について理解が必要となります．

表Ⅰ-5-34　初診時の不適応行動の要因
・未知の物や事象への不安
・過去の医療機関での不快な経験
・歯科治療について理解ができない
・見通しが立てられない
・発達年齢
・障害特性*

表Ⅰ-5-35　神経発達症の方の歯科におけるレディネス
レディネスは発達年齢が1つの指標となる
寝かせ磨き：2歳以上
BiMアプローチ：2歳6か月以上
初診時の口腔内診査：3歳以上
口腔内診査とポリッシングブラシによる歯面清掃のトレーニング：3歳2か月以上
歯科治療：3歳以上

歯科医療における歯科診療補助

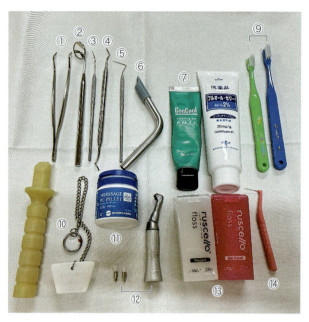

図Ⅰ-5-45　初診時の準備
①ピンセット，②ミラー，③探針，④充塡器，⑤歯周プローブ，⑥バキュームチップ，⑦歯面研磨剤，⑧歯科用フッ素塗布剤，⑨歯ブラシ，⑩バイトブロック，⑪歯垢染色液，⑫コントラアングルハンドピース，ブラシ・チップ，⑬デンタルフロス，⑭歯間ブラシ

表Ⅰ-5-36　知的能力障害，発達障害のある患者の初診時の対応

症例

診療の手順	使用器材	診療補助・介助および留意点
1　問診，医療面接，発達検査	遠城寺式・乳幼児分析的発達検査用紙 生体情報モニタ 歯ブラシ	・初診時では障害，疾患，アレルギー，服薬，過去の医療機関での経験や受診行動の様子，食事や歯磨き状況など本人および保護者から情報収集する ・発達検査の結果によりおおよそのレディネスを把握する ・キーパーソンを把握しておく ・嫌がって待合室で泣いている場合は無理に診療室へ入室させずBIMアプローチ（p.228 図Ⅰ-5-47参照）を試みる ・モニタを使用し全身の状態を把握する ・患者が望ましい行動をとったときはその場ですぐに褒める（正の強化） ■患者への声かけ ・「先生のところでお話を聞きます」 ・「お部屋へ入ります」 ・「こちらへ来てください」 ・「教えてください」 ・「検査をします」 ・「体の調子を見ます」

🔗 Link
遠城寺式・乳幼児分析的発達検査票の一部
『障害者歯科学』
p.14

	診療の手順	使用器材	診療補助・介助および留意点
2	スケジュールの提示	絵カード・写真など	・患者に見通しが立てられるよう，その日の スケジュールを絵カード等で示す ・複数で指示をすると混乱するので，基本的 には1人が声をかける ■患者への声かけ ・「見てください」 ・「今日することです」
3	診療室や診療台への導入	歯ブラシ	・怖がる場合は待合室でBIMアプローチを試 み，受け入れられたら「こちらのお部屋で歯 を磨きます」と促す ■患者への声かけ ・「お部屋へ入ります」
	診療台への導入		・嫌がる場合は歯ブラシを見せ「ここに座って 歯磨きををしますよ」と声をかけてみる ■患者への声かけ ・「ここへ座ります」
	仰臥位にさせる		・起き上がってしまう場合は「寝て歯磨きをし ます」と声をかける ・不安や緊張が強い場合や体動がある場合は カウント法を使用する ■患者への声かけ ・「寝ます」
4	介助磨き	歯ブラシ・吸引機	・ここでは清掃が目的ではないため，20秒ぐ らいで全顎を歯ブラシで磨くことができれ ばよい ・見通しを立てさせるためにカウント法を使 用するのもよい ・嘔吐反射を起こさせると，不適応行動につ ながったり歯磨き自体を拒否することがあ るため，注意する ・吸引が必要な患者は吸引機を用意しておく ■患者への声かけ ・「歯を磨きます」
5	ミラーによる口腔内診査	ミラー・歯ブラシ	・嫌がる場合は歯ブラシで磨きながらミラー を口に挿入し，できたらすぐ褒める ・BIMアプローチやTSD，カウント法を使用 する ■患者への声かけ ・ミラーを見せ，「口を開けてください」「お口 を見ます」

診療の手順	使用器材	診療補助・介助および留意点
ピンセット 	ピンセット	・まずは器具が受け入れられるかどうかを確認することが目的であるため，動揺の検査として行うのではなく，そっとつまむ程度でよい． ・尖った器具を見て不適応行動を示すことがある．その場合は触らせたり，顎模型で使用するところを見せたりし，説明する（TSD） ■患者への声かけ ・前歯は「歯をつまみます」
3-way シリンジ：エアー 	3-way シリンジ	・嫌がる場合はエアーを手のひらにかけ，確認させる ・はじめから強いエアーをかけると驚き，不安が強くなることがあるので，まずは弱いエアーで確認する ■患者への声かけ ・「風がかかります」
バキューム 	バキュームチップ	・機械音に驚いて拒否行動が出現することが多いので，TSDによって不安を取り除いたり，手のひらを吸ったりして確認させるとよい ・最も受け入れやすい場所から始める ■患者への声かけ ・「口の掃除機です」 ・「口の中を吸います」
3-way シリンジ：水 	3-way シリンジ	・口腔内では最も受け入れやすい場所から始める ■患者への声かけ ・「水がかかります」「シャワーで洗います」

診療の手順	使用器材	診療補助・介助および留意点
ポリッシング（エンジン） 	コントラアングルハンドピース・ブラシチップ	・機械を怖がる場合は，TSDや実際にハンドピースやブラシに触らせることで不安を和らげたり，本体に接続せずにまずは歯面を触り，受け入れられたら褒めて強化する．その後接続して最も回転数を少なくして作動させてみる ・ネジ式の低速ハンドピースは音が小さく，風が出ないため受け入れやすい ■患者への声かけ ・「電動歯ブラシで磨きます」「くるくる歯ブラシで磨きます」
歯科医師による口腔内診査 	歯ブラシ，基本セット，バイトブロック，歯周プローブ	・ミラーが曇っていないか，唾液で見えにくくなっていないか注意を払う ・フォーハンデッドデンティストリーで効率よく行う ・患者に体動がみられる場合は安全の配慮のため，検査用紙等への記載は第2補助者が行うのが望ましい ・感覚過敏によってライトの光やエアーなどの刺激を嫌がる患者もいるため，配慮する ・開口保持が困難な場合，バイトブロック等を使用することがある ・バイトブロックは必ず，誤飲防止のチェーンが付いているものやフロスを結んで口腔内に落下したときにただちに取り出せるものを使用する ・患者の不意な動きによる怪我に注意する ■患者への声かけ ・「次は先生がみます」
本人および保護者への説明と同意		・歯科医師が説明と同意を得ている間，患者が同じ場所で待つことが苦手な場合，院内を歩き出したり院外に出たりして危険がないように寄り添う必要がある．この時，無理に1か所に留まらせようとせず，危険がなければ一緒に移動し見守るだけでよい．もしくは患者が待つことのできるアイテムを保護者に持参してもらう． ■患者への声かけ ・「先生のお話を聴きます」 ・「お母さんがお話が終わるまで待ちます」
フッ化物の応用	歯ブラシ	・歯ブラシを使用し，フッ化物歯面塗布を行う ・最後までできたことを必ず褒めること ■患者への声かけ ・「歯にフッ素を塗ります」 ・「歯が強くなる薬を塗ります」 ・「フッ素を塗ったらおしまいです」

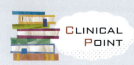
患者を褒めるタイミング

　患者の望ましい行動を増加・定着させるには，患者が適応行動をとったときにその場ですぐ褒めることが最も効果的です．時間が経ってから褒めても，何がよかったのかは具体的に理解できず強化にはつながりません．
　また，できていないのに褒めること混乱させるので，できたときだけにするようにします．これは同席した保護者にも理解してもらう必要があるからです．
　望ましくない例：泣いて拒否しているところで「えらいね！できてるよ．がんばって！」など

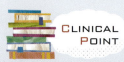
拒否行動が出現したら

　行動療法や手技によってアプローチを試みますが，それでも困難な場合は中止し，通法以外の対応法を検討します．
　患者は不安や過去の経験，不快感などさまざまな理由で拒否行動を示すことがあります．その際，無理やり診療を進めることによって嫌な記憶が残り，さらに拒否行動やパニックを起こすようになることがあるので，拒否行動は「嫌です」の意思表示として受け止め，無理をさせないようにします．

　神経発達症の患者について，毎回行動評価表に記録し，受診行動の変化がわかるようにしておくとよい（表I-5-37）．そうすることで患者が受け入れられる項目が把握できる．不適応行動を示す患者にはトレーニングを行うことが一般的であるが，その際にも行動評価表を参考にし，不要なトレーニングによるストレスを回避することもできる．トレーニングの回数については，基本的には2回全く同じ拒否行動が出現した場合，現時点ではその項目以上の難易度の器具や診療は受け入れられないと考え，一連のトレーニングはいったん中止する．その後は定期健診で口腔健康管理を続けながら患者の成長に伴ってトレーニングを開始するのが望ましい．トレーニングのポイントを表I-5-38に示す．図I-5-46に初診からの流れを示す．
　また，診療を拒否する患者に対し身体抑制法での対応をすることがある．しかし正当な理由なく身体を拘束することは，身体的虐待と位置付けられている．ただし，身体拘束の要件（切迫性，非代替性，一時性）のすべてを満たす場合は，緊急でやむを得ないと判断される．

🔗 **Link**
身体拘束に対する基本的な考え方
『障害者歯科』
p.72

表Ⅰ-5-37　行動評価表の一例

行動評価表

No.○○　名前○○○○○　障害・疾患名：自閉スペクトラム症，知的能力障害，てんかん

○：抵抗なくできる　△：抵抗あるができる　×拒否，泣く，逃げる，できない

	診療日	R6.4.1	R6.4.8	R6.4.16	R6.4.24	R6.5.7
	車から出る	○	○	○	○	○
	診療所に入る	○	○	○	○	○
	診療室に入る	○	○	○	○	○
診療台	座る	△	○	○	○	○
	仰臥位になる	△	△	○	○	○
	介助磨き	△	△	○	○	○
	ミラー	×	×	△	○	○
	口腔内診査			△	○	○
	ピンセット				×	×
	3-wayシリンジ：エアー			×	△	○
	バキューム			×	×	×
	3-wayシリンジ：水			×	×	×
	ポリッシング（エンジン）			×	×	△
保護者/施設職員同室		○母	○母	○父	○母	○母
手技・支援	BIMアプローチ	○	○	○	○	○
	TSD	○	○	○	○	○
	カウント法	○	○	○	○	○
	視角支援	○	○	○	○	○
行動療法	系統的脱感作	○	○	○	○	○
	応用行動分析	○	○	○	○	○
	オペラント条件付け	○	○	○	○	○

表Ⅰ-5-38　トレーニングのポイント

- 嫌な思いをさせない．患者を泣かせたり身体抑制をしない
  →歯科は嫌なところだという誤学習につながってしまう
- 発達（レディネス）に見合った目標をたてる
  →できないことをさせることはストレスにつながる．
  　成功体験が大切である．
- 毎回同じ順序，同じ刺激で行う
  →同じパターンは見通しが立てやすく安心できる
- 正の強化（即時強化）をする
  →患者が望ましい行動をとったらすぐに褒める
- 声掛けはシンプルを心がけ，複数で指示をしない
  →トレーニングは術者と患者の1対1で行う
  　複数で声掛けをすると混乱する
- 物を取りに行くなどして中断しない
  →少しの中断で，その日のトレーニングが終了して
  　しまうこともある
- 気が散るものを排除する
  →掲示物やおもちゃ，音などに配慮する
  　聴覚過敏の患者はイヤーマフをしたままでよい
- 約束を守り信頼関係を築く
  →その日に提示したスケジュールを守ること
  　約束を守るために計画や準備を入念に行う
- 保護者の理解を得る
  →保護者の介入がトレーニングの妨げになることがある
  　トレーニング中は見守ることに徹していただく

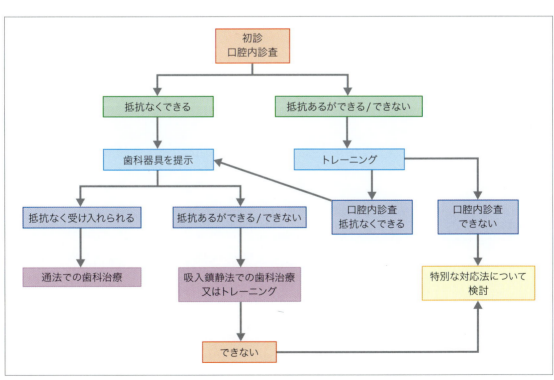

図Ⅰ-5-46　初診からトレーニング，治療への流れ

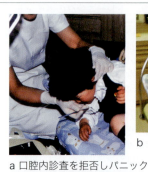
a 口腔内診査を拒否しパニック

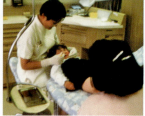
b 介助磨きを始める

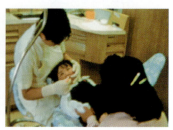
c パニックが改善されたところで「上手!」「えらい!」と褒める.患者は痛いことをされるのではないと理解し,リラックスを得る

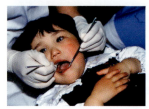
d コミュニケーションがとれれば診査がスムーズに

図 I-5-47　**BIMアプローチ**　(写真提供:よこすな歯科クリニック小笠原正院長とご家族のご厚意による)
口腔内診査前に治療を嫌がり,泣いたり,不適応行動を起こしている人に対して,歯科医師または歯科衛生士がブラッシングしてあげることで,普段の歯磨きと同じで痛いことをされるのではないということを理解させることができる.適応条件は①2歳6か月以上の発達を示す人,②家庭での介助磨きを嫌がらない人,③口腔内診査に対して不協力な人とされている.

参考文献

1) 近藤隆一：わかる！できる！ホームホワイトニング．医歯薬出版，東京，2000．
2) 加藤久子：歯科衛生士のためのホワイトニング．医歯薬出版，東京，2007．
3) 川原春幸　監修：ホワイトニングのリーセントステイタス．医歯薬出版，東京，2002．
4) 全国歯科衛生士教育協議会監修：歯科衛生学シリーズ歯周病学．医歯薬出版，東京，2024．
5) 吉江弘正ほか編：第2版臨床歯周病学．医歯薬出版，東京，2014．
6) 和泉雄一ほか編：第2版ザ・ペリオドントロジー．永末書店，京都，2014．
7) 木村英隆著：スーパーベーシックペリオドントロジー　歯肉剝離搔爬術と遊離歯肉移植術までを完全マスター．クインテッセンス出版．東京．2010．
8) 特定非営利活動法人日本歯周病学会：歯周治療のガイドライン2022．医歯薬出版，東京，2022．
9) 中川種昭編：フラップ手術のすすめ　基本手技＋歯周組織再生療法・歯周形成外科．医歯薬出版，東京，2018．
10) 全国歯科衛生士教育協議会監修：歯科衛生学シリーズ歯科診療補助論．医歯薬出版，東京，2023，133-137．
11) 全国歯科衛生士教育協議会監修：歯科衛生学シリーズ歯周病学．医歯薬出版，東京，2023，87-114．
12) 矢谷博文，ほか編：クラウンブリッジ補綴学　第6版．医歯薬出版，東京，2021，208-217．
13) 坪田有史編：CAD/CAM冠　CAD/CAMインレー．日本歯科評論 Dental Review/別冊，ヒョーロンパブリッシャーズ，東京，2018，21-27．
14) 野間弘康ほか：カラーアトラス　抜歯の臨床．医歯薬出版，東京，1991，65-72，81-158．
15) 原著者James R. Hupp，監訳者　里村一人：現代口腔外科学　原著第5版．わかば出版，東京，2011，1-127．
16) 全国歯科衛生士教育協議会監修：歯科衛生学シリーズ　口腔外科学・歯科麻酔学．医歯薬出版，東京，2024，124-133，148-152．
17) 角保徳：一からわかる口腔外科疾患の診断と治療．医歯薬出版，東京，2006，331-345．
18) 古森孝英：医療従事者のための口腔外科学．永末書店，京都，2011，211-221．
19) 山本智美：歯科衛生士業務における安全管理についての基礎研究．静岡県立大学短期大学部研究紀要，19：3，2005．
20) 高橋誠治：歯科麻酔科の立場から．Medical　Gases，2（1）：46-49，2000．
21) American Heart Association：BLSプロバイダーマニュアルAHAガイドライン2020準拠．シナジー，2021，15-23，85-88．
22) 高橋正光ほか：矯正臨床　一般歯科医のための理論と実務．デンタルダイヤモンド社，東京，2013．
23) 遠藤敏哉：必携！矯正装置　簡便な矯正装置で最大の治療効果を得るために．クインテッセンス社，東京，2014．
24) 全国歯科衛生士教育協議会監修：歯科衛生学シリーズ　歯科矯正学　第2版．医歯薬出版，2024．
25) 飯田順一郎ほか：歯科矯正学．第6版．医歯薬出版，2022．
26) 全国歯科衛生士教育協議会監修：最新歯科衛生士教本　歯科診療補助論，第2版．医歯薬出版，2022．
27) 全国歯科衛生士教育協議会監修：歯科衛生学シリーズ　歯科矯正学．医歯薬出版，2023．
28) 末石研二ほか：歯科衛生士のための矯正歯科治療．わかば出版，2010．
29) 保田好隆ほか：一般歯科のDr・DHがともに取り組む矯正科治療ガイドブック．クインテッセンス出版，2019．
30) 全国歯科衛生士教育協議会監修：歯科衛生学シリーズ　小児歯科学．医歯薬出版，東京，2023．
31) 朝田芳信ほか：小児の口腔科学第5版．学建書院，東京，2019．
32) 白川哲夫ほか：小児歯科学第6版．医歯薬出版，東京，2023．
33) 白川哲夫ほか：小児歯科学基礎・臨床実習第3版．医歯薬出版，東京，2021．
34) 全国歯科衛生士教育協議会監修：歯科衛生学シリーズ　歯科放射線学．医歯薬出版，東京，2023．
35) 飯久保正弘ほか：歯科衛生士テキスト　わかりやすい歯科放射線学第3版．学建書院，東京，2022．
36) 日本小児歯科学会：子ども虐待防止対策ガイドライン
https://www.jspd.or.jp/recommendation/article05/　（2023/06/29　アクセス）

37) 合場千佳子ほか：歯科衛生学シリーズ 歯科診療補助論. 医歯薬出版，東京，2023.
38) 高阪利美ほか：歯科衛生学シリーズ 歯科予防処置論・歯科保健指導論. 医歯薬出版，東京，2024.
39) 原著者 Esther M. Wilkins 監訳者 松井恭平ほか：ウィルキンス歯科衛生士の臨床 原著第11版. 医歯薬出版，東京，2015，684-694.
40) 厚生労働省：妊産婦における口腔健康管理の重要性.
https://www.mhlw.go.jp/content/12401000/000488879.pdf （アクセス2024/08/26）
41) 公益社団法人日本歯科医師会：歯とお口のことならなんでもわかるテーマパーク8020，妊娠時の歯やお口のケア.
https://www.jda.or.jp/park/prevent/ninsinji.html（アクセス2024/08/26）
42) 日本歯科保存学会：根面う蝕の診療ガイドライン −非切削でのマネジメント−
https://www.hozon.or.jp/member/publication/guideline/file/guideline_2022.pdf（2024/9/1アクセス）
43) 日本歯科保存学会：う蝕治療ガイドライン. 第2版
https://www.hozon.or.jp/member/publication/guideline/file/guideline_2015.pdf（2024/9/1アクセス）
44) 日本歯科医学会：初期根面う蝕の管理に関する基本的な考え方
https://www.jads.jp/assets/pdf/basic/r06/document-240402-1.pdf （2024/9/1アクセス）
45) 本田 秀夫：自閉スペクトラム症の理解と支援—子どもから大人までの発達障害の臨床経験から. 星和書店，2017.
46) Erwin J., Paisi M., Neill S.，他：Factors influencing oral health behaviours, access and delivery of dental care for autistic children and adolescents：A mixed-methods systematic review. Health Expect，25：1269-318，2022.
47) Taneja N., Litt M. D. Caregivers' Barriers to Dental Care for Children with Autism Spectrum Disorder. J Dent Child (Chic) 87：98-102，2020.
48) 高井 経之，小笠原 正，川瀬 ゆか，他：発達障害児の口腔内診査に対するレディネス. 障害者歯，23：27-32，2002.
49) 隅田 佐知，小笠原 正，脇本 仁奈，他：発達と特性からみた自閉症児者の歯科適応. 障害者歯，30：550-5，2009.
50) 福田 理，大石 紀子，鈴木 善子，他：心身障害児の歯科診療における行動療法トレーニングの臨床効果. 小児歯科学雑誌27：936-44，1989.
51) 穂坂 一夫，小笠原 正，高井 経之，他：発達検査からみた発達障害者の歯科治療への適応予測. 障害者歯，20：282-7，1999.
52) 梶 美奈子，齊藤 正人，松原 国男，他：自閉症者の発達年齢と歯科治療への協力度に関する検討. 障害者歯，32：104-9，2011.
53) 渡辺達夫. 歯科治療時著しく不協力な心身障害者に対する行動変容技法の効果. 障歯誌，1988 9：25-32.
54) Roane H. S., Fisher W. W., Carr J. E. Applied Behavior Analysis as Treatment for Autism Spectrum Disorder. J Pediatr，175：27-32，2016.
55) Wang X., Zhao J., Huang S.，他：Cognitive Behavioral Therapy for Autism Spectrum Disorders：A Systematic Review. Pediatrics，147，2021.
56) 穂坂 一夫，小笠原 正，塚田 久美子，他：発達障害者の歯科治療への適応予測 判別区分点（発達年齢3歳10ヶ月）の臨床での有用性について. 障害者歯，19：163-9，1998.
57) Delli K., Reichart P. A., Bornstein M. M.，他：Management of children with autism spectrum disorder in the dental setting：concerns, behavioural approaches and recommendations. Med Oral Patol Oral Cir Bucal，18：e862-8，2013.
58) 長田 豊，栗山 拓代，釜本 恭子，他：自閉症患者の歯科治療に対する適応性に関する研究. 障害者歯，25：527-34，2004.
59) 郡 由紀子，上田 公子，中川 弘，他：広汎性発達障害児者の歯科受診適応性評価の試み. 障害者歯，37：186-91，2016.
60) 長田 豊，栗山 拓代，釜本 恭子，他：自閉症患者の感覚機能発達と歯科治療の適応性に関する研究. 障害者歯，27：560-5，2006.
61) Stein L. I., Polido J. C., Mailloux Z.，他：Oral care and sensory sensitivities in children with autism spectrum disorders. Spec Care Dentist，31：102-10，2011.
62) 隅田 佐知，小笠原 正，岡田 芳幸，他：発達年齢の高い自閉症児者の不適応要因. 障害者歯，31：193-8，2010.

63) 安東 信行, 隅田 佐知, 高井 経之, 他：自閉症児・者の保護者が歯科医療機関を選択する要因 テキスト・マイニングによる探索的分析. 障害者歯, 28：95-101, 2007.

64) 野島 靖子, 森 貴幸, 大前 紀子, 他：地方の口腔保健センターにおける近年の初診患者に関する実態調査 2005年報告と比較して. 障害者歯, 40：59-66, 2019.

65) 遠城寺 宗徳：遠城寺式・乳幼児分析的発達検査法―九州大学小児科改訂新装版. 慶応義塾大学出版会, 2017.

66) 太田 昌孝, 永井 洋子：認知発達治療の実践マニュアル―自閉症のStage別発達課題（第28刷）. 日本文化科学社, 2020. .

67) Lawson R. P., Aylward J., White S., 他：A striking reduction of simple loudness adaptation in autism. Sci Rep , 5：16157, 2015.

68) Tannan V., Holden J. K., Zhang Z., 他：Perceptual metrics of individuals with autism provide evidence for disinhibition. Autism Res , 1：223-30, 2008.

69) Nelson T., Chim A., Sheller B. L., 他：Predicting successful dental examinations for children with autism spectrum disorder in the context of a dental desensitization program. J Am Dent Assoc 2017；148：485-92.

70) 横田 誠, 小笠原正, 岡田尚則, 他：衣服の着脱可能な自閉スペクトラム症児における歯科治療時の行動特性. 障歯誌, 40：137-45, 2019.

71) 中島義明, 他：心理学辞典. 有斐閣 1999.

72) 日本障害者歯科学会編：スペシャルニーズデンティストリー障害者歯科. 医歯薬出版株式会社 2017；第2版.

73) 一般社団法人日本障害者歯科学会 診療ガイドライン作成委員会：障害者歯科診療における行動調整ガイドライン2024.

74) 小笠原正, 石井里加子, 梶美奈子, 寺田ハルカ編著：あなたの歯科医院に障害のある患者さんが来院したら？. 医歯薬出版, 2023.

75) 鈴木香保利, 小笠原正, 富田美穂子, 増田裕次：自閉スペクトラム症者における初診時の適応要因 障歯誌, 43：193-201, 2022.

76) 鈴木香保利, 小笠原正, 増田裕次：初診時に口腔内診査で拒否行動を示した自閉スペクトラム症者へのトレーニングによる口腔内診査とポリッシングブラシの適応要因 障歯誌, 44：131-142, 2023.

77) 鈴木香保利, 小笠原 正, 増田 裕次：自閉スペクトラム症者における口腔内診査とポリッシングブラシによる歯面研磨のレディネス 障歯誌, 44：223-233, 2023.

78) 小笠原 正, 穂坂 一夫, 越 侑磨, 渡辺 達夫, 笠原 浩：寝かせ磨きに対する障害児の適応性 障歯誌, 12：192-199, 1991.

79) 小笠原 正, 笠原 浩, 穂坂 一夫, 渡辺 達夫：精神発達遅滞者の歯科治療時における行動管理の研究 障歯誌, 10：26-34, 1989.

6章 歯科訪問診療における対応

到達目標

❶ 歯科訪問診療の概要を述べることができる.
❷ 必要な器材・薬剤と治療の流れを説明できる.
❸ 診療時の適切な患者対応を説明できる.
❹ 訪問診療における感染予防対策を説明できる.
❺ 訪問診療における口腔健康管理を説明できる.

1 歯科訪問診療の補助

1. 歯科訪問診療補助の概要

1) 歯科訪問診療の概要

　訪問診療とは，居宅において療養を行っている患者であって通院が困難な者に対して，その同意を得て計画的な医学管理の下に定期的に医師・歯科医師が訪問し，診療を行うものをいう．また歯科訪問診療は，歯科医学的診断・評価に基づく口腔衛生管理，そして口腔機能管理，歯科治療，摂食嚥下リハビリテーション，口から食べることの支援などを，主に生活の場において提供される包括的な歯科医療である．

　2020年時点で歯科訪問診療を実施している歯科医療機関は23,707施設であり，全体の34.9％にあたる．歯科訪問診療を実施している歯科医療機関は年々増加してきている．

　医院・病院等は「医療の場」であり，居宅・施設は「生活の場」である．歯科訪問診療は医療の視点だけでなく，生活者の視点に立った対応が必要であり，場の違いを理解したうえで診療を行うことが大切である（表Ⅰ-5-1）.

2) 歯科訪問診療の対象者

　歯科訪問診療の対象者は「疾病，傷病のため通院による歯科治療が困難な患者」である．寝たきりの状態だけでなく，心身障害の状態等で医学的に通院困難な者も含まれる.

* 歯科訪問診療料を算定できる訪問診療の範囲
医院から直線で半径16キロ以内です.

Link

高齢者の居住
する場所
『高齢者歯科』
p.40-43

表Ⅰ-6-1　歯科が訪問可能な訪問先

施設（社会福祉施設等）	在宅	
・介護老人福祉施設（特養） ・介護老人保健施設（老健） ・介護医療院 ・歯科のない医療機関（病院・診療所） ・障害者支援施設（入所） ・福祉型障害児入所施設 ・医療型障害児入所施設 ・短期入所型生活介護（ショートステイ）	・患者居住の戸建住宅 ・患者居住の集合住宅 ・養護老人ホーム ・経費老人ホーム ・有料老人ホーム ・小規模多機能型居宅介護（宿泊サービス利用者のみ） ・認知症対応型共同生活介護（グループホーム） ・サービス付き高齢者向け住宅	居住系施設

(前田実男，2024[14])

Link

口腔関連の介
護サービス
『保健・医療・
福祉の制度』
p.121-123

3）歯科訪問診療の内容

（1）歯科診療

歯科診療では補綴・義歯関係（修理・調整・指導），歯周病治療・処置，口腔衛生（訪問歯科衛生指導，口腔衛生処置，機械的歯面清掃処置）を実施している割合が高い．診療器材や環境の確保が整えば，診療室で行う診療と同程度の診療が可能となってきている．

（2）口腔衛生管理

歯科衛生士が行う口腔衛生管理の他に患者や家族，病院・施設スタッフなどへ患者の全身状態，設備，介護力，経済状況なども踏まえ，適切な口腔ケア方法を提供・指導する．

（3）口腔機能管理

歯科訪問診療では，摂食嚥下機能評価や摂食嚥下訓練の指導を希望するケースが増えてきている．嚥下内視鏡検査（VE）は器材の持ち運びが可能なため，歯科訪問診療でも実施可能である．また食事の観察（ミールラウンド*）やカンファレンス*への参加を依頼されることもある．

＊食事の観察（ミールラウンド）

食形態や摂取方法・姿勢・一口量・食べるペース等どのように食べているのか，なぜ食べられないのかなど実際に食事を食べている様子を見て観察することです[4]．

＊カンファレンス

患者支援の過程の中で，多職種で構成されたチームによって開催される会議のことです．カンファレンスではメンバー間での意見交換や情報共有，多面的なアセスメントにより，患者の理解を深めたり，有益な支援方法を検討したりします．また信頼関係を構築しチームを成長させることも重要です[5]．

2. 歯科訪問診療の流れ

1）歯科訪問診療の基本的な流れ（図Ⅰ-6-1）

（1）歯科訪問診療の受付

歯科訪問診療申込書をあらかじめ用意しておき，依頼があった際には必要事項を記入，または記載してもらうとよい（図Ⅰ-6-2）．氏名・性別・生年月日・住所・電話番号・要介護度・既往歴・服薬中の薬（図Ⅰ-6-3）・感染症の有無・主訴・診療希望日・時間などをあらかじめ聞いておく．

（2）診療前の準備

診療受付で確認した情報をもとに診療器材の準備をする．過去に受診歴があれば，診療録，エックス線画像も用意する．

6章　歯科訪問診療における対応

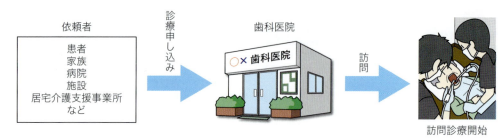

図Ⅰ-6-1　**歯科訪問診療の診療申し込みの流れ**

歯科訪問診療申込書

診療申込日　令和　年　月　日

※太枠内のご記入をお願い致します。

フリガナ		部屋番号
氏　名		
生年月日	明治・大正・昭和・平成　年　月　日生まれ　男・女	
ご住所(在宅)		TEL
保険証の種類	後期高齢者（1割/3割）・国保（本人/家族）　社保（本人/家族）・障害 生活保護（　市　町　村）　担当者（　） 介護保険（なし・要支援1・要支援2・要介護1・要介護2・要介護3・要介護4・要介護5）	
既往歴及び現病歴		
感染症	有・無　HAV・HBV・HCV・MRSA・（その他　）	
服用中のお薬	（※お薬手帳等のコピーを添付していただければ、ご記入いただかなくて結構です。）	
禁忌事項(お薬等)	（　）	
お口の症状	歯肉（痛み・腫れ・出血）　歯（痛み・欠損・動揺）　被せ物・詰め物の脱離 義歯（不適合・痛み・破損・紛失・作製）　舌（舌苔・痛み・腫れ・出血）　口臭 歯石　歯垢　お食事中（むせやすい・義歯が外れやすい・飲み込み困難・貯留） その他（　）	
他院への通院	有・無（　）	
連絡者氏名		ご関係（　）
連絡者住所		TEL
家族確認	済・未	備考

施設名：　　　　担当　：

図Ⅰ-6-2　**歯科訪問診療申込書の例**

車で訪問をする場合は，駐車場の有無，場所を必ず確認する．

(3) 訪問時のマナー（表Ⅰ-6-2）

・スケジュール通りに訪問できないときは，訪問先に早めに連絡を入れる．

No.	薬の名前	薬の写真	起	朝	昼	夕	寝	薬のはたらき	注意事項・相互作用・副作用など
1	センノシド錠 12mg「サワイ」 桃色の錠剤です SW157 一般名：センノシド錠 薬価は 5 円です ◆本医薬品は後発医薬品です						2	便秘の薬です.	黄褐色または赤味がかった尿がでることがあります. 湿気を避けて保管してください.
			1日1回　就寝前 7日分 (1日分 1錠)						
2	エクセグラン錠 100mg 白色の錠剤です P132 一般名：ゾニサミド錠 薬価は 32.2 円です ◆後発医薬品は存在しますが, 取り扱っておりません			1		1		けいれんの発作を防ぐ働きがあります. てんかんの発作を抑える薬です. てんかんの薬です. けいれんを抑える薬です.	眠気を催したり注意力・集中力・反射運動能力等が低下することがありますので, 車の運転や危険のともなう機械の操作等は控えてください. 発汗減少, 体温上昇等の症状があらわれた場合には主治医または薬剤師に連絡してください. 室温で保管してください.
			1日2回　朝・夕食後 7日分 (1日分 2錠)						
3	ドパコール配合錠 L100 薄紅色の錠剤です DK026 一般名：レボドパ 100mg カルビドパ配合錠 薬価は 13 円です ◆本医薬品は後発医薬品です			1		1		パーキンソン病の薬です. 手足のふるえを抑えたり筋肉の緊張をほぐす薬です.	黒色の尿や汗, 唾液が出ることがあります. 他の医療機関で受診する場合は, このお薬の名前を医師または薬剤師に必ず伝えてください. 眠気や眼の調節障害をおこしたり注意力・集中力・反射機能等が低下することがありますので, 車の運転や危険のともなう機械の操作等は控えてください. 光の当たらない所に保管してください.
			1日2回　朝・夕食後 7日分 (1日分 2錠)						
4	ドロキシドパカプセル 200mg 「日医工」 白色のカプセル剤です N076 一般名：ドロキシドパカプセル 薬価は 87.8 円です ◆本医薬品は後発医薬品です			1	1	1		パーキンソン病の薬です. 起立性低血圧, 立ちくらみなどを改善します. 手足のふるえを抑えたり筋肉の緊張をほぐす薬です.	他の医療機関で受診する場合は, このお薬の名前を医師または薬剤師に必ず伝えてください. 水または白湯で飲んでください. 事前にカプセルをはずしたり口の中で砕いたりして飲まないでください. 室温で保管してください.
			1日3回　毎食後 7日分 (1日分 3C)						

この表はあなたのお薬のはたらきや飲み方を説明したものです.　　さんのお薬

医療機関名：　保険医師名：　Tel　：　先生　1ページ　年3月　日

※ 備考
くすりの詳しい情報は, 以下のホームページでご覧になれます.
http://www.info.pmda.go.jp/ippan.html

他の医療機関にかかる時は, この表を提示してください.

薬局名：
薬剤師：
Tel　：
ご不明な点がありましたら, お問い合わせください.　　薬剤師印

図I-6-3　お薬手帳の例

表I-6-2　訪問時の身だしなみのマナー

・白衣は汚れやしわがなく, 清潔なものを着用し, ボタンの掛け忘れにも注意する.
・髪は清潔感のある色とし, 長い場合はきちんとまとめる.
・靴は脱ぎ履きしやすく, 清潔で華美すぎないものにする.
・爪は短く切っておく.
・濃い化粧, 香水は控える.
・ピアス・ネックレス・指輪等の華美な装飾や他人に対して危険性のあるものは身に着けない.

・家族や病院・施設の職員はもちろん, 会う人すべてに挨拶をする. また患者の同室の入所者 (入居者) への挨拶や心配りも忘れずに行う.
・玄関では脱いだ靴をきちんとそろえる.
・荷物を運ぶ際に家具・壁・ドア等にぶつけたり, こすったりしないよう細心の注意をする. 床等を傷つける可能性のある器材は直接床に置かず, シートを敷く等の配慮をする.
・診療録等の患者情報が記入してある物やその他の書類を, 無関係な人はもちろん, 患者本人の目につく所に放置しない.
・携帯電話 (スマートフォン) は, 医療機関・施設ごとのルールに合わせ, 電源を切るかまたはマナーモードにする.

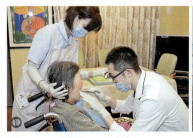
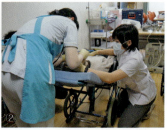

図Ⅰ-6-4　車椅子での診療
腕などで頭部を固定し，安全・安楽な姿勢を保持する．
①在宅，②施設

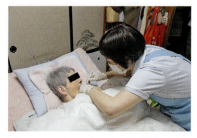

図Ⅰ-6-5　ベッド上での口腔清掃
ベッド上で行う際は，ギャッジアップや頸部前屈，麻痺がある場合は健側を下にするなどの誤嚥しにくい姿勢になるようにする．

(4) 情報収集

高齢者は自覚症状に乏しいので，顔色，声の張り，応答などの違いについて観察し，いつもと違うと感じたら，家族やスタッフに状態の確認をする．

- 当日の体調（バイタルサインなど）
- 全身状態
- 不随意運動や麻痺の有無
- 患者の理解度
- 服薬状況
- 主訴の確認
- 当日の治療内容の説明と同意
- 健康保険証，介護保険証の確認

(5) 歯科訪問診療の補助

歯科治療は患者にとって非常に恐怖感が強いものである．積極的に患者とのコミュニケーションを心がけ，患者の不安を取り除き，安心して治療を受けていただけるよう配慮する．

❶ 患者・補助者・術者のポジショニング，姿勢

A．患者の姿勢

歯科訪問診療は患者の日常生活自立度のレベルにより，椅子や車椅子（図Ⅰ-6-4），ベッド上で行われる（図Ⅰ-6-5）．その患者にとって無理のない姿勢かどうか，声かけを行い確認し，意思の疎通が困難な場合には，担当の職員や家族に確認する．頭部固定と体幹を保持し，誤嚥させないように注意する．

B．術者・補助者のポジショニング，姿勢

患者を座位で診療する場合，4時から8時の位置にポジショニングすることが多い．また仰臥位での診療の場合は3時から4時，9時から10時の位置にポジショニングすることが多い．座位で頭部を固定する際には，12時の位置で固定をしながら診療補助をする場合もある．術者・補助者とも立位または中腰での診療がほとんどである．

🔗 **Link**
歯科訪問診療
における口腔
衛生管理
『高齢者歯科』
p.275

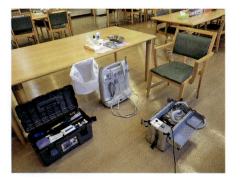

図I-6-6　診療器材のセッティング（施設の場合）

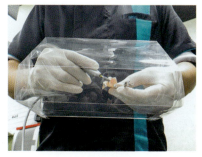

図I-6-7　ディスポーザブルのクリーンボックスを使った義歯調整

❷ 診療時の環境設定

歯科診療室と異なり，診療環境に制約があるので，あるものを使い，環境を整えていく．治療内容により異なるが，机などを借り，器材の準備をする（図I-6-6）．

A．施設での対応

施設職員に許可をもらった場所（居室，食堂，空いている部屋等）を使用し，診療できる状態にする．患者が口を開けているところを他の入所者（入居者）から見えないように配慮する．

B．在宅での対応

家族や患者本人に許可をもらった場所（居室，リビング等）を診療できる状態にする．

使用場所は上記の限りではなく，その時々で臨機応変に対応する．また診療を行う場所以外の所に勝手に立ち入らない．

・部屋に置いてある物を勝手に移動させない．移動しなければならないときは，必ず許可をもらう．また診療後は元の場所に戻す．
・明るさを確保するために，部屋の照明があればつけてもらい，なるべく明るい状態にし，さらにペンライトで口腔内や作業領域を照らすようにする．
・水道や流し，電源は，必ず許可をもらってから使用する．
・電源が必要な機材も多いのでテーブルタップなどの延長コードを用意しておくとよい．
・診療内容ごとに必要な器材をプラスチックのボックス等に入れておくと，効率よく診療ができる．器材を広げすぎて通行の妨げや迷惑にならないようにする．
・義歯調整時はレジン等の削りくずが飛びやすいので，まわりに飛び散らないように注意する（図I-6-7）．

❸ 開口が難しい患者への対応

意思疎通が困難，恐怖心・警戒心・羞恥心が強いなど口を開けるのを嫌がる場合もある．そのような場合は以下のような対応をし，無理やり口を開けないようにする．

・声かけをしながら安心感を与える

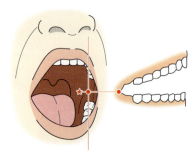
図Ⅰ-6-8　K-Pointの位置（★）
（藤島一郎，2011[8]）

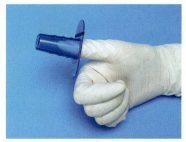
図Ⅰ-6-9　デンタルブロック（開口保持器）

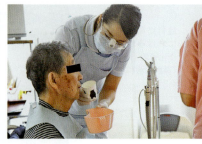
図Ⅰ-6-10　うがいの介助

＊K-pointとは
臼後三角後縁のやや後方の内側（臼後三角後方の高さで口蓋舌弓の側方と翼突下顎ヒダの中央）に位置する部分です（図Ⅰ-6-8★の部分）

・脱感作，リラクゼーションを行う（手のひら→腕→肩→頬→口腔内）
・習慣化させる（慣れた人，慣れた場所）
・無理をしないでできるところから行う
・口が開かない原因を探る
・K-point＊を利用した開口誘導（図Ⅰ-6-8）
・開口保持器や開口器の使用（図Ⅰ-6-9）

❹ うがいの介助（図Ⅰ-6-10）

　うがいをしてもらう場合は，身体的な状況からみて危険はないか，家族や担当の職員に確認してから行う．
　うがいの水が吐き出せない場合は，以下のいずれかの対応をする．

・顔を少し下に傾けてもらい，指で下唇を引き下げ，口の中に溜まっていた水を吐き出させる（図Ⅰ-6-11）
・スポンジブラシや口腔ケア用ウェットティッシュで水分を拭き取る
・バキューム，吸引器で吸い取る

　咽頭に停滞，残留した痰や食物残渣，細菌などの口腔分泌物は普通，含嗽や咳払い，追加嚥下で除去されるが，呼吸や嚥下機能の低下した者では除去することが困難なので，口腔咽頭吸引が必要となる．歯科衛生士の行う吸引行為は歯科衛生士法

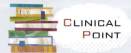

K-point刺激法

　開口，咀嚼様運動に続いて嚥下運動を誘発する方法です．その開口を利用して歯科診療や口腔ケアを行います．K-point刺激による開口や嚥下反射誘発は延髄の脳神経核疑核や孤束核が損傷されている球麻痺では起こりません．K-point刺激は軽い触圧刺激であり，強い力で圧迫する手技ではありません．無理にこじ開けたり，強い力で粘膜を傷つけないように注意が必要です．

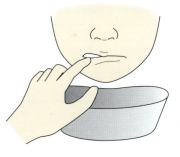

図Ⅰ-6-11 うがいの際，水を吐き出せない患者への対応

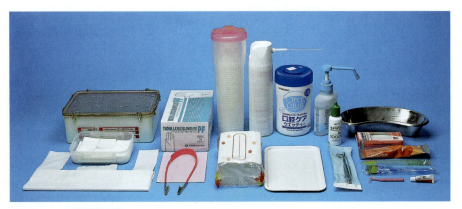

図Ⅰ-6-12 口腔清掃用具

第2条第2項に定める歯科診療の補助行為の1つに位置づけられており，主治の歯科医師からの指示を受け実施することができる．ただし病態の急変など，危険回避に伴う応急の手当てとして吸引を行う場合はこの限りではない．実施後は速やかに報告をする．

❺ 口腔衛生管理・口腔機能管理

歯科訪問診療での口腔清掃は，限られた口腔清掃用具しかない場合も少なくない．そのような状況下でも適切な状態把握と介護者への配慮，継続可能な方法で口腔清掃を行う（図Ⅰ-6-12）．

また口腔清掃を行う際には，口腔清掃の状態や治療した歯・補綴装置の状況の確認だけでなく，口腔乾燥・口臭・口腔周囲筋の評価，口腔機能訓練をかねて行うことで，患者の負担も少なく，短時間で行うことができる（図Ⅰ-6-13）．（その他の評価についてはp.392付録2を参照）根面が露出している場合は，口腔清掃後に根面う蝕予防として，フッ化物歯面塗布を行う．

A．口腔乾燥（p.69表Ⅰ-3-7参照）

加齢や疾患，薬の副作用，口呼吸等によって口腔乾燥を生じている患者は多いが，自覚症状に乏しい場合も少なくない．口腔乾燥を生じていると口腔粘膜が傷つきやすくなり，嚥下にも影響を及ぼす．

摂食嚥下機能に関する評価報告

ひらがな			男　女	明・大・昭	年　　月　　日生		歳
氏名		様	要介護度 病名等	要支援 1・2　　要介護 1・2・3・4・5 脳梗塞・心臓病・高血圧・糖尿病・その他			
服薬	1. あり　2. なし	義歯の 使用	1. あり　2. なし （上　　　下　　）	1 か月以 内の発熱	1. あり 2. なし	いつ頃？	
歯科受診 状況	1. 受診中（・治療　・口腔ケア）　　　　2. 受診していない（過去に受診歴有り）						
主訴	1. 誤嚥性肺炎を起こしたことがある　　　2. むせる　　　　　　3. ためこむ 4. 食事に時間がかかる　　　　　　　　5. やせてきた　　　　6. お口から食べたい 7. 声がかすれてきた　　　　　　　　　8. その他						
希望	1. 飲食・嚥下機能の問題点を知りたい　　2. 嚥下の訓練法を知りたい 3. 経口摂取希望　　4. その他（　　　　　　　　　　　　　　　　　　　　　）						

1. 口腔に関する問題（記入日：平成　　年　　月　　日　記入者：　　　　　　　　　　）

食事中や食後のむせや痰のからみ		1. ない	2. あまりない	3. あり	
口腔衛生状態	プラーク付着状況	1. ない	2. 中程度	3. 著しい	
	舌の汚れ等（舌苔）	1. ない	2. 薄い	3. 厚い	
	口のかわき（主観的）	1. ない	2. わずか	3. 著しい	
	口　臭	1. ない	2. 弱い	3. 強い	
口腔機能の状態	頬のふくらまし	1. 十分ふくらむ　2. やや不十分　3. 不十分（　　　）			
	舌の働き	下唇を越える	1. できる	2. できない	
		左右に動かせる	1. できる	2. できない	
		上下に動かせる	1. できる	2. できない	
口腔内で水分保持（うがいの可否）		1. できる 2. できない	※できない場合の理由 a. むせる　　　b. 飲んでしまう c. 口からこぼれる　d. ためこむ e. 指示が入らない		
水飲みテスト（3ml）　・実施・実施せず		1. むせない　2. むせる　　3. 嚥下無し 4. その他（　　　　　　　　　　　　　　　）			

2. 総評と今後の課題

歯科受診の必要性	1. あり　2. なし （定期的な確認）	・義歯　　　・う蝕　　　・歯周病　　　・その他 ・口腔ケア　・口腔機能の確認　・定期的な検診

①口の中の衛生状態が良くないようです　　　　②入れ歯が合っていないようです
③舌の働きが低下しているようです　　　　　　④頬の力と動きが低下しているようです
⑤口の中の感覚が低下しているようです　　　　⑥口腔乾燥があります
⑦軟口蓋（のどちんこ）の力が低下しているようです　⑧その他（　　　　）

コメント

3. 摂食・嚥下機能を向上させるトレーニング（実施方法は歯科医師・歯科衛生士におたずね下さい）

唾液腺マッサージ	お口の体操	冷水での粘膜清掃	その他
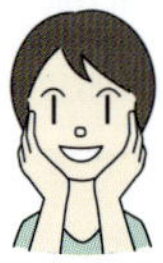	あ　い　う　べ パ　タ　カ　ラ	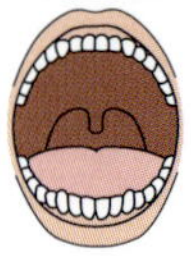	

図 I-6-13　口腔機能評価表の例

B. 口臭[11]（表 I-6-3）

訪問診療の現場では，通常の会話をする距離（30～40 cm くらいの距離）で評価を行うことが多い．

口腔清掃状態の悪化に伴い口臭が多くみられるケースもあり，口臭の主な原因

は，プラーク，食物残渣，舌苔等の付着物であるが，咀嚼機能の低下，嚥下機能の低下，口腔乾燥によっても口腔の付着物は増加し，口臭は悪化する．口臭は口腔機能低下のよい指標である．

表I-6-3 口臭の有無の臨床診断基準

ない	口臭を全くまたはほとんど感じない．
弱い	口臭はあるが，弱くがまんできる程度．会話に差し支えない程度の弱い口臭．
強い	近づかなくても口臭を感じる．強い口臭があり，会話しにくい．

(厚生労働省「口腔機能向上マニュアル」分担研究班，2009[11])

C．頰

頰の膨らましは，口唇を閉鎖し，舌の後方を持ち上げ，軟口蓋を下方に保ち（舌口蓋閉鎖），口腔を咽頭と遮断することで行われる．うがいテスト（表I-6-4）は，これらの関連器官の運動が正常であることのスクリーニングとなる．むせがある場合は，空（から）ぶくぶくを実施してもらう．意思疎通が困難な場合は，日常の口腔清掃後のうがいなどの状況を参考に評価する．

うがいテストが不十分な場合は，口腔粘膜清掃時にスポンジブラシやガーゼなどで頰・口唇の筋肉を外側へ伸ばすようにストレッチする．（図I-6-14，図I-6-15）

また冷水を使って口腔粘膜清掃を行うことで，口腔内の感覚向上や嚥下反射向上の効果がある．

表I-6-4 うがいテスト

できる	頰を何度も膨らまし，同時に舌もはやく動かすことができる．
不十分	頰の膨らましが小さい．舌の動きが遅い．1，2回しか頰を膨らますことができない．
できない	唇を閉じることができない．頰を膨らますことができない．舌を動かすことができない．

(厚生労働省「口腔機能向上マニュアル」分担研究班，2009[11])

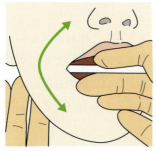

図I-6-14 頰のストレッチ
内側から外側に向かって上下に動かす

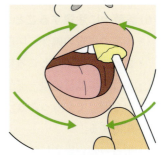

図I-6-15 口唇のストレッチ
臼歯部から前歯部に向かって動かす．小帯に注意する

D. 舌

舌清掃時に十分な突出ができているか，偏位はないか評価する．舌運動が不十分だと，食塊の送り込み，食塊の口腔保持などがむずかしくなる．

舌運動（表I-6-5）が不十分な場合は，舌清掃時にスポンジブラシなどで舌を左右や下に押したり（図I-6-16①，②），ガーゼなどで引っ張り出すように動かし（図I-6-16③），ストレッチする．

表I-6-5 舌運動

前方挺出	舌を前に出す
舌尖挙上	舌先を上に向ける
舌尖口角接触	舌先を口角につける
舌後方部挙上	奥舌をあげる

(公益社団法人日本歯科衛生士会，2011[12])

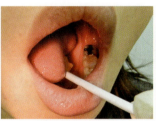 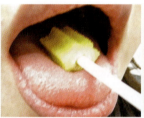 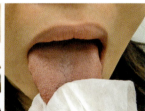

①舌を横に押す　　②舌を上から下に押す　　③舌をひっぱる

図I-6-16 舌のストレッチ

E. 嚥下体操

摂食嚥下訓練の1つとして，嚥下体操（図I-6-17）を指導する場合もある．食事前に実施している高齢者施設等も多い．準備運動として行うことで，全身や頸部の嚥下筋のリラクゼーションや覚醒を促す効果がある．

(6) 診療中に注意すること

- 術部の視野の確保，切削時のバキューム，器材をスムーズに手渡す．
- 患者の手の届くところに器材や薬剤を置かないようにする．
- 歩行時に機材のコードや延長コードが引っかからないように注意する．
- 口を開けてもらったり，義歯をはずしてもらうときは，他の人に見えないよう配慮する．
- 拒否の強い患者には，居室や別室で診療する配慮も必要である．
- 診療を待っている患者や他の入所者（入居者）等の様子にも目を配る．
- 診療中も顔色や呼吸など常に注意する．
- 話しかけるときは，目線を合わせる．
- 誘導する際は患者のペースに合わせる．

a. 深呼吸　　　　　　　　　　　　b. 首を回す　　c. 首を倒す

d. 肩の上下　　e. 背伸び　　f. 頰をふくらませ・引く（2・3回）

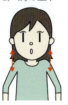

g. 舌で左右の口角　　舌を出す・引く　　h. 息がのどにあたるように強く吸って，
　　を触る（2・3回）　　（2・3回）　　　　　止め，3つ数えて吐く

i. パパパパ・ララララ・カカカカ　　j. 深呼吸
　　とゆっくり言う

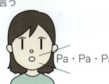 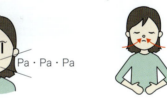

図 I-6-17　嚥下体操

（藤島一郎，2011[8]）

（7）診療後の片付け

❶ 器材の管理・確認，後片付け

危険な薬品・器具等，物によっては事故につながることがある．診療後には必ず器材を回収したか確認を怠らないようにする．ゴミはすべて持ち帰り，診療を行った場所はきれいに清掃する．

汚物を捨てる際は，汚物流しまたはトイレを借り，捨てた後はきれいに清掃する．

❷ 滅菌・器材の補充

診療所に戻ったら，使用した器材の滅菌や消毒を行い（I編2章参照），補充をしておく．コードレスのエンジンや光照射器などは充電しておく．

2）ポータブルの診療セット

歯科訪問診療用としてエンジンと超音波スケーラー，バキュームが一体となったポータブルユニットもある（図 I-6-18，19）．

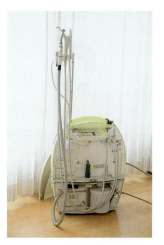

図I-6-18　ポータブルユニット

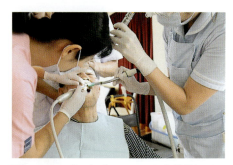

図I-6-19　ポータブルユニットを使用しての補助

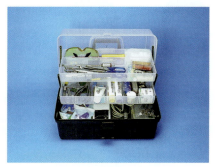

図I-6-20①　診療内容ごとにボックスに器材をまとめる

3) 診療に必要な器材

　歯科訪問診療用として，できればディスポーザブル製品やコードレスの機材を準備したり，診療内容ごとに器材をプラスチックボックス等に入れ（図I-6-20①〜⑥），持ち運びしやすいような工夫をするとよい．

　診療器材のほか，ティッシュペーパーやウェットティッシュ，ゴミ袋，床などを汚さないための敷物（レジャーシートなど）を準備しておくと便利である．

　エックス線撮影をする際は，ポータブルエックス線装置を利用する．患者にエックス線防護エプロンを着用させ，照射する際は，主線の方向を人がいないほうへ向けて撮影する（図I-6-21，22）．

Link
「携帯型」の口内法エックス線撮影用装置
『歯科放射線学』
p.12-13

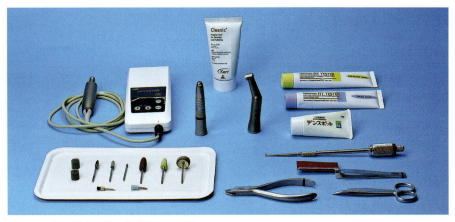

図Ⅰ-6-20② 義歯調整，義歯修理用器材

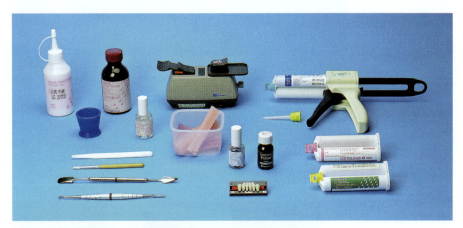

図Ⅰ-6-20③ 義歯製作，義歯修理用器材

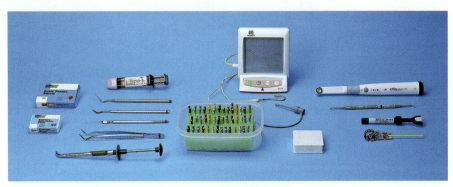

図Ⅰ-6-20④ 根管治療，コンポジットレジン（CR）充填用器材

6章 歯科訪問診療における対応

245

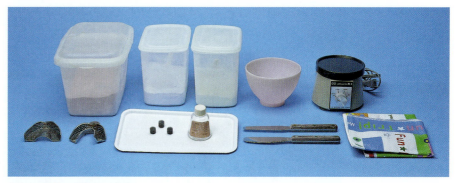

図Ⅰ-6-20⑤ 印象材，石膏

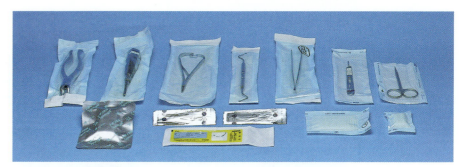

図Ⅰ-6-20⑥ 外科用器材

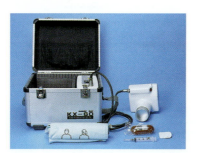

図Ⅰ-6-21 ポータブルエックス線撮影装置

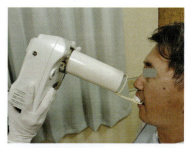

図Ⅰ-6-22 ポータブルエックス線撮影装置による撮影

4) 歯科訪問診療における感染予防対策

(1) 診療時の環境設定

　歯科診療室とは異なり，診療環境に制約があるので，可能な限り広い空間で，最小限の人数，換気をしながら診療を行う．窓やドアを開け，扇風機等も活用し，換気を行う（図I-6-23）．

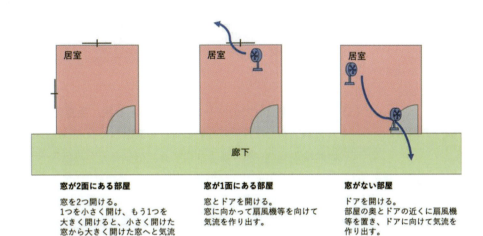

図I-6-23　換気の方法
(日本老年歯科医学会，2022[17])

*ゾーニング
病原体に汚染されている区域と汚染されていない区域を区分けすること．

*PPE
個人防護具．グローブ，マスク，ガウン（エプロン），ゴーグル（フェイスシールド）など．

(2) 在宅でのゾーニング*とPPE*（personal protective equipment）の着脱，手指衛生の例

　在宅の場合，家全体を汚染域と想定する方法と，診療を行う部屋を汚染域と想定する方法がある．PPEを廃棄するためのポリ袋と擦式アルコール手指消毒薬を準備しておく．

　図I-6-24に家全体を汚染域とするゾーニングについて示す．留意すべきポイントは①～⑤のようになる．

①擦式アルコール消毒薬による手指衛生を行い，マスクを装着して家に入る．
②必要に応じて擦式アルコール消毒薬による手指衛生を行い，ガウン・エプロン→ゴーグル→グローブの順に装着して入室する．
③グローブ，ガウン・エプロンをはずしてポリ袋に廃棄し，擦式アルコール消毒薬による手指衛生を行い，退室する．
④目で見て明らかに手が汚染された場合，流水と液体石けんによる手指衛生を行う．手の乾燥にはペーパータオル，または持参した単回使用のタオルを用いる．
⑤退出時，玄関または玄関の外でゴーグル，マスクをはずしてポリ袋に廃棄し，擦式アルコール消毒薬による手指衛生を行い退去する．再利用可能なゴーグルは別のポリ袋に入れる．

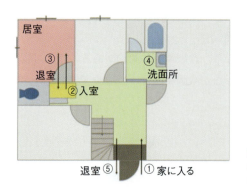

図I-6-24 在宅でのゾーニングとPPE着脱，手指衛生の例
(日本老年歯科医学会，2022[17])

(3) 介護保険施設等でのゾーニングとPPE着脱，手指衛生の例

患者の個室または診療のための個室を確保してもらい，診療する．共有スペースでの診療はなるべく避けるようにする．やむを得ず共有スペースで診療を行う場合は，他の入居者から十分な距離（目安として2m以上）をとるようにする．

診療のための個室や共有スペースで複数人の患者を診療する場合は，患者ごとに一定の待機時間を設け，換気を行う．また複数人がいる部屋で診療を行う場合は，カーテンなどで仕切って診療を行う．

❶ 介護保険施設等の個室での例

図I-6-25に介護保険施設等の個室での例について示す．留意すべきポイントは①〜⑤のようになる．

①擦式アルコール消毒薬による手指衛生を行い，マスクを装着して施設に入る．廊下などの共有スペースにマスクを装着できない入所者がいることがあらかじめわかっている場合は，ゴーグルも装着する．

②必要に応じて擦式アルコール消毒薬による手指衛生を行い，ガウン・エプロン→ゴーグル→グローブの順に装着して入室し，診療を行う．

③グローブ，ガウン・エプロンをはずしてポリ袋に廃棄し，擦式アルコール消毒薬による手指衛生を行い退室する．目で見て明らかに手が汚染した場合，流水と液体石けんによる手指衛生を行う．手の乾燥にはペーパータオル，または持参した単回使用のタオルを用いる．室内に洗面台がない場合，共有スペースの洗面所などやトイレの洗面台を使用する．

④ゴーグル，マスクが汚染した場合ははずし，ポリ袋に収容あるいは廃棄し，擦式アルコール消毒薬による手指衛生を行った後に新しいものを装着する．次に診療する患者が術者やアシスタントの顔に触れてしまうおそれがある場合は，患者の接触感染を予防するため，マスクは新しいものに交換する．ゴーグルは新しいものに交換，または消毒を行う．

⑤退出時，玄関または玄関の外でゴーグル，マスクを外してポリ袋に廃棄し，擦式アルコール消毒薬による手指衛生を行い退去する．再利用可能なゴーグルは別のポリ袋に収容する．

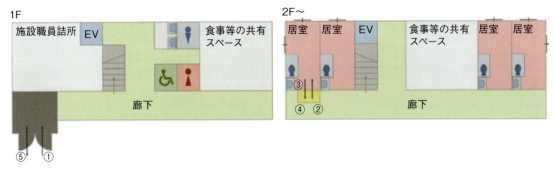

図Ⅰ-6-25 介護保険施設等（個室）でのゾーニングとPPE着脱，手指衛生の例
（日本老年歯科医学会，2022[17]）

❷ 介護保険施設等の複数人いる部屋での例

図Ⅰ-6-26に介護保険施設等の複数人がいる部屋での例について示す．留意すべきポイントは①〜⑥のようになる．

①マスクを装着できずに生活している入所者がいることがあらかじめわかっている場合はゴーグルを装着してから入室する．

②診療を行う患者のベッドを囲うカーテンなどを用い，他の入所者と隔離する．

③擦式アルコール消毒薬による手指衛生を行い，ガウン・エプロン→ゴーグル→グローブの順に装着する．汚染されたグローブのままカーテンに触れないように注意する．

④カーテンの仕切りの中でグローブ，ガウン・エプロンをはずしてポリ袋に廃棄し，擦式アルコール消毒薬による手指衛生を行い，仕切りから退出する．

⑤エアロゾルが発生する処置を行った場合，カーテンを締め切ったまま退室する．エアロゾルが沈降するまでの待機時間として，患者を担当する者に10〜15分間はカーテンを開けないよう指示する．

⑥目で見て明らかに手が汚染された場合，流水と液体石けんによる手指衛生を行う．手の乾燥にはペーパータオル，または持参した単回使用のタオルを用いる．

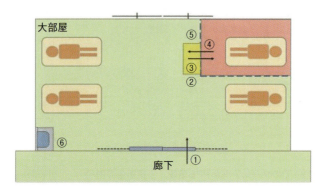

図 I-6-26　介護保険施設等（複数人がいる部屋）でのゾーニングと PPE 着脱，手指衛生の例
（日本老年歯科医学会，2022[17]）

（4）医療廃棄物の処理

　歯科訪問診療に伴い排出される廃棄物は，歯科診療室での廃棄物の取り扱いと同様に処理をする．特に注射針やメスなどの鋭利なものの取り扱いは十分に注意し，プラスチックケース等に入れて持ち帰る．

　移動用車両の汚染を防ぎ他の患者への感染リスクを低減させるために，鋭利物を除く医療廃棄物（グローブやエプロン，ガーゼなど）の廃棄は各家庭や施設に依頼する場合もある．ただし医療廃棄物のビニール袋などへの収容は患者の家族や施設職員に委託せず，歯科医療従事者自身が行う．

5）訪問先とのコミュニケーション

（1）診療後の報告，会計，次回訪問日などの相談

　歯科訪問診療の依頼がある患者は，意思の疎通に支障をきたす場合も多くあるため，あらかじめキーパーソンの確認をしておき，診療後の報告や相談を行うとよい．

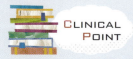

＊エンゼル・ケア
医師が死亡を確認し，2時間後くらいまでに行う清拭，髭剃り，化粧，体腔に脱脂綿を詰めるなどの処置です．
家族の考えや習慣，宗教による違いなどの意向に沿い，相談のうえ実施します．

CLINICAL POINT　ターミナルケア（終末期ケア）へのかかわり

　歯科訪問診療において終末期の患者とのかかわりも増えてきている．ターミナルケアにおける歯科としてのかかわりについて家族や多職種と十分なコミュニケーションを図り，可能な限り疼痛やその他の不快な症状を緩和し，患者・家族の精神的・社会的な支援も含めた総合的な医療およびケアを行うことが必要である．エンゼル・ケア＊として口腔清掃を行ったり，義歯装着を行うこともある[16]．

処置内容報告書　　　　No

お名前　　　　様　　　訪問先名称

平成　　年　　月　　日

口腔ケア歯周病の処置	□歯垢除去	□歯石除去	□舌表面の清浄	虫歯の処置	□虫歯の処置（　　　）	
	□みがき残しの除去	□保湿処理	□マッサージ		□根の治療（　　　）	
	□抗生剤の塗布	□ポケットの洗浄	□	外科処置	□抜歯 □抜歯後の消毒	□抜糸
入れ歯の処置	□内面の調整	□噛み合わせの調整	□材料の裏打ち	その他	□レントゲン撮影（　枚）	□投薬
	□入れ歯作製	□義歯修理	□		□抜歯許可書提出	□麻酔許可書提出

報告事項：

担当医

図Ⅰ-6-27　**診療内容報告書の例（一部抜粋）**

報告書等を作成する際は，専門用語の使用はなるべく控え，わかりやすく読みやすい内容となるように注意する（図Ⅰ-6-27）.

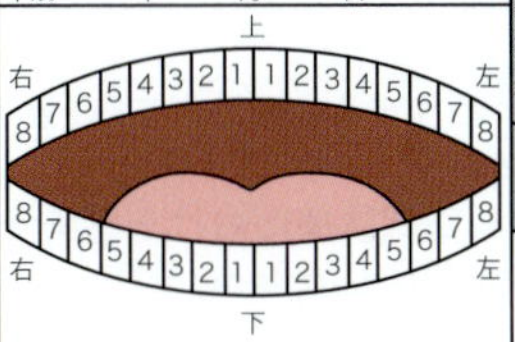

・処置内容
・注意点（特に麻酔使用時，抜歯後は注意）
・次回の処置内容（麻酔を使用する場合は，かかりつけ医に確認）
・次回の診療日程，時間

(2) 多職種との連携

Link
多職種連携
『高齢者歯科』
p.230

専門職が個別に機能するのではなく，患者（および家族）を中心に多職種が連携を図り，生活全体を支えていくことが重要．特に口腔清掃や摂食嚥下訓練は多職種で到達目標を共有し，実施していくことが大事である.

参考文献

1) 原 龍馬：厚生労働省平成27年度在宅医療関連講師人材養成事業．公益財団法人在宅医療助成勇美記念財団，東京，2015.
2) 厚生労働省：令和2年(2020)医療施設(静態・動態)調査(確定数)・病院報告の概況．https://www.mhlw.go.jp/toukei/saikin/hw/iryosd/20/dl/02sisetu02.pdf (アクセス2023/6/5)
3) 在宅歯科医療　実践ガイドブック　東京都福祉保健局，社団法人　東京都歯科医師会 http://www.fukushihoken.metro.tokyo.jp/iryo/iryo_hoken/shikahoken/pamphlet/hajimetenozaitakusikairyou.files/hajimetenozaitakusikairyou.pdf
4) 高橋英登編：まずは行ってみよう！一般開業医のための訪問歯科診療入門第1版．医歯薬出版，東京，2013.
5) 中央社会保険医療協議会：中医協 総-35.10.27在宅(その4)，https://www.mhlw.go.jp/content/12404000/001161688.pdf (アクセス2024/8/15)
6) 池谷昌枝：「おいしいですか」と聞いているだけでは何も見えないミールラウンドの評価ポイントへの検討法．ヘルスケアレストラン，17(8)：16，2009.
7) 篠田道子：チームの連携力を高めるカンファレンスの進め方　第2版．日本看護協会出版，東京，2011.
8) 藤島一郎監著：嚥下障害ポケットマニュアル　第3版．医歯薬出版，東京，2011.
9) 安井利一，植田耕一郎，阪口英夫：解説 口腔ケアと摂食・嚥下リハビリテーション―基本から実践まで―第1版．口腔保健協会，東京，2009.
10) 安細敏弘ほか編著：今日からはじめる！口腔乾燥症の臨床　この主訴にこのアプローチ．医歯薬出版，東京，2008.
11) 厚生労働省「口腔機能向上マニュアル」分担研究班：口腔機能向上マニュアル～高齢者が一生おいしく，楽しく，安全な食生活を営むために～(改訂版)平成21年3月．http://www.mhlw.go.jp/topics/2009/05/dl/tp0501-1f.pdf
12) 公益社団法人日本歯科衛生士会監修：歯科衛生士のための摂食嚥下リハビリテーション．医

歯薬出版，東京，2011.
13) 新田國天編著：家で死ぬための医療とケア在宅看取り学の実践. 医歯薬出版，東京，2007.
14) 前田実男：歯科訪問診療・2024年改訂対応，株式会社 日本歯科新聞社，東京，2024.
15) 公益社団法人日本歯科衛生士会：介護保険施設における口腔ケア推進マニュアル，2015. https://www.jdha.or.jp/pdf/oralcare_mnl.pdf
16) 田中義弘　小正裕監修：訪問歯科診療　どうする？…こうする！義歯・口腔ケアの知恵と工夫 ―現場で役立つ"おさえどころ". ヒョーロン　パブリッシャーズ，東京，2012.
17) 一般社団法人日本老年歯科医学会：歯科訪問診療における感染予防策の指針2022年度版， https://www.jstage.jst.go.jp/article/jsg/36/supplement/36_76/_pdf/-char/ja（アクセス 2024/8/15）
18) 高山義浩ら．在宅医療分野における新型コロナウイルスへの対策，http://www.tohoku-icnet. ac/covid-19/mhlw-wg/division/clinic.html#anc05
19) 日本在宅医療連合学会：在宅医療における新型コロナウイルス感染症対応 Q & A（5 類移行後 の感染症対策）（改訂第 6 版）2023 年 5 月末日，https://www.jahcm.org/assets/images/ pdf/covid19_v6.0.pdf（アクセス 2024/8/15）

7章 歯科診療で使用する歯科材料

到達目標

1. 歯科診療で使用する歯科材料を概説できる．
2. 印象材の特徴，種類，用途を説明できる．
3. 各種印象材の練和と管理を実施できる．
4. 印象採得とその対応を実施できる．
5. 歯科用石膏の特徴，種類，用途を説明できる．
6. 歯科用石膏の練和と管理を実施できる．
7. 合着材や接着材の特徴，種類，用途を説明できる．
8. 合着材や接着材の練和と余剰セメントの除去を実施できる．
9. 成型修復材の特徴，種類，用途を説明できる．
10. 成型修復材の取り扱いを実施できる．
11. 仮封材や仮着材の特徴，種類，用途を説明できる．
12. 仮封材や仮着材の練和と余剰セメントの除去を実施できる．
13. ワックスの特徴，種類，用途を説明できる．

　臨床の場において歯科衛生士は多くの歯科材料を取り扱う．そのため個々の材料の基礎知識を備えていることはもちろん，使用する材料の使用目的と特徴が診療の流れや処置を行う部位，症状と関連づけられていることが大切である．よりスムーズで安全な診療を行い，治療の内容と使用している材料などを患者に説明するためにも，いま使用している材料が診療のどの段階で使われているのかを意識しておく必要がある．例として，う蝕や歯質欠損に対する処置として行われる保存修復に関連する歯科材料を図I-6-1に示す．

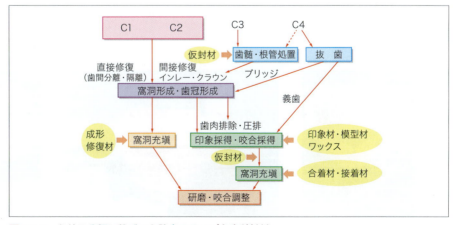

図I-7-1　う蝕の分類に基づいた診療ステップと歯科材料

1 印象採得

1. 基礎知識

　歯に欠損が生じた場合には，口腔内で直接修復処置をする．しかし，修復する部分が複雑であったり，欠損部位が大きい場合は，口腔内で直接修復作業を行うことが困難なときがある．

　そこで，修復物や補綴装置製作の多くは口腔外で行われる．すなわち，口腔内状態を正確に再現した模型上で行われる．その模型を製作するために，正確な口腔内の硬組織や軟組織の状態を採り，記録したものを印象（図I-7-2）という．印象を採るための材料を印象材，印象材を口腔内外へ輸送する器具をトレー，印象を採るプロセスを印象採得という．得られた印象に石膏などの模型材を注入（図I-7-3）し，模型を製作する（図I-7-4）．この模型の精度が最終的な修復物や補綴装置の精度に影響する．表I-7-1に印象材の特徴を示す．

1）印象採得の補助

(1) トレーの選択と試適・調整

　トレーは印象の目的や使用する印象材により適当なものを選択する．患者の口腔内で使用する場合，ディスポーザブルのものか滅菌済みのものを使用する．一般的に有孔タイプが広く使用されており，サイズも各種ある（図I-7-5〜7）ので，患者の歯列に合った大きさを選択する．

　特に上顎や下顎の全顎を採得する場合は，歯列のアーチに合っているか最後臼歯より少し長いもの（臼後三角，上顎結節を覆う長さ）（図I-7-8）か，また顎堤の形，口蓋の深さや小帯位置，骨隆起等を確認する．トレーが粘膜に当たる，歯や粘膜とトレーの間隔が不均一な場合などはトレーを曲げたり，広げたりして調整する．トレーの辺縁の到達性が不十分な場合は，ユーティリティワックスを添加し歯とトレーが接触しないよう修正する（図I-7-9）．

　必要に応じて試適を繰り返し，判断に迷った場合は，大きいほうのトレーを選択するとよい．

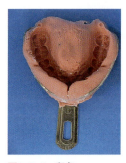

図I-7-2　印象

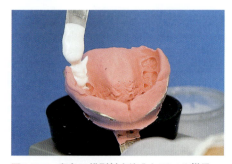

図I-7-3　印象に模型材を注入している様子

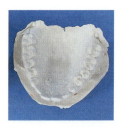

図I-7-4　模型材の硬化後，印象（陰型）から撤去した模型（陽型）

表I-7-1 印象材の種類と特徴

印象材の種類	組成	用途		特徴	備考
寒　天 (p.264参照)	寒天 硫酸カリウム	精密印象	長所	・弾性回復がよく，採得直後の印象精度に優れている ・練和操作が必要なし	・ゾル⇄ゲルの物理的現象を利用
			短所	・強度が弱い ・離液，膨潤，乾燥のため寸法安定性が悪い	
アルジネート (p.258参照)	アルギン酸ナトリウム（カリウム） 硫酸カルシウム ケイソウ土	概形印象	長所	・操作が簡単 ・弾性があるため，（モデリングコンパウンドと比べると）比較的精度がよい ・安価である	・材料の形態には粉末状とペースト状がある 粉末状 ペースト状 ・ゾル→ゲルの化学反応を利用 ・固定液に浸漬する場合あり
			短所	・離液，膨潤，乾燥のため寸法安定性が悪い ・弾性ひずみが大きい ・石膏と反応し，模型表面に面粗れが生じやすい	
シリコーンゴム 付加型 （重付加型） (p.265参照)	ハイドロジェンポリシロキサン ビニルポリシロキサン シリカ	精密印象	長所	・硬化がシャープ ・寸法変化が小さい	・材料の形態にはペースト状もしくはパテ状がある 《稠度による分類》 　高粘度：ヘビーボディ，ハードタイプ 　中粘度：レギュラーボディ，ミディアムタイプ 　低粘度：ライトボディ，インジェクションタイプ ・ベースとキャタリストを混ぜ合わせて使用
			短所	・操作時の温度の影響を受けやすい ・撥水性	
酸化亜鉛ユージノール (p.274参照)	酸化亜鉛 ユージノール	精密印象 無歯顎印象	長所	・印象精度がよい ・寸法安定性に優れている ・レジン系トレーに接着しやすい	
	ロジン オリーブ油		短所	・弾性がほとんどない ・強度が低い ・歯や粘膜に付着しやすく，粘膜に付着すると焼灼感がある	
コンパウンド印象材 (p.273参照)	コーパル ロジン ステアリン酸 タルク	概形印象 無歯顎印象 トレー用 咬合採得	長所	・機能印象が採れる ・加圧できる	・硬性，中等度，軟性がある
			短所	・弾性がほとんどない	

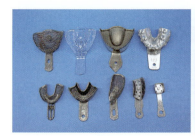

図I-7-5　トレー各種

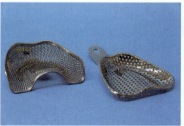

図I-7-6　有歯顎用（左）と無歯顎用（右）

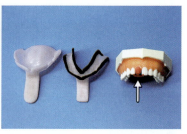

図I-7-7　個人トレー（左・中央）と個歯トレー（右）

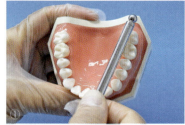

①上顎最後臼歯を覆う長さを確認

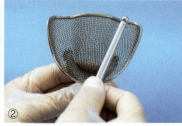

②①で測った長さを参考にトレーを選択

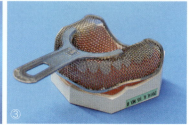

③歯列のアーチに合った状態

図I-7-8　トレーの選択と試適

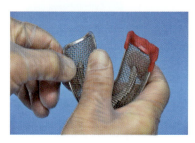

図I-7-9　ユーティリティワックスによるトレー辺縁の長さの修正

(2) トレーの挿入順序と挿入方法

> 手順

トレーを口腔に挿入する前に口角炎や口唇にひび割れがあれば，ココアバターやワセリンを塗布する．

❶ 患者のポジション

水平位で採得する場合，患者の体位は上顎歯列が床と垂直になるようヘッドレストの角度を調節する．座位の場合は，採得する歯列が，開口したときに床と平行になるようにするとよい（図Ⅰ-7-10）．

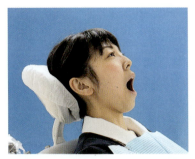

図Ⅰ-7-10　下顎を座位で採得する場合の体位

❷ 挿入方法

患者の斜め後方（前方）の位置より，利き手と反対の手の示指で，患者の口唇と頰を引く．トレーを横に向け，その側面で患者の口の反対側を押し広げ，回転させるように口腔内に挿入する（図Ⅰ-7-11）．

トレーの把柄を患者の正中に合わせる．

歯列のアーチに合っているか，最後臼歯よりも少し長いものであるかなどを確認する．下顎の場合，トレーを口腔に挿入した際に患者に口腔を軽く閉じてもらい，舌を上げてもらうタイミングを覚えてもらう．同時に，嘔吐反射の有無も確認するとよい（図Ⅰ-7-12）．

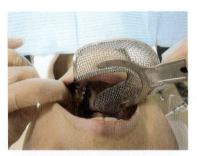

図Ⅰ-7-11　トレーの挿入

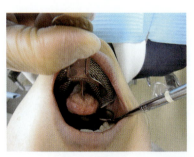

図Ⅰ-7-12　トレーの試適

2）嘔吐反射に対する対応

患者に対し笑顔で接し，必要性と処置の手順を説明することで，不安を和らげる．また，確実に効率的な手順で患者の口腔内をていねいに扱えば信頼を得ることができる．

(1) 患者のポジション

全顎（フルマウス）の印象採得を実施する場合，デンタルチェアを起こし座位にすると，視野の確保が容易になり，嘔吐反射も最小限にできる．

トレーを口腔内に挿入する前に，鼻で深呼吸し，挿入後も鼻呼吸を続けるよう話すとよい．また，印象材をのどに流し込まないよう頭を前方に傾けてもらう（図Ⅰ-7-

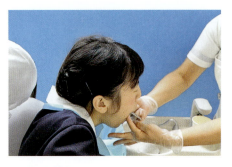
図I-7-13　気持ちが悪いときは前かがみに

13).　印象中，患者の背中をさすることも有効である．
(2) 表面麻酔の応用
　必要に応じて口蓋などに表面麻酔を行う．
(3) 吐物への対応
　小児は，嘔吐反射が頻発しやすいので，必要に応じて嘔吐物を受けるガーグルベースンを準備する．
(4) その他
　トレーに印象材を盛りすぎず，まずは下顎より先に印象採得し，上顎のトレーは後方から徐々に前方へ圧接し，軟口蓋への刺激を抑える．

2. アルジネート印象材による概形印象採得

1) 種類

　粉末状とペースト状のものがある（p.255表I-7-1参照）．粉末は水を，ペーストは石膏を加えて練る．練り上げる方法は，手，機械，自動練和がある（図I-7-14, 15）．

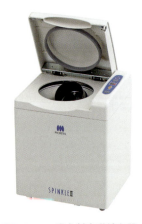
図I-7-14　印象材自動練和器

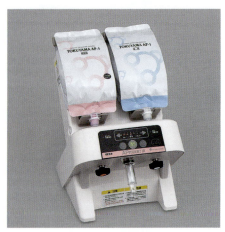
図I-7-15　機械を用いての練和

2) 使用する器材の準備

粉末に水を加えて付属の計量器を用いて手で練り上げるときに準備する器材を示す（図Ⅰ-7-16）．

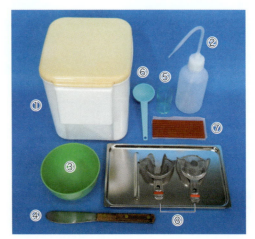

図Ⅰ-7-16 準備
①アルジネート印象材，②水，③ラバーボウル，④印象用スパチュラ，⑤水計量器，⑥粉末計量スプーン，⑦ユーティリティワックス，⑧トレー（左下顎用・右上顎用）

3) 印象材の計量

粉末：時間の経過とともに温度と湿度により品質が劣化するので，容器を密封し，涼しい場所で保管する．計量する際は，よくほぐした状態で専用の計量スプーンで量る（図Ⅰ-7-17，18）．

水：専用の計量器で量り，通常は20℃程度のものを使用する．夏は氷水を使うと操作時間に余裕がもてる．

トレーに印象材を盛る前に，アルジネート印象材とトレーの分離剤をスプレーしておくと，後始末が容易になる．

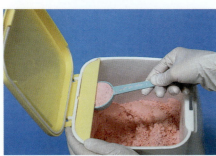

図Ⅰ-7-17 計量

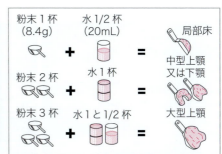

図Ⅰ-7-18 アルジネート印象材の計量例
印象材の混水比．欠損歯がある，口蓋が高い，などで多くの印象材が必要となる場合がある．口腔内状況を見て計量するとよい．

4）練和法（図I-7-19〜26 ▶動画I-7-①，②）

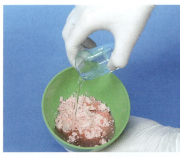

図I-7-19 ラバーボウルへ粉末，水を入れる
気温と湿度が高い場合は，冷水を使用し，ラバーボウルやスパチュラを冷却する方法もある．しかしながら，冷水で練和すると知覚過敏のない患者でも痛みを感じることがある．季節に合わせて水温で硬化時間を調整することを考慮する．

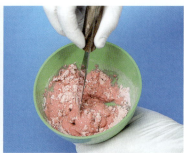

図I-7-20 撹拌
スパチュラを立て粉末が飛ばないように水と馴染ませる．

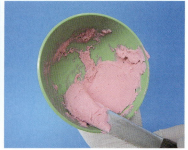

図I-7-21 練和
スパチュラの彎曲を利用してラバーボウルの内壁に粉末をすりつぶすように力を加えペースト状になるよう練り込む．

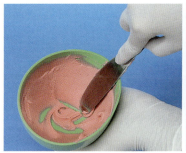

図I-7-22 脱泡
スパチュラの面とラバーボウルの壁面を広く利用し，印象材内の気泡を押しつぶす．

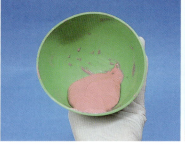

図I-7-23 印象材をひとまとめにする
ラバーボウルの内壁にスパチュラの彎曲を沿わし，気泡が再び入らないように印象材をひとまとめに集めてくる．

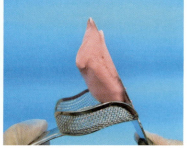

図I-7-24 盛り上げ（上顎）
一回で盛り上げる．口蓋側に盛りすぎないようにする．

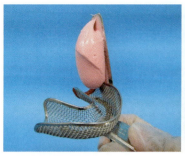

図I-7-25 盛り上げ（下顎）
試適したトレーに印象材を盛り上げる．トレーの穴から印象材がわずかに出てくる程度にスパチュラで圧を加える．

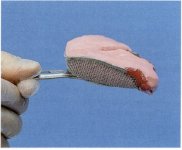

図I-7-26 盛り上げ量
基本としては印象材を盛りすぎないようにする．
ボウル内に余った印象材はすばやく集めておく（採得しにくい部位にあらかじめ塗る準備のため）．

動画 I-7-①

動画 I-7-②

5）印象採得（図Ⅰ-7-27～34）

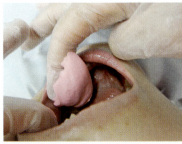

図Ⅰ-7-27　採得
口腔内を乾燥させ，アルジネート印象材を咬合面や隣接面，最後臼歯頬側，小帯，歯肉頬移行部など，採得しにくい部位にあらかじめ塗っておくと採得しやすい．気泡の迷入を防ぐため一方向に塗り込む．

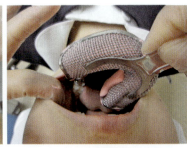

図Ⅰ-7-28　トレーの挿入
トレー試適と同様，利き手とは反対の手の指で口唇と頬を排除し，トレーを回転しながら歯列の上にくるように移動する．その際，トレーの中心を正中に合わせ，またトレーの縁が最も前方にある切歯よりも6mm程度前方にくるよう位置させ，トレーを押し下げる．

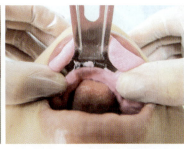

図Ⅰ-7-29　トレーの挿入と保持
下顎の場合，トレーを押し下げる際には，患者に舌を挙上しておき，その後印象の舌側縁を形成するために，患者に軽く舌を突き出すよう伝える．
圧接し終えたら，下顎を指で支えると，患者の顎が動かず，硬化するまでぶれずに保持できる．
上顎の場合は，頬排除しながら印象材の流れに注目し後方から前方へ圧接する．前方では口唇を引き印象材が流れ込むようにする．両手の中指を左右の小臼歯付近に置きトレーを圧接し硬化を待つ．

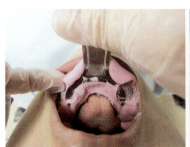

図Ⅰ-7-30　トレーの撤去①
印象材の硬化が確認できたら，印象を撤去する．
このとき，小臼歯付近に指をかけ，歯軸の方向に一挙にはずしたほうが印象材の変形が少ない．

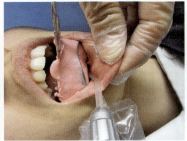

図Ⅰ-7-30　トレーの撤去②
はずれにくいときは，小臼歯付近の粘膜と印象材の間にエアを吹き込みながらはずすと，撤去しやすい．

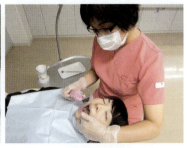

図Ⅰ-7-31　印象面の確認
正しく印象されているかを確認する
①目的の範囲の印象採得がされているか
②気泡がないか
③前歯部切端や臼歯部咬頭に印象材の厚みがあるか
④トレーから印象材が剝がれていないか

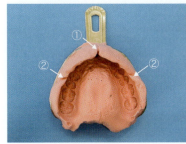

図Ⅰ-7-32　印象体・上顎
小帯（①）
歯肉頬移行部（②）

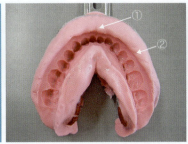

図Ⅰ-7-33　印象体・下顎
小帯（①）
歯肉頬移行部（②）

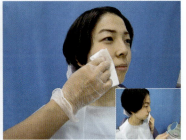

図Ⅰ-7-34　患者の顔を拭く
印象材が患者の口の周囲や口腔内に付着していないか確認する．口の周囲についていれば，湿らせたティッシュペーパーなどで拭く．

6) 印象面の処理（唾液・血液など）

採得後はすみやかに印象体を流水で十分に洗い流し，湿ボックスに保管する（図I-7-35～37）．また，できるだけはやく模型材（石膏）を流す．

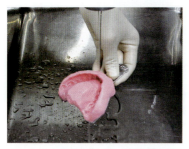

図I-7-35　印象面の処理①（唾液・血液など）
印象面に唾液や血液，その他の汚物が付着しているので，水圧に注意し流水下で水洗する．メーカーが勧める消毒薬を用いて所定の時間浸漬したのち，流水下で印象体をすすぐ．その後，模型面の粗れを防止するため，固定液＊に浸漬する場合がある．

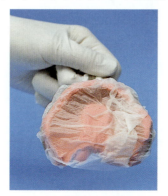

図I-7-36　印象面の処理②
アルジネートの硬化物は，離液現象や乾燥すると体積が収縮する．そのため，早期に石膏注入する必要があるが，やむを得ない場合は，相対湿度100％環境下にて保管するか，濡らしたティッシュペーパーなどで包んでおく．

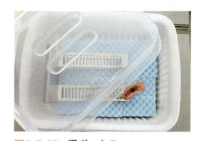

図I-7-37　湿ボックス
水分を多く含むハイドロコロイド印象材は放置された環境の湿度が低いと乾燥し，収縮する．それを防ぐためのものである．このような容器に印象を長時間保存せず，できるだけ早く模型材（石膏）を注入したほうがよい．

＊固定液
①石膏の硬化促進剤となり，②石膏の表面硬さを増大させるなどのはたらきがあります．
用いられる薬品としては，硫酸亜鉛，硫酸カリウム，硫酸ナトリウム，硫酸マンガンなど2％水溶液が用いられています．固定時間は印象材表面の"ぬめり"が消えた時点で，通常2～5分程度で十分です．あまり長すぎると寸法変化をきたすので好ましくありません．

7) 模型材の注入と印象体の保管（図I-7-38, 39）

印象採得した後に模型材を注入する．このとき印象材と模型材との分離が悪かったりすると，口腔内の再現性の高い模型が得られない．

そのため，印象材は硬化後に模型材を注入するまでの時間や，印象を保存する温度・湿度などの環境条件に影響を受け経時的な寸法変化を示す．

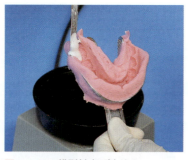

図I-7-38　模型材（石膏）注入
印象体の水をやさしく振って切り，エアを軽く吹き付ける．印象用トレーの柄を把持し，その柄をバイブレーターに当てる．練和された石膏を少量取り，1か所から注入し始め，印象内に少しずつ移動させる．印象全体面に石膏泥が注入できたら，順次石膏泥を加え印象の周縁の上まで満たす．

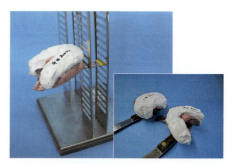

図I-7-39　保管

*ハイドロコロイド印象材

ハイドロコロイドとは，直径 10^{-5}~10^{-7} cm 程度の粒子が水に分散している状態をいい，流動性のある状態をゾル，固化した状態をゲルといいます．アルジネート印象材および寒天印象材は，このゾル-ゲル反応を利用した印象材です．

特にハイドロコロイド印象材*（アルジネート印象材，寒天印象材）は，臨床的に硬化した（口腔より撤去した）印象体はまだ反応が終わっておらず，引き続きゲル構造が凝集していくため，放置しておくと印象材中の水分や塩分が押し出されて表面に染み出し，蒸発し収縮する，すなわち離液が生じる．この水分が石膏の硬化を阻害し，模型面が粗れたりすることがある．それを防ぐため採得した印象体を固定液に浸漬するとよい．また，乾燥により収縮する材料でもある．以上のことから印象撤去後，できる限り速やかに石膏を注入すべきである．

8) 模型材の撤去（図I-7-40）

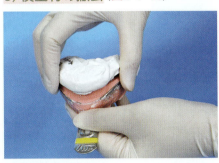

図I-7-40　模型材の撤去
始めに印象の前方部を少し下方や前方に動かした後，歯を破損しないようにトレーを印象ごとまっすぐに引っ張ってはずす．

9) トレーの後始末（図I-7-41，表I-7-2）

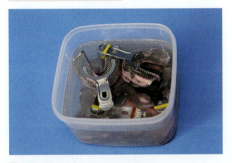

図I-7-41
トレーから印象材をおおよそ取り除き印象材は医療廃棄物☣として処理する．またトレーは，トレー清掃液に浸けておくと印象材が溶解し，トレーの清掃が容易になる．トレーは清掃後水洗し滅菌する．

表I-7-2　バイオハザードマークの色と感染性廃棄物の形態

マークの色	廃棄物の状態
赤 ☣	血液，膿汁など，液状・泥状のもの
橙 ☣	固形状のもの
黄 ☣	注射針，メス，ルートキャナルリーマーなど鋭利なもの

7章　歯科診療で使用する歯科材料

3. 寒天印象採得の補助

1) 寒天印象材の準備（図Ⅰ-7-42〜44）

寒天印象材には，注入用（図Ⅰ-7-42, 43）とトレー用がある．また，ボイリングやストレージの過程を必要とせず，カートリッジタイプのアルジネート印象材が寒天印象材の代替材料として使用されている（p.270参照）．

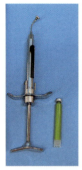

図Ⅰ-7-42　注入用寒天，シリンジ（カートリッジタイプ）

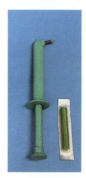

図Ⅰ-7-43　注入用寒天，シリンジ（スティックタイプ）

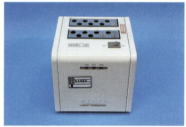

図Ⅰ-7-44　寒天コンディショナー（ドライタイプ）
基本パターン　ボイリング　100℃　10分
ストレージ　約60℃　10分
寒天を液化・貯蔵に時間がかかるため，診療の30分前には準備を行うか，タイマーを利用するのもよい．

2) 寒天-アルジネート連合印象（部位上顎右側第一大臼歯）（図Ⅰ-7-45〜53）

寒天とアルジネート印象材の2種類を用い印象操作を2回以上に分けて行う印象（連合印象）は，臨床上頻繁に行われる処置である．

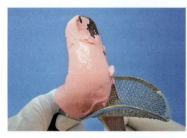

図Ⅰ-7-45　アルジネート印象材の準備
アルジネート印象材を通常よりやや軟らかく練和し，トレーに盛り上げる．

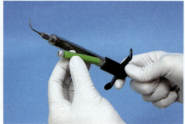

図Ⅰ-7-46　寒天カートリッジの装塡
寒天コンディショナーより必要量が満たされたシリンジを取り出し，カートリッジシリンジに装塡する．

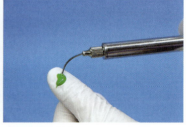

図Ⅰ-7-47　軟化状態の確認
グローブなどの上に寒天を押し出し，軟化状態を確認する．

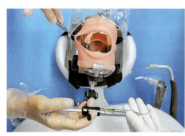

図Ⅰ-7-48　シリンジの受け渡し
シリンジのノズルの方向を印象する部位に合わせ，歯科医師に手渡す．

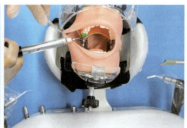

図Ⅰ-7-49　寒天注入
歯科医師が，窩洞や支台歯に寒天を注入する．

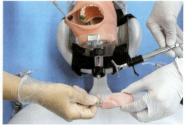

図Ⅰ-7-50　アルジネート印象材の受け渡し
シリンジを受け取り，アルジネート印象材を盛ったトレーを渡す．

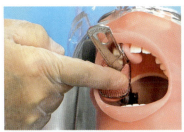
図Ⅰ-7-51　トレーの圧接
歯科医師はトレーをすばやく圧接する．

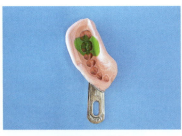
図Ⅰ-7-52　硬化完了・撤去
印象材が硬化したら，歯軸の方向に一気に取りはずす．

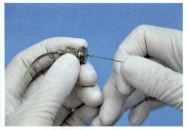
図Ⅰ-7-53　後始末
印象採得が終わった後，カートリッジタイプは先端のノズルを取りはずし，専用針で清掃する．使用したシリンジ・ノズルはオートクレーブで滅菌する．

4. 合成ゴム質印象の補助

　ゴム質印象材は精密印象材であり，他の印象材よりも精度，寸法安定性に優れている．

　特にシリコーンゴム印象材は，ゴム質印象材の中で最も収縮が小さい．粘度により超高粘度，中粘度，低粘度の3つに分類される（図Ⅰ-7-54，55）．また，従来からのベースとキャタリストを練和するペーストタイプ（図Ⅰ-7-55）と，手練和することがなく練和時の気泡の混入がない，カートリッジタイプがある（図Ⅰ-7-56）．

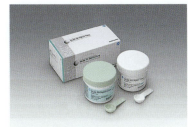
図Ⅰ-7-54　シリコーンゴム印象材①
パテ（超高粘度タイプ）

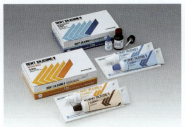
図Ⅰ-7-55　シリコーンゴム印象材②
上：レギュラータイプ（中粘度）
下：インジェクションタイプ（低粘度），ペーストタイプ

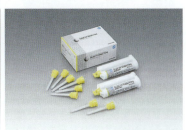
図Ⅰ-7-56　シリコーンゴム印象材③
カートリッジタイプ

1）シリコーンゴム印象材（パテ＋インジェクションタイプ）による精密印象採得の補助（図Ⅰ-7-57）

　既製トレーを用いる．個人トレーを作製する必要がなく，寸法精度の高い印象採得ができる方法の1つである．

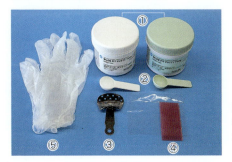
図Ⅰ-7-57　準備
①パテタイプ（ベース・キャタリスト），②各計量スプーン，③既製トレー，④スペーサー，⑤プラスチック製グローブ

(1) 一次印象採得（図Ⅰ-7-58〜62）

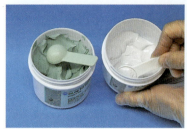

図Ⅰ-7-58　パテタイプの計量
ラテックス製の手袋は，硬化不良を起こす可能性があるのでプラスチック製の手袋を着用する．付属の各々の計量スプーンでベース・キャタリストを等量取り出す．
局部トレー：1〜2杯ずつ
下顎トレー：3〜4杯ずつ
上顎トレー：3〜5杯ずつ

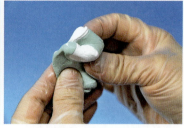

図Ⅰ-7-59　練和
取り扱い説明書に従い，ベースとキャタリストを薄くのばした状態にし，手の温度で硬化させないように，指先で引っ張るように折り，色が均一になるよう練和する．

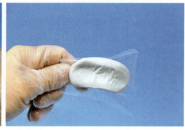

図Ⅰ-7-60　トレーに盛る
練り上がったロール状のパテを，既製トレーに盛り上げ，ポリエチレンシート（ブルーシートワックス）をかぶせる．

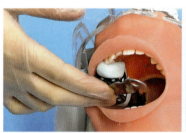

図Ⅰ-7-61　一次印象採得
口腔内に挿入後，圧接する．トレーの保持孔から十分パテを溢出させ，指に凹状にする．この概形印象は，個人トレーを製作するイメージで操作する．トレー（パテ）と歯列の間にインジェクション（レギュラータイプ）の印象材の入るスペースを確保することができる．

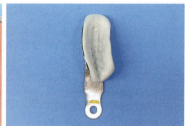

図Ⅰ-7-62　一次印象

（2）二次印象採得

レギュラータイプ，インジェクションタイプのどちらを使用するかは，症例や印象採得方法に応じて使い分けをするので，歯科医師に確認をとり準備する．

①ペースト・ペーストタイプで実施する場合の手順 （図Ⅰ-7-63〜73）

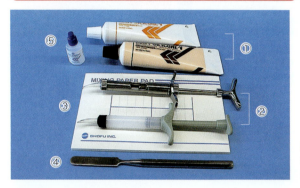

図Ⅰ-7-63　準備
①ペースト・ペーストタイプ，②シリンジ，③紙練板，④スパチュラ，⑤硬化遅延剤

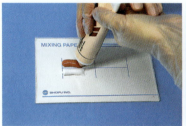

図Ⅰ-7-64　インジェクションタイプの計量
必要量のベースとキャタリストの2種を，チューブより一定の太さで等量になるよう紙練板に出す．

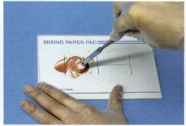

図Ⅰ-7-65　練和
スパチュラを少し立てて2種を均一に混ぜる．
操作時間は，5cmに対し硬化遅延剤1滴落とすと15〜20秒延長される．

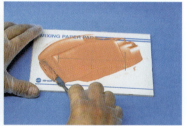

図Ⅰ-7-66　脱泡
気泡を除くため，紙練板上に薄く広げる．

A．シリンジの場合

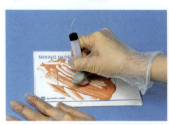

図Ⅰ-7-67　填入口（シリンジ後部）
紙練板に薄く広げた印象材をシリンジ後部よりすくうように，少し傾けて填入する方法もある．

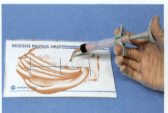

図Ⅰ-7-68　プランジャーを押し，空気を入れないよう印象材を押し出す．

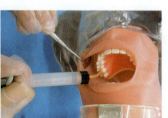

図Ⅰ-7-69　印象材の注入（シリンジ）

267

B. 横穴式プランジャーの場合

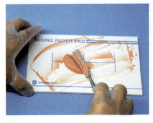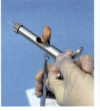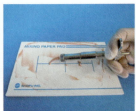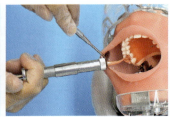

図I-7-70　スパチュラで集める
広げた印象材を使用しやすいようにスパチュラで集める．

図I-7-71　塡入口（横穴式）
横穴式の場合は，あらかじめプランジャーを引き，塡入口を開けておく．印象材をスパチュラですくい取り，適量シリンジ内に入れ，塡入口を閉める．

図I-7-72　プランジャーを押し，空気を入れないよう印象材を押し出す．

図I-7-73　印象材の注入（シリンジ）

②カートリッジで実施する場合の手順（図I-7-74〜78）

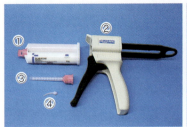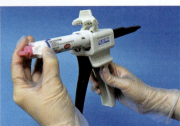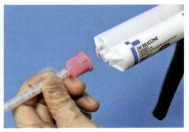

図I-7-74　準備
①カートリッジタイプ
②ディスペンサー
③ミキシングチップ
④印象用のチップ

図I-7-75　リリース溝レバーを下げプランジャーを引き，カートリッジに合わせて差し込む．
操作時間に余裕をもたせたい場合は，冷蔵庫で冷やすとよい．

図I-7-76　先端のチップをはずし，ミキシングチップを装着する．

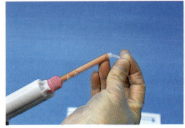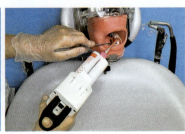

図I-7-77　ミキシングチップの先に施術部位に適した印象用のチップを装着する．

図I-7-78　印象材の注入
ディスペンサー（シリンジ）を歯科医師に手渡す．

③ペースト・ペーストタイプ，カートリッジタイプ共通の手順（図Ⅰ-7-79〜86）

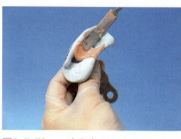

図Ⅰ-7-79　一次印象されたトレーに盛る．
歯科医師がシリンジ（ディスペンサー）で操作中，紙練板上の残りやディスペンサーより一次印象されたトレー（パテ）上に気泡を入れないよう，また均等な厚さになるよう盛り上げる．

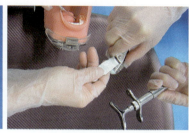

図Ⅰ-7-80　受け渡し（シリンジ）
シリンジ（ディスペンサー）を受け取り，インジェクションを盛ったトレーを渡す．

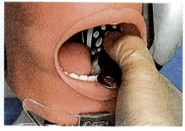

図Ⅰ-7-81　二次印象採得
歯科医師がトレーを圧接し，硬化するまで一定時間保持する．

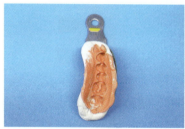

図Ⅰ-7-82　硬化完了・撤去
硬化後，歯軸方向に一気にはずす．印象面のチェックをし，唾液や血液などを水洗し，消毒を行う．
弾性回復を待ち石膏を注入する．

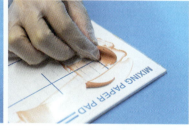

図Ⅰ-7-83　硬化確認の資料
口腔内のほうが高温のため硬化が速いので，口腔外の印象材が硬化していれば，口腔内は硬化している目安となる．残りの印象材はただちに後始末せず，一部残して硬化確認の資料とする．

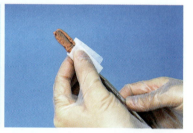

図Ⅰ-7-84　スパチュラの清拭
硬化後印象材の付着したスパチュラは，消毒用エタノールを含んだ綿花（アルコール綿）で油分をともに拭き取る．

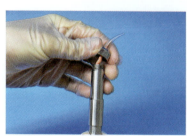

図Ⅰ-7-85　チップ内の印象材の除去
硬化後，シリンジから先端のチップをはずしチップ内の印象材を取り除く．

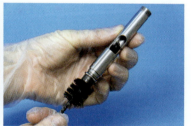

図Ⅰ-7-86　シリンジ内の清掃
シリンジ内に残った印象材はプランジャーで押し出し，シリンジ内を専用ブラシで清掃する．
カートリッジタイプはミキシングチップをはずし，先端のチップを装着する．

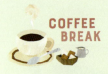

COFFEE BREAK　連合印象用ペースト型　アルジネート-アルジネート連合印象

　既存の寒天印象材に代わる連合印象用オートミックスタイプのアルジネート印象材では，アルジネート印象材でありながら，インレーやクラウン，ブリッジなどの精密印象のみならず，部分床義歯や全部床義歯の印象採得にも用いられています．基材であるアルギン酸塩と硬化剤である硫酸カルシウムがカートリッジに充塡されており，ミキシングチップを利用し練和します（図1，2）．そのため寒天印象材のボイルストレージが不要で，すぐに使用できます．

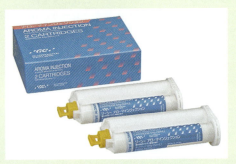

図1　連合用印象ペースト型アルジネート印象材カートリッジタイプ

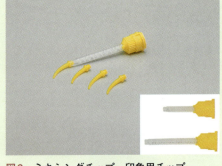

図2　ミキシングチップ・印象用チップ
ミキシングチップは長さが異なるものがある．

①カートリッジを専用のディスペンサーに装着する．
②ペーストを少量押し出し最初の部分を必ずすり切って捨て，基材ペーストと硬化剤ペーストが均一に出ることを確認する（図3）．
　使用前にすり切ると，基材と硬化剤の液面が揃いミキシングチップから透明なペースト（基材）が先に出ることを回避できる．
③ミキシングチップおよび印象用チップをカートリッジに装着する（図4）．
④トレーに盛るアルジネート印象材が練り終わったタイミングで，窩洞や支台歯に流し始める（図I-7-49参照）．気泡の混入を防ぐため，ミキシングチップやノズルの先端を印象材から離さずに注入する．
⑤トレーに盛ったアルジネート印象材を圧接し，完全に硬化するまで保持する．（圧接したアルジネート印象材の硬化にかかわらず，90秒以上保持する）．
⑥口腔内から撤去して流水で洗浄した後，余剰水分を除きできるだけ速やかに石膏を注入する．

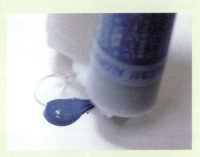

図3　すり切り

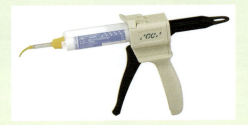

図4　カートリッジ装着

2) 各個トレー（個人トレー・個歯トレー）を使用した精密印象（対象歯－上顎右側側切歯）

個人や各歯に適したトレー（図Ⅰ-7-87）を使うことで，次に用いる印象材の使用量が少なく，厚みも均一になり，変形が少なくて済む印象採得の方法である．

(1) 準備（図Ⅰ-7-88，89）

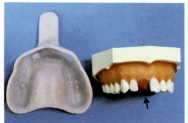

図Ⅰ-7-87　各個トレー
個人トレー（左）と個歯トレー（右）

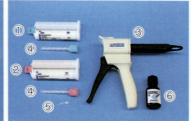

図Ⅰ-7-88　カートリッジタイプ
①レギュラータイプ（個人トレー用）
②インジェクションタイプ（個歯トレー用）
③ディスペンサー，④ミキシングチップ，⑤印象用チップ，⑥接着材

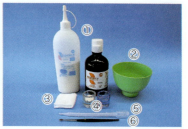

図Ⅰ-7-89　マージン調整用器材
①常温重合レジン（即時重合レジン），②ラバーボウル，③ガーゼ，④ダッペングラス，⑤スポイト，⑥レジン用筆ほか技工用カーバイドバー

(2) 試適（図Ⅰ-7-90～98）

個歯トレーの試適を行う．

必要に応じて，マージンの調整が行われるので，技工用カーバイドバー，常温重合レジン（即時重合レジン）やラバーボウルにお湯を準備し（図Ⅰ-7-89参照），レジンの硬化を促進させる．

ブロックアウト*が必要であれば実施する．

弾性ひずみを超えるようなアンダーカット部分を，あらかじめ寒天印象材やユーティリティワックスでブロックアウトをすることがある．

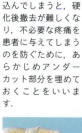

*ブロックアウト
印象材が細部に入り込んでしまうと，硬化後撤去が難しくなり，不必要な疼痛を患者に与えてしまうのを防ぐために，あらかじめアンダーカット部分を埋めておくことをいいます．

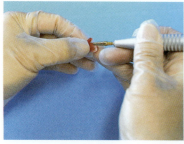

図Ⅰ-7-90　常温重合レジン（即時重合レジン）でマージンを合わせる

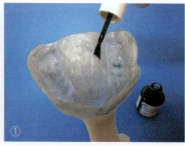

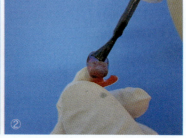

図Ⅰ-7-91　接着材を塗布
トレーの内面や外側を清掃し水洗・乾燥させる．付属の筆を用いて接着材をトレーの内面および辺縁外側も5mm程度の幅で薄く均一に塗布する．5～10分間放置するか，エアを用いて乾燥させる．

271

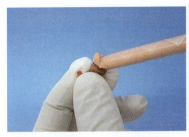
図I-7-92　個歯トレーに印象材注入
個歯トレーにインジェクションタイプの印象材を注入する．

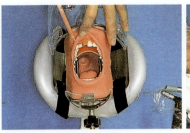
図I-7-93　対象歯に印象材注入
歯科医師にインジェクションタイプの印象材を手渡す．対象歯にインジェクションタイプの印象材を注入する．

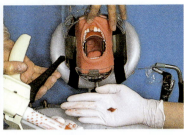
図I-7-94　個歯トレーを渡す
ディスペンサーを受け取り，個歯トレーを渡す．

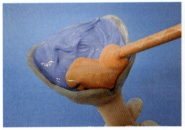
図I-7-95　個人トレーに印象材を盛り上げる
個人トレーに，レギュラータイプの印象材を注入し，さらにインジェクションタイプを盛り上げる．分量の追加をする際は，印象材に気泡を混入させないため，印象材内にシリンジの先を挿入する．
印象材内の厚みを均一にするため，セメントスパチュラなどで内面を薄くのばす．その際も，器具の先端を浮かせないようにする．

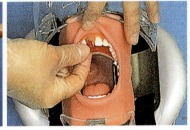
図I-7-96　個歯トレー挿入・圧接
歯科医師は，個歯トレーを圧接する．

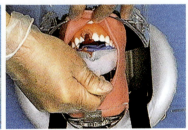
図I-7-97　個人トレー挿入・圧接
個人トレーを歯科医師に渡し，挿入・圧接する．個人トレーが動かないよう，小臼歯付近のトレーを手指で保持する．

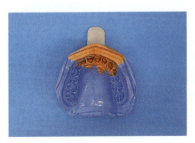
図I-7-98　硬化完了・撤去
保持時間は厳守し，歯軸の方向に一気に撤去する．

5. その他の印象材の取り扱い

1) コンパウンド印象材（図I-7-99）

　　板状や棒状の形態で提供されている非弾性印象材である．熱可塑性であり，繰り返し流動性のある状態にできるため，顎堤粘膜の加圧印象や口腔前庭などの可動部の印象に適している．板状は印象時の流れが悪くあまり精密ではないため，主に無歯顎の義肢粘膜面の概形印象に用いられる．また，棒状は有床義歯の精密印象採得時に，トレーの辺縁部のみの機能印象用として用いられる．

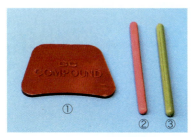

図I-7-99　コンパウンドの種類
①板状トレー用，②，③棒状（②イソコンパウンド，③ペリコンパウンド）
使用目的や軟化温度が異なる．

(1) 研究用模型スタディモデル製作（図I-7-100〜104）

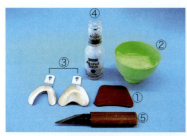

図I-7-100　準備
①板状トレー用，②湯水およびラバーボウルや恒温槽，ガーゼ，③トレー，④アルコールトーチランプ，⑤切り出しナイフ

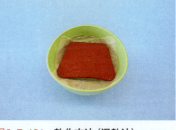

図I-7-101　軟化方法（湿熱法）
温水（50〜55℃）中にガーゼを敷き，浸漬する．恒温槽やラバーボウルなどにお湯を入れる．

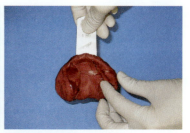

図I-7-102　トレーに盛る
軟化したコンパウンドをトレーに盛る．

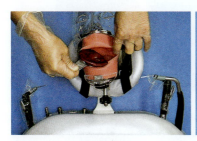

図I-7-103　機能印象採得
口腔内に入れ，筋圧形成を行う．アルコールトーチランプや切り出しナイフを用いて，印象の過不足を修正する．

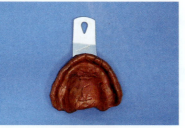

図I-7-104　印象面の確認
問題があれば，再び軟化し採得を行う．その後石膏流入を行う．

(2) 個人トレーによる筋圧形成（図I-7-105〜108）

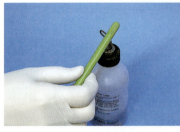

図I-7-105　軟化方法（乾熱法）
火にかざし軟化させる方法．少量の軟化や表層のみの軟化に用いる．

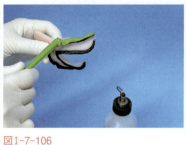

図I-7-106
軟化したペリコンパウンドをトレーの辺縁に盛る．またお湯につけて，軟性を調整することもある．

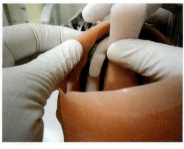

図I-7-107
トレーを口腔内に挿入し，該当部位に応じた機能運動を行ってもらい辺縁部の採得をする．

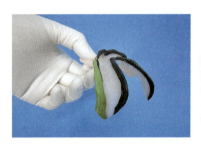

図I-7-108
図I-7-105，106の操作を部位ごとに小部位ずつトレーの全周を行う．その後流動性がよく寸法精度や表面精度の優れているゴム質印象材などを用いて精密印象を採得する．

2）酸化亜鉛ユージノール印象材（図I-7-109〜111）

印象精度は高いが，硬化すると弾性がないためアンダーカットが採れてこない．そのため適応範囲に限りがあり，無歯顎の精密印象や咬合採得に用いられる．

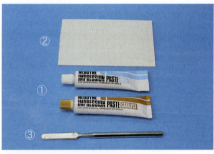
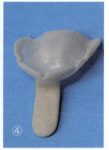

図I-7-109　準備
①酸化亜鉛ユージノール印象材（ベース，キャタリスト），②紙練板，③スパチュラ，④個人トレー

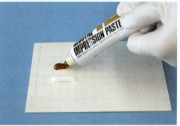

図I-7-110　計量・練和
ベースとキャタリストを紙練板上に等量に計量する．
2種を均一な色になるまで手早く練和する．

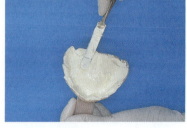

図I-7-111　盛り上げ
レジン製の個人トレーとよく接着するので，接着材は不要である．個人トレーを乾燥させ，2〜3mmの厚さに盛り上げる，歯科医師へ受け渡す（圧接，硬化完了するまで保持する）．

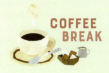

COFFEE BREAK 光学印象

　デジタルを利用したツールは私たちの生活の中にあふれ，歯科の分野でもいっそう進化をとげています．その1つに「歯科用スキャナー」があり，患者の口腔内を再現した石膏模型をスキャンする「モデルスキャナー」と，チェアサイドで患者の口腔内を直接スキャンする「口腔内スキャナー（IOS：Intra Oral Scanner）」の2種類に分けられます．

　CAD/CAMで補綴装置などを作製する際には，IOSを用いて光学印象採得をします．光学印象採得とは，口腔内に印象材を用いることなく，窩洞や支台歯，咬合等，歯列の三次元の情報を光の反射により撮影された画像を合成し，データ化する方法を指します．そこで得た三次元画像データを用いて補綴装置や矯正装置を作製するため，印象材や模型材が不要となり，印象採得時の患者の負担や感染リスクの軽減，医療廃棄物の削減につながります．また，印象材の重合収縮，石膏の膨張係数のエラーも防げるため，従来法と同じ，またはそれ以上の精度・再現性の向上も期待できます．さらに，スキャンされたデータが，三次元画像としてディスプレイ上で立体的に示され，さまざまな方向から観察できることから，患者へのインフォームドコンセントの際に有用です．もちろん，歯石，プラークや歯肉の状態も読み取るので，口腔保健管理にも役立たせることもできます（図）．

　しかし一方では，歯肉縁下の見えない部分や多数歯の印象採得は難しく，高額な設備投資が必要です．

　IOSを活用することで，歯科医療に従事する者だけでなく，患者にも有益な点が多く，多分野において応用が期待されています．

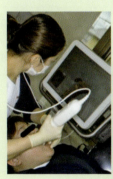
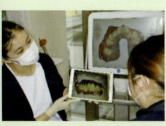

図　IOSの口腔保健管理への活用

② 模型の製作

1. 歯科用石膏の基礎知識

歯科用石膏はISO, JISで5つに分類され，模型用材料としてはタイプ2〜5が使用されている（表I-7-3）．歯科用石膏は水と発熱反応を起こして硬化する．その際の熱が降下した時が硬化の目安となる．模型は患者説明用および咬合診査に使用する研究用模型（スタディモデル）と，補綴装置の製作に使用する作業用模型に分けられる．

🔗 **Link**
模型用材料
『歯科材料』
p.60

表I-7-3　**石膏のタイプと性質**

タイプ	名称	主な用途	線硬化膨張 (2時間), %	圧縮強さ (1時間), MPa	標準的な混水比 (粉と水の割合)
1	普通石膏	印象用	0.00〜0.15	4.0〜8.0	0.5〜0.6
2 (クラス1)	普通石膏	咬合器装着用	0.00〜0.05	9.0以上	0.4〜0.5
2 (クラス2)	普通石膏	模型用および義歯埋没用	0.06〜0.30	9.0以上	0.35〜0.50
3	硬質石膏	模型用および義歯埋没用	0.00〜0.20	20.0以上	0.20〜0.30
4	硬質石膏 (高強度，低膨張)	模型用（特に歯型用）	0.00〜0.15	35.0以上	0.18〜0.25
5	硬質石膏 (高強度，高膨張)	収縮補償に必要な膨張量をもつ模型用	0.16〜0.30	35.0以上	0.18〜0.22

(JIS T6600：2016より引用改変)

2. 歯科用石膏の練和

1) 石膏の練和法

練和方法にはラバーボウルと石膏用スパチュラによる手用練和と真空攪拌器を使った自動練和がある．

臨床において石膏の硬化時間を短くするには*，練和条件を変える方法と無機塩類を加える方法がある．

＊石膏の硬化時間を短くするには

①練和条件を変える方法
・水量を少なくする
・水温を高くする
（10〜40℃．60℃以上では逆に短くなる）
・練和時間を長くする
・練和速度を速くする
②無機塩類を加える方法
・3〜5％の食塩水を使用する

2) 研究用模型（スタディモデル）の製作
①手用練和の場合の手順

❶ 準備（図Ⅰ-7-112）

　①石膏，②ラバーボウル，③石膏用スパチュラ，④計量器（水・粉末），⑤はかり，⑥バイブレーター

　石膏の量によってラバーボウルの大きさを選ぶ．

❷ 計量

　トレーの大きさによって，必要な石膏量と水量は異なる．最適な混水比（粉/水の割合）で計量する．石膏はよくほぐした状態で計量する．水の適温は10～20℃．

動画Ⅰ-7-③

❸ 石膏の混入（▶動画Ⅰ-7-③）

　石膏より比重の軽い水を先にラバーボウルに入れる．次に石膏を加える．一度に多量の石膏を加えず徐々に少量ずつふるい落とす．

　石膏と水を計量しない場合の目安は，ふるい落とした石膏が水面より少し高めに盛り上がる程度（図Ⅰ-7-113）．

❹ 練和，持ち方

　スパチュラは執筆状で持ち，ラバーボウルは底部と側面を第2～5指で，辺縁部を第1指で保持する（図Ⅰ-7-114）．

❺ 練和の仕方

　練和している途中で水を加えない．

　はじめは石膏に水がなじむよう，スパチュラをゆっくりと回転させる．石膏と水がむらなく混ざったら，スパチュラをラバーボウルの内壁にこすりつけながら，すばやく回転する．練和時間は30～60秒間で，クリーム状になるように練り上げる（図Ⅰ-7-115）．

❻ 脱泡

　気泡が入った模型にしないためには，石膏泥の中の気泡は十分に取り除く．

・バイブレーターによる脱泡

　バイブレーター上にラバーボウルを置き振動を加えながら石膏泥中の気泡を浮き出させ，取り除く方法（図Ⅰ-7-116）．

・手用による脱泡

　両手でラバーボウルを持ち，ラバーボウルの底を机上に軽く叩きながら脱泡する方法（図Ⅰ-7-117）．

・スパチュラによる脱泡

　ラバーボウルの内壁に石膏泥をこすりつけ，脱泡する方法（図Ⅰ-7-118）．

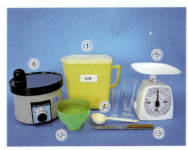
図I-7-112 器具・器材の準備

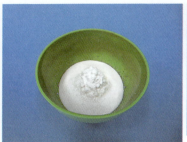
図I-7-113 混水比の目安

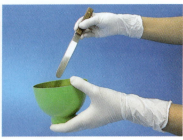
図I-7-114 石膏用スパチュラとラバーボウルの持ち方

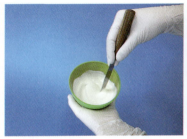
図I-7-115 練和の仕方

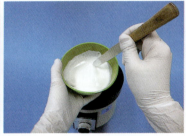
図I-7-116 バイブレーターのかけ方

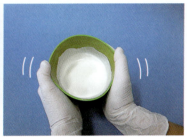
図I-7-117 手用による気泡抜き

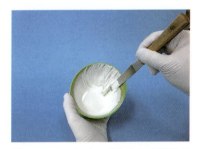
図I-7-118 ラバーボウルの内壁にこすりつけながらの脱泡

②自動練和の場合の手順

❶ 準備（図I-7-119）

普通石膏，真空攪拌器，専用の容器，石膏用スパチュラ，計量器（水・粉末）

❷ 計量

手用練和と同様に行う．

❸ 石膏の混入

手用練和と同様に行う．

❹ 練和・脱泡（図I-7-120）

専用の容器に計量した水と石膏を入れ，均一に混ぜ合わせ予備練和を十分に行う．
水が石膏に浸潤しない状態で器械を動かすと練りムラが発生したり，粉が舞い上がり故障の原因となるので注意する．真空攪拌器は練和中に容器内の空気を吸引するため，気泡の少ない石膏泥ができる（図I-7-121）．

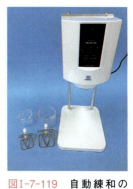
図Ⅰ-7-119　自動練和の場合の準備

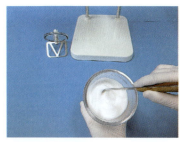
図Ⅰ-7-120　予備練和

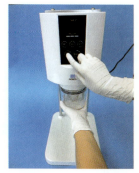
図Ⅰ-7-121　真空攪拌器の使用方法

③石膏泥の注入

❶ 印象面の前処理

　唾液，血液を流水下で水洗し除去する．また，血液は石膏の硬化を阻害するため，印象面に付着した血液はよく洗い流すことが必要である．このとき，印象面の変形や汚染された唾液，血液の飛散を防ぐため，弱い水流で水洗する．水洗後は水気をよく切る．

動画
Ⅰ-7-④

❷ 注入（▶動画Ⅰ-7-④）

　トレーをバイブレーターに当てながら，石膏泥を少量取り，最後臼歯から前歯方向へゆっくりと流し込む（図Ⅰ-7-122）．一度に多量の石膏泥を注入すると，気泡が入ってしまったり，印象が変形してしまう．トレーを傾け高低差をつけ，細部にまで石膏泥が流れ込むのを確認しながら注入する．このとき高いところから低いほうへ石膏泥を流しいきわたらせるようにする．

　最初の注入位置から追加注入する．注入位置は一か所に決め，いろいろな方向から流し込まないようにする．違う箇所からの注入は気泡発生の原因となる．

　バイブレーターで中程度の振動を加え，全体に石膏を流す．バイブレーターをかけすぎたり，振動が強すぎると気泡が入りやすくなるので注意する（図Ⅰ-7-123）．

　印象面全体に石膏泥を注入したら，その上に石膏泥を盛り上げていく．強く押し付けると印象が変形する原因となるので注意する．歯肉頬移行部を1cm程度超えたあたりまで盛り上げる．盛り上げる量が少なすぎると模型が薄くなり撤去時に割れることがある（図Ⅰ-7-124）．

　トレーに石膏泥がかかると撤去しづらい（図Ⅰ-7-125）ので，石膏鉗子を使用し不要な部分を除去するとよい．必要な部分を傷つけないように注意する．

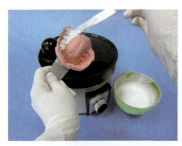
図I-7-122 石膏泥の注入①

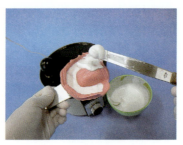
図I-7-123 石膏泥の注入②

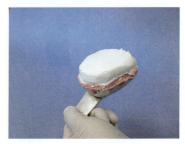
図I-7-124 石膏泥の盛り上げ

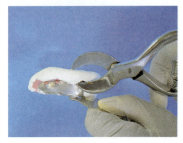
図I-7-125 石膏を撤去しづらい場合

④模型の保管方法

　盛り上げた石膏の上に患者氏名，日付など必要なデータを書いた紙を貼りつけておくと他の患者の模型と間違わない（図I-7-126）．

　石膏が硬化し始める前に，上下逆さにしたり傾けたりすると，硬化していない石膏が咬合面や切縁から流れ出てしまい，気泡になってしまう．また，変形の原因となるので，石膏を注入したトレーは，直接机上になどに置かずトレースタンドを使って，水平に保持されるようにする（図I-7-127）．

　アルジネート印象材や寒天印象材などは，乾燥すると収縮や変形を起こしやすいため，湿度の高いところで石膏を硬化させる．蓋のついた容器に水を張ったり，濡れたタオルなどを敷き保管する（図I-7-128）．

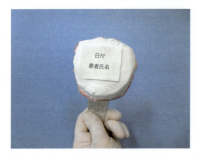
図I-7-126 模型の取り違いの防止

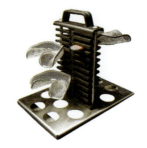
図I-7-127 トレースタンド

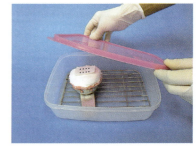
図I-7-128 印象材の変形防止

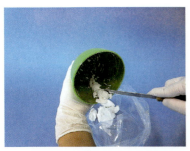
図Ⅰ-7-129　残った石膏の処理

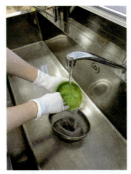
図Ⅰ-7-130　使用した器具の水洗

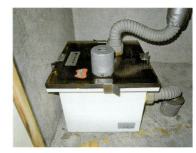
図Ⅰ-7-131　石膏トラップ

⑤後始末

ラバーボウル内に残った石膏とスパチュラに付着した石膏は，軟らかいうちにひとまとめにする．排水口内で硬化してしまい，詰まるおそれがあるため排水口に直接流さない（図Ⅰ-7-129）．

ラバーボウル，スパチュラは水でよく洗う（図Ⅰ-7-130）．排水管のつまりを防止するためトラップを設置しておく（図Ⅰ-7-131）．

⑥トレーからの撤去・修正

石膏が完全に硬化するには常温で1時間を要する．模型の精度の保持や表面を傷つけないためには，石膏泥の注入から1時間経ってから撤去する．

石膏の硬化は発熱反応が終了していることが目安となる．歯列が比較的正常な場合，トレーがついたままの印象から模型を撤去する．前歯部のあたりを切縁方向や前方に少し動かした後，トレーを模型上の歯軸の方向に一挙にはずす．このとき，トレーを前後左右に揺すると歯の部分が破損してしまうので十分注意する（図Ⅰ-7-132）．トレーがついたままの印象から模型を撤去すると破損してしまうおそれがある場合は，まずトレーだけをはずし，その後印象材に切れ目を入れてから印象材を剝がす．切れ目を入れるときは模型に傷をつけないように注意する．

模型のバリや不必要な部分は，モデルトリマーで削除し，修正する（図Ⅰ-7-133）．

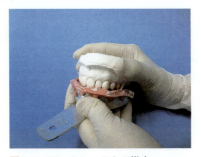
図Ⅰ-7-132　トレーからの撤去

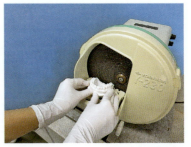
図Ⅰ-7-133　モデルトリマーでの余剰分の削除

> ⑦ 模型の仕上げ

　モデルトリマーで修正した模型の縁には鋭い石膏が付いており，後で欠けるおそれがあるので彫刻刀やサンドペーパーなどで丸めて仕上げる．仕上げが済んだ模型は，よく乾燥させ，ソーピング液（石けん液）の中に約15〜30分浸けた後，水洗しながらやわらかい布で表面をこすって，艶を出し完成させる（図Ⅰ-7-134，135）．

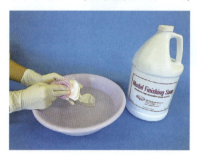

図Ⅰ-7-134　艶出し

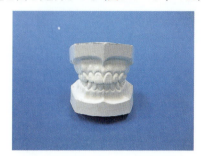

図Ⅰ-7-135　台付けしたスタディモデル（研究用模型）

3）不要になった石膏模型の処理

　「感染の危険性」が考えられる口腔内で使用した石膏などは感染性廃棄物として橙色のバイオハザードマークの容器で処理する（図Ⅰ-7-136）．

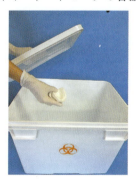

図Ⅰ-7-136　不要になった石膏模型の処理

3．歯科用石膏の管理方法

1）石膏の保存方法

　①石膏は，アルミパックや缶入りの状態で販売されているので保管容器に移し換えて使用する．1回使用分程度に小分けされた状態でも販売されている．
　②湿気のない場所に保管しておく．
　③使用した後は，ただちに密栓する．
　④容器から取り出すときは，専用のスプーンなどを使用する．濡れたスパチュラなどですくい取らないよう注意する．

③ 合着・接着の補助

1. 合着材・接着材の基礎知識

　合着 (luting)・接着 (adhesive bonding) とは，インレーなどの歯冠修復物やクラウンなどの補綴装置等を歯に装着し，長期間にわたって修復物等の機能を発揮できるよう，口腔内に保持させることを目的とする．合着・接着は，いずれも修復物等を歯質と接合することを示すが，その原理が異なる．

　合着は，歯質と修復物等の凹凸構造の隙間をセメントで埋めて嵌め合い状態とし，セメントが硬化することにより歯質へ修復物等が保持されるという機械的嵌合力を用いた現象である．一方，接着は，化学的もしくは物理的な力またはその両者により結合した現象をいう．化学的結合は一次結合ともよばれ，イオン結合，共有結合，金属結合を示す．物理的結合は二次結合ともよばれ，原子や分子間に働く互いに引き合う力 (物理的相互作用) であり，水素結合やファンデルワールス力を示す．

　合着材・接着材は一般に粉末と液から構成され，液の主成分により，リン酸系，カルボン酸系，レジン系に分類される．レジン系は，従来，歯質との接着性はなく，液成分に接着性を有するモノマーを添加するか，前処理として接着性のプライマーを用いることで歯質との接着性を得ていたが，現在はあらかじめ接着性モノマーを配合したセルフアドヒーシブタイプも存在する．合着材・接着材には以下の性質が求められる．

①毒性がなく，歯髄やその他口腔内の組織に対して刺激性がないこと．
②飲食物の冷・温熱刺激から歯髄を保護すること．
③操作性に優れ，被膜厚さ*が十分に薄いこと．
④硬化が迅速であること．
⑤歯質，歯科用金属，陶材，セラミックスおよびレジンに優れた接着性を有すること．
⑥硬化後に十分な機械的強さが得られること．
⑦唾液や飲食物の成分により溶解されないこと．
⑧色調が歯質に近似していること．

　合着材・接着材は使用手順や操作方法を誤ると，その効果が最大限に発揮できない．よって，合着・接着の原理や取り扱い方法を十分に理解し，材料により決められた操作時間を守れるよう技術を習得することが必要である．表I-7-4 に合着材・接着材の種類と特徴，表I-7-5 にその操作方法を示す．

＊被膜厚さ
装着する修復物などと歯面との間に挟まれた合着材・接着材の最小の厚みを示します．被膜厚さが薄いほど修復物などの浮き上がりは少なくなります．

🔗 **Link**
合着材・接着材の一般性質
『歯科材料』
p.82

表I-7-4　合着材・接着材の種類と特徴

種類	液/重合主成分	粉末主成分	歯質接着性
ポリカルボキシレートセメント	ポリアクリル酸（ポリカルボン酸）	酸化亜鉛	○
グラスアイオノマーセメント（従来型）	ポリアクリル酸（ポリカルボン酸）	ガラス粉末（フルオロアルミノシリケートガラス）	○
グラスアイオノマーセメント（レジン添加型）	ポリアクリル酸※親水性モノマーであるHEMA*を添加	ガラス粉末（フルオロアルミノシリケートガラス）	○
接着性レジンセメント（MMA系）	MMA*	PMMA*粉末	○
接着性レジンセメント（コンポジットレジン系）	多官能性モノマー（Bis-GMA，UDMA*等）	ガラス粉末（フルオロアルミノシリケートガラス）	○
リン酸亜鉛セメント	リン酸	酸化亜鉛	×

表I-7-5　合着材・接着材の操作方法

種類	使用器具	操作方法
ポリカルボキシレートセメント粉末・液タイプ	紙練板プラスチック製スパチュラ	一括または2分割練和　練和時間：約30〜60秒　操作時間：約2〜3分　硬化時間：約3〜4分
グラスアイオノマーセメント（従来型）粉末・液タイプ	紙練板プラスチック製スパチュラ	一括または2分割練和　練和時間：約20〜40秒　操作時間：約2分　硬化時間：約4〜5分
グラスアイオノマーセメント（レジン添加型）①粉末・液タイプ②ペーストタイプ　ⅰシリンジタイプ　ⅱカートリッジタイプ	①紙練板　プラスチック製スパチュラ②紙練板　プラスチック製スパチュラ　専用ディスペンサー（ⅱの場合）	①一括または2分割練和　練和時間：約15〜30秒　操作時間：約2分　硬化時間：約5〜8分②一括練和　練和時間：約10〜20秒　操作時間：約2分　硬化時間：約5〜8分※前処理が必要な場合もある
接着性レジンセメント（MMA系）粉末・液タイプ	筆積法：専用混和皿　　　　　小皿混和法：専用混和皿　　　　　プラスチック製スパチュラ	前処理後，筆積または混和　混和時間：約5秒　操作時間：約70秒〜3分以内　硬化時間：筆積は約5〜6分　　　　　　混和は約7〜8分
接着性レジンセメント（コンポジットレジン系）①液・粉末タイプ②ペーストタイプ　ⅰシリンジタイプ　（オートミックスの場合もある）　ⅱカートリッジタイプ	①紙練板　プラスチック製スパチュラ②紙練板　プラスチック製スパチュラ　専用ディスペンサー（ⅱの場合）※オートミックスの場合はミキシングチップ	①前処理後，一括練和　練和時間：約15〜30秒　操作時間：約2分　硬化時間：約5〜8分②前処理後，一括練和　練和時間：約10〜20秒　操作時間：約2分　硬化時間：約5〜8分※光重合型は光照射が必要
リン酸亜鉛セメント粉末・液タイプ	ガラス練板金属製製スパチュラ	分割練和（JIS規格・ADA規格）　練和時間：1分30秒　操作時間：約3〜4分　硬化時間：約6〜7分

*
HEMA（2-ヒドロキシエチルメタクリレート）
MMA（メチルメタクリレート）
PMMA（ポリメチルメタクリレート）
UDMA（ウレタン系ジメタクリレート）

（2024.8）

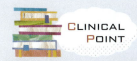

CLINICAL POINT 合着材・接着材の接合原理の区別

歯科用の合着材・接着材は，それぞれ合着と接着両者の性質を併せもつことが多い．たとえば，グラスアイオノマーセメント，カルボキシレートセメントは化学的結合をもつが，その作用は小さく，ほとんどが機械的嵌合力へ依存するため，合着材として分類される．接着性レジンセメントは接着面を粗造にすることで接着面積を増やし，その微細な隙間に接着材が入り込み硬化することで機械的嵌合力を用いている．このように，歯科用の合着材・接着材は接合する原理を完全に区別することが難しいため，合着・接着材と表現されることも多い．

2. 練和法

1) 練和操作の基本

(1) スパチュラ

　スパチュラには，金属製スパチュラ（ステンレス製）とプラスチック製スパチュラがある（図I-7-137）．水分が混入するとセメントの硬化が促進されるため，スパチュラは十分に乾燥させた状態で使用する．セメントの種類により，金属製スパチュラが削れてしまうものがあるため注意する．

　金属製スパチュラは，第1指と第2指で把持し，第3〜5指を軽く添えるように持つ（図I-7-138）．プラスチック製スパチュラは，幅広い面（平面）が上を向くように持ち，側面を第1指と第3指で把持し，第2指を平面に上から添え，第4，5指は軽く握るように添える（図I-7-139）．いずれのスパチュラも，把持する場所は中央より先端寄りのほうが力をかけやすい．

　操作は，把持した指先で回転させながら，スパチュラの両面を用いて，まんべんなく練和する．スパチュラには先端に角度がついていることが多く，セメントをひとまとめに集める際には，スパチュラを立てた状態で，側面と練板との間に隙間が空かないよう角度に注意し密着させるとよい（図I-7-140）．また，プラスチック製スパチュラは少し先端がしなるくらいしっかりとスパチュラを練板に押し付けながら操作することで，効率よく練和ができる（図I-7-141）．

(2) 練板

　練板にはガラス練板と紙練板がある．水分はセメントの硬化を促進するため，水分や汚れが付着していない状態で使用する．ガラス練板は，金属製スパチュラ同様に，セメントの成分によりガラス片が削れてしまうものがあるため注意が必要である．

　ガラス練板は，欠けたり割れたりしないよう，取り扱いには十分注意する．安定した台の上で，左手（スパチュラを持つ手と反対の手）の第1指と第2指でガラス練

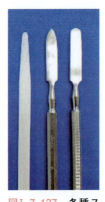

図I-7-137 各種スパチュラ

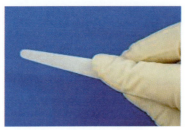

図I-7-138 プラスチック製スパチュラの把持

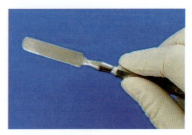

図I-7-139 金属製スパチュラの把持

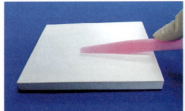
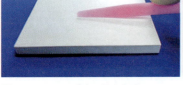
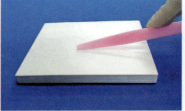

図I-7-140 スパチュラの角度
（左：練板との間に隙間がなく適切，右：練板との間に隙間があり不適切）

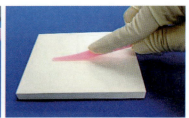

図I-7-141 スパチュラの操作

板の側面を挟むように保持し，固定する（図I-7-142）．ガラス練板を使用する主な目的は，セメントの硬化を促進する反応熱を放散させるためであるため，練板の温度は20℃付近で使用することが推奨される．室温が高い場合には，ガラス練板を冷却することでセメントの操作時間を確保することができるが，ガラスに結露のような水分がつく露点*以下にしないよう注意する．冷蔵庫や冷凍庫でガラス練板を冷やすと露点になる可能性が高いため，冷却する際には水道水で冷やす程度にとどめるのがよい．ただし，付着した水分は十分に拭き取り乾燥状態で使用する．

紙練板は，側面が糊づけされている側と，糊づけされていない側がある．糊づけされている側面を押さえてしまうと，操作時に紙が剥がれたり，破れてしまう可能性があるため，左手（スパチュラを持つ手と反対の手）の第1指と第2指で，必ず糊づけされていない側面を保持する．紙練板の種類により，糊づけ場所は異なるため，練板の向きに注意する（図I-7-143, 144）．また，セメントの成分により推奨される紙練板の材質は異なるため，セメントごとにメーカーが推奨する練板を使用することが望まれる．

*露点
露点とは空気が冷却される過程で，空気中の水蒸気が水滴になり始める温度をいいます．露点はその時の気候や室温により異なるため，一概に何℃とはいうことはできません．

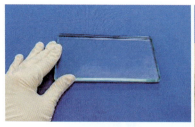
図Ⅰ-7-142　ガラス練板の把持

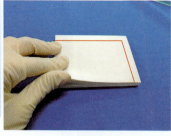
図Ⅰ-7-143　紙練板の把持（横）

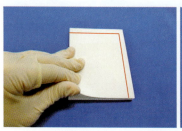
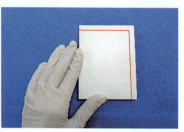
図Ⅰ-7-144　紙練板の把持（縦）（赤線は糊づけ部分）

▶動画 Ⅰ-7-⑤

2）一括練和（粉末・液タイプ）（▶動画Ⅰ-7-⑤）

(1) 使用器具

一括練和するセメントは硬化時の反応熱が少なく，金属接着性を有するため，プラスチック製スパチュラと紙練板を用いる．特に，グラスアイオノマーセメントは，成分中のガラス粉末により，金属製スパチュラやガラス練板が削られセメントに混入するため，必ずプラスチック製スパチュラと紙練板を用いるよう注意する．

(2) 手順

❶ 計量

粉末は固まりを防ぐため，事前に蓋をしたまま容器を振るなどし，よくほぐしておく．計量は必ず専用計量スプーンを用いて，ほぐした粉末が固まらないよう，ひとすくいで採取し，中栓で軽くすり切る．採取した粉末は，紙練板上のスパチュラを持つ手側（右手であれば右側）に静かに置く（図Ⅰ-7-145）．採取後は，容器中の粉末が湿気に触れないよう，速やかに密栓する．

液は，練板に液瓶のノズル先端が触れない程度に離した状態で，液瓶をまっすぐ逆さにし，ノズル先端の気泡が抜けたことを確認してから，練板中央にゆっくりと1滴ずつ滴下する（図Ⅰ-7-146）．このとき，液瓶が少しでも傾いていると，1滴の量が正確に計量できない可能性があるため注意する．2滴以上滴下する場合には，滴下した数が明確になるように分けて滴下するとよい（図Ⅰ-7-145）．ノズルの先端に液が付着した場合は，ガーゼなどで拭き取り，速やかに密栓する．

❷ 練和

滴下した液の表面張力をなくし混ぜやすくするため，液の表面をスパチュラで軽

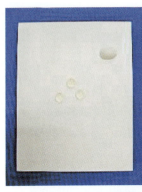 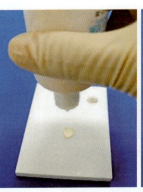 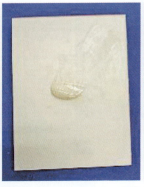 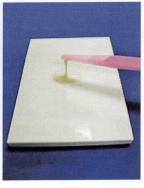

図Ⅰ-7-145　セメントの粉末と液の位置　　図Ⅰ-7-146　液の滴下　　図Ⅰ-7-147　セメント泥の収集　　図Ⅰ-7-148　セメント泥の稠度

くつぶしておく．
　粉末を全量（量が多い場合には，分割して半量ずつ），液に加えて練り始める．練り残しやムラがないよう，スパチュラを回転させて両面をまんべんなく使用しながら，規定の操作時間内で均一に練り上げる．練和が完了したセメント泥は中央に収集する（図Ⅰ-7-147）．セメント泥は少し艶があり，スパチュラで持ち上げたときに5cm程度糸を引く状態が理想的な稠度の目安となる（図Ⅰ-7-148）．

❸ 後始末・清掃
　使用済みのスパチュラは，セメントが硬化すると清掃が困難になるため，速やかにガーゼやアルコール綿などで拭き取る．紙練板は，使用ごとに1枚剥がして廃棄し，再利用はしない．

3）一括練和（ペースト・ペーストタイプ）
(1) 使用器具
　ペースト・ペーストタイプは2種類のペーストがそれぞれ容器（シリンジやカートリッジ）に充填されているが，押し出す際に①種類別に出るタイプと，②混和された状態で出るタイプ（オートミックスタイプ）に大別される（図Ⅰ-7-149）．①の場合は，紙練板に押し出し，スパチュラで練和する．ペースト・ペーストタイプのセメントも，一括練和する粉末・液タイプと同様の理由で，プラスチック製スパチュラと紙練板を用いる．②の場合は，押し出しながら自動で混和されるミキシングチップを使用する．
　セメントを冷蔵庫保管している場合，ペーストが固くなっているため，必ず室温下に15分以上おいてから使用する．

(2) 手順（スパチュラと練板を用いる場合）
❶ 計量
　種類別に押し出すペーストは，シリンジタイプと専用ディスペンサーを用いるカートリッジタイプがある．いずれも，紙練板の中央に，2種のペーストが等量になるよう押し出し，先端を立ててすり切る（図Ⅰ-7-150）．

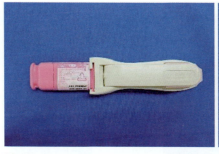
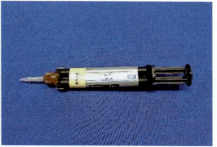

図I-7-149　ペースト・ペーストタイプのセメント
（左：カートリッジタイプ，右：オートミックスタイプ）

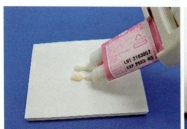
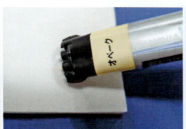
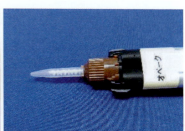

図I-7-150　ペーストの計量　　図I-7-151　ペーストの確認　　図I-7-152　ミキシングチップの装着

　新品もしくは長期間使用していなかった場合，空気の混入や先端のペーストが硬化していることがあるため，計量前に，ごく少量を紙練板の隅に押し出し確認するとよい．計量後，先端にペーストが付着した場合はガーゼなどで拭き取り，速やかにキャップを閉める．

❷ 練和

　スパチュラの両面を使いながら2種のペーストを混和し，気泡が入らないように規定の操作時間内しっかりと練り込む．練和が完了したら，練板の中央に収集する．

❸ 後始末・清掃

　使用済みのスパチュラは，セメントが硬化する前に，速やかにガーゼやアルコール綿などで拭き取る．紙練板は，使用ごとに1枚剝がして廃棄する．

(3) 手順（オートミックスタイプの場合）

❶ 準備

　シリンジの先端に空気の混入やペーストが硬化していることがあるため，キャップをはずし，シリンジ先端から直接，紙練板などにごく少量のペーストを押し出し，2種のペーストが均等に出ることを確認する（図I-7-151）．その後，専用のミキシングチップを装着する（図I-7-152）．ミキシングチップ装着後は，少量でも押し出してしまうとミキシングチップ内で混和され硬化が始まるため，使用時まで絶対に押し出さないよう注意する．

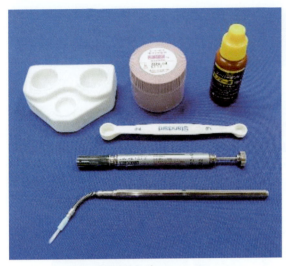

図Ⅰ-7-153　MMA系接着性レジンセメント

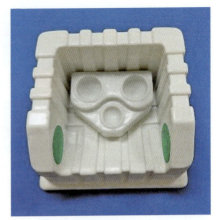

図Ⅰ-7-154　混和皿冷却器

❷ 後始末・保管

使用済みのミキシングチップを廃棄し，キャップを再装着する場合，キャップの内側やシリンジ先端に付着したペーストをガーゼなどでよく拭き取り，ペーストが混ざらないように注意してキャップを装着する．ペーストが混ざらないよう使用後のミキシングチップを装着したままの状態で保管することが推奨される製品もある．

4）筆積法・混和法
(1) 使用器具

MMA系の接着性レジンセメント（図Ⅰ-7-153）は，主に2種類の使用方法がある．混和皿に粉末と液を別々に採り，小筆に液を吸い込ませて粉末を採取する①筆積法と，混和皿に計量した液に粉末を加えて混ぜる②混和法である．①では付属の小筆を使用することが多い．②では，付属の小筆もしくはプラスチック製スパチュラなどを使用する．硬化時間を延長する場合，操作時間の長い粉末を使用する，もしくは，陶器製の混和皿を冷却して使用する方法がある．混和皿を冷却する場合は，露点以下になると水分が付着するため注意する．結露が少ない状態で効率よく冷却できる専用冷却器もある（図Ⅰ-7-154）．

(2) 手順
❶ 準備

歯質や接着する修復物等の被着体（金属，セラミックス，レジンなど）へ前処理を行う．前処理には，前処理材を塗布するための小筆やスポンジ，混和皿などが必要である．支台歯の状態や被着体の材質に応じて使用する製品は異なるため，事前に確認のうえ準備を行う．

液については，モノマーとキャタリストが一緒の1液性と，別々の2液性があ

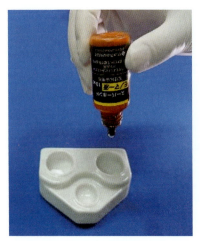
図Ⅰ-7-155　モノマーの滴下

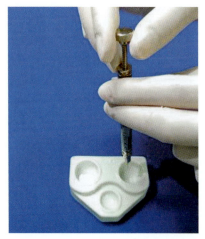
図Ⅰ-7-156　キャタリストの滴下

る．液瓶は混和皿に液瓶のノズル先端が触れない程度に離した状態で，液瓶をまっすぐ逆さにし，ノズル先端の気泡が抜けたことを確認してから，ゆっくり1滴ずつ滴下する．2液性の場合，モノマーにキャタリストを滴下する必要がある．キャタリストは，先端を下に向けた状態で，液瓶同様に混和皿に液瓶のノズル先端が触れない程度に離し，ゆっくりとネジ部分を回して1滴ずつ滴下する（図Ⅰ-7-155，156）．キャタリストは，乾いたガーゼや綿花，紙などの燃えやすいものに接触すると発火のおそれがある．液漏れや誤ってこぼした際には，水で湿らせたガーゼや綿花などを使用する．また，モノマーとキャタリストの調整は使用直前に実施する．

❷筆積・混和

筆積法は，混和皿に粉末と液を分けて入れる．小筆を液に浸漬した後，粉末（ポリマー）を採取することで，筆先に球状の塊ができる．その塊を接着面に塗布し，塗布後は筆がセメントで硬化することを防ぐため，必ず筆先をガーゼなどで拭き取る．必要に応じてこの作業を繰り返す．

混和法は，混和皿の同じ場所へ液と粉末を入れる．粉末はよくほぐし，付属の計量スプーンで軽くすり切り採取する．液と粉末を付属の小筆またはスパチュラなどで混和し，小筆で接着面に塗布する．塗布後は必ず筆先をガーゼなどで拭き取る．

❸後始末・清掃

スパチュラを用いた場合は，アルコール綿などで速やかにセメントを拭き取る．小筆や混和皿はディスポーザブル部分を廃棄する．陶器製の混和皿はスパチュラ同様にアルコール綿などで拭き取るが，硬化してしまった場合には，しばらく水に浸漬するとセメントが軟化し，清掃しやすくなる．

5) 分割練和

(1) 使用器具

リン酸亜鉛セメント（図Ⅰ-7-157）は，硬化時の反応熱が多いという特徴がある．

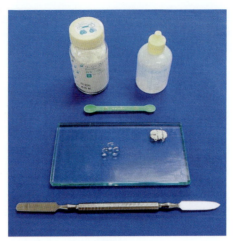

図I-7-157　リン酸亜鉛セメント

この反応熱により硬化が促進され，練和を行える時間が不足してしまう．よって，厚みのあるガラス練板と金属製スパチュラを用いて，練板を広く使用することで発熱を放散させることが必要である．また，硬化時間を遅らせるために，冷やしたガラス練板を使用することも有効であるが，水分が付着する露点以下にならないよう注意する．

(2) 手順

❶ 計量

　粉末は固まりを防ぐため，事前に蓋をしたまま容器を振るなどし，よくほぐしておく．計量は必ず専用計量スプーンを用いて，ほぐした粉末が固まらないよう，ひとすくいで採取し，中栓で軽くすり切る．採取した粉末は，紙練板上のスパチュラを持つ手側（右手であれば右側）に静かに置く（図I-7-157）．採取後は，容器中の粉末が湿気に触れないよう，速やかに密栓する．

　液は，練板に液瓶のノズル先端が触れない程度に離した状態で，液瓶をまっすぐ逆さにし，ノズル先端の気泡が抜けたことを確認してから，練板中央にゆっくりと1滴ずつ滴下する（図I-7-157）．ノズルの先端に液が付着した場合は，ガーゼなどで拭き取り，速やかに密栓する．

❷ 練和

　リン酸亜鉛セメントは機械的嵌合力により歯質に修復物等が保持されるため，できるだけ多くの粉末を液と練和してセメントの物性を向上させる必要がある．液に粉を一度に加えると反応熱も多くなり，練和時間が短縮してしまう．よって，急激な反応熱を抑えるためには，粉を分割して少量ずつ液に加えることが求められる．リン酸亜鉛セメントの分割練和は，JIS（日本産業）規格とADA（米国歯科医師会）規格に基づく方法があり，JIS規格では4分割（1/6，1/6，1/3，1/3），ADA規格では6分割（1/16，1/16，1/8，1/4，1/4，1/4）にする（図I-7-158）．練和時間はJIS規格・ADA規格ともに1分30秒である．ここでは，JIS規格による分割練和

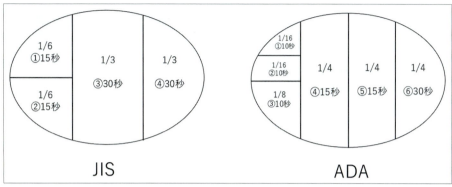

図Ⅰ-7-158　リン酸亜鉛セメント粉末の分割方法
①から順に液へ練り込んでいく．

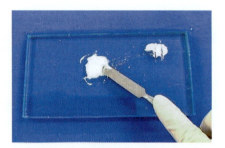

図Ⅰ-7-159　リン酸亜鉛セメントの練和①

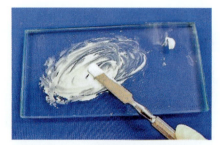

図Ⅰ-7-160　リン酸亜鉛セメントの練和②
放熱させるため，円を描くように練板を広く使う

を説明する．

　スパチュラで練板中央の液に粉末の1/6を入れて，スパチュラを回転させ両面をまんべんなく使用しながら均一に15秒練和し，1/6の粉末を追加して同様に15秒練和する（図Ⅰ-7-159）．さらに1/3の粉末を加え，練板をなるべく広く使用し，反応熱を放散しながら30秒練和する．最後の1/3の粉末を加え，同様に練板を広く使用し，セメント泥の流動性を確認しながら30秒練和する（図Ⅰ-7-160）．練和が完了したら，セメント泥を練板の中央に収集する．スパチュラで持ち上げたときに5cm程度糸を引く状態が理想的な稠度の目安となる．

　❸ 後始末・清掃

　使用後のスパチュラやガラス練板はアルコール綿などでセメントが軟らかいうちに拭き取る．セメントが硬化した場合は，水中にしばらく浸漬することで軟化し清掃しやすくなる．

6) 余剰セメントの除去

　余剰セメントが歯肉溝付近へ残存することで，歯肉に炎症を引き起こす可能性があるため，しっかりと除去することが求められる．完全にセメントが硬化してからでは除去が困難になるため，硬化時間より少し前の半硬化の状態で除去する．除去

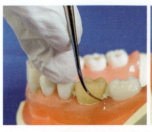 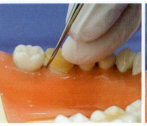 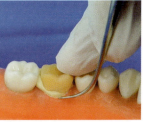

図Ⅰ-7-161　余剰セメントの除去
探針(エキスプローラー)やスケーラーを用いて除去する．歯肉の炎症などの原因となるため，取り残しがないか入念に確認する．

は，探針(エキスプローラー)やスケーラーを用いて，修復物などや周囲歯肉を傷つけないよう注意しながら行う(図Ⅰ-7-161)．隣接面にはデンタルフロス，ブリッジのポンティック基底面にはスーパーフロスなどのデンタルフロスを用いるとよい．デンタルフロスをブリッジのポンティック部に通したままブリッジを装着し，余剰セメントを除去する方法もある．特に，隣接面のコンタクト直下や歯肉溝内は目視で余剰セメントが見えにくいため，必ずエキスプローラーやデンタルフロスなどで探り，取り残しがないか確認する．

7) 合着・接着の際の患者説明
(1) 合着・接着後の注意事項
　修復物等を合着・接着した直後は違和感が生じやすい．また，特に金属製の修復物等は，熱伝導率が高いため，生活歯の場合は歯髄への影響に注意する．このような起こりうる注意事項を予め患者に説明することで，安心感や信頼の獲得につながるため，歯科衛生士の重要な役割となる．説明すべき注意事項の例を下記に示す．
- セメントの成分により，酸味がある場合があるが，人体に為害性はない．
- セメントが硬化するまで時間がかかるため，少なくとも当日は硬い食品や粘着性がある食品を控えていただく．
- 新しい修復物等に慣れるまでは，しばらくかみ合わせや形態などに違和感を生じる可能性がある．違和感が大きく継続するようであれば，調整が必要な可能性があるため，連絡していただく．
- 金属は熱が伝わりやすいため，特に最初は，熱いものや冷たいものがしみることがある．徐々にしみなくなるが，数日経ってもしみる度合いが緩和されない場合や，痛みが生じる場合は，歯髄に影響が出ている可能性があるため，連絡していただく．

(2) 修復物等の装着後のケアについて
　修復物等を合着・接着した場合，歯質との境界部は二次う蝕，マージン部は二次う蝕や根面う蝕，歯周病のリスクが高まる．よって，徹底的なプラーク除去に加えて，う蝕予防としてフッ化物応用が重要となる．修復物等の周囲はプラークが停滞

しやすく清掃が困難になるため，歯ブラシだけではなく，デンタルフロスや歯間ブラシ等の歯間清掃用具を用いることが推奨される．

4 成形修復の補助

1. 基礎知識

　エナメル質や象牙質などの歯質は，欠損した場合の組織再生能力がないため，代替材料で補塡することが必要である．歯冠部の実質欠損を補うため，直接口腔内で形態を再構築し，機能を回復することを成形修復という．

　成形修復に用いられる材料は，大きく分けて，レジン系，グラスアイオノマー系，金属系の3種類である．かつては，レジン系とグラスアイオノマー系は強度や性能が金属系よりも劣るとされたため，審美性を求める前歯部が適応であった．しかし現在は，材料の進歩により，強度や性能が高い材料が増えたため，前歯部だけでなく臼歯部にも適応されており，成形修復材料はレジン系とグラスアイオノマー系が主流となっている．

　材料の取り扱いを誤った場合には，その性能が低下する可能性があるため，歯科衛生士として，材料の性質や取り扱い方法を熟知する必要がある．

2. 成形修復材の種類

1）コンポジットレジン

　コンポジットレジンとは，有機材料であるレジンをベースとして，無機材料である強化材を多量に配合した複合レジンを示す．コンポジットレジンは，①多官能性モノマーを有するものがベースレジン（プラスチック部分）に使用されている，②40～80％の重量比でフィラー（強化材）が含まれている，③有機材料であるベースレジンと無機材料であるフィラーを接着するため，フィラーの表面に化学的な処理

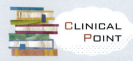

CLINICAL POINT　ベースレジンとフィラーを接着するシランカップリング剤

　ベースレジンとフィラーは，ベースレジンが疎水性でフィラーは親水性であるなどの違いがあり，そのままでは接着することができません（プラスチックにガラスを混ぜてもくっつかないことをイメージするとわかりやすい）．そこで，フィラー（ガラス）の表面にシランカップリング剤という接着材のような役割をする材料を化学的に反応させ，フィラーの表面を疎水性に改善することで，ベースレジンとフィラーを馴染みやすくします．

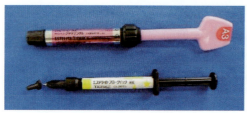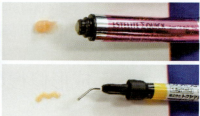

図Ⅰ-7-162　コンポジットレジン各種
上：ペーストタイプ，下：フロータイプ

（シラン処理）が施されている，という3つの条件を満たしたものが該当するが，さまざまな種類があり，いくつかの方法で分類される．

(1) 重合方式による分類
　レジンの重合方式により，①化学重合型，②光重合型，③デュアルキュア型に分類できる．

❶ 化学重合型
　ユニバーサルペーストとキャタリストペーストの2種類で構成され，使用時に練和することで化学反応により重合，硬化する．

❷ 光重合型
　1ペーストであり，光を照射することにより，重合，硬化する．現在，成形修復材料としては光重合型が主流である．

❸ デュアルキュア型
　化学重合型と同様に2種類のペーストで構成され，ペーストを練和することによる化学重合と，光照射による光重合の両者の特徴を備えている．

(2) フィラーサイズによる分類
　フィラーはレジンの材質強化を目的とし多量に配合されている．フィラーはガラス粉末のようなものであり，レジンはプラスチックのようなイメージとするとわかりやすい．フィラーをレジンに添加することで，機械的性質の向上（プラスチックにガラスを加えると強固になる），熱膨張係数の低下（ガラスは熱膨張係数がプラスチックより小さい），重合収縮の低下（重合収縮を起こすのはプラスチック部分のみ）が可能となる．フィラーはシリカ系のものが多く，フィラーサイズによりマイクロフィラー型，サブミクロンフィラー型，ミクロフィラー型の3種類に大別される．

(3) ペーストの粘性（稠度）による分類
　コンポジットレジンペーストは，その粘性（稠度）により2種類に大別される（図Ⅰ-7-162）．

❶ 従来型コンポジットレジン（コンデンサブル（パッカブル）コンポジットレジン）
　ペーストタイプの固形であり，力を加えることで流動性が得られるため，充填器

で賦形して使用する．臼歯部咬合面など，細かい形態付与が可能となる．

❷ フロアブルコンポジットレジン

従来型コンポジットレジンよりもペーストの粘度を低下させ流動性を高めたものであり，シリンジから直接窩洞に流し込むことができる．開発当初は，フィラー含有量が少なく強度が小さかったため，前歯部用として用いられることが多かったが，現在は改良により強度が向上し，さまざまな用途に使用されている．

(4) コンポジットレジンの接着システム

コンポジットレジン自体には歯質との接着性がない．また，重合時（硬化時）に収縮が生じるため，歯質との間に微細な間隙が生じる．よって，接着システムを用いることが必須となる．接着システムでは，①歯質の酸処理（エッチング），②接着材を浸透しやすくするための歯質の表面改質（プライミング），③歯質との接着（ボンディング）を組み合わせることで歯質との強固な接着が実現する．

接着システムは，そのステップにより4種類に大別される．

❶ トータルエッチングシステム（エッチ＆リンスシステム，3ステップ法）

リン酸エッチングの後，プライミングによる表面改質を行う．最後にボンディング材を塗布する．

❷ トータルエッチングシステム（エッチ＆リンスシステム，2ステップ法）

リン酸エッチングの後，プライミング効果を備えたセルフプライミングボンディング材を塗布する．

❸ セルフエッチングシステム（2ステップ法）（図I-7-163）

エッチングとプライミング効果を備えたセルフエッチングプライマーを塗布する．セルフエッチングプライマーを用いることで，ゆっくり脱灰しながら，同時にプライマー成分を歯質に浸透することができる．その後，ボンディング材を塗布する．

❹ セルフエッチングシステム（1ステップ法）

エッチング，プライミング，ボンディングを同時に処理する1液式．

接着システムは製品により具体的な手順は異なるため，必ず取扱説明書を確認し，確実な手順にて実施することが重要である．

2）グラスアイオノマーセメント

グラスアイオノマーセメントは（図I-7-164），成形修復材料の中で唯一の歯質接着性を示す．また，歯髄為害性が少なく，粉末成分中にフッ化物が含まれているため，フッ素徐放性による耐酸性の向上が認められ，二次う蝕の予防が期待できることが大きな特徴である．しかし，機械的強さがコンポジットレジンよりも小さく，硬化途中に唾液などで感水すると硬化阻害が起きるため，使用には注意が必要である．

グラスアイオノマーセメントは，その硬化機構により2種類に大別される．

❶ 従来型グラスアイオノマーセメント

従来型は，酸–塩基反応により硬化する．初期感水を防ぐため，充塡後にバーニッシュ（図I-7-165）あるいはココアバターなどを薄く塗布し，セメント硬化体

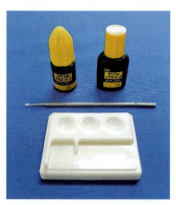
図Ⅰ-7-163　セルフエッチングシステム（2ステップ法）

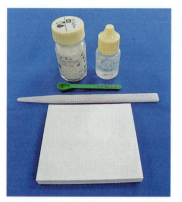
図Ⅰ-7-164　グラスアイオノマーセメント，プラスチック製スパチュラ，紙錬板

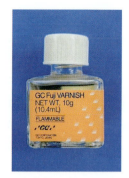
図Ⅰ-7-165　バーニッシュ

表面を水分から保護することが必要である．約2.5～4分で硬化するが，その後も効果反応は継続するため，硬化体の研磨は原則24時間経過後に実施する．

❷ グラスアイオノマーセメント（レジン添加型）

レジン添加型は，その名の通りレジンが添加されているため，酸-塩基反応に加えて，レジンの重合反応により硬化する．また，レジンの添加により，機械的な強さが強化されている．レジン重合は，コンポジットレジンと同様に，化学重合と光重合がある．レジン重合による硬化は20～30秒で完了するが，酸-塩基反応による効果反応は従来型同様に継続するため，硬化体の研磨は原則24時間経過後に実施する．

3. 取り扱い

1）コンポジットレジン（セルフエッチングシステム（2ステップ法））

❶ セルフエッチングプライマーの塗布

セルフエッチングプライマーを混和皿に適量滴下し，小スポンジもしくはマイクロブラシを用いて窩洞へ塗布する（図Ⅰ-7-166～168）．エアブローにて乾燥する．エアブローはプライマーを均一な薄さにする目的のため，必ず弱圧で乾燥させる．

❷ ボンディングの塗布

ボンディング材を混和皿に適量滴下し，マイクロブラシなどを用いて窩洞内へ塗布する．❶と同様に弱圧のエアブローにて乾燥させた後，光照射器を歯面に直角に当て，光照射（タックキュア）を行う（図Ⅰ-7-169）．なお，光照射が必要なボンディング材は，照明の光により効果反応が進むため，すぐに使用しない場合は必ず遮光板などを用いて遮光する（図Ⅰ-7-170）．

❸ コンポジットレジンの填塞・賦形

歯質のシェードに合った色調のコンポジットレジンを選び，窩洞内へ填塞・賦形する（図Ⅰ-7-171）．賦形後，光照射を行う．

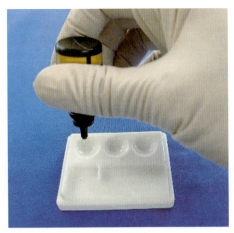

図Ⅰ-7-166　プライマーの滴下

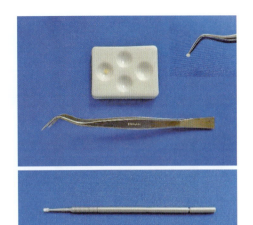

図Ⅰ-7-167　アプリケーター
（上：小スポンジとピンセット，下：マイクロブラシ）

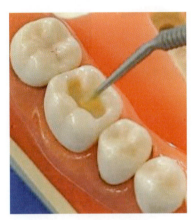

図Ⅰ-7-168　プライマーの塗布

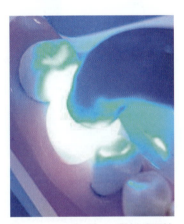

図Ⅰ-7-169　ボンディング材の光照射

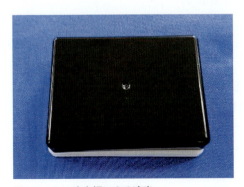

図Ⅰ-7-170　遮光板による遮光

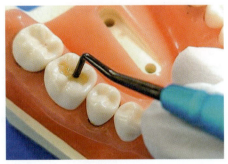

図Ⅰ-7-171　コンポジットレジンの填塞・賦形

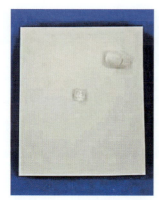
図I-7-172 グラスアイオノマーセメントの準備

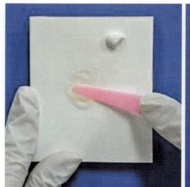
図I-7-173 グラスアイオノマーセメントの練和

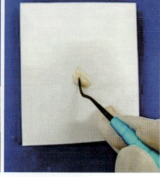
図I-7-175 バーニッシュの塗布

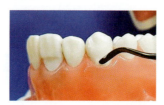
図I-7-174 グラスアイオノマーセメントの塡塞

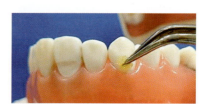
図I-7-175 バーニッシュの塗布

2) グラスアイオノマーセメント（レジン添加型）

❶ セメントの準備
グラスアイオノマーセメントの粉末と液をそれぞれ計量し，紙練板に準備する．粉末は紙練板の右上（スパチュラを持つほうの手側），液は真ん中に置くとよい（図I-7-172）．製品により，歯質との接着性を向上させるためにデンティンコンディショナーで前処理を行うこともある．

❷ セメントの練和
プラスチック製スパチュラを用いて，一括もしくは2分割で既定の時間内に練和する．練和が完了したら，セメント泥を一か所に収集する（図I-7-173）．

❸ セメントの塡塞・賦形
セメント充塡器もしくはレジン充塡器などを用いて塡塞・賦形する（図I-7-174）．

❹ バーニッシュの塗布
感水防止のため，マイクロブラシなどでバーニッシュを塗布する（図I-7-175）．最近では，バーニッシュ不要の製品もある．

❺ 仮封・仮着の補助

1．基礎知識

1) 仮封

暫間的に充填することを仮封といい，それに使用される材料を仮封材とよぶ．

❶ 仮封の目的
①汚染の防止（象牙質切削面・根管）
②薬剤漏洩防止
③歯列・咬合・接触関係の保持
④外来刺激の遮断（歯髄保護・歯質破折防止）
⑤審美性の保持

❷ 仮封の方法
①一重（単一）仮封（図Ⅰ-7-176）
②二重仮封（図Ⅰ-7-177）

2) 仮着

暫間的に装着することを仮着といい，それに使用される材料を仮着材とよぶ（図Ⅰ-7-178）．

❶ 仮着の目的
①プロビジョナルレストレーションの支台歯への装着
②最終補綴装置の試験的な支台歯への装着

3) 仮封材・仮着材の性質

　仮封材・仮着材はいずれも最終的には撤去が必要な材料であるため，ある一定の期間保持でき，除去しやすいという性質が求められる．

　材料を取り扱う際には，それぞれの使用説明書の注意事項に留意しなければならない．特に仮封材や仮着材では，封鎖性や使用期間が状況により異なるため，材料選択にあたってはその特徴を十分に把握する必要がある．

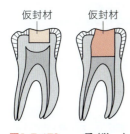

図Ⅰ-7-176　一重（単一）仮封
1つの材料による仮封．

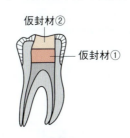

図Ⅰ-7-177　二重仮封
2種類の材料による仮封．抜髄後や感染根管治療中に頻用される方法である．①には除去が容易な材料，②には封鎖性の高い材料を使用する．

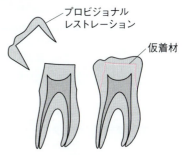

図Ⅰ-7-178　仮着
プロビジョナルレストレーションとその仮着の様子

2. 仮封材・仮着材の種類

仮封材・仮着材の種類を表I-7-6に示す.

表I-7-6　仮封材・仮着材の種類と特徴

種　類		主成分	用　途	特　徴
セメント系	酸化亜鉛ユージノールセメント	**粉液タイプ** 粉末　酸化亜鉛 液　ユージノール	仮封・仮着	・歯髄の鎮静効果 ・細菌発育の阻止効果 ・辺縁封鎖性に優れる ・レジン重合阻害を有するため，レジン系セメントでの接着や，レジン系修復材料を使用する場合には使用禁忌
	酸化亜鉛非ユージノールセメント	**粉液タイプ** 粉末　酸化亜鉛 液　脂肪酸 **ペーストタイプ** ベース　酸化亜鉛 アクセレレーター　脂肪酸誘導体	仮封・仮着	・ユージノールを含有しないため，レジン重合阻害がない ・非ユージノールであるため歯髄鎮静作用はない ・仮封にも用いるが，主に仮着に使用される ・辺縁封鎖性に優れる
	ポリカルボキシレートセメント	**粉液タイプ** 粉末　酸化亜鉛 液　ポリアクリル酸水溶液	仮封・仮着	・歯質・金属に接着 ・歯髄刺激が少ない ・仮封にも用いられるが，主に仮着に使用されることが多い ・辺縁封鎖性に優れる
	グラスアイオノマーセメント	**粉液タイプ** 粉末　フルオロアルミノシリケートガラス 液　ポリアクリル酸水溶液	仮封	・歯質・金属に接着 ・歯髄刺激が少ない ・フッ素徐放性がある ・辺縁封鎖性に優れる
		ペーストタイプ Aペースト　フルオロアルミノシリケートガラス Bペースト　ポリアクリル酸水溶液	仮着	・ペーストタイプは仮着用として利用されている
水硬性仮封材		**パテ状** 酸化亜鉛，硫酸亜鉛，硫酸カルシウムを含むビニール樹脂	仮　封	・水分（唾液）に接触することで硬化 ・歯髄刺激が少ない ・耐久性が劣るため長期間の仮封には不適切 ・硬化に約30分程度かかるため，十分な患者説明が必要 ・封鎖性は良好
レジン系仮封材		**化学重合型（粉液タイプ）** メチルメタクリレート（MMA），ポリメチルメタクリレート（PMMA），過酸化ベンゾイル，第3級アミン，球状フィラー **光重合型（1ペーストタイプ）** ウレタンジメチルメタクリレート（UDMA），フィラー，カンファーキノン	仮　封	・硬化後も軟性を維持するため除去が容易 ・操作性および封鎖性も良好
テンポラリーストッピング		ガッタパーチャ，酸化亜鉛，炭酸カルシウム	仮　封	・形態は細い棒状で，白・黄・赤の3色がある ・二重仮封の場合，他の材料と識別できるよう色を選択 ・封鎖性はきわめて低い

3. セメント系仮封材・仮着材の取り扱い

1) 酸化亜鉛ユージノールセメント（図I-7-179）

酸化亜鉛ユージノールセメントには粉-液タイプとペースト-ペーストタイプが存在する．練和時の発熱がないため，紙練板を用い，スパチュラは金属・プラスチックを問わず使用できる．

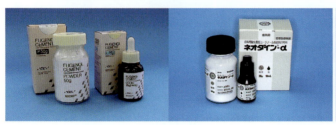
図I-7-179　酸化亜鉛ユージノールセメント

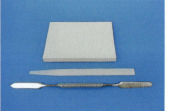
使用器具：紙練板，金属製・プラスチック製スパチュラ

2) 酸化亜鉛非ユージノールセメント（図I-7-180）

酸化亜鉛ユージノールセメントと同様に，粉-液タイプとペースト-ペーストタイプが存在する．練和時の発熱もないため，紙練板を用い，スパチュラは金属・プラスチックを問わず使用できる．

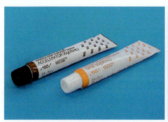
図I-7-180　酸化亜鉛非ユージノールセメント　　使用器具：紙練板，金属製・プラスチック製スパチュラ

3) ポリカルボキシレートセメント（図I-7-181）

練和時の発熱も少なく通常の室温範囲であれば稠度に及ぼす影響が少ないことから，紙練板を用いる．また，スパチュラは，金属接着性を有することから金属製スパチュラに付着すると除去しにくいため，プラスチック製スパチュラが一般に使用される．

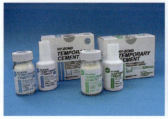
図I-7-181　ポリカルボキシレートセメント　　使用器具：紙練板，プラスチック製スパチュラ

4) グラスアイオノマーセメント（図Ⅰ-7-182）

ポリカルボキシレートセメントと取り扱い方法はほぼ同様である．プラスチック製スパチュラと紙練板を使用する．金属接着性があることに加え，粉末のアルミノシリケートガラスにより金属が削られてセメントに混入し，セメントの色調や物性への影響があるため，金属製スパチュラは使用しない．

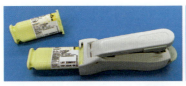
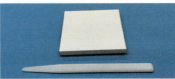

使用器具：紙練板，プラスチック製スパチュラ

図Ⅰ-7-182　グラスアイオノマーセメント

5) セメント系仮封材・仮着材の取り扱い

(1) 仮封（図Ⅰ-7-183～188 ▶動画Ⅰ-7-⑥，⑦）

動画 Ⅰ-7-⑥

動画 Ⅰ-7-⑦

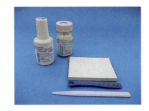
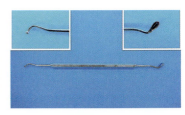

図Ⅰ-7-183　ポリカルボキシレートセメント，紙練板，プラスチック製スパチュラ，計量スプーン

使用器具：練成充塡器

手順（仮封）

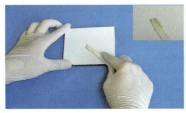

図Ⅰ-7-184　練和
指定された秒数で練和する．発熱しないことに加え，液の水分蒸発による粘稠度の増加を防止するため，広げずに手早く粉末と液をなじませる．症例に合わせて稠度を変える必要がある．

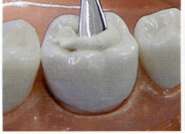

図Ⅰ-7-185　塡入
固定（レスト）をとり，充塡器のヘラ状の部分で必要量の仮封材を窩洞内へ塡入する．

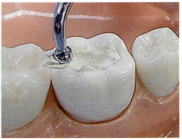

図Ⅰ-7-186　形態修正
充塡器の球状の部分で空隙のないように整える．余剰なセメントは除去する．

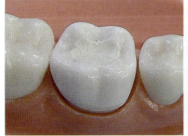

図Ⅰ-7-187　仮封終了

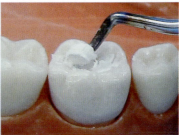

図Ⅰ-7-188　仮封材の除去
仮封期間終了後，エキスカベーターやタービンにカーバイドバーなどを装着して除去する．

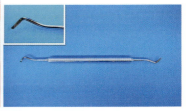

使用器具：エキスカベーター

(2) 仮着（図Ⅰ-7-189〜194）

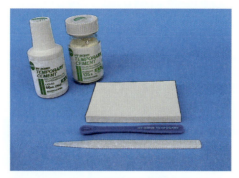

図Ⅰ-7-189　ポリカルボキシレートセメント，紙練板，プラスチック製スパチュラ

> 手順（仮着）

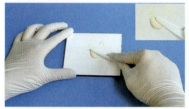

図Ⅰ-7-190　練和
指定された秒数で練和する．発熱しないことに加え，液の水分蒸発による粘稠度の増加を防止するため，広げずに手早く粉末と液をなじませる．

図Ⅰ-7-191　塡入
スパチュラでセメントを塡入する．練和したセメントをスパチュラに取り，プロビショナルレストレーションやクラウンなどの辺縁に斜めに当てながら気泡が入らないように一気に流し入れた後，均一に広げる．

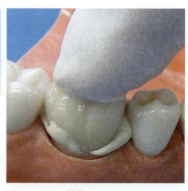

図Ⅰ-7-192　装着
装着した際，余剰なセメントが出るため，小綿球などで大まかに拭き取っておくと，後の操作が容易である．

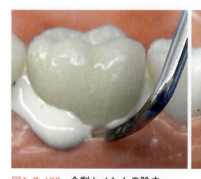

図Ⅰ-7-193　余剰セメントの除去
エキスカベーターや探針（エキスプローラー）を用いて除去する．硬化したセメントは硬いため，しっかりと固定（レスト）をとり，周囲の歯肉を傷つけないように注意する．歯肉縁下に入ったセメントは，探針（エキスプローラー）で注意深く除去を行うとよい．

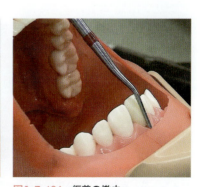

図Ⅰ-7-194　仮着の撤去
クラウンリムーバーを用いて仮着物を除去する．撤去した暫間被覆冠等が口腔内へ落下しないよう，十分注意が必要となる．また，歯質に残存したセメントもしっかりと除去する．

4. 水硬性仮封材の取り扱い（図I-7-195～200）

　パテ状であるため，練和する必要がなく，練成充填器で窩洞に充填するだけであるため操作性は良好である．除去操作も探針（エキスプローラー）やエキスカベーターなどで除去可能であるが，通常は超音波スケーラーやエアスケーラーを用いて除去する．

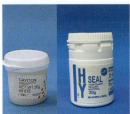

図I-7-195　水硬性仮封材　　　　使用器具：練成充填器

手順

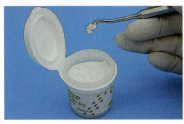

図I-7-196　採取
充填器のヘラ状部分で必要量の仮封材を採取する．

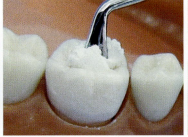

図I-7-197　塡入
固定（レスト）をとり充填器のヘラ状部分で，窩洞内に塡入する．深い窩洞の場合は，消毒液などで浸した綿球を入れてから充填することもある．

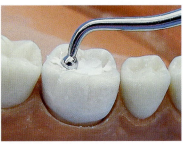

図I-7-198　形態修正
充填器の球状部分で空隙のないように整える．余剰なセメントは除去する．

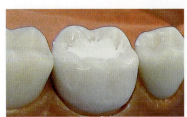

図I-7-199　仮封終了
セメント系と異なり，30分程度かけて徐々に硬化するため，その間咬合圧がかからないように患者に説明が必要となる．

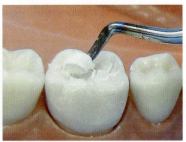

図I-7-200　仮封材の除去
仮封期間終了後，エキスカベーターなどで除去する．セメント系よりも硬くないため，硬化後も除去ができるが通常は超音波スケーラーやエアスケーラーを用いて除去する．

5. レジン系仮封材の取り扱い

1) 化学重合型（粉液タイプ）（図Ⅰ-7-201）の取り扱い

粉液タイプであるため、粉と液が混ざり合うことで硬化促進される。筆積法もしくは混和法で使用する（図Ⅰ-7-202〜205）。

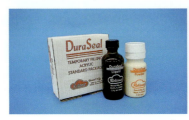

図Ⅰ-7-201　化学重合型（粉液タイプ）

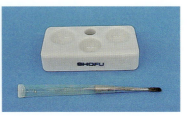

使用器具：混和皿　小筆

手順

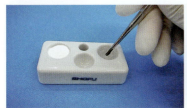

図Ⅰ-7-202　採取
小筆に液を十分に浸す。

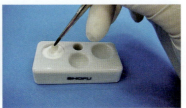

液を浸した小筆の先を粉末中で1〜2回まわすようにして粉末を採取する。

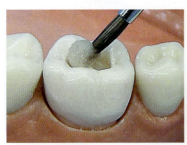

図Ⅰ-7-203　充填
毛先にできた玉状のレジンを窩洞内へ充填し、十分量に達するまで"筆積み法"を繰り返す。
毛先は1回ごとに拭き取り、筆を硬化させないように注意する。

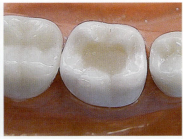

図Ⅰ-7-204　仮封終了

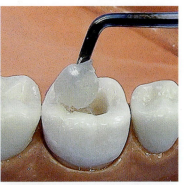

図Ⅰ-7-205　仮封材の除去
治療再開時には、エキスカベーターなどで除去する。硬化後も軟性を保つため、容易に除去できる。

2）光重合型（1ペーストタイプ）（図Ⅰ-7-206）の取り扱い

シリンジからペーストを適量採取し，練成充塡器で窩洞に充塡し，光照射をすることで硬化する（図Ⅰ-7-207〜211）．

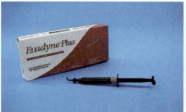

図Ⅰ-7-206　光重合型（1ペーストタイプ）

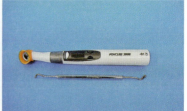

使用器具：光照射器，練成充塡器

手順

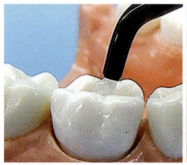

図Ⅰ-7-207　充塡
仮封材を窩洞内に充塡する．シリンジから直接充塡することもあるが，必要量を充塡器のヘラ状部分にとって充塡する場合もある．

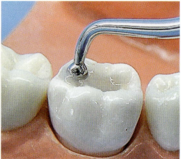

図Ⅰ-7-208　形態修正
充塡器の球状部分で窩洞内に空隙のないように整える．

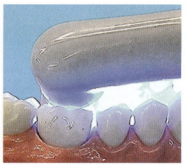

図Ⅰ-7-207　光照射
光照射を行い，硬化させる．

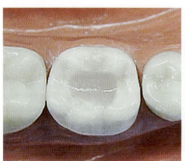

図Ⅰ-7-210　仮封終了

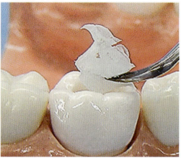

図Ⅰ-7-211　仮封材の除去
仮封期間終了後，エキスカベーターなどで除去する．硬化後も軟性を保つため，容易に除去できる．

6. テンポラリーストッピングの取り扱い（図Ⅰ-7-212～225）

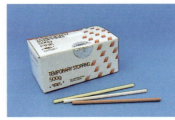

図Ⅰ-7-212　テンポラリーストッピング

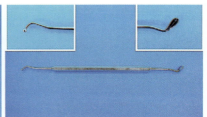

使用器具：練成充塡器

　熱可塑性であるため，ガスやアルコールの炎で加熱すると，すぐに軟化し粘着性が出る．加熱すれば何度でも軟化し，仮封操作は容易である．
　加熱をする手段として，練成充塡器を用いる方法（図Ⅰ-7-213～218）と，ストッピングキャリアを用いる方法（図Ⅰ-7-219～225）がある．
　いずれにしても窩洞内は十分に乾燥させる必要がある．

1）練成充塡器を用いる場合の取り扱い

手順

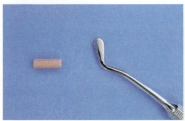

図Ⅰ-7-213　**充塡**
必要量（5～7mm）のストッピングを折って準備する．

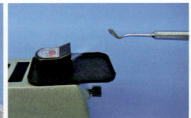

図Ⅰ-7-214
練成充塡器のヘラ状部分を熱し，ストッピングをつける．

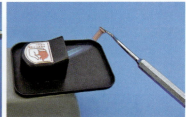

図Ⅰ-7-215
加熱し，形成しやすいように軟化させる．

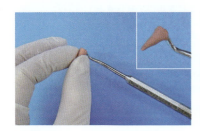

図Ⅰ-7-216
充塡しやすいように円錐状に形態を整える．

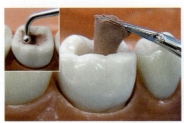

図Ⅰ-7-217
充塡を行い，充塡器の球状部分で空隙のないように整える．余剰なストッピングは除去する．

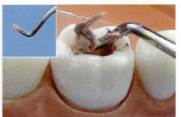

図Ⅰ-7-218　**仮封材の除去**
仮封期間が終了したら，熱したエキスカベーターなどを用いて軟化させて除去する．

2）ストッピングキャリアを用いる場合の取り扱い

手順

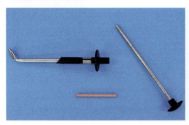

図I-7-219　**充塡**
適当量のストッピングを折って準備する．

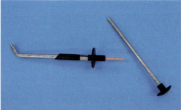

図I-7-220
ストッピングをストッピングキャリア内に詰める．

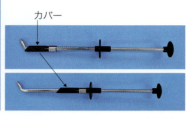

図I-7-221
加熱する前に必ずカバーをスライドさせておく．

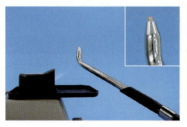

図I-7-222
ストッピングキャリアの屈曲部分を加熱し，軟化したストッピングが先端から出るまで加熱する．

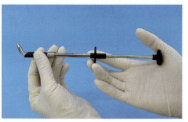

図I-7-223
口腔内に入れる前にカバーを先端方向へスライドさせる．

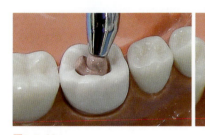

図I-7-224
充塡を行いストッパーで空隙のないように整える．余剰なストッピングは除去する．

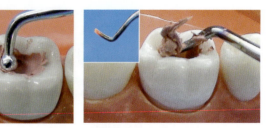

図I-7-225　**仮封材の除去**
仮封期間が終了したら，熱したエキスカベーターなどを用いて軟化させて除去する．

6　ワックス

1. 基礎知識

　ワックスは，彫刻や成形が容易という利点を有するため，歯科の分野においても広い範囲で使用されている．しかしながら，その物性は加熱によって軟化，溶融する熱可塑性の材料であるため，操作性がよい半面，取り扱い方法によっては変形を生じるという欠点も有する．
　歯科用ワックスの主な使用目的には，原型用（インレー，クラウン，ブリッジ，床，クラスプなどの鋳造体のろう原型），技工用と印象用（咬合採得，咬合調整，

トレー辺縁の補填)などがあげられる．歯科衛生士としてチェアサイドで使用するものは印象用(咬合採得，印象用トレー辺縁の補填)のユーティリティワックスやパラフィンワックス，バイトワックスである．十分に取り扱いに慣れる必要性がある．使用目的が多岐にわたるため，それぞれのワックスの特徴を理解したうえで，使用しなければならない．

2. ワックスの種類と用途

ワックスの原料には，鉱物系ワックスに分類されるパラフィン，セレシンや，植物系ワックスであるカルナウバワックス，キャンデリラワックス，ダンマル，動物性ワックスである蜜ろうなどがあり，それぞれの融解温度範囲は異なる．ワックスは単一なものから成り立っておらず，以上の材料の混合物からなっているため，用途に応じた必要な性質を付与することが可能となる(図I-7-226～235)．

1)インレーワックス(図I-7-226)

鋳造用原型材として最も多く使用されている材料である．形状としては棒状または缶入りで市販されている．

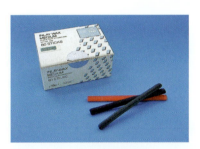

図I-7-226　インレーワックス

2)レディキャスティングワックス(図I-7-227)

鋳造クラスプや，パラタルバー，リンガルバーの原型材として用いられる．形状は断面が円形，半円形，楕円形に成形されている．

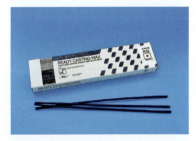

図I-7-227　レディキャスティングワックス

3)シートワックス(図I-7-228)

鋳造床の原型材として用いられる．形状は板状に成形されている．

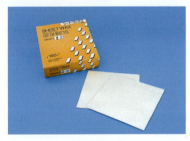

図I-7-228　シートワックス

4）パラフィンワックス（図Ⅰ-7-229）

義歯製作時の咬合堤として主に使用される．形状は板状に成形されている．

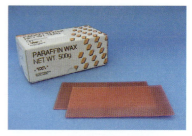

図Ⅰ-7-229　パラフィンワックス

5）スティッキーワックス（図Ⅰ-7-230）

補綴装置のろう付時の固定や，破折義歯修理時の仮着などに使用される．形状は棒状に成形されている．

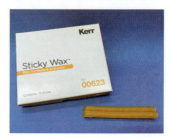

図Ⅰ-7-230　スティッキーワックス

6）ボクシングワックス（図Ⅰ-7-231）

採得した印象辺縁部をきれいに模型上に再現する際，石膏が逃げないように，ワックスで囲む場合（ボクシング）に使用する．形状は板状に成形されている．

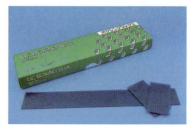

図Ⅰ-7-231　ボクシングワックス

7）ユーティリティワックス（図Ⅰ-7-232, 233）

印象用トレー周縁の修正などに用いられる．形状は棒状に成形されている．

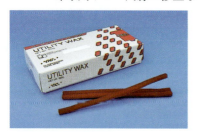

図Ⅰ-7-232　ユーティリティワックス

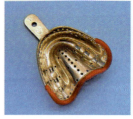 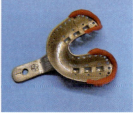

図Ⅰ-7-233　ユーティリティワックス（トレー辺縁修正済み）

8) バイトワックス（図Ⅰ-7-234, 235）

咬合採得に用いられ，上下顎の咬合関係の記録に用いられる．形状は板状に成形されている．

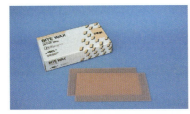
図Ⅰ-7-234　バイトワックス

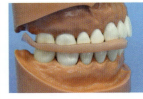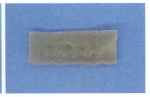
図Ⅰ-7-235　バイトワックス（咬合採得）

参考文献

1) 全国歯科衛生士教育協議会監修：最新歯科衛生士教本 歯科機器．医歯薬出版，東京，2021，117．
2) 全国歯科衛生士教育協議会監修：最新歯科衛生士教本 歯科補綴．医歯薬出版，東京，2021，69，76，92-95．
3) 神谷光男：CAD/CAMの基礎知識とIOSの医院導入による相乗効果．補綴臨床，54：4，2021．
4) 全国歯科衛生士教育協議会監修：最新歯科衛生士教本　歯科診療補助論．医歯薬出版，東京，2007．
5) 全国歯科衛生士教育協議会編：新歯科衛生士教本　歯科診療補助　歯科材料の知識と取り扱い．医歯薬出版，東京，1999．
6) 全国歯科衛生士教育協議会編：新歯科衛生士教本　歯科診療補助．医歯薬出版，東京，1995．
7) 川原春幸ほか：第2版　わかりやすい歯科材料学　チェアーサイド　デンタルマテリアル．医歯薬出版，東京，1987．
8) 竹澤保政監修：改訂版　イラストと写真でわかる　歯科材料の基礎．永末書店，京都，2009．
9) 江澤庸博：新人歯科衛生士・デンタルスタッフ　ポケットマニュアル．医歯薬出版，東京，2012．
10) 小倉英夫，高橋英和，宮﨑隆ほか編：コア歯科理工学，医歯薬出版株式会社，東京，2008．
11) 全国歯科衛生士教育協議会監修：最新歯科衛生士教本　歯科診療補助論　第2版，医歯薬出版株式会社，東京，2022．
12) 全国歯科衛生士教育協議会監修：最新歯科衛生士教本　歯科材料，医歯薬出版株式会社，東京，2021．
13) 中嶌裕，宮﨑隆，米山隆之ほか編：スタンダード歯科理工学―生体材料と歯科材料―第7版，学研書院，東京，2019．
14) 日比野靖：ライブ歯科理工学―よくわかるやさしい講義中継―第2版，学研書院，東京，2009．
15) 宮﨑隆，中嶌裕，河合達志，小田豊編：臨床歯科理工学，医歯薬出版株式会社，東京，2006．
16) 小倉英夫，高橋英和，宮﨑隆ほか編：コア歯科理工学，医歯薬出版株式会社，東京，2008．
17) 全国歯科衛生士教育協議会監修：最新歯科衛生士教本　歯科診療補助論　第2版，医歯薬出版株式会社，東京，2022．
18) 全国歯科衛生士教育協議会監修：最新歯科衛生士教本　歯科材料，医歯薬出版株式会社，東京，2021．
19) 中嶌裕，宮﨑隆，米山隆之ほか編：スタンダード歯科理工学―生体材料と歯科材料―第7版，学研書院，東京，2019．
20) 日比野靖：歯科理工学サイドリーダー 第6版，学研書院，東京，2008．
21) 日比野靖：ライブ歯科理工学―よくわかるやさしい講義中継―第2版，学研書院，東京，2009．

22）長谷川二郎，福井壽男，高橋好文ほか：明解歯科理工学　第2版．学建書院，東京，2013.
23）日比野靖：ライブ歯科理工学．学建書院，東京，2009.
24）服部雅之，武本真治編：新編歯科理工学 第6版．学建書院，東京，2019.
25）中嶌裕，宮﨑隆，米山隆之ほか編：スタンダード歯科理工学―生体材料と歯科材料―第7版，学研書院，東京，2019.

II編

主な全身疾患の
基礎知識

1章 主な全身疾患とその対応

到達目標 下記の疾患の概要，口腔所見，診療での注意点や対応を説明できる．
① 代謝・内分泌疾患
② 消化器疾患
③ 循環器疾患
④ 血液疾患
⑤ 呼吸器疾患
⑥ 腎・泌尿器疾患
⑦ 免疫・膠原病
⑧ 感染症
⑨ 神経系疾患
⑩ 精神疾患
⑪ がん・口腔がん
⑫ 産科・婦人科系疾患

1 全身疾患の概況と歯科医療への影響

Link
全身疾患の基礎知識
『歯科予防処置論・歯科保健指導論』
p.427-435

　2022年，我が国の高齢化率は28％を示し，2040年には35％を超えることが予測されている．また患者調査（2020）によると，年齢別歯科受療率は60〜70代が最も多く，80代で一気に減少しており，高齢化の影響がうかがえる（図Ⅱ-1-1）．
　たとえば，全身疾患を有する患者の増加に伴いここに示すような後期高齢者の受療率の低下がある．社会のニーズに合わせ歯科医療は変革の時期を迎えているとい

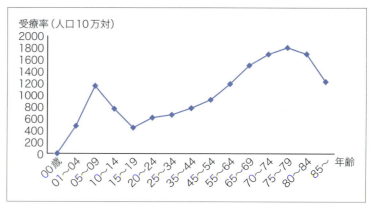

図Ⅱ-1-1　**年齢別歯科受療率**（厚生労働省，患者調査，2020）

える．生涯にがんは2人に1人が罹患するといわれ，糖尿病は5人に1人，高血圧は3人に1人が罹患しており，認知症，精神疾患なども増加を続けている．つまり歯科を訪れる患者の多くが何らかの全身疾患を有するととらえなければならず，われわれ歯科医療者は口腔内細菌と全身疾患の関係性，全身疾患や薬剤の副作用によって口腔に現れる症状，また診療中に起こりうる急変や偶発症などについて理解し対応することが求められる．そして診療補助に従事する歯科衛生士は，患者の身近な相談相手となり必要な情報を収集し，心身の状態に合わせた診療環境を整え安全性を高めるとともに，診療中の患者の変化をいち早く察知し歯科医師に伝える役割を担う．

　また，外来通院が困難になる80代に多くの歯科受療機会が失われている現状については，重要な課題として在宅や施設への訪問診療や病院歯科の拡充が進められている．これらの医療・介護現場では，多職種との連携が不可欠であり，歯科衛生士が直接多職種と協働することも多い．したがって，歯科衛生士が全身と口腔，生活と歯科をつなぐ幅広い知識・視点をもつことは，より効果的な連携，歯科医療の提供につながるといえる．

　そこで，本章では，さまざまな全身疾患を概観し，口腔に現れる特徴，歯科診療上の注意点，さらには歯科衛生士の立場で観察するポイントや，対応法について要点を記述する．

② 主な全身疾患の基礎知識と歯科診療上の注意点

1. 代謝・内分泌疾患

🔗 Link

糖尿病の検査
『臨床検査』
p.113-124

1) 糖尿病

　インスリンの作用が不十分なため，慢性の高血糖を呈する代謝疾患である．代表的な生活習慣病で，我が国では成人の5人に1人がこの疾患に罹患，またはその予備軍とされている．血中の糖は膵臓から分泌されるインスリンの働きにより，肝臓や筋肉の細胞へ取り込まれ，エネルギー源となる．余ったブドウ糖はグリコーゲンや中性脂肪に合成され貯蔵される．本症はインスリンの分泌量が減るためその作用が弱まり，血糖値が上昇し，動脈硬化を起こし，その結果，種々の症状を引き起こす．I型とII型があり，I型は全体の1割で，若年期に発症し治療としてインスリンの投与が必須となる．一方で9割を占めるII型は40代以降に発症し，遺伝的要因に加え，肥満・過食・運動不足などが関与する．初期は自覚症状に乏しいが，口渇，多飲・多尿・体重減少，倦怠感，創傷治癒の遅延，視力障害，下肢のしびれなどが起こる．3大合併症は腎症・神経障害・網膜症で，さらに進行すると心筋梗塞や脳梗塞などを招く．近年，歯周疾患との関連が注目されている．

(1) 口腔に現れる特徴

　唾液分泌量の減少・歯肉溝(ポケット)浸出液のグルコース増加・細菌叢の変化・

表Ⅱ-1-1　血液検査基準値

	空腹時血糖	HbA1c
正常型	110mg/dL未満	6.5%未満
境界型	110mg/dL以上	
糖尿病型	126mg/dL以上	6.5%以上

　白血球の機能不全・微小循環不全・コラーゲンの合成障害などにより，う蝕や歯周病など口腔感染症へ罹患しやすくなり，外科処置後の創傷治癒が遅れる．また，これらの症状から糖尿病の罹患やそのコントロール不良に気づくこともある．

(2) 歯科診療上の注意点
・担当医に対診し，既往歴，罹患期間，服薬内容，検査値などを確認する．
・心筋梗塞・脳梗塞などを合併する場合は，バイタルサインをモニタリングする．
・外科処置時は感染予防のため，通常より長期間抗菌薬を投与する必要がある．

(3) 歯科衛生士による観察・対応
・当日のインスリン服薬や食事摂取状況を聴取し，必要に応じ血糖値を測定する（表Ⅱ-1-1）．
・診療のために食事や服薬の間隔が変動しないよう，予約時刻を設定する．
・顔色や発汗の有無などを観察し，体位変換時は起立性低血圧にも配慮する．
・積極的に歯周病治療および口腔衛生管理を行う．

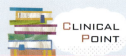

CLINICAL POINT　低血糖発作

　インスリンなどの薬物療法を受けている患者で，血糖50～70mg/dL以下で発汗，動悸，顔面蒼白，頭痛，眠気などの症状が現れることがあり，悪化すると昏睡状態に陥ります．

　ただちに，ブドウ糖（またはショ糖）を経口または静脈内投与することで回復します．緊急時には甘味のあるスポーツドリンクを飲ませるのも有効です．

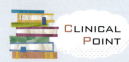

CLINICAL POINT　簡易血糖検査

　指先からの少量の採血で血糖値を測定できます．初診時の情報収集や，食事や服薬状況の確認が困難な認知症患者の状態の把握にも有効です．
（p.63参照）

Link

骨粗鬆症
『臨床検査』
p.167-168

＊BP製剤
BP（ビスホスホネート）製剤関連顎骨壊死をBRONJ，デノスマブ顎骨壊死を加えた骨吸収を抑制する薬剤に関連して生じる顎骨の壊死をARONJ，さらに近年は血管新生阻害薬を含めた薬剤関連顎骨壊死をMRONJとよんでいます．

2）骨粗鬆症

骨吸収が骨形成を上回り，骨量の減少と微細構造の異常により骨が脆弱になり骨折しやすくなる．また，姿勢が固定され腰痛などの痛みを訴えることが多い．高齢の女性に多くみられ，老化と女性ホルモンとのかかわりが深い．高齢者では本症による骨折が原因で寝たきりになることが懸念されるため，若年期からの運動・食事による予防が重要となる．治療は主に食事，運動，ビスホスホネート製剤（以下BP製剤＊）をはじめとする薬物療法がある．

(1) 口腔に現れる特徴

骨吸収を抑制する薬剤，BP製剤，デノスマブ（プラリア®），ロモソズマブ（イベニティ®）などを投与されている患者では，口腔内細菌の感染による骨髄炎から顎骨壊死が生じることが報告されている．発症には，がん，腎疾患，糖尿病の罹患，抗悪性腫瘍薬，ステロイド薬の服用など全身的な要因に加え，口腔内細菌数，歯周病などの炎症性疾患，抜歯等の侵襲的歯科治療などが局所的要因となる．下顎隆起，顎舌骨筋線隆起，口蓋隆起に好発する．

(2) 歯科診療上の注意点

・BP製剤等を予防的または無自覚で服薬していることがある．また患者が歯科処置とは無関係と判断し申し出ないこともあるため，医療面接，対診などにより確実に把握する．
・外科治療はBP製剤投与開始の2週間前までに終えることが望ましい．投与期間が3年未満で，ほかにリスク因子がない場合は，原則として本剤の休薬は不要であるが，侵襲的歯科治療を行う際には主治医に対診したうえで判断する．

(3) 歯科衛生士による観察・対応

・服薬開始前に，歯周治療および口腔衛生管理を徹底する．
・移動時の転倒や，診療中の体位による負担や痛みがないように配慮する．
・特に外科処置前後は口腔衛生管理を十分に行うため，通院間隔を短くする．

Link

甲状腺疾患
『臨床検査』
p.141

3）甲状腺疾患

内分泌器官である甲状腺の働きや形態に異常をきたす疾患であり，バセドウ病，橋本病，甲状腺腫瘍などがある．バセドウ病は若年女性に多く，甲状腺ホルモンの過剰分泌により，甲状腺の機能が亢進する．症状は甲状腺のびまん性肥大，動悸，体重減少，発汗，手指振戦，疲労感，眼球突出などである．橋本病では甲状腺の慢性炎症により甲状腺ホルモンが減少する．徐脈，皮膚乾燥，無気力，浮腫，体重増加などの症状が現れ，進行すると甲状腺機能が低下する．

(1) 口腔に現れる特徴

バセドウ病では舌の震え，口腔粘膜・歯肉の色素沈着が出現することがある．橋本病では口腔乾燥を呈し，口唇の肥大，舌や咽喉頭粘膜の肥厚により，嗄声（しわがれた声）となることがある．また，これらの口腔症状から本症の罹患に気づくことがある．

(2) 歯科診療上の注意

・病状，血液検査値，合併症の有無などについて必要に応じ担当医に対診する．
・侵襲を伴う処置の前に，ステロイドカバー*の必要性を担当医に問い合わせる．
・甲状腺機能亢進の患者では，診療のストレスでショック症状が出現し昏睡状態に陥ることがある．アドレナリン添加の局所麻酔薬の使用は控え，抜歯などの処置は関連するホルモンの値が安定してから行う．

(3) 歯科衛生士による観察・対応

・処置中の状態を観察し，発汗，動悸，四肢の震えなどが認められたら甲状腺機能の亢進を，徐脈，意識の混濁などがみられたら低下を疑う．
・ヨードの摂取制限について確認し，消毒薬，含嗽薬や，造影剤の使用に注意を払う．

2. 消化器疾患

消化器とは口腔，食道，胃，十二指腸，小腸，大腸，肝臓，胆のう，膵臓をいう

1) 胃腸疾患（胃食道逆流症・胃潰瘍・十二指腸潰瘍・胃がん・大腸がん）

胃食道逆流症（GERD：Gastroesophageal reflux disease）とは，胃の内容物や胃酸が胃から食道に逆流することで発生する不快な症状をさす．主に胃酸過多と腹圧が原因で，わが国では全体の約1割が罹患しているといわれる．GERDは自覚症状や食道粘膜の色調変化のみで炎症（びらん*）を伴わない非びらん性胃食道逆流症（NERD：Non-erosive reflux disease）と，内視鏡検査により食道にびらんをみとめる逆流性食道炎に分類される．また通常は扁平上皮である食道の粘膜が，繰り返す炎症により円柱上皮に置換された状態をバレット食道という．症状は胸やけ，呑酸（胃酸による苦みや酸味），曖気（げっぷ），嚥下障害，胸部の痛み，吐血などである．

胃潰瘍*・十二指腸潰瘍では，胃酸や消化酵素により，組織欠損を伴う潰瘍を形成する．ヘリコバクター・ピロリ菌の感染，非ステロイド性抗炎症薬（以下NSAIDs：Non-steroidal anti-inflammatory Drugs）の服用による防御機能の低下が2大因子にあげられ，これにより粘膜抵抗や血流粘膜保護作用，プロスタグランジンなどの防御因子のバランスが崩れて発症する．症状は心窩部痛，嘔気，胸やけ，食欲不振，吐血，下血などである．

胃がんはヘリコバクター・ピロリ菌の除菌治療が普及してきたことで2013年頃から減少に転じている．症状は嘔気，心窩部痛，腹部膨満感，黒色便などである．一方，大腸がんは食生活の欧米化，肥満，ストレスなどにより増加傾向にあり，症状は便秘，下痢，下血，腹痛，嘔気，貧血などである．

(1) 口腔に現れる特徴

胃酸が原因で，酸蝕症・う蝕に罹りやすく，知覚過敏を訴えることもある．また，

＊ステロイドカバー
ステロイドを長期または多量に投与されている患者では，副腎からのステロイド分泌量が低下し，手術などの強いストレスが加わると血圧低下や低血糖などの重篤な症状を引き起こす場合があります．これらを予防するため，周術期にステロイドを（追加）投与することをステロイドカバーといいます．

Link
消化器疾患
『臨床検査』
p.170

＊びらんと潰瘍
組織の欠損が粘膜層に限局したものをびらん，粘膜層より深部に至る欠損を潰瘍といいます．

II編 主な全身疾患の基礎知識

酸を唾液で緩衝するためにブラキシズムが現れ，咬耗が進行することがある．

睡眠時無呼吸症候群は腹圧上昇などにより，GERDを合併することがある．

がん患者では，化学療法・放射線療法により口腔粘膜に炎症，口内炎ができることがあり，白血球（数）や血小板（数）の減少により感染や出血が起こりやすい．

(2) 歯科診療上の注意点

・歯科治療に用いるNSAIDsによる症状の増悪に注意する．特に高齢者，潰瘍の既往，高用量NSAIDsや2種類以上の本剤の併用者，抗血栓薬や糖質ステロイド，BP製剤の併用者，合併症を有する者への処方には細心の注意を払う．

・潰瘍やがんの急性期は，応急処置にとどめ，ストレスによる症状悪化を防ぐ．

(3) 歯科衛生士による観察・対応

・空腹時や食直後は，逆流や胃の不快症状が現れやすい．特に，円背（猫背）で腹部を圧迫しやすい高齢者や，経管栄養の患者は予約時間や体位に注意する．

・通院間隔を短くして，う蝕予防処置および口腔衛生指導・管理を積極的に行う．

・がん周術期の患者には，状態に合わせた口腔衛生指導・管理を行う．

2) 肝炎・肝硬変

肝臓は，糖質，脂質，タンパク質，ビタミンなどの栄養素を分解・合成・貯蔵し，また有毒物質を分解・解毒し，胆汁を分泌する．肝炎は炎症のためにこれらの機能が低下した状態であり，ウイルス性のほか，アルコール，脂肪，薬剤，自己免疫による肝炎がある．症状は発熱，黄疸*，全身倦怠感・疲労感，食欲不振などで，肝細胞壊死が進行すると劇症肝炎を発症することもある．

肝硬変では，肝臓全体に再生結節が形成され，線維化して硬化し，血流障害を起こす．さらには門脈圧が亢進し機能不全に陥る．上記症状に加え，浮腫，腹水，肝性脳症による振戦や行動異常，女性化乳房，クモ状血管腫，手掌紅斑がみられる．

(1) 口腔に現れる特徴

血小板や血液凝固因子の合成能が低下するため出血傾向を示し，歯肉からの自然出血や粘膜下の出血斑がみられることがある．

(2) 歯科診療上の注意点

・重度の肝障害がある場合は，抜歯などの観血処置は控える．観血処置の場合は血液検査から出血傾向の有無を確認し，確実に止血する．

・薬物代謝の遅延に配慮し，投薬の種類，投与量は，担当医と検討のうえ決定する．

(3) 歯科衛生士による観察・対応

・患者の顔色や眼瞼結膜の色から黄疸の程度を観察し，以前の状態と比較する．

・浮腫や腹水があり利尿薬を使用している患者には，頻尿に配慮する．

・重度の肝障害患者では，歯肉縁上の歯石除去など非観血処置にとどめる．

🔗 **Link**

慢性肝炎と肝硬変
『臨床検査』
p.98-100

＊黄疸
色素であるビリルビンの血中濃度が高くなることで，眼球結膜や皮膚が黄色くなることをいいます．肝機能障害によりビリルビンの処理能力が低下したり，胆石や腫瘍により胆汁の流れが悪く排出できないときや，赤血球が病的に破壊され，多量のビリルビンが産生されることで生じます．

1章　主な全身疾患とその対応

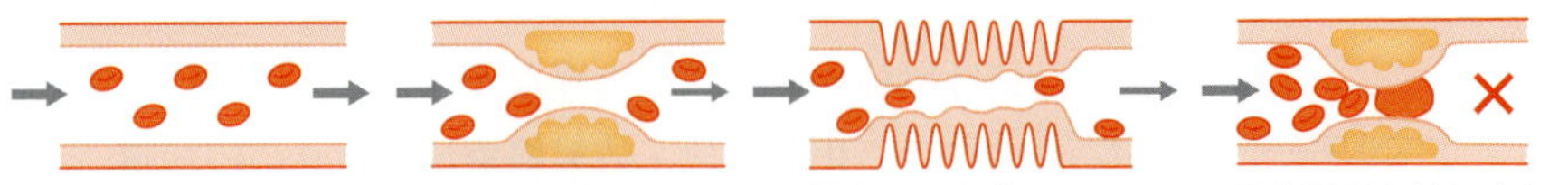

→	動脈硬化や, 血管プラーク	攣縮により狭くなる	冠動脈が血栓により 閉塞する
正常	狭心症（数分ほどの発作）		心筋梗塞（30分以上の発作）

図Ⅱ-1-2　狭心症と心筋梗塞の違い

表Ⅱ-1-2　歯科処置による菌血症の発症率

抜歯	18〜100%	感染根管処置	42%
智歯抜歯	55%	ラバーダム防湿法	29%
スケーリング	8〜79%	ブラッシング	23%
歯周外科	36〜88%		

菌血症の発症率は，侵襲や出血の程度，口腔内細菌の量などにより異なる．抜歯における乳歯抜歯と難抜歯，軽度歯肉炎と重度歯周病に対するスケーリングなど，対象部位の状態，侵襲の程度や処置に要する時間により，同じ処置でも発症率には大きな差異がみられる．

（日本循環器学会，2019[10]より改変）

3. 循環器疾患

1）心疾患・不整脈

　主な心疾患には，虚血性心疾患（狭心症・心筋梗塞），感染性心内膜炎，心臓弁膜症，心筋症，先天性心疾患，不整脈などがあげられる．また，心筋梗塞，心臓弁膜症，心筋症などにより心拍出量が著しく低下し，全身の循環障害が引き起こされた状態を心不全という．呼吸困難，息切れ，浮腫などに加え，消化器系のうっ血や，脳の血流障害など臓器の機能障害を引き起こし，重症化すると致死的となる．

　狭心症は一時的に心筋虚血を示す病態で，主な症状は労作時や安静時の胸の締めつけられるような痛みである．5〜20分程度の発作で，ニトログリセリンをはじめとする亜硝酸薬の舌下投与が有効である．一方，心筋梗塞は，冠動脈が閉塞し血流が途絶，心筋が壊死する．発作は30分以上続き，血管拡張薬の効果も得られにくい（図Ⅱ-1-2）．

　先天性心疾患は出生時に1％の割合で認められ，心室中隔欠損症が最も多い．ほかに心房中隔欠損症，動脈管開存症，アイゼンメンジャー症候群，房室中隔欠損症，ファロー四徴症などがあり，多くは幼少期までに姑息または根治手術が行われる．

　心臓弁膜症は心臓の4つの弁に狭窄や閉鎖不全を示す病態で，大動脈弁や僧帽弁の狭窄症，僧帽弁や大動脈弁の閉鎖不全症などがある．仰臥位や労作時の呼吸困難，眩暈（めまい），浮腫（むくみ）などの症状を示し，心雑音を認めることも多い．

　感染性心内膜炎は，観血処置や感染症による一過性の菌血症（表Ⅱ-1-2）に起因し，弁膜や内膜の損傷部に疣腫*を形成する．敗血症，血管塞栓，心障害などを引き起こし，発熱，頻脈，倦怠感，体重減少などの症状が現れる．先天性心疾患，心

Link

心機能検査
『臨床検査』
p.21-32

*疣腫

疣腫（疣贅）とは，いわゆるイボですが，感染性心内膜炎においては，心内膜や弁に形成された細菌のかたまりのことを言います．剝がれて血行性に運ばれ，心臓や脳の血管を閉塞することがあります．

表Ⅱ-1-3 正常な心電図波形

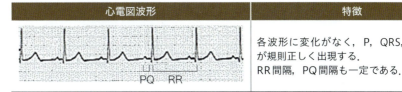

心電図波形	特徴
	各波形に変化がなく，P，QRS，T，U波が規則正しく出現する．RR間隔，PQ間隔も一定である．

臓弁膜症，閉塞性肥大型心筋症，人工弁置換術後などの患者に好発し，重篤化しやすい．

　心臓の電気的興奮は司令塔である洞結節から起こり，右心房の興奮を経て房室結節に伝わる．房室結節に集まった興奮は，ヒス束，右脚，左脚を通り両心室に広がるプルキンエ線維に伝導し，心室を規則的に収縮させ血液を全身に送り出す（表Ⅱ-1-3）．これら刺激伝導系における活動が乱れた状態を不整脈という．発電や伝導のタイミングがずれることで脈が乱れる期外収縮や，心房が過剰な電気信号により痙攣する心房細動は，健常者にも発症する．軽傷の心房細動では経過を観察することがあるが，血液が心房内に停留して血栓を生じやすく，脳梗塞を起こす危険性が高くなるため，抗血栓薬を予防投与することも多い．一方で心室の異常な興奮によって痙攣が生じる心室細動や心室頻拍は致死率が高く，AED*（自動体外式除細動器）やICD*（植込み型除細動器）による除細動の対象となる．また洞結節の発電不具合により一時的な心停止を示す洞不全症候群や，電気伝導が途中で遮断される完全房室ブロックなどは人工ペースメーカー*の適応となる．

* AED
Automated External Defibrillator
自動体外式除細動器

* ICD：Implantable Cardioverter Defibrillator（植込み型除細動器）
ICDはペースメーカーとして体内に植え込まれ機能する他，心室頻拍や心室細動に対し，AEDと同様に電気ショックを与えます．

* 人工ペースメーカー
徐脈性不整脈に対し，電気刺激により不足する心拍を補います．

(1) 口腔に現れる特徴

　抗血栓薬（抗凝固薬と抗血小板薬）を長期に内服している場合は，出血しやすく止血が困難になる．また，降圧薬であるカルシウム拮抗薬を服用している場合は歯肉増殖がみられることがある．

(2) 歯科診療上の注意点

・心疾患の病歴や手術歴，病状，服薬状況について診療情報提供書などで担当医に照会し把握する．
・人工ペースメーカーは電気メスの使用で不調をきたす可能性がある．
・急性期では心疾患の治療を優先する．寛解期でも診療中はバイタルサインをモニタリングし，危険的な異常を認めた場合は速やかに救急・救命処置を行い専門の医療機関へ搬送する．
・抜歯などの観血処置では通常より長く患部を圧迫し，縫合やシーネを用い確実に止血する．
・感染性心内膜炎の予防が必要な患者には，抜歯などの外科処置，歯周外科，スケーリング，感染根管治療などの処置1時間前にアモキシシリン（成人：2g，小児：50 mg/kg）などの抗菌薬を予防投与する．

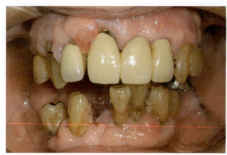
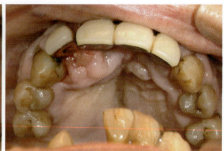

図Ⅱ-1-3 カルシウム拮抗薬による歯肉増殖

(3) 歯科衛生士による観察・対応

・処方薬がある患者には歯科治療時に持参してもらう．
・ペースメーカやICD使用の有無や種類，禁忌となる診療行為を確認する．
・感染性心内膜炎の予防として，特に周術期には口腔衛生管理を徹底する．診療中はバイタルサインに目を配り，不安やストレスの軽減を図る．
・利尿薬を内服している場合は，頻尿に配慮する．
・BLS*，AED使用方法について定期的に確認・研修する．

2) 高血圧

　血圧とは血液の流れによって血管の内壁にかかる圧力で，心拍出量，末梢血管抵抗，血管の弾力性，血液の性状が関与する．心臓が収縮し血液を送り出したときの圧力を収縮期血圧*，心臓が拡張したときの圧力を拡張期血圧*といい，医療機関で測定した場合，収縮期120 mmHg未満・拡張期80 mmHg未満を成人の正常血圧，140 mmHg以上・90 mmHg以上を高血圧，収縮期100 mmHg未満が低血圧とされる（診療室血圧）．高血圧は3人に1人が罹患している国民病で，その90％以上は本態性高血圧である．遺伝的素因に加え，塩分摂取過多，ストレス，肥満，運動不足，過労，飲酒などが関与し，カルシウム拮抗薬，ACE*阻害薬，ARB*，利尿薬，交感神経抑制薬，レニン阻害薬，β遮断薬などによる薬物療法と併せ，運動療法や食事指導，飲酒制限などが行われる．一方，腎性，内分泌性，血管性，薬物誘発性など原因が明らかなものを二次性高血圧といい，原疾患の治療により治癒することも多い．高血圧状態が続くと，血管壁の損傷や動脈硬化が進行し，脳卒中や心筋梗塞などを引き起こす．自覚症状がなく進行することから，サイレントキラーともよばれる．

(1) 口腔に現れる特徴

　カルシウム拮抗薬の服用で歯肉増殖が起こることがある．重度の歯肉増殖では口腔衛生管理が困難になる（図Ⅱ-1-3）．その他，服薬の副作用として口腔乾燥や味覚障害が出現することもある．

---

* **BLS**
Basic Life Support
心停止または呼吸停止に対する一次救命処置のことをいいます．

* **収縮期血圧**
最高・最大・上ともいいます

* **拡張期血圧**
最低・最小・下ともいいます

* **ACE（アンジオテンシン変換酵素）阻害薬**
血液中のアンジオテンシンⅠ（ホルモン）はACE（酵素）により，血圧上昇に関与するアンジオテンシンⅡに変換されます．ACE阻害薬はACEの働きを阻害し，さらに降圧に関与するホルモンを刺激して血圧を低下させる薬です．

* **ARB（アンジオテンシン受容体拮抗薬）**
アンジオテンシンⅡは，アンジオテンシン受容体に結合し，血管収縮や心拍出量を増加させます．ARBはこの受容体を阻害（拮抗）して血圧を低下させる薬です．

🔗 **Link**
高血圧
『臨床検査』
p.15-19

表Ⅱ-1-4　貧血の種類，原因と治療法

	原因	治療法
鉄欠乏性貧血	鉄分の不足	食事療法，鉄剤の服用
悪性貧血	ビタミンB$_{12}$，葉酸の不足	ビタミンB$_{12}$の補充
再生不良性貧血 白血病による貧血	骨髄での赤血球産生の障害	副腎皮質ステロイド薬の投与 骨髄移植
溶血性貧血	慢性・急性の出血，赤血球の破壊	副腎皮質ステロイド薬，免疫抑制薬の投与
出血性貧血	慢性出血による赤血球の喪失	止血，消化器系潰瘍の治療

(2) 歯科診療上の注意点

・家庭血圧*，服薬情報，合併症の有無などを確認し必要に応じ担当医に対診する．

・アドレナリンを含む局所麻酔薬は血圧を上昇させるため，使用量を制限するか使用を避ける．

・抗凝固薬，抗血小板薬などを服用している場合は，易出血性に注意する．

・緊張を和らげても高血圧が続く場合は，精神鎮静法の併用が有効である．

(3) 歯科衛生士による観察・対応

・当日の服薬状況，家庭血圧，診療室血圧*を確認する．

・申し出がない場合も，年齢や体形，服薬内容などから必要に応じて，医療面接のうえ，バイタルサインをモニタリングすることが望ましい．

・原則として血圧が180/110mmHg以上の場合は治療を控える．160/95mmHg以下では通常の治療が行えるが，診療中も継続的にモニタリングし，上昇がみられた場合は安静にして深呼吸を促し，降下するのを待つ．

・不安や緊張を軽減するため，ラポール形成に努め，体位を調整し環境を整える．

・薬剤による歯肉増殖がある場合は徹底した歯周治療および口腔衛生指導を行う．

4. 血液疾患

1) 貧血*

　血液中の赤血球に含まれる血中ヘモグロビン濃度が低下し，酸素運搬能力が低下，各組織で低酸素状態になる．酸素を補うために動悸・息切れが出現し，顔面蒼白，眩暈，倦怠感などがみられる（表Ⅱ-1-4）

(1) 口腔に現れる特徴

　血色素が減少し口唇や歯肉が白色に変化する．悪性貧血では，舌尖が発赤し灼熱感や痛み，味覚障害を伴うハンター舌炎を発症する．

(2) 歯科診療上の注意点

・血色素量（ヘモグロビン）8g/dL以下の貧血では，創傷の治癒が遅れるため，応急処置にとどめる．

・本症に加え虚血性心疾患がある場合，心筋虚血を起こさないよう特に注意する．

＊家庭血圧と診療室血圧

リラックスできる環境で測定する家庭血圧は診療室血圧より5mmHg程度低いと言われており，基準は135/85mmHgに設定されています．

＊貧血と脳貧血

脳貧血は，脳への血流が減り，酸素供給が少なくなる結果，意識障害や失神を起こすことです．
両者が混同されていることもあるため，医療面接による聴取だけでなく，血液検査の結果を確認します．

1章　主な全身疾患とその対応

表Ⅱ-1-5　白血病により減少する血球成分と症状

血球成分	症状	特徴
白血球数の減少	易感染性	発熱，肺炎や敗血症に罹患，日和見感染症
赤血球数の減少	貧血	動悸，息切れ，易疲労感，眩暈，顔面蒼白
血小板数の減少	出血傾向	点状出血，止血困難，紫斑

(3) 歯科衛生士による観察・対応

過度の緊張が眩暈や立ちくらみの原因になるので，不安軽減につとめる．

2) 白血病

血液のがんといわれ，骨髄中で造血幹細胞や白血病細胞が増殖し浸潤するため，赤血球，白血球，血小板が正常に産生されなくなる (表Ⅱ-1-5)．急性骨髄性白血病，慢性骨髄性白血病，急性リンパ芽球性白血病，慢性リンパ球性白血病がある．

(1) 口腔に現れる特徴

歯肉の自然出血，外科処置後の止血困難，粘膜の点状出血などがみられる．ウイルス，細菌，真菌に感染しやすく，歯周病などの口腔感染症は悪化する．これらの口腔症状が本症への罹患を発見するきっかけになることもある．化学療法，放射線療法が行われるが，それらにより，粘膜の炎症，唾液分泌の低下，咽頭痛，味覚障害が現れる．

(2) 歯科診療上の注意点

・急性期の歯科治療は控える．寛解期に歯科治療を行う場合は，担当医と打ち合わせ，治療の可否や，血液検査値を確認する．

(3) 歯科衛生士による観察・対応

・化学療法や放射線療法を始める前には口腔からの感染を予防するため，非侵襲的な方法を用い，口腔内を清潔に整えておく．

・周術期には，口腔症状を緩和するために常に清潔な状態を保ち，刺激の少ない清掃方法や保湿，含嗽などを指導する．

3) (先天性) 血友病

先天的な血液凝固因子の欠損により出血傾向を示す伴性劣性遺伝疾患で，患者のほとんどは男性である．血友病 A，血友病 B がある．出血は外傷部位，皮下，関節内，組織間，鼻，尿，消化管，頭蓋内，腸腰筋にみられ，血腫を形成することもある．

(1) 口腔に現れる特徴

歯肉，口腔粘膜からの出血が著明にみられる．

(2) 歯科診療上の注意点

・観血処置時は，確実に止血するために欠損する凝固因子 (血友病 A は第Ⅷ因子，血友病 B は第Ⅸ因子) の補充が必要になるので，担当医と連携する．

表Ⅱ-1-6　嚥下障害の原因

器質的	先天奇形，腫瘍，外傷，歯列不正，不適合義歯，咽頭喉頭・胃食道疾患
機能的	脳血管疾患（麻痺），神経筋疾患（ALS・パーキンソン），筋力低下
心理的	認知症，うつ病，心因性食欲不振
医原性	薬剤の副作用（食欲不振・口腔乾燥），経管栄養チューブ，術後

(3) 歯科衛生士による観察・対応

・歯周病が進行すると，わずかな刺激でも出血し，治療が困難になる．本症の診断が得られる小児期から継続した口腔管理，特に歯周病予防が重要である．

5. 呼吸器疾患

1) 呼吸器感染症・肺炎・誤嚥性肺炎

　呼吸器感染症とは上気道（鼻腔・咽頭），下気道（気管・気管支），肺（肺胞・肺間質・胸膜）に生じる感染症である．病原微生物は，ウイルス，マイコプラズマ，肺炎球菌などの細菌，真菌など多岐にわたる．なかでも肺胞の炎症である肺炎はその罹患場所によって院外で発生した市中肺炎と，院内肺炎*に分けられ，それぞれに起因菌が異なる．

　また，誤嚥性肺炎，人工呼吸器関連肺炎（VAP：Ventilator-associated pneumonia），メンデルソン症候群などは嚥下機能障害（表Ⅱ-1-6）を一因に発症する．誤嚥性肺炎は細菌を含んだ唾液や食物，胃の内容物などを誤って気道に吸引することにより発症し，歯科医療と関連が深い．症状は発熱，頭痛，悪寒，倦怠感，食欲低下，咳嗽，喀痰，胸痛，呼吸困難などがあるが，高齢者は症状が目立たず，発症に気づかないことも多い．

(1) 口腔に現れる特徴

　誤嚥性肺炎を繰り返す患者の口腔は，進行した歯周病や清掃不良を認めることが大半である．

(2) 歯科診療上の注意点

・医療面接で誤嚥の有無を聴取，嚥下機能のスクリーニングを行い，必要に応じて担当医や，摂食嚥下を専門とする歯科医師に詳細な評価を依頼する．

・嚥下機能低下の原因となる疾患の病状，進行の有無を経時的に確認する．

(3) 歯科衛生士による観察・対応

・切削水や切削片を誤嚥させないように体位を調整し，確実に吸引・除去する．

・呼吸状態をパルスオキシメータで監視する．

・定期的に嚥下機能を評価し，歯科医師に報告する．

・器質的，機能的な口腔健康管理を行う．

・生活状況，ADLに合わせ本人，介護者，多職種に口腔衛生指導を行う．

＊院内肺炎

入院から48時間以上経過した後，新たに発症した肺炎の総称で，原因菌のひとつにMRSA（メチシリン耐性黄色ブドウ球菌）があげられます．
MRSAはペニシリン系をはじめβラクタム，アミノグリコシド，マクロライドなど多くの抗菌薬に対し耐性を示します，多剤耐性の黄色ブドウ球菌です．口腔・鼻腔を含む気道，皮膚などから検出され，接触感染および飛沫感染します．免疫力の低下している状態で感染すると，さまざまな全身症状を呈します．

2) 気管支喘息

アレルギー性の慢性炎症で，刺激に過敏に反応し，気管支平滑筋が収縮し気道を狭める．同時に気管粘膜がむくんでさらに気道が狭くなり，喘鳴，呼気延長，呼吸困難などの症状を引き起こす．発作は可逆的で，自然ないし治療により軽快・消失するが，まれに重積発作を起こし致死的になる場合がある．体質などの遺伝的因子に加え，ハウスダスト，花粉，冷気，ダニ，動物の毛やフケ，たばこや香水，解熱鎮痛薬，アルコール，ストレス，疲労などさまざまな刺激が環境因子となる．

(1) 口腔に現れる特徴

・呼気時に口をすぼめて気道内圧を高めようとする様子がみられることがある．

(2) 歯科診療上の注意点

・担当医に対診し，重症度，発作の頻度，NSAIDsとの関連性などを把握する．
・SpO_2や血圧などバイタルサインをモニタリングする．
・発作時は診療を中断し，持参した吸入薬を使用させ，重積する場合はアドレナリン（ボスミン®）を静脈内投与する．

(3) 歯科衛生士による観察・対応

・発作が起こりにくい季節を聴取し，体調のよい時期に診療する．
・診療のストレスで発作が誘発されないよう不安や心理的負担の軽減に努める．

3) 慢性閉塞性肺疾患 (COPD：Chromic Obstructive Pulmonary Disease)

喫煙，その他有害物質を長期に吸入することで生じた肺の炎症疾患で，慢性気管支炎と肺気腫を合わせた病態を示す．慢性気管支炎は，有害物質により気管支に炎症が生じ，気道が細くなった状態で，肺気腫は炎症が肺胞に及び，肺胞の構造が壊れてガス交換が困難になる病態である．慢性の咳，痰，息切れなどの呼吸困難症状が現れ，労作時や呼吸器感染時に悪化，進行すると歩行，会話，更衣などの日常生活に支障をきたす．治療で最も重要なのは禁煙であり，ほかに在宅酸素療法，気管支拡張薬や吸入ステロイド薬などの薬物療法，呼吸リハビリテーションが行われる．

(1) 口腔に現れる特徴

気管支拡張薬や，ステロイド吸入薬の副作用により口腔乾燥や味覚異常が起こる場合もある．また，重度の歯周病患者では5年以内のCOPD発症率が3.5倍に上がることがわかっている．

(2) 歯科診療上の注意点

・軽度から中等度で症状が落ち着いている場合には歯科処置が可能である．
・呼吸困難が顕著な場合は診療を延期する．循環器疾患の合併に注意する．
・パルスオキシメータでSpO_2をモニタリングし，必要に応じ酸素を吸入させる．

(3) 歯科衛生士による観察・対応

・来院直後に呼吸が切迫している場合は，安定してから診療を開始する．
・患者が呼吸のしやすい体位で診療を行う．適宜深呼吸を促し，注水下の処置では

表Ⅱ-1-7 結核菌の感染と発病

感染しても発病なし	肺胞や肺リンパ節での免疫反応により発病せずに治癒
一次結核	免疫力低下，菌の増殖力が高いと発病
二次結核	感染時にいったん抑え込まれた結核菌が，数年後免疫力が低下した際に増殖，発病

(子島，深山，2011[1]より)

確実な吸引を心がけ，適宜休憩をとらせる．
・呼吸器感染症の重症化リスクが高いため，口腔衛生指導・管理が重要である．

4) 肺結核

結核菌が肺に感染した状態である (表Ⅱ-1-7)．結核菌は1～4μmの小さな桿菌で，飛沫により患者から排菌*されると空気中を浮遊する．汚染された空気を吸い込み，結核菌が肺に達することで感染する空気感染である．症状は，長引く咳，痰，血痰，胸痛，微熱，食欲不振，易疲労感，体重減少などである．

＊排菌
菌が咳や痰とともに空気中に吐き出される状態のことをいいます．

(1) 口腔に現れる特徴

結核菌が口腔内に感染すると，潰瘍を形成し，頸部リンパ節腫脹がみられる．

(2) 歯科診療上の注意点

排菌している患者の治療は中止あるいは必要最低限にとどめる．
排菌しておらず，定期的な検査をしていれば通常の歯科診療は可能である．

(3) 歯科衛生士による観察・対応

常にスタンダードプリコーション (標準予防策) を徹底する．N95マスクの使用が望ましい．

5) 睡眠時無呼吸症候群 (SAS：Sleep Apnea Syndrome)

7時間の睡眠中に10秒間以上の無 (低) 呼吸が30回以上，または，1時間に5回以上の無呼吸がある病態である．上気道の閉塞による閉塞型と，呼吸中枢の異常により呼吸と無呼吸を繰り返す中枢型に分けられる．閉塞型が多く，肥満，扁桃肥大，巨舌，鼻炎，鼻中隔彎曲，小顎症などが原因となる．中枢型は加齢，脳血管疾患，脳腫瘍，心不全，筋ジストロフィー，COPDなどを原疾患に発症する．症状はいびき，夜間の頻尿，日中の眠気や起床時の頭痛などで，作業効率の低下や居眠り運転などの原因にもなる．治療法としては減量による体重管理や，口腔内装置 (OA)*の使用，扁桃の摘出手術のほか，マスクを介して持続的に空気を送り込み気道を広げるCPAP*が主流である．

＊口腔内装置 (OA：Oral Appliance)
下顎を上顎より前方に出したまま固定するマウスピース型装置です．装着することにより，上気道を広く保ち，吸気・呼気の通りがよくなります．

＊CPAP：Continuous Positive Airway Pressure (持続陽圧呼吸療法)
鼻のマスクから，一定の陽圧で空気を送り込むことで気道を確保する方法です．吸気と呼気それぞれに圧力を変化させるBiPAPという方法もあります．

(1) 口腔に現れる特徴

口呼吸により上顎前突や歯間離開などの歯列不正や，口腔乾燥がみられる．

(2) 歯科診療上の注意点

・本症の治療には，内科，呼吸器科，耳鼻科などの複数の診療科の連携が必要であり，歯科もOAの作製で関与する．

(3) 歯科衛生士による観察・対応

・診療中に無呼吸になることもあるので，SPO$_2$をモニタリングし，適宜深呼吸を促す．また，診療中の呼吸状態から本症を疑い，診断につながることもある．
・口呼吸優位の場合，注水時に確実な吸引を心がけ適宜休憩をとる．

6. 腎・泌尿器疾患

1) 腎疾患

　腎臓は血液を濾過して尿を生成し，尿素窒素やクレアチニンなどの老廃物を排泄するとともに，体内の水分量やナトリウム，カリウムなど電解質，酸塩基平衡を一定に保つ．また赤血球の産生や血圧を調整するホルモンの分泌，ビタミンDの活性化にも関与する．腎疾患には糸球体腎炎，ネフローゼ症候群などの原発性と，糖尿病，高血圧，薬剤などが関与する二次性がある．さらに腎機能が30％以下に低下した状態を腎不全といい，倦怠感，食欲不振，嘔気，尿量減少，浮腫，呼吸困難，高血圧などの症状が現れる．食事や薬物療法で改善しない場合は，透析療法や腎移植が検討される．

(1) 口腔に現れる特徴

　貧血により歯肉の色が白く変わることがある．細胞性免疫低下による易感染性，血小板機能低下，毛細血管の脆弱化により出血傾向を示す．また，透析患者では味覚障害や口腔乾燥がみられるほか，透析アミロイドーシス*を合併すると，舌にアミロイドタンパクが付着することがある．

*透析アミロイドーシス
人工透析で除去しきれず残ったタンパク質がアミロイドタンパクとなり全身（特に骨や関節）に付着し，痛みや運動制限を引き起こします．舌に付着すると，舌が肥厚し（巨舌），側面に歯型がつくのが特徴です．

(2) 歯科診療上の注意点

・病状やクレアチニン値，原疾患や合併症など，担当医に対診し確認する．
・人工透析直後（6時間以内）は歯科治療を避ける．また，易感染性，出血傾向に対し注意を払う．腎毒性物質（アミノグリコシド系抗菌薬，NSAIDs，造影剤）は慎重に使用する．

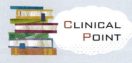

CLINICAL POINT　人工（腎）透析とは

　本来腎臓を介して排出される老廃物や水分を，腎臓の代わりに人工的に除去する治療法です．血液透析と腹膜透析があり約9割は血液透析です．血液透析は，透析膜（人工のフィルター）を介して，血液から余分な水分や老廃物を除去する方法で，治療は1日おきに週3～4日，1回約5時間かかります．透析療法は永続的に行う必要があり，患者さんは身体的・精神的負担だけでなく，時間的・社会的な制約を受けます．

(3) 歯科衛生士による観察・対応

- 通常は透析を受けない日に治療を行うように予約を調整する．全身状態や疲労度によっては治療の延期も検討する．
- 心血管系の合併症がみられる場合は，バイタルサインをモニタリングし，ストレス軽減に努める．
- 透析用シャントがある場合は，反対側の腕で血圧を測定する．
- 透析患者の約半数は原疾患に糖尿病があることが多く，透析中は食事時間や口腔清掃習慣も乱れやすいため，う蝕や歯周病の管理に注意する．

2）前立腺疾患・尿路感染症

前立腺肥大症は加齢により前立腺が肥大して尿道や膀胱を圧迫し，排尿障害（頻尿）や尿意切迫感が生じる．尿路感染症には腎盂腎炎，膀胱炎，尿道炎，前立腺炎などがある．細菌の感染により発症し下腹部の不快感，排尿痛，発熱などがみられる．

(1) 口腔に現れる特徴

特にない．

(2) 歯科診療上の注意点

血圧や血糖の数値，合併症の有無・種類を確認する．

(3) 歯科衛生士による観察・対応

診療前に排尿を促す，診療時間を短くするなど，頻尿や尿失禁に配慮する．

7. アレルギー・自己免疫疾患

本来なら生体から異物を除去するために働く免疫反応が，特定の抗原に対して過剰に反応することをアレルギーという．自分自身の正常な細胞や組織に対しても反応し攻撃を加える病態を自己免疫疾患といい，それにより全身の血管，皮膚，筋肉，関節などに炎症がみられるものを総称して膠原病という．

1）アレルギー（I型・IV型）(表Ⅱ-1-8)

抗原としては，ハウスダスト，ダニ，真菌，動物，花粉，卵，牛乳，小麦，果物，甲殻類，薬，ラテックス，金属など多岐にわたり，I型では短時間に浮腫，湿疹，かゆみ，重症化するとアナフィラキシーショック*を起こす．金属アレルギーを含むIV型は遅延型で，初期症状はないが，長期間，あるいは繰り返し曝されることで症状が現れる．治療にはステロイド薬，抗ヒスタミン薬をはじめとする抗アレルギー薬，ロイコトリエン受容体拮抗薬，β_2刺激薬，免疫抑制薬などが用いられる．

(1) 口腔に現れる特徴

使用するラバーダムシートなどの器具やアルコールなどの薬剤にアレルギー反応を起こすと，赤疹やかゆみが出現する．金属修復物によるアレルギーでは，修復物

＊アナフィラキシーショック

複数の臓器に，全身性のアレルギー症状が惹起され，生命に危機を与えることをいいます．
皮膚，呼吸器，循環器，消化器などに症状が現れ，呼吸困難や，急激な血圧低下により生命を脅かすこともあります．
緊急時はアドレナリンの投与が有効で，代表的な薬品にエピペン®があげられます．大腿外側広筋または上腕三角筋に自己注射することで，一時的に症状を緩和しショックを改善します．使用後は必ず医師の診察を受ける必要があります．

表Ⅱ-1-8 アレルギーの分類

型	抗体	名称	症状・疾患
Ⅰ型	IgE	アナフィラキシー型（即時型）	アトピー性皮膚炎，アレルギー性鼻炎，アレルギー性結膜炎，アレルギー性胃腸炎，気管支喘息，食物・薬物アレルギー，花粉症，蕁麻疹など
Ⅱ型	IgG IgM	組織障害型	溶血性貧血，血小板減少性紫斑病，白血球減少症，天疱瘡，類天疱瘡など
Ⅲ型	IgG IgM	免疫複合体型	関節リウマチ，全身性エリテマトーデス，血清病，糸球体腎炎，過敏性肺炎など
Ⅳ型	T細胞	細胞免疫型（遅延型）	接触性皮膚炎，移植拒絶反応，アトピー性肺炎，掌蹠膿疱症（金属アレルギー）など

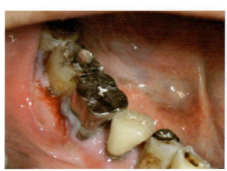
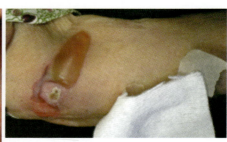

図Ⅱ-1-4 類天疱瘡患者の口腔内（左）と皮膚（右）

*掌蹠膿疱症
手掌（手のひら）や足底（足のうら）に膿疱が生じる原因不明の疾患です．

🔗 Link
歯科治療時の全身偶発症
『口腔外科学　歯科麻酔学』
p.288〜290

*交差反応
似ている抗原に対しても反応を起こすことをいいます．たとえば，キウイ・バナナ・メロンなどにアレルギーがある場合，グローブやラバーダムに使われるラテックスにも反応することがあります．

周囲の炎症やただれ，味覚異常，顔や全身に発疹が出現するほか，掌蹠膿疱症*を起こすこともある．治療に用いられる抗ヒスタミン薬の副作用には口腔乾燥がある．

(2) 歯科診療上の注意点

アレルギーの既往，抗原の種類について十分に問診し，抗原に曝露させないよう努める．金属修復物によるアレルギーが疑われる場合は，皮膚科に検査を依頼し，抗原と特定された際には，ほかの材料に置換するなどの処置が必要となる．

(3) 歯科衛生士による観察・対応

気管支喘息や花粉症などでは季節や気候の影響に配慮し予約を調整する．
鼻閉がある場合は呼吸のタイミングに配慮し，確実な吸引を心がける．
院内で情報を共有し，抗原への曝露を確実に防ぎ，交差反応*にも留意する．
アトピー性皮膚炎は発汗による症状悪化が懸念されるため，小児の治療など大量の発汗が予測される場合は着替えを持参してもらうとよい．

2）類天疱瘡・天疱瘡（Ⅱ型）

類天疱瘡（図Ⅱ-1-4），天疱瘡それぞれに発症機序は異なるが，どちらも自己免疫疾患で，表皮および粘膜上皮に紅斑・水疱・びらんなどを形成する．特に類天疱瘡は高齢者に好発し患者数は増加傾向にある．

(1) 口腔に現れる特徴

口腔粘膜に痛みを伴う水疱，びらんを形成する．口腔の症状から本症への罹患が

わかることも多い.

(2) 歯科診療上の注意点

・皮膚科担当医に対診を行い，全身症状の強い急性期の治療は避ける．また，口腔症状について必要に応じ担当医へ情報を提供する.

・外科処置などの前にはステロイドカバーが必要か確認する.

(3) 歯科衛生士による観察・対応

・軟毛ブラシや保湿剤などを用い，痛みの少ない口腔衛生管理の方法を指導する．また，必要に応じ通院間隔を短くして口腔内を清潔に保つ.

・身体介助の際には，着衣の上から弱圧で触れる．また，診療中はクッションやタオルなどで体位を調整し，痛みがないように配慮する.

3) 膠原病 (Ⅲ型) ※シェーグレン症候群以外

膠原病には，全身性エリテマトーデス (SLE)，関節リウマチ (RA)，全身性強皮症 (SSC)，多発性筋炎，皮膚筋炎，混合性結合組織病，シェーグレン症候群 (後述) などがある.

SLEは20～40代の女性に多く，遺伝的要因を背景に感染，ホルモン，紫外線，薬物などの環境因子が関与し発症する．全身性の炎症が特徴で，発熱，倦怠感，関節痛などの症状が先行し，全身の皮膚症状，タンパク尿，中枢神経症状，心外膜炎，胸膜炎，溶血性貧血，リンパ節腫脹などが出現する．NSAIDsとステロイド薬，免疫抑制薬による薬物療法を行う．症状は寛解と増悪を繰り返す.

RAは過剰に産生される炎症性サイトカインにより関節組織の破壊が生じ，関節骨膜に炎症が及ぶ病態で，30～50代の女性に好発する．朝のこわばりを特徴とし，疼痛，発赤，腫脹，熱感，運動制限などの局所症状，微熱，倦怠感，体重減少などの全身症状が現れる．症状は身体的・精神的ストレスにより増悪し，進行すると関節の変形や拘縮がみられる．NSAIDs，抗リウマチ薬，ステロイド薬，TNF阻害薬，IL-6受容体阻害薬などによる薬物療法，外科療法，運動機能療法などを行う.

(1) 口腔に現れる特徴

SLEでは，無痛性の潰瘍や口内炎が出現する場合がある．RAやSSCでは顎関節症状として，開口時の痛みや関節雑音，開咬，開口障害などがみられる.

(2) 歯科診療上の注意点

・担当医に対診し，全身症状の強い急性期の治療は避ける．また，侵襲性の高い処置の際はBP製剤服用の有無や，ステロイドカバーの必要性を確認する.

・免疫抑制薬を服用している場合は，易感染性，創傷治癒不全に注意する.

(3) 歯科衛生士による観察・対応

・関節の痛みや拘縮による可動域の制限に配慮する．特に頸部に病変がある場合は頸椎脱臼を起こしやすいため，クッションなどで安定を図る.

・開口障害がある場合は，開口量や治療時間に配慮する.

・手指の拘縮により歯ブラシの把持や歯磨剤の開栓が困難な場合は，歯ブラシ把持

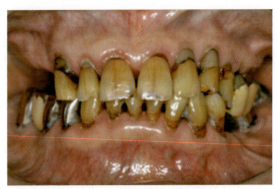
図Ⅱ-1-5　シェーグレン症候群による口腔乾燥

部の形態や，ポンプ式の歯磨剤など操作しやすい方法を提案・指導する．

4）シェーグレン症候群

　涙腺や唾液腺を中心に慢性の炎症症状を起こす全身性の自己免疫疾患であり，40〜60代の女性に好発する．原発性と，SLEやRAなどに合併して発症する二次性があり，原発性は腺型と腺外型に分けられる．腺型は眼の乾燥・充血，口腔乾燥が特徴であり，腺外型では，関節，甲状腺，呼吸器，心臓，肝臓，消化器，腎臓，皮膚などにも症状が現れ，なかには悪性リンパ腫や原発性マクログロブリン血症を合併する場合もある．ステロイド薬や免疫抑制薬による薬物療法のほかに，人工涙液，洗眼剤，保護用眼鏡，人工唾液，洗口剤などによる対症療法が用いられる．

(1) 口腔に現れる特徴

　著しい口腔乾燥が特徴で，う蝕・歯周病に罹りやすくなる（図Ⅱ-1-5）．粘膜保護作用の低下により灼熱感や粘膜痛を訴える．口腔症状から本症候群への罹患に気づくことも多い．また，食塊形成や嚥下に影響を及ぼすことがある．

(2) 歯科診療上の注意点

・服用薬による易感染性，創傷治癒不全などがみられる．
・医科と連携し，唾液分泌促進薬（塩酸セベメリンやアネトールトリチオン）を用いることもある．

(3) 歯科衛生士による観察・対応

・積極的にう蝕や歯周病の治療や予防，口腔衛生指導を行う．
・軟毛の歯ブラシや保湿剤を用い，擦過傷や口内炎，乾燥に配慮する．
・唾液腺マッサージや，味覚刺激による唾液分泌促進，保湿剤の使用方法について指導する．

8. 感染症

1) ウイルス性肝炎

　肝炎ウイルスに感染し，肝臓が炎症を起こした状態である．A，B，C，D，E型などがあり，感染経路や症状の経過が異なる．A型とE型は食物を介して感染し，急性症状を経て自然治癒する場合が多い．一方で，B型とC型は血液などの体液感染でヒト，または注射針などの医療機器を介して感染する．症状は倦怠感，食欲不振，発熱，黄疸などである．B型は免疫能の正常な成人では急性化した後，治癒することがほとんどだが，母子感染や免疫能が低下している場合は感染が持続（キャリア化）して慢性肝炎へ移行する．現在は抗HB抗体グロブリン・HBワクチンの接種により，感染予防が可能となった．C型は成人で感染すると，無症状のまま経過し慢性化して肝硬変，肝がんに移行することが多い．B型より感染力は弱いが，有効なワクチンはない．2014年にかけインターフェロン療法が普及したが，現在は副作用の少ない直接作用型抗ウイルス薬によるインターフェロンフリー療法が主流となり，高い治療効果が認められている．

(1) 口腔に現れる特徴

　出血しやすくなる．C型肝炎患者では扁平苔癬*を合併することが多く，感染に気づくきっかけにもなる．

(2) 歯科診療上の注意点

・担当医に対診し，全身状態，合併症の有無，ウイルス量などを確認する．
・確実にスタンダードプリコーションを実施し，院内感染を予防する．針刺し事故などが起きた場合の対応方法も確認しておく．
・肝機能の低下が著しい場合は，抗菌薬などの薬物の投与量を調整する．
・外科などの観血処置では止血を確実に行う．

(3) 歯科衛生士による観察・対応

・高圧蒸気滅菌，次亜塩素酸ナトリウムまたは2％グルタラール，フタラールで消毒を行う．消毒用エタノールは血液中のタンパクを凝固させ浸透しない可能性があり第一選択ではない．PPE*（個人用防護具）を着用する．超音波洗浄機などで一次洗浄を行う．なお，注射針のリキャップは原則として行わない．

2) HIV : Human Immunodeficiency Virus・AIDS : Aquired Immunodeficiency Syndrome

　HIV（ヒト免疫不全ウイルス）は免疫細胞の司令塔であるCD4陽性リンパ球（ヘルパーT細胞）に感染し，これを徐々に破壊する．未治療では急性感染期，10年前後の無症候期を経て，日和見感染症や悪性腫瘍など多様の症状を現すAIDS（後天性免疫不全症候群）を発症する（後述のように死亡率は減少している）．わが国のHIV感染者は増加を続けているが，早期からの多剤併用療法によりAIDSの発症を予防または遅延させることが可能になり，生命予後は向上している．HIVは感染

Link

口腔扁平苔癬
『口腔外科学・歯科麻酔学』
p.58

＊扁平苔癬
へんぺいたいせん

炎症性の病変で口腔領域では，舌や頬粘膜に好発します．左右対称の白いレース模様の病変が特徴で，赤くただれて痛みを伴う場合もあります．前がん病変ともいわれています．また，扁平苔癬患者の8割近くは肝臓の疾患を合併しており，C型肝炎との関連も明らかになってきています．

Link

PPE : Personal Preventive Equipment
p.247

1章　主な全身疾患とその対応

者の血液，精液，腟分泌液，母乳に含まれ，感染した血液への接触，性行為，母子感染が感染経路となる．唾液や涙液に含まれるウイルスは微量であり感染源とはならない．

(1) 口腔に現れる特徴

多様な症状が出現するが，口腔カンジダ症，口腔乾燥，口内炎は初期症状として多くみられ，HIV ウイルスの感染に気づくきっかけにもなる．CD4陽性リンパ球が減少すると，毛様白板症，帯状疱疹，潰瘍性歯肉炎，カポジ肉腫などを発症する．

(2) 歯科診療上の注意点

・定期的に担当医に対診し，血液データ (CD4陽性リンパ球，HIV RNA量) から免疫状態および感染力を把握する．CD4陽性リンパ球が500/mm³以上あれば通常の歯科治療は可能であり，また HIV RNA が20コピー/mL未満であれば，感染力はほぼないといえる．

・管理された無症候期では，今後の経過に備え積極的に歯科治療を行う．

・AIDS発症後は易感染性に留意し，病状によっては専門機関へ紹介する．

(3) 歯科衛生士による観察・対応

・スタンダードプリコーションを徹底する．滅菌消毒方法はB型肝炎に準ずる．

・人権的問題や健康上の不安からメンタルヘルスの不調がみられる場合がある．プライバシー保護に十分に留意し，不安軽減とラポール形成に努める．

・無症候期は積極的に歯周病治療や指導を行い，安定した口腔内を維持する．

・全身・口腔症状から免疫力低下が疑われる際は，速やかに歯科医師に伝える．

3) カンジダ症

> **＊間擦部**
> 皮膚が互いにこすれて摩擦を受ける部位 (頸部，腋，肘，膝，陰部など) のことをいいます．

真菌の *Candida albicans* による感染症で，口腔粘膜のほかに間擦部＊，爪上皮などに好発する．カンジダ菌は口腔内の常在菌の一種であり，悪性腫瘍，血液疾患，糖尿病などによる免疫力低下，唾液減少，抗菌薬やステロイド薬の長期投与などにより口腔内微生物叢の均衡が崩れることで発症する．

(1) 口腔に現れる特徴

頬粘膜や舌，義歯床が接する口蓋などに好発し，口腔衛生状態の不良が局所的なリスク因子となる．偽膜性カンジダ症は白色の点状の白苔が帯状に粘膜に付着するが，ガーゼ等で拭い剥離できる．萎縮性，紅斑性カンジダ症は舌乳頭の萎縮や粘膜の紅斑が特徴でひりひりした痛みを伴うこともある．ほかにも，粘膜上皮が肥厚し角化する肥厚性カンジダ症，口角部・亀裂部に発生するカンジダ性口角炎がある (図Ⅱ-1-6).

(2) 歯科診療上の注意点

・簡易培養検査(図Ⅱ-1-7)などを用いて感染状況を明らかにし，抗真菌薬を投与する．

(3) 歯科衛生士による観察・対応

・接触痛や炎症を認める場合は，ワセリンや保湿剤で保護する．

・義歯性カンジダ症の場合は，口腔衛生指導に加えて，義歯の使用法や清掃方法を

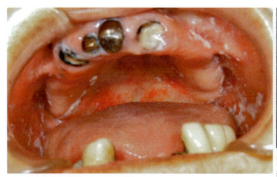
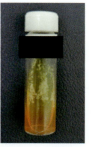

図Ⅱ-1-6　口腔カンジダ症の口腔内
図Ⅱ-1-7　簡易培養検査

指導し，抗真菌薬を口腔内に塗布する場合にはその方法も指導する．
・再発することが多いので，治癒後も観察と口腔衛生管理を徹底する．

4）新型コロナウイルス感染症，COVID-19

　SARS-CoV-2（ウイルス）による感染症で，2019年に中国武漢市で発見され，急速に全世界へ感染拡大した．2020年にはWHO（世界保健機構）がパンデミック（世界的流行）を表明し，わが国では2類相当感染症（感染症分類）として政府中心に対策が進められた．2022年5月に5類感染症に移行されたが，完全な収束には至っていない．これまでに国内では3380万人余りが罹患し，約11万人が死亡している．

　感染から1〜7日程度の潜伏期間を経て発症し，発症前2日から発症後7〜10日はウイルスを排出する．発熱，倦怠感，咽頭痛などのかぜ症状に続き，咳や痰，胸痛，肺炎などの呼吸器症状が出現するのが特徴で，幼児，高齢者，妊婦，重度の肥満，免疫抑制状態，呼吸器疾患をはじめとする慢性の全身疾患を有する場合は重症化し，致死的となることがある．また，罹患後症状（後遺症）として咳や息切れなどの呼吸器症状，倦怠感，関節痛などの全身症状，記憶障害，抑うつなどの精神・神経症状，嗅覚・味覚の減退，腹痛，動悸など多様な症状が報告されている．感染経路には，エアロゾル感染，飛沫感染，接触感染があげられ，集団発生（クラスター）の予防策として，"3つの密（密閉・密集・密接）"を避けるよう提唱された．治療には抗ウイルス薬，中和抗体薬，抗炎症薬が用いられるほか，対症療法などが行われる．

> **＊3つの密**
> 新型コロナウイルスの集団発生（クラスター）を防ぐため，首相官邸，厚生労働省が掲げた標語です．
> ①換気の悪い密閉空間
> ②多数が集まる密集場所
> ③間近で会話や発声をする密接場面

（1）口腔にあらわれる特徴

　感染初期から罹患後（後遺症）に味覚・嗅覚障害が出現することがあるが，1か月以内に消失する場合が多い．また，一時的な免疫力の低下により，歯周病や根尖病巣など，慢性炎症の悪化や，舌炎，口内炎などの粘膜症状が出現することがある．

（2）歯科診療上の注意点

・発熱等の症状や，感染者との接触歴より，感染が疑われる場合は診療を延期する．

- スタンダードプリコーションを徹底し，マスクやフェイスシールドなどのPPEを適切に装着する．
- エアタービンなどの切削器具，超音波スケーラーを使用する際は，口腔外バキュームを適切に使用し，注水量を必要最小限に調整し，飛沫やエアロゾルの飛散を最小限に抑える．
- 清拭には70～95％のアルコールまたは0.05％次亜塩素酸ナトリウム水溶液，有効塩素濃度80ppm（ジクロロイソシアヌル酸ナトリウム：100ppm以上）の次亜塩素酸水などを用いる．
- 急な味覚の消失を訴える患者で，全身的，精神的要因がない場合は，感染している可能性も考えられるため注意が必要である．

(3) 歯科衛生士による観察・対応

- 感染する・させないために常にマスクとグローブを装着する．
  地域における流行の動向を確認し，特に流行期には体調や感染者との接触状況などを確認し，必要に応じ検温を実施する．
- 重症化リスクの高い患者については，歯科医師と相談し流行期の通院回数を検討する．
- 現時点では発症後5日間の外出自粛が推奨されているが，7～10日程度ウイルス

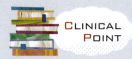

エアロゾル感染と空気感染

くしゃみや咳嗽によって排出されるしぶきには，飛沫（5μm以上）とエアロゾル（5μm以下）があります．飛沫は1～2mで落下しますが，エアロゾルは粒子が細かいため一定時間空気中を漂います．

エアロゾルの水分が蒸発した状態を飛沫核といい，さらに軽いため，長時間，広範囲に浮遊し強い感染力を発揮します．この飛沫核による感染を空気感染といい，代表的な感染症に結核，麻疹，水痘があげられます．一方で，新型コロナウィルスは乾燥に伴い感染力を失いますが，換気の悪い密閉された空間では，3時間程度エアロゾル内に生存し空気中に浮遊して感染力を維持することがわかっています．

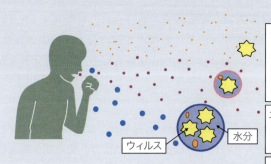

空気感染：水分が蒸発した飛沫核（飛沫の残留）0.1～1μm程度で軽い．通常のウィルスは乾燥に弱く死滅するが，結核菌や麻疹などは飛沫核の状態で空気中を漂い続け感染力を発揮する

エアロゾル感染：5μm未満のマイクロ飛沫．水分も少なく軽い．新型コロナウィルスは，密閉空間で3時間程度浮遊し，感染力を維持する

飛沫感染：5μm以上の飛沫．水分量多く重たい為1～2メートルで落下する

が残ることや後遺症の可能性を考慮し，余裕をもって予約をとる．
・待合室などに患者が密集しないように考慮し，手指のアルコール消毒やマスク着用を推奨する．
・治療前後の含嗽を推奨する．ポビドンヨードやCPC（塩化セチルピリジウム）はウイルスの不活化に効果的である．
・常時または定期的に診療室の換気を行う．対角線上の窓やドアを2箇所以上開けることができない場合は，サーキュレーターや空気清浄機等を用いて外気を循環させる．
・ドアノブや筆記用具など不特定多数が触れる箇所も定期的に清拭を行う．
・罹患後症状（後遺症）による呼吸器症状を訴える患者では，SpO_2をモニタリングし，患者の状態に気を配る．

5）インフルエンザ

インフルエンザウイルス（A，B，C型）による感染症で，感染経路は主に飛沫感染および接触感染である．A型，B型は12月〜3月にかけて季節性に流行する．感染から1〜3日程度の潜伏期間を置いて発症し，発症前1日から発症後5日程度は感染力をもつ．38度以上の発熱や頭痛，関節痛や倦怠感が初発し，咳，鼻汁などの上気道症状が続く．通常は1週間程度で軽快するが，いわゆる"かぜ"より重症化しやすく，幼児，高齢者，妊婦，重度の肥満，慢性の全身疾患を有する場合は合併症に注意が必要である．ワクチン摂取が推奨され，治療には抗ウイルス薬，抗炎症薬などが用いられる．

一方で新型インフルエンザは新たに人から人へ伝搬する能力をもったウイルスによるインフルエンザの総称であり，人類が免疫を獲得していないため，急速にまん延し，国民の生命と健康に重大な影響を与えるおそれがある．その病原性により毒性や感染力は異なり，これまでに流行したスペインインフルエンザH1N1型や香港インフルエンザH3N2型などは弱毒性で症状や重症度も季節性インフルエンザに類似する．しかし2004年に発生した鳥インフルエンザ（H5N1）は強毒性で鳥か

表Ⅱ-1-9　新型コロナウイルスおよびインフルエンザの分類と対応

2類		鳥インフルエンザ（H5N1・H7N9）	発生動向の把握・発表，医療体制の整備，患者対応，感染対策，ワクチン接種などの対応に全て政府（行政）が強く関与し，感染症法に基づいて一律な対応を国民に要請する．
新型インフルエンザ等感染症			
（感染力や重篤性に応じ，政令により等級は変化する．）	2類相当	新型コロナウイルス（令和5年5月7日まで）	
5類		季節性インフルエンザ新型コロナウイルス（令和5年5月8日〜）	政府は関与せず（推奨程度），感染対策等の対応は個人，事業者の選択が尊重される．

感染症法による分類から抜粋

ら人への感染が確認されており，今後新型インフルエンザに変異し猛威を振るう可能性が危惧されている．

(1) 口腔内に現れる特徴
一時的な免疫力の低下により，歯周病や根尖病巣など慢性炎症の悪化や，舌炎，口内炎などの粘膜症状が出現することがある．

(2) 歯科診療上の注意事項
- 感染の疑いがある患者は診療を控える．
- 感染予防については新型コロナウイルスに準ずる．
- 新型インフルエンザに関しては，公的機関の要請に応じた対応を行う．

(3) 歯科衛生士による対応
- 感染予防，環境整備については新型コロナウイルスに準ずる．
- 発症後5日程度ウイルスが残ることを考慮して，予約をとる．

9. 神経系疾患

1) 脳血管疾患

脳血管の閉塞または破綻により，麻痺や言語障害が生じる疾患で脳卒中ともいう．脳梗塞，脳出血，くも膜下出血に分けられ，脳梗塞が約7割を占める．脳梗塞は，脳の血管が動脈硬化や塞栓により閉塞・虚血状態になり，脳の一部が壊死する．**アテローム血栓性脳梗塞**は糖尿病や高脂血症の患者に多く，脳の主幹動脈にアテロームが付着し狭窄・閉塞して発症する*．ラクナ梗塞は脳の穿通枝（細い血管）の閉塞による小梗塞で，高血圧も一因となる．心原性脳塞栓症は心房細動や心筋梗塞患者に多く，心臓で形成された血栓が頸動脈を通じて運ばれ，脳の血管を閉塞する．梗塞部位により，片麻痺，意識・認知障害，失語など多彩な症状が出現する．

脳出血は，脳の血管が破綻し脳実質内へ出血するもので，高血圧によるものが約6～7割を占める．症状は麻痺・感覚障害，強い頭痛，嘔気などである．

くも膜下出血の多くは，脳動脈瘤が破綻して，脳表面を包むくも膜下に出血することで発症する．急激に発症し，激烈な頭痛・嘔気・嘔吐・意識消失が起こる（図Ⅱ-1-8）．

* アテローム硬化＝粥状硬化（じゅくじょうこうか）とは
血管内壁に脂肪や脂肪酸，コレステロールなどがドロドロの粥状になって沈着し，やがて硬化・線維化することをいいます．

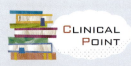

CLINICAL POINT　高次脳機能障害

脳血管疾患や交通事故などの外傷によって生じる認知障害や行動障害の総称です．記憶，注意，遂行機能，社会的行動，言葉の理解などが障害され，失語，失認，半側空間無視，病識欠落などの多彩な症状が現れます．診療や口腔衛生管理でさまざまな配慮が求められます．

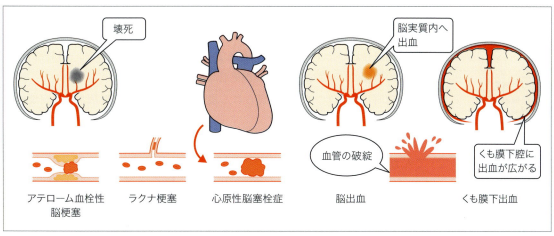

図Ⅱ-1-8　脳血管疾患の種類

(1) 口腔に現れる特徴

仮性球麻痺，球麻痺，顔面神経麻痺，舌下神経麻痺，迷走神経麻痺*などにより，摂食・嚥下障害，発声・構音障害などが現れる．麻痺側には食渣が残留しやすい．また，運動に制限がある場合は歯ブラシの操作など口腔衛生管理が困難になり，う蝕や歯周病のリスクが上がる．抗血栓薬を服用している場合は易出血性を示す．

(2) 歯科診療上の注意点

・担当医に対診し，病状，服薬内容，後遺症などを確認する．
・急性期の歯科処置は禁忌である．また，再発を防ぐため，バイタルサインをモニタリングし，血圧を一定に保つように配慮する．
・観血処置時の止血に留意する．
・必要に応じ摂食専門医による摂食嚥下機能の評価・指導を行う．

(3) 歯科衛生士による観察・対応

・運動機能障害に対し，移動やユニット移乗時に見守りや介助を行う．
・理解や記憶障害，失語などがある場合は，コミュニケーション方法に配慮する．

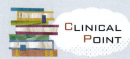

脳梗塞のFAST（気づきやすい臨床症状と対応）

F：Face（顔面）一方の顔面が動かない
A：Arm（腕）上肢を前方に出したとき，片側の上肢が動かないか，反対側と比べ下方に偏位する
S：Speech（会話）不明瞭な発音，単語の間違い，話せない
T：Time to act fast ただちに対応

どれか1つでも当てはまる場合は，脳梗塞の可能性が高いので，速やかに救急搬送します．

*クローズドクエスチョン
「はい」「いいえ」で答えられる設問のことをいいます.

*カーテン徴候
迷走神経麻痺*(p.341)があり咽頭収縮筋が障害されている場合,口を開けて発声した際に,咽頭後壁と口蓋垂が健側に引かれる現象で,カーテンを引いたような動きに似ています.

- 必要に応じ筆談や絵,クローズドクエスチョン*を用いる.
- 誤嚥性肺炎を予防するために唾液および注水時の吸引を徹底する.
- 運動機能に合わせた用具の選択や清掃方法,口腔周囲のマッサージや口腔機能訓練など,積極的に口腔衛生・口腔機能管理を行う.
- 開口発声時にカーテン徴候*が見られる場合は,迷走神経に麻痺がある可能性を考える.

2) てんかん

大脳の神経細胞の電気的な活動が,突然過剰な興奮により乱れ,さまざまな症状を示す病態である.人口100人中1人と高い有病率を示し,乳幼児から高齢者のいずれの年齢でも発症する.脳の形態異常や脳外傷,脳炎,脳腫瘍,脳血管疾患などが原因となるほか,突発性の発作もある.焦点発作と全般発作に分けられ,症状は多様である.5分以上続く発作を重積発作といい,30分以上では後遺症が残りやすい.カルバマゼピン,バルプロ酸ナトリウム,フェニトインなどの抗てんかん薬による薬物療法や手術療法が適応となる.

(1) 口腔に現れる特徴

フェニトイン(アレビアチン®,ヒダントール®)の長期服用で歯肉増殖がみられる.発作時の転倒や誤咬により前歯・口唇の外傷,口内炎を呈することがある.

(2) 歯科診療上の注意点

- 発作の種類とコントロール状況,服薬内容などを主治医に対診し確認する.
- 当日の服薬状況を確認する.診療中の発作に備え,抗痙攣薬(抗てんかん薬)などを持参してもらう.
- 重度の歯肉増殖では,投薬の変更について主治医と検討する必要も出てくる.

(3) 歯科衛生士による観察・対応

- 発作の好発時間帯,誘因,前兆,種類や対応法を把握しておく.光や音に起因する場合は診療環境やライティングの角度などに配慮する.また寝不足や疲労などにより発作が誘発されることがあるので,当日の体調を確認する.
- 発作時は,ただちに診療を中断し,ユニットからの転落,器具や材料の誤飲誤嚥

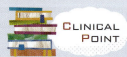

CLINICAL POINT　発作の種類

全身の痙攣(間代発作)や,硬直(強直発作)で意識を失うなどの大発作だけでなく,ボーっと動きが止まる(欠神発作)や1秒程度の筋の収縮によりピクッとする(ミオクロニー発作)など小さな発作もあります.注視していないと見逃してしまうほどですが,大発作の前兆となることもあるため,普段と違う様子に気づいたときは,診療を中断して様子をみましょう.

に注意する．回復位をとり，発作開始時刻および経過を記録する．

・歯肉増殖を予防・改善するため通院間隔を短く設定し，歯周病治療および口腔衛生指導・管理を徹底する．

3) 認知症

　正常に発達した認知機能に対し，記憶・判断力などの後天的な障害が生じ，日常生活に支障をきたす疾患で，2025年には65歳以上の5人に1人が罹患するともいわれている．アルツハイマー型認知症，血管性認知症，レビー小体型認知症，前頭側頭葉変性症があり，アルツハイマー型が7割近くを占める．

　多くの病型で必ず現れる症状を中核症状といい，全般性注意，遂行（実行）機能，記憶，見当識，視空間認知の障害，失語，失行，社会的認知の障害などがあげられる．さらに身体・心理・環境的要因により周辺症状（BPSD）*が出現することもある．アルツハイマー型認知症は，物忘れや記銘力障害からはじまり，失語や遂行機能障害，視空間認知障害，さらにはBPSDが現れ人格変化へと緩徐に進行する．脳血管性認知症の多くは多発性脳梗塞などの脳血管疾患の進行とともに段階的に進行する．レビー小体型認知症は，認知機能障害は潜在的であるが，先行してパーキンソン症状やレム睡眠行動異常，自律神経症状などが出現し，歩行や嚥下機能に影響を及ぼす．BPSDも早期からみられる．前頭側頭葉変性症は，初期の段階から脱抑制，非社会的行動，常同行動，食行動異常などのBPSDが現れるのが特徴である．

(1) 口腔に現れる特徴

　口腔衛生管理が困難になり，歯周病やう蝕，カンジダ症などの感染症が悪化しやすい．摂食嚥下障害を合併することが多く，進行すると原始反射*が現れる．アルツハイマー型や前頭側頭葉型変性症では先行期や準備期に，レビー小体型では咽頭期に障害が出現しやすい．また，脳血管性認知症では麻痺がみられる場合もある．

(2) 歯科診療上の注意点

・病型，発症時期，原疾患，服薬内容などについて担当医から情報を得る．

・初期の段階では，病状の進行に備えて積極的に歯科治療を行うが，中期以降では症状に合わせて診療内容を検討し，口腔衛生管理に移行する場合もある．

・定期的に摂食嚥下機能の評価・指導を行い，必要に応じ専門機関を紹介する．

(3) 歯科衛生士による観察・対応

・通院期間中に発症し，申し出がない場合もある．言動，行動，服装，口腔衛生状態などから異変に気づいた際は，担当医やケアマネジャー，家族に確認する．

・どの病期においても人格を尊重して対応する．決して否定せず傾聴や見守りを続ける．会話時は正面から視線を合わせ，内容は簡潔にゆっくり伝える．

・安全のため身体を抑制する場合は，十分な説明を行い，肩，手首，膝などの関節を把持し，頸部・胸部・腹部は避ける．服や布団の上などから行うほうがよい．

・複数人で対応し，詳細な記録を残す．情報提供は本人と第三者へ文書で行う．

・口腔清掃の自立度を評価したうえで，口腔衛生指導の対象者，清掃用具の選択，

＊周辺症状（BPSD：Behavioral and Psychological Symptoms of Dementia）

焦燥性興奮，攻撃性，脱抑制などの行動面の症状と，不安，うつ，幻覚，妄想などの心理症状があります．

＊原始反射

乳幼児が特有の刺激に対して示す，中枢神経系によって引きこされる反射です．通常は前頭葉の発達とともに衰退していきますが，認知症などで前頭葉が障害されると再び出現します．口腔領域では，探索反射，吸啜反射，咬反射がみられます．

🔗 Link

身体拘束の要件
p.226

1章 主な全身疾患とその対応

介助方法，口腔衛生管理の介入頻度などを検討する．機能の評価には"認知症高齢者の日常生活自立度""FAST""BDR指標"などを用いる．

・口腔衛生管理に対する拒否が強い場合は，拒否の原因や生活背景，介助者の技術や心理的負担に配慮し，実施可能な解決策を提案する

・急増している認知症患者の支援では，歯科衛生士が，口腔健康管理の中核的存在として多職種連携を図ることが期待される．

4) パーキンソン病*

脳黒質のドパミン*神経が徐々に変性脱落する結果，随意運動を調整する大脳基底核系におけるドパミン欠乏が起こり錐体外路系の障害が発生する進行性の疾病である．発症は50〜60代の女性に多く，高齢化により患者数は増加傾向にある．3大症状として，動作が緩慢になる無動（寡動），手・足・顎などが震える安静時振戦，筋肉が固くなる筋固縮があげられ，進行すると姿勢を保てずに転倒しやすくなる姿勢反射障害などが出現する．運動性症状のほかにも意欲の低下，認知機能障害，幻視，幻覚，妄想などの非運動性症状，睡眠障害，自律神経障害，嗅覚の低下，痛みやしびれ，浮腫などのさまざまな症状が出現する．薬物療法や手術療法が行われる．

(1) 口腔に現れる特徴

小声，流涎，仮面様顔貌を呈す．L-dopa（ドパミン補充薬）の副作用によりオーラルジスキネジア（口をもぐもぐさせる，舌を左右に動かすなど自分の意志では止めることができない不自然で不規則な動き）が現れることがある．摂食嚥下障害を合併する場合が多く，先行期から食道期すべての過程に出現する．また，活動性や意欲の低下により口腔衛生状態が不良になりやすい．

(2) 歯科診療上の注意点

・病状や服薬情報について主治医に対診する．

・L-dopaの服用直後や薬効が低下する時間帯に出現する運動性，感覚性の不快症状（wearing-offやon-off現象）に注意する．ジストニア，筋の突っ張り感，しびれや痛み，息苦しさなどが現れ，不安感や焦燥感を訴える場合もある．

・モノアミン酸化酵素阻害薬（MAOI）を服用中の患者にはアドレナリンを含まない麻酔薬の選択が望ましい．

・定期的に摂食嚥下機能の評価・指導を行い，必要に応じ専門機関を紹介する．

(3) 歯科衛生士による観察・対応

・振戦，すくみ現象*，突進歩行*などによる転倒に注意し，必要に応じ介助する．患者が焦らないように診療時間に余裕をもち，心理面への配慮も心がける．

・歯科ユニットの操作や体位変換はゆっくり行い，起立性低血圧に注意する．

・顎や舌の不随意運動がみられる場合は，徒手または開口器等を用いて顎の安定を図る他，切削器具による損傷を防ぐため，舌を確実に圧排する．

・注水下の診療では，誤嚥しにくい体位に調整し確実な吸引を心がける．

＊パーキンソン病とパーキンソン症候群
ほかの基礎疾患や薬物によってパーキンソン病に似た症状を示すものをパーキンソン症候群といい判別が重要です．原因には薬剤性，脳血管性，頭部外傷，正常圧水頭症，進行変性疾患などがあります

＊ドパミン
ノルアドレナリン，アドレナリンの前駆体であり，運動やホルモンの調整，幸福感，意欲，学習などに関与する神経伝達物質です．
パーキンソン病の治療には，不足するドパミンを補充する薬剤としてL-dopa，MAOI（モノアミン酸化酵素阻害薬）などが用いられます．

＊すくみ現象
突然歩行が止まってしまう現象です

＊突進歩行
徐々に姿勢が前のめりになりペースが速くなります．

・清掃不良により誤嚥性肺炎のリスクも高いため，通院間隔を短く調整し口腔衛生管理を徹底する．服薬時刻や疲労に配慮し，セルフケアは食後に限らず症状の軽減した時間帯に実施する．

5) 神経難病

　脳や神経が障害される難病には，筋萎縮性側索硬化症（ALS），脊髄性筋萎縮症，脊髄小脳変性症，多系統萎縮症，多発性硬化症，重症筋無力症（MG），パーキンソン病，進行性核上性麻痺などがあげられる．これらの多くは慢性かつ進行性の病態を呈し，人工呼吸器を使用することもあり，身体機能やコミュニケーション機能が徐々に障害される．

(1) 口腔に現れる特徴

　口腔衛生管理が困難になり，う蝕・歯周病に罹患しやすい．オーラルジスキネジアやブラキシズムにより咬耗や動揺，義歯の不具合が生じる．口腔周囲筋の筋力低下や拘縮により歯列不正，開閉口障害，顎関節脱臼などが起き，摂食嚥下機能，呼吸機能が低下する．口呼吸や人工呼吸により口腔が乾燥しやすい．

(2) 歯科診療上の注意点

・担当医に対診し，病状や合併症，服薬内容を把握する．
・早期から摂食嚥下機能を評価し指導する．必要に応じ専門機関を紹介する．
・疾患の進行を考慮した治療計画を立てる．

(3) 歯科衛生士による観察・対応

・誤嚥性肺炎や人工呼吸器関連肺炎（VAP）予防のため，誤嚥しにくい体位に配慮し，確実に吸引する．
・電動歯ブラシの使用，肘をついて歯ブラシの安定を図るなど，機能に合わせた創意工夫が求められる．介助の必要性を評価し家族や介護職と連携する．

10. 精神疾患

1) 不安障害

　分離不安障害，選択制緘黙（かんもく，ある場面になると話さなくなること），現局性恐怖症，社会不安障害，パニック障害，広場恐怖，全般性不安障害があげられ，心配や不安が著しく昂じた状態と，それによって現れるさまざまな症状の総称である．ストレスなどの心理的要因だけでなく，心臓，呼吸器，内分泌の疾患や，服薬，服薬中止などによる全身状態の変化も発症の原因となり得る．現在の生活や将来が不安でたまらない，特定の場所に行けない，物に触れないなどの症状が現れ，日常生活に支障をきたす．パニック障害では，突然襲われる不安により，動機やめまい，窒息感，発汗などの身体の反応を伴う発作を起こす．

(1) 口腔に現れる特徴

　交感神経の緊張や服薬の影響で口腔が乾燥する．口腔への関心の低下や通院困難

＊心身症
心身症は身体疾患の発症や過程にストレスなどの心理・社会的因子が大きく関与し，潰瘍や炎症などの器質的・機能的障害を認める病態で，精神疾患ではありません．代表的な疾患には，胃十二指腸潰瘍，過敏性大腸炎，気管支喘息，アトピー性皮膚炎，高血圧，不整脈などがあり，乳児から高齢者まで幅広い年齢層で罹患します．身体症状に対する治療と，病因に対してカウンセリングや薬物療法などの心理療法を併せて行います．

な事情により，歯科疾患が悪化し，口腔衛生が不良になりやすい．反対に強迫観念から過剰に歯を磨き，WSD（楔状欠損）や知覚過敏の症状が現れることもある．

(2) 歯科診療上の注意点
・医療面接や担当医への対診から病状や心理状態，服薬情報等を把握する．
・医療不信や，ドクターショッピング（複数の医療機関を受診すること）などがみられるため，インフォームドコンセントを徹底し，詳細な記録を残す．

(3) 歯科衛生士による観察・対応
・ロジャースの3原則を用い，ラポール形成に努める．
・治療のストレスにより，症状や発作が出現することがあるため，不安や恐怖心が強い患者には，その軽減に努め，侵襲の少ない処置から段階的に進める．
・常に一貫した説明・対応を行う．担当制がよい場合もある．
・過剰な指導は行わず，負担が少なく実施可能な範囲から進める．

2) 抑うつ性障害・双極性障害

　興味や感情，自身の喪失，過剰な自責感，不安や焦燥感など，気分が激しく落ち込んだ状態を抑うつ（うつ）といい，これらの抑うつ症状はうつ病をはじめとする精神疾患，認知症，ガンやリウマチなど多くの全身疾患とも合併する．抑うつ状態が日常的・長期的に継続し，一定の基準を満たした状態を大うつ病性障害（いわゆるうつ病）といい，重度の睡眠障害，食欲低下，倦怠感，頭痛などの身体症状や，集中力や気力の低下により日常生活に支障をきたし，なかには希死念慮，自殺念慮を示すこともある．うつ病の生涯罹患率は6％を超え，幼児期から高齢期までいずれの年齢でも発症する．うつ病の治療には抗うつ薬による薬物療法が第一選択となるが，抑うつ性症状は心理療法や対処療法，原因疾患の治療が優先される．

　双極性障害は躁と抑うつを繰り返す病態である．躁状態では，異常な高揚感，万能感，開放感といった抑うつ状態と対極の精神症状を示す．散財する，意見を聞かない，攻撃的になる，など周囲が影響を受けやすい．治療法としては，薬物療法，心理療法，生活指導が行われる．

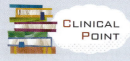

CLINICAL POINT　歯科心身症（口腔心身症）

症状に一致した明らかな病変が認められないにもかかわらず，執拗に歯科領域の症状を訴える一連の疾患で，40代以降の女性に好発します．前述した「心身症」とは異なり，医学的には説明できない症状がほとんどです．代表的な症状には，舌痛症，非定形歯痛，咬合異常症，口腔異常感症，口臭恐怖症，歯科治療恐怖症などがあげられます．約20％は背景に精神疾患が認められますが，ほとんどの場合，発症機序は明らかになっていません．

(1) 口腔に現れる特徴

主訴は舌痛症，不定疼痛症，口腔乾燥症，異味症，義歯不適合，口臭症，咬合異常など多岐にわたり，MUS*であることも多い．抑うつ状態が継続すると多くの場合，口腔衛生状態は不良となる．薬物療法に使われる向精神薬による影響で口腔乾燥がみられることもあり，う蝕や歯周病が進行しやすい．

> *MUS (Medically Unexplained Symptom)
> 医学的に説明できない症状

(2) 歯科診療上の注意点

- 主治医に対診し，病状・服薬内容などを把握する．重症期の治療は控える．
- 判断力の低下が疑われる場合，インフォームドコンセントは同席者がいるときに行う．特に抜歯などの手術や，高額な処置には慎重に臨む．
- MUSが疑われる場合は侵襲的・不可逆的な処置は行わず，歯科心身専門外来や，精神科と連携して精神症状の改善を待つ．

(3) 歯科衛生士による観察・対応

- ロジャーズの3原則を念頭に対応する．
- 治療や指導がストレスにならないように患者の許容範囲に配慮する．
- 躁状態の患者には重要な説明・指示指導を控える．攻撃的な態度がみられた際は複数人で対応し，話を聴くことにとどめる．
- 医療面接や診療中の様子から，歯科衛生士が抑うつ状態に気づくことも多い．

> *統合失調症と双極性障害
> 双極性障害は，躁状態と抑うつ状態を繰り返す，気分の障害です．正常な精神状態を基盤に，躁と抑うつの症状が間欠的に現れます．統合失調症も陽性症状と陰性症状，二極の症状を示す病態ですが，脳の障害で，考えがまとまりにくくなるのが特徴です．一度発症すると，寛解するまで正常な状態に回復することはなく症状は持続します．

3) 統合失調症スペクトラム

統合失調症の他，妄想性障害などが含まれる．統合失調症の明確な原因は不明であるが，なんらかの生物学的，先天的な要因が関与し，環境ストレスなどの後天的要因が引き金となり発症する．多くは10〜20代に発症し，思考，感情，行動を統合する能力が長期にわたり低下する．不眠，不安，神経過敏などの前駆症状から始まり，急性期には，幻覚，幻聴，妄想，興奮などの陽性症状が出現し，数か月間続く．この時期は思考・認知機能障害も著しくなり，支離滅裂な話や，不適切な行動をとるほか，記憶力，注意力，判断力も低下し社会生活に支障をきたす．消耗期（休息期）になると陽性症状は徐々に減退し，抑うつ，無気力，感情の平板化など

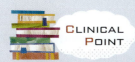

CLINICAL POINT　ロジャーズの3原則

1940年代Rogers, C.によって創始されたクライアント中心療法で用いられる法則で，カウンセリングの基本として現在も提唱されています．

① 共感的理解（相手の気持ちを理解しようとする）
② 無条件の肯定的関心（評価や否定をせずに関心をもって聞く）
③ 自己一致（疑問や不明点は明らかにし，相手の意図と自分の理解を一致させる）

以上を3原則とし対応します．

の陰性症状が目立つようになる．その後は数か月から数年の回復期を経て寛解に向かう．薬物療法を中心に，心理教育や生活技能訓練（SST）などの心理社会的治療が行われる．妄想性障害は，被害妄想，被愛（恋愛）妄想，誇大妄想など．思い込みによる妄想が主症状であり，それ以外の思考機能は正常に維持される為，社会生活は続けられることが多い．

(1) 口腔に現れる特徴

口腔衛生の不良や，服薬による口腔乾燥がみられ，う蝕や歯周病が進行しやすい．「黒い唾液が出る」「口に釘を入れられた」など幻覚や被害妄想を訴えることもある．

(2) 歯科診療上の注意点

・精神科に対診して病状および服薬内容を把握し，急性期の歯科治療は避ける．
・複数人で対応し医療の妥当性を担保する．画像や診療録に詳細な記録を残す．

(3) 歯科衛生士による観察・対応

・抗精神病薬の長期服用によりジストニア（筋肉が無意識に収縮すること）やジスキネジア（不随意運動）がみられることがある．不随意運動が顕著である場合は，診療中の姿勢や顎位の安定に留意する．
・急性期の行動変容は困難なため，積極的な指導は行わずラポール形成に努める．回復期には社会復帰に向けた訓練の進度に合わせ積極的に指導をする．
・妄想性障害は診断が下りていないことも多い為，妄想と思われる言動や行動が見られる場合は慎重に対応する．妄想に対しては否定も肯定もせず，傾聴にとどめる．

4) 発達障害とは（ID, ASD, ADHD, SLD）

心身の発達途上に何らかの要因で中枢神経系の機能が障害され，発達にゆがみや遅滞が生じ，日常生活や社会適応に困難をきたす障害である．知的能力障害（ID），コミュニケーション障害，自閉スペクトラム症（ASD），注意欠如・多動症（ADHD），限局性学習症（SLD），発達性協調運動症やチック症などの神経発達障害に分類される．大半は幼少期に診断されるが，社会に出てから障害が顕在化し診断される成人の発達障害も増加している．IDは知的機能の障害により日常生活に支障をきたし，何らかの援助を必要としている状態で，知能指数（IQ）によって評価される＊．ASDは，言葉の理解や発語など社会的コミュニケーションの遅れ，表情や雰囲気などを読み取る対人相互性反応の障害，こだわりなどの興味の限局，さらに常同・反復行動を主徴とし，サヴァン症候群＊や，IDを伴わないアスペルガー症候群などもあげられる．ADHDは多動性，衝動性，不注意を3主徴とする．成長により多動性，衝動性は緩和されるが，不注意は残存しやすい．感情や行動の抑制が苦手である．SLDはIDを認めず，聞く，話す，読む，書く，計算する，推論する能力のうち特定のものに困難を示す．症状が限局されるため，周囲から障害と理解されにくい．

＊知的機能の評価とIQによる分類

WiSCや田中ビネーなどが用いられることが多いです．
IQ50〜70　軽度
IQ35〜55　中等度
IQ20〜40　重度
IQ20以下　最重度

＊サヴァン症候群

サヴァン症候群は，知的能力障害，自閉症などの発達障害がありながらも，その障害とは対照的に優れた能力・偉才を示すことで，ある特定の分野の記憶力，芸術，計算などに，高い能力を発揮します．

(1) 口腔に現れる特徴

重度IDの場合，口腔衛生管理が困難になりやすい．自傷，悪習癖，不注意や衝動性による外傷や，開咬・咬耗などの歯列・咬合異常を呈すことがある．感覚過敏やこだわりが強い場合は，偏食や丸呑み，嘔吐反射の亢進がみられることもある．

(2) 歯科診療上の注意点

・医療面接では知能の発達年齢や症状，こだわりや過敏の有無なども聴取し記録する．てんかんや精神疾患などの合併症や，服薬について担当医に対診する．
・抗精神病薬リスペリドン服用時のアドレナリンの静脈内投与は，過度の血圧低下を引き起こす可能性があり禁忌である．浸潤・伝達麻酔についてもこれに準じ，アドレナリン含有のリドカインは原則使用を控える．

(3) 歯科衛生士による観察・対応

・診療拒否などの不適応行動がみられることが多い．発達年齢，過敏，特性に合わせた行動調整法を用いて診療時の安全を確保する．やむをえず薬物や抑制帯の使用徒手による抑制を行う場合は十分なインフォームドコンセントを行う．
・歯科診療でも，療育の視点をもち不適応行動の原因を探り，潜在的適応能力を引き出すトレーニングを行う．ASD，SLDなどでは視覚支援が有効である．
・発達年齢や特性に合わせ，本人または介助者に対し口腔衛生指導を行う．通院間隔にも配慮し，成長に合わせた口腔健康管理を行う．
・障害の程度にかかわらず，人格を尊重することはいうまでもない．

 Link
行動調整法
『障害者歯科』
p.51-77
身体拘束の要件
p.226

11. がん

1) がん

正常な細胞がその属性を変え，自律的かつ過剰に増殖するようになった悪性腫瘍の総称である．上皮細胞に発生する癌腫，骨や筋肉などに発生する肉腫，白血病や悪性リンパ腫などの血液のがんに分けられる．罹患数は，大腸，肺，胃，乳房，前立腺の順に，死亡数は肺，大腸，胃，膵臓，肝臓の順に多い．発生には遺伝，体質などの内因と，喫煙，石綿，放射線，ウイルスなどの外因的要素が関与する．良性腫瘍と比較し悪性腫瘍の増殖ははやく，原発巣周囲の組織に浸潤する．また遠隔転移や，寛解後に再発することがあり生命予後にも影響を与える．主に手術療法，化学療法，放射線療法を併用して行うほか，最近では免疫療法も行われる．

(1) 口腔に現れる特徴

手術療法で気管挿管が長期にわたる場合は口腔が乾燥し，う蝕や歯周病も進行しやすくなる．抗腫瘍薬(抗がん剤)により，ターンオーバー(新陳代謝)の短い口腔粘膜や，唾液腺は影響を受けやすく，40～70%に口腔粘膜炎や口腔乾燥が出現する．また白血球や血小板の減少により易感染性，易出血性を示す．また，味覚障害や知覚過敏などの神経症状が現れることもある．放射線療法は局所的に作用するため，副作用も部位が局所され口腔に影響が出ないことも多い．

（2）歯科診療上の注意点

- ・担当医に対診し，病状，治療スケジュール，血液データや服薬情報を確認する．
- ・骨吸収抑制薬を服用している場合は，観血処置時のMRONJに留意する．
- ・易感染性が疑われる場合は，外科処置などの侵襲の大きい治療は控える．

（3）歯科衛生士による観察・対応

- ・周術期の口腔ケアが重要となるため，計画的に口腔衛生管理を行う．
- ・副作用が強く出ている場合は，保湿剤などで粘膜を保護し，小さなヘッドのやわらかい歯ブラシやガーゼなどで優しくケアする．嘔気や痛みが強くブラッシングができない場合は生理的食塩水による含嗽や清拭を中心に行う．

HD[*]の投与から投与後48時間は体液，排泄物に薬剤活性代謝物が含まれるため，口腔衛生管理時はPPEを正しく装着し，曝露対策を行う．

2）口腔がん

頭頸部がんのうち顎口腔領域に発生する悪性腫瘍の総称である．3：2と男性に多く，50歳以上が80％を占める．組織型は90％以上が扁平上皮癌であり，部位では舌が半数以上を占め，歯肉，口腔底，頬粘膜，硬口蓋と続く．残り10％には腺癌，悪性リンパ腫，悪性黒色腫，肉腫などが含まれる．習慣的な喫煙や飲酒，う蝕や不適合義歯による慢性刺激，ウイルス感染，炎症などが発生要因となり，特に喫煙者の発症リスクは非喫煙者の6倍になる．初期は自覚症状に乏しく，進行すると粘膜の潰瘍や硬結，出血や痛み，歯の動揺，しびれや麻痺，開口障害，舌の運動障害，嚥下障害などが現れ，さらに頸部リンパ節や遠隔臓器へ転移する．治療は外科的切除，放射線療法，化学療法を併用することが多い．進行がんでは術後に容貌や感覚・味覚，摂食嚥下機能，発声構音機能などに後遺症が残りやすい．病変を目視，触知できるという口腔がんの特性を生かした早期発見・治療が生存率向上および治療後のQOL維持につながる．

（1）口腔に現れる特徴

前癌病変には白板症や紅板症，扁平苔癬，鉄欠乏性嚥下困難症（Plummer-Vinson症候群），梅毒などがある．さまざまな病型があるが，いずれも境界不明瞭で硬結（しこり）があり，ときに出血や痛みを伴う．初期は口内炎との判別が困難だが，2週間以上治癒しない場合は癌を疑う．舌癌では舌縁・舌下面に好発し，潰瘍型やびらん型が多い．進行すると舌の運動障害により，構音や摂食嚥下が障害される．歯肉癌では歯槽部に，肉芽・乳頭・白斑・びらん・潰瘍など多様な病変を認め，進行すると歯の動揺や抜歯窩の治癒不全を引き起こす．口底がんは進行すると潰瘍・腫瘤硬結を呈し，舌運動が障害されて構音，摂食嚥下機能が影響を受ける．頬粘膜癌では，表在性の硬結や潰瘍が生じ，白板症などの白色病変を伴うことが多い．また，放射線療法・化学療法の副作用では口腔粘膜炎や味覚障害，日和見感染症のほか，筋肉の拘縮による開口障害や顎骨の骨髄炎などがみられる場合もある．外科的切除後には構音機能・摂食嚥下などに後遺症が残り，誤嚥性肺炎のリスクが高ま

る.

(2) 歯科診療上の注意点

・口腔外科医および内科担当医と連携し，病状，治療方針やスケジュール，血液検査値，服薬情報などを確認し，長期的な歯科診療計画を立てる.

・腫瘍部位および周囲組織への侵襲は控える. しかし，腫瘍の原因となっている義歯や不適合補綴物，歯は研磨または除去する.

・放射線療法や化学療法による易感染性，易出血性に留意する.

(3) 歯科衛生士による観察

・定期的に口腔内を観察し記録を残すことが病変の早期発見につながる.

・周術期の口腔衛生管理を担当し，術後の感染や合併症の予防，副作用を軽減する.

・知覚のない再建皮弁や，機能の低下した舌など術後の口腔内は汚れが停滞しやすくなるため，介入間隔を短く設定して管理する.

・嚥下機能が障害されると注水下の診療で誤嚥する可能性があるため注意が必要である.

・舌，頬，口唇，嚥下筋の機能訓練など，QOLの回復に向けた支援を検討する.

12. 婦人科疾患

1) 妊娠による変化

　妊娠とは受精卵の着床から始まり，胎芽または胎児および付属物（胎盤・臍帯など）が排出されるまでの状態と定義され，37週0日～41週6日が正期産である. 妊娠中の母体には，子宮の増大，体重の増加，骨盤周辺の関節の変動，妊娠悪阻（つわり）や胃腸圧迫，循環血液量増加による希釈性貧血，心拍出量の増加，妊娠高血圧症候群や仰臥位低血圧症候群などによる血圧変動，呼吸器への負担，尿路感染や尿管結石，頻尿や失禁，妊娠糖尿病など多様な変化が生じる.

(1) 口腔に現れる特徴

　エストロゲン，プロゲステロンといった女性ホルモンの増加や，悪阻などによる食行動や口腔衛生習慣の変化から，歯周病やう蝕の増悪や妊娠性エプーリス（歯肉の反応性の炎症性増殖）が起こる. また，歯周病原因菌や炎症性物質が血行性に伝播され子宮の収縮や子宮頸管の熟化に関与し，早産（37週未満の出産）や低体重出生児（2,500g未満の出生）のリスクが増すことがわかっている.

(2) 歯科診療上の注意点

・歯科治療は妊娠16～31週に行う. この時期であれば処置内容に制限はない.

・局所麻酔薬では，血管収縮薬として，フェリプレシン添加のプロピトカイン（シタネスト®）に軽度の子宮収縮・分娩促進作用があるので使用を避け，アドレナリン添加のリドカイン（キシロカイン®やキシレステシン®）を通常の量で用いる.

・胎児に影響があり得るアミノグリコシド系，テトラサイクリン系の抗菌薬，NSAIDsの投与は避け，セフェム系抗菌薬やアセトアミノフェンを処方すること

が多い．

(3) 歯科衛生士による観察・対応

・アレルギーや合併症の有無について確認し，歯科治療による胎児や母体への影響について十分に説明し，不安を軽減するように努める．
・仰臥位で下大静脈が圧迫されると低血圧を誘発することがある（仰臥位低血圧症候群）．やむを得ず妊娠後期に治療を行う際は，特に体位（左側臥位）や頻尿に配慮し長時間の診療は控える．
・妊娠中だけでなく，出産後の母子の健康についても配慮して指導・管理する．

Link
妊娠中の体位
p.216

2) 更年期障害

加齢により，卵巣から分泌される女性ホルモンのエストロゲンが減少し，これに身体的変化，心理的・社会的・環境的要因などが絡み合うことで，自律神経の失調や精神症状などが現れる病態である．閉経前には，のぼせ，頻脈，動悸・息切れ，異常な発汗，血圧変動，耳鳴り，頭痛やめまい，興奮，イライラや不安感，うつ，不眠などがみられ，閉経後には膀胱炎や尿失禁，関節痛，粘膜異常，無気力感などの症状が加わる．主にホルモン補充療法が行われ，精神症状が強い場合は向精神薬が投与される．

(1) 口腔に現れる特徴

口腔が乾燥する．舌痛症などの心因性の症状が出現することもある．

(2) 歯科診療上の注意点

・閉経後の女性は骨粗鬆症の治療および予防のためにBP製剤が処方されていることがある．

(3) 歯科衛生士による観察・対応

・身体および心理状態を把握し，診療のストレスによる症状の悪化を予防する．診療中の体調変化にも気を配り，必要に応じバイタルサインをモニタリングする．
・口腔乾燥に配慮した指導・管理を行う．

Link
BP製剤
p.319

参考文献

1) 子島潤，深山治久ほか：改訂 歯科診療のための内科．永末書店，2011，148．
2) 日本障害者歯科学会編：スペシャルニーズデンティストリー障害者歯科 第2版．医歯薬出版，2020．
3) 橋本賢二，増本一真編：歯科衛生士のための全身疾患ハンドブック．医歯薬出版，2015．
4) 日本糖尿病学会：糖尿病診療ガイドライン2019．
http://www.jds.or.jp/modules/publication/index.php?content_id=4
（2023/06/29アクセス）
5) 日本口腔外科学会：薬剤関連顎骨壊死の病態と管理 顎骨壊死検討委員会ポジションペーパー．2023．https://www.jsoms.or.jp/medical/pdf/work/guideline_202307.pdf
（2023/06/29アクセス）
6) 日本消化器病学会編：消化性潰瘍診療ガイドライン2020．改訂第3版．
https://www.jsge.or.jp/guideline/guideline/kaiyou.html
（2023/6/29アクセス）
7) 日本消化器病学会編：胃食道逆流症GERDガイドライン2021 改訂第3版．南江堂，2021．
https://www.jsge.or.jp/guideline/guideline/gerd.html

（2023/6/29アクセス）

8）日本消化器病学会，日本肝臓学会編：肝硬変ガイドライン2020.
https://www.jsge.or.jp/guideline/guideline/kankohen.html
（2023/6/29アクセス）

9）日本循環器学会編：不整脈の診断とリスク評価に関するガイドライン2022年改訂版.
2022. https://www.j-circ.or.jp/cms/wp-content/uploads/2022/03/JCS2022_Takase.pdf
（2023/6/29アクセス）

10）日本循環器学会：感染性心内膜炎の予防と治療に関するガイドライン　2017改訂版. 2019.
https://www.j-circ.or.jp/cms/wp-content/uploads/2020/02/JCS2017_nakatani_h.pdf
（2023/6/29アクセス）

11）日本血液学会：造血器腫瘍診療ガイドライン2018補訂版. 2020.
http://www.jshem.or.jp/gui-hemali/table.html
（2023/6/29アクセス）

12）日本腎臓病学会編：エビデンスに基づくCKDガイドライン2018. 東京医学社，2018.
https://cdn.jsn.or.jp/data/CKD2018.pdf
（2023/6/29アクセス）

13）日本神経学会監修：てんかん診療ガイドライン2018. 医学書院，2018.
https://www.neurology-jp.org/guidelinem/tenkan_2018.html
（2023/6/29アクセス）

14）日本神経学会監修：パーキンソン病診療ガイドライン2018. 医学書院，2018.
https://www.neurology-jp.org/guidelinem/parkinson_2018.html
（2023/6/29アクセス）

15）日本神経学会監修：認知症疾患診療ガイドライン2017. 医学書院，2017.
https://www.neurology-jp.org/guidelinem/nintisyo_2017.html
（2023/6/29アクセス）

16）日本癌治療学会：がん診療ガイドライン　口腔がん　2019年版.
http://www.jsco-cpg.jp/oral-cavity-cancer/
（2023/6/29アクセス）

17）日本アレルギー学会：患者さんに接する施設の方々のためのアレルギー疾患の手引き《2022年改訂版》. 日本アレルギー学会，2022.

18）宇佐美雄司ほか：HIV感染者の歯科治療ガイドブック 01版. 厚生労働科学研究費補助金エイズ対策政策研究事業，HIV感染症の医療体制の整備に関する研究，歯科の医療体制整備に関する研究. 2016.
https://api-net.jfap.or.jp/manual/data/pdf/shikaChiryoGuide.pdf　（2023/12/27アクセス）

19）日本がん看護学会，日本臨床腫瘍学会，日本臨床腫瘍薬学会監修・著編：がん薬物療法における曝露対策合同ガイドライン 2015年版. 金原出版，2015.

20）日本肝臓学会肝炎診療ガイドライン作成委員会編：C型肝炎治療ガイドライン（第8.1版）2022年5月.
https://www.jsh.or.jp/lib/files/medical/guidelines/jsh_guidlines/C_v8.1.pdf
（2023/12/27アクセス）

21）厚生労働省：新型コロナウイルスについて
https://www.mhlw.go.jp/stf/seisakunitsuite/bunya/0000164708_00001.html
（2024/8/19アクセス）

22）日本歯科医師会：新たな感染症をふまえた歯科診療ガイドライン 第4版.
https://www.jda.or.jp/dentist/anshin-mark/pdf/guideline_v04.pdf
（2024/8/19アクセス）

23）日本歯科医学会連合新型コロナウイルス感染症対策チーム：「エアロゾル・空気感染」に対する感染予防策
https://www.nsigr.or.jp/coronavirus_protect_01.html
（2024/8/19アクセス）

24）日本精神神経学会監修，高橋三郎　大野裕監訳：DSM-5精神疾患の診断・統計マニュアル. 医学書院，東京，2014.

2章 周術期における歯科診療補助

到達目標

❶ 周術期における口腔機能管理の概要を述べることができる.
❷ 周術期の病態とその治療法を説明できる.
❸ 周術期の歯科治療時の役割を説明できる.
❹ 手術における術前，術中，術後の歯科衛生士の対応を説明できる.

❶ 周術期における口腔機能管理

　周術期とは，入院から退院までの手術前・手術中・手術後の一連の期間のことである．周術期における歯科による口腔機能管理は，術中のトラブルや術後の合併症を軽減し，患者のQOLを向上することを目的として行われる．

1. 周術期における口腔機能管理の概要

1) 対象となる患者

①がん等に係る全身麻酔による手術を受ける患者
・頭頸部領域，呼吸器領域，消化器領域等の悪性腫瘍の手術
・心臓血管外科手術
・人工股関節置換術等の整形外科手術
・臓器移植手術
・造血幹細胞移植
・脳卒中に対する手術
②放射線治療または化学療法を受ける患者（予定している患者を含む）
③緩和ケアを受ける患者

2) 周術期等の口腔機能管理の流れ

　周術期等口腔機能管理の内容を表Ⅱ-2-1に示す．病院内に歯科がある場合は，院内の歯科医師・歯科衛生士により実施されるが，歯科がない場合には病院と連携する歯科医院により実施される．
　手術（放射線治療・化学療法）を実施する保険医療機関の医師から，依頼を受け

表Ⅱ-2-1　周術期口腔機能管理の診療報酬の内容

算定項目	内容
周術期等口腔機能管理計画書策定料	周術期等の口腔機能の評価および一連の管理計画の策定
周術期等口腔機能管理料（Ⅰ）	入院前後の口腔機能の管理
周術期等口腔機能管理料（Ⅱ）	入院中の口腔機能の管理
周術期等口腔機能管理料（Ⅲ）	放射線治療や化学療法を実施する患者の口腔機能の管理
周術期等口腔機能管理料（Ⅳ）	放射線治療等を実施する患者（入院中）の口腔機能の管理
周術期等専門的口腔衛生処置	周術期における入院中患者の歯科衛生士による専門的な口腔衛生処置

2024年4月現在

た歯科医師が周術期口腔機能管理計画を策定し，作成した計画書に沿って，歯科治療や口腔衛生処置を実施する．

3）周術期における医療連携

周術期においては，医科と歯科が連携し，それぞれの専門職が協働するチーム医療が求められている．今後，全身的な疾患をもつ患者は増加し，周術期口腔機能管理の需要は増すことが予想される．地域の歯科医院は，連携歯科医療機関として歯科のない病院からの周術期患者の診療依頼や，歯科のある病院に入院中患者への訪問診療などに対応していく必要がある．

4）周術期等口腔機能管理における歯科衛生士の役割

周術期等口腔機能管理の対象は多岐にわたる疾患の患者であり，いずれも医科主治医より歯科への依頼があった段階で，すでに手術や放射線治療・化学療法の予定が組まれていることも多い．限られた時間の中で，手術等の治療が問題なく完遂されることを支援する歯科治療が求められていることを，歯科衛生士は理解して業務にあたる．

歯科衛生士には，術前・術後に専門的口腔衛生処置を実施する，セルフケアの方法等患者指導，多職種との情報共有を行い医科歯科連携の調整役，患者の精神的苦痛に寄り添い支援するなどの役割が求められる．

2. 病態の把握

日本人の死因の1位である悪性腫瘍は，外科療法，化学療法（抗悪性腫瘍薬治療），放射線療法を単独または複数組み合わせて治療が行われる（近年ではこれに免疫チェックポイント阻害薬などの免疫療法が含まれることもある）．現在，男性の2人に1人，女性の3人に1人は生涯のうちに悪性腫瘍に罹患するといわれており，がん治療や緩和ケアを受ける患者が歯科医院を受診する機会は増加している．特に化学療法・放射線治療による口腔内に起こるトラブル（口腔有害事象）につい

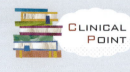

CLINICAL POINT 周術期等専門的口腔衛生処置，回復期等専門的口腔衛生処置

周術期等専門的口腔衛生処置は，手術や治療前，後の口腔内環境を整えるために非常に重要な処置である．歯科医師の策定した周術期等口腔機能管理計画書に沿って，指示を受けて実施する．口腔衛生状態をアセスメントし，歯面，舌，口腔粘膜等について口腔清掃用具等を用い専門的な口腔清掃または機械的歯面清掃を行う．同様に，回復期等専門的口腔衛生処置は，主に回復期リハビリテーション病院や介護施設などで行われる，全身的な治療からの回復過程において口腔内環境を整えるために実施される処置である．

日々の適切なセルフケアについて患者教育を行うことも重要な役割となる．それまでの歯科への受診歴や口腔衛生に関する意識は患者個々で差があるため，問診により把握するとともに，口腔内環境を確認したうえで，今後起こりうる口腔内の変化（有害事象や誤嚥性肺炎など口腔衛生不良に関連した疾患）について，また口腔衛生管理を実施する重要性について患者教育を行う．口腔衛生保持のための口腔清掃方法や口腔清掃用具の選択など，患者に寄り添った指導を実施する．

口腔内現況や問題点など療養上の注意しなければならないことがあれば看護師等の他の医療従事者に正しく情報伝達をすることも歯科衛生士の役割である．急性期における入院加療中は，原疾患の病状の把握に医療従事者が注力することは当然ではあるが，その後の回復期においても急性期と同様にリハビリテーション計画を十分に把握したうえでの口腔内状況の把握と変化に対する速やかな対応に努める必要がある．

周術期等口腔機能管理の対象の1つである「がん」の罹患患者は年々増加傾向にあり，手術，抗がん剤治療や放射線療法を受ける，また，緩和ケア受ける患者はこれからも増加していくであろう．現状では，歯科を併設していない病院が多く，周術期等口腔機能管理は病院の近隣の歯科医院がその役割を担うこととなる．かかりつけ歯科医院の歯科衛生士として，常日頃から患者の全身状況の把握に努め，良好な口腔内環境の維持に向けた患者教育を行う．がん等の治療が必要となれば，患者の精神的苦痛を理解したうえで，口腔内環境を整えることで療養を支援する．

て正しく理解し，適切な対応が歯科衛生士には求められる．

1）化学療法（抗悪性腫瘍薬治療）

化学療法は，内服薬による方法と静脈や動脈への点滴や注射による方法がある．最近では，社会復帰やがん治療をしながら仕事を継続できる環境整備が行われ，多くの病院に「外来化学療法室」が設置されたことで，入院せず外来通院による治療を行うことも多くなってきている．

化学療法は，がん細胞の増殖を抑え，治癒・寛解あるいは症状緩和の目的で行われる．一方で，殺細胞性抗悪性腫瘍薬などに代表される薬剤においては正常な細胞にも多くのダメージを与えることで発生する好ましくない症状を有害事象とよぶ．嘔気・嘔吐，脱毛，骨髄抑制，口腔粘膜炎などが主な有害事象として挙げられる．

口腔粘膜炎は重症化すると口腔衛生行動や経口摂取を阻害し，より重症化を促進

する負のサイクルに陥る．結果として口腔粘膜の破綻による敗血症などの細菌感染症をきたし，易感染状態にある患者の場合，致死的なトラブルを招く可能性がある．化学療法による口腔粘膜炎を予防する方法は確立されておらず，発生時の疼痛緩和と二次的感染の予防を目的とした口腔衛生管理と経口摂取を継続するための口腔機能管理が行われる．その他，口腔内には，味覚障害・口腔乾燥・末梢神経障害・免疫抑制によるウイルスや真菌感染がみられる．これら有害事象は可逆性であることが多く，治療が終了すると徐々に症状は改善する傾向にある．

　有害事象の発現時期・程度には個人差があるが，化学療法開始後1〜2週間目頃に，白血球数は最低値（Nadir期*）になり口腔粘膜炎も発現する時期となる．Nadir期には口腔衛生管理は実施するが，侵襲を伴う処置は避けたほうがよいとされている．したがって，Nadir期を抜けた全身状態が安定した時期に抜歯等の侵襲的処置を行うことが推奨される．

2) 放射線治療

　放射線治療は，悪性腫瘍に対して放射線を照射して，がん細胞を破壊する方法である．がんの根治を目指す場合は根治照射，症状を和らげる目的に行う場合を緩和照射という．放射線治療による口腔有害事象のほとんどは確定的影響であるため，基本的に照射野に口腔が含まれる口腔や頭頸部領域の悪性腫瘍，脳腫瘍などにおいて発生する．その重症度も照射野と照射した量に一致，比例することが一般的である．

　放射線治療による有害事象は，照射直後に発生する急性期有害事象と晩期有害事象（照射後6か月以上経過後に発現）がある．口腔・頭頸部の放射線治療時に起こる口腔特有の有害事象としては，

　急性期有害事象：口腔粘膜炎，皮膚炎，味覚障害，唾液腺障害（口腔乾燥）
　晩期有害事象：唾液腺障害（口腔乾燥），放射線性顎骨壊死，放射線性う蝕

があげられる．したがって，放射線治療を受ける患者は，治療前から口腔環境を整えることが重要であり，治療後も長期にわたり継続的な歯科による口腔管理が必要となる．

3) 全身麻酔下で行う悪性腫瘍患者における外科療法

　頭頸部がんのみならず，食道がん，肺がん，消化器がんなどの手術に際し，術前からの口腔管理が術後の手術部位感染症や誤嚥性肺炎を予防するうえで有効である．また，術中の合併症（気管内挿管時の歯の脱落・歯の破折）防止にも口腔管理は重要である．

3. 口腔がん手術前後の歯科衛生士の役割

　周術期における歯科衛生士の役割は，術前・術中・術後を含む全期間を通じて，

＊Nadir（ナディア）期
「底」「最下点」という意味．化学療法によって骨髄機能が抑制され，体のなかの血球数が一番低くなる時期です．

🔗 **Link**

ナディア：
Nadir『口腔外科学・歯科麻酔学』
p.317-318

---

2 章　周術期における歯科診療補助

患者のがん治療が感染症や合併症などのリスクを回避し，治療が継続できるように支援することである．

1) がん手術と周術期等口腔機能管理の流れについて

多くの場合，患者はかかりつけ歯科等を受診した際に口腔内の異常を指摘され，その確定診断や治療のために大学病院，病院やがんセンター等の歯科口腔外科を受診する（図Ⅱ-2-1）．

2) 初診から治療法が決定するまで〜チームで支える治療決定までのプロセス〜

歯科口腔外科では，口腔内の病変に関して口腔内診査，画像検査，病理検査，血液検査等の確定診断のための諸検査を受ける．そしてその結果を総合的に精査し病名や病期が確定される．その後，検査結果などを，歯科医師，各専門医（放射線科専門医，がん薬物療法専門医，病理医，頭頸部腫瘍科医師，緩和ケア医，がん専門薬剤師，がん専門看護師等が参集されキャンサーボード（CB）*を実施する）との話し合いで治療法が提示される（表Ⅱ-2-2）．

その提示結果を患者や家族が，同意し納得したうえで必要に応じてセカンドオピニオンを受診する．上記のプロセスを経て（図Ⅱ-2-2）総合的に判断し，最終的に治療方針の決定となる．

*キャンサーボード（CB）
手術，放射線療法，がん薬物療法に携わる専門的な知識および技能を有する医師やその他の専門医師および医療スタッフ等が参集し，がん患者の症状，状態および治療方針を意見交換・共有・検討・確認等するためのカンファレンスのことをいいます．

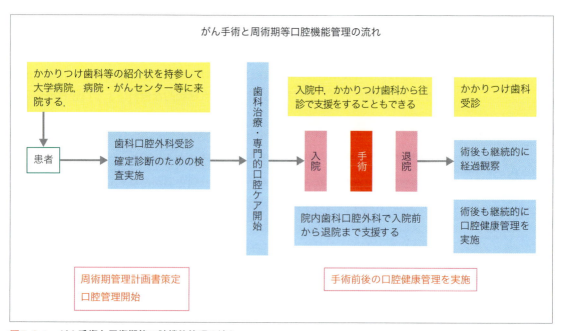

図Ⅱ-2-1　がん手術と周術期等口腔機能管理の流れ

表Ⅱ-2-2 確定診断を得るため治療法の選択に必要な浸潤度を調べる方法

検査名	検査のやり方	検査でわかること
生体組織診断（生検）バイオプシー	腫瘍の一部を採取し，顕微鏡で調べる．	がんであるかどうかがわかる．
CT検査	エックス線を利用して体内を断層画像として描き出す．	がんの浸潤の程度，リンパ節転移や遠隔転移の有無などがわかる．
MRI検査	磁気を利用して体内を断層画像として描き出す．	がんの浸潤の程度，リンパ節転移の有無などがわかる．

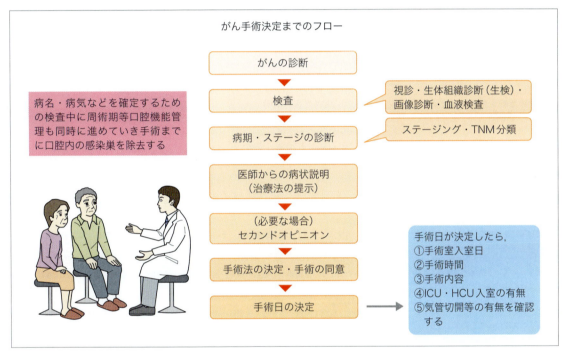

図Ⅱ-2-2 がん手術決定までのフロー

3）初診から手術決定までの歯科衛生士の役割

　がん治療開始までの歯科衛生士の役割は多岐にわたるが，まずは初診の予約取得時の受付での対応から始まる．通常の歯科治療とは異なり，がん治療はできるだけ早期に診断し治療開始できるかがその後の患者の予後に大きく影響する．そのため電話での予約依頼に関しての的確な判断，歯科医師への情報提供などが求められる．

　患者が来院した際には口腔がんの進行により疼痛から食物摂取困難や呼吸状態が不安定になっている場合もある．患者や家族に対して痛みや食事摂取の有無などの問診を行いながら緊張をほぐすように受容的に接し同時に全身状態の確認と必要に応じて歯科医師へ報告し処置等を行うことができるように準備する．確定診断を目的とした病理組織検査のための組織切除の準備，診療介助，生検後の保健指導を行う．

　その後，病理検査結果や今後の治療について患者と家族が来院した際にはイン

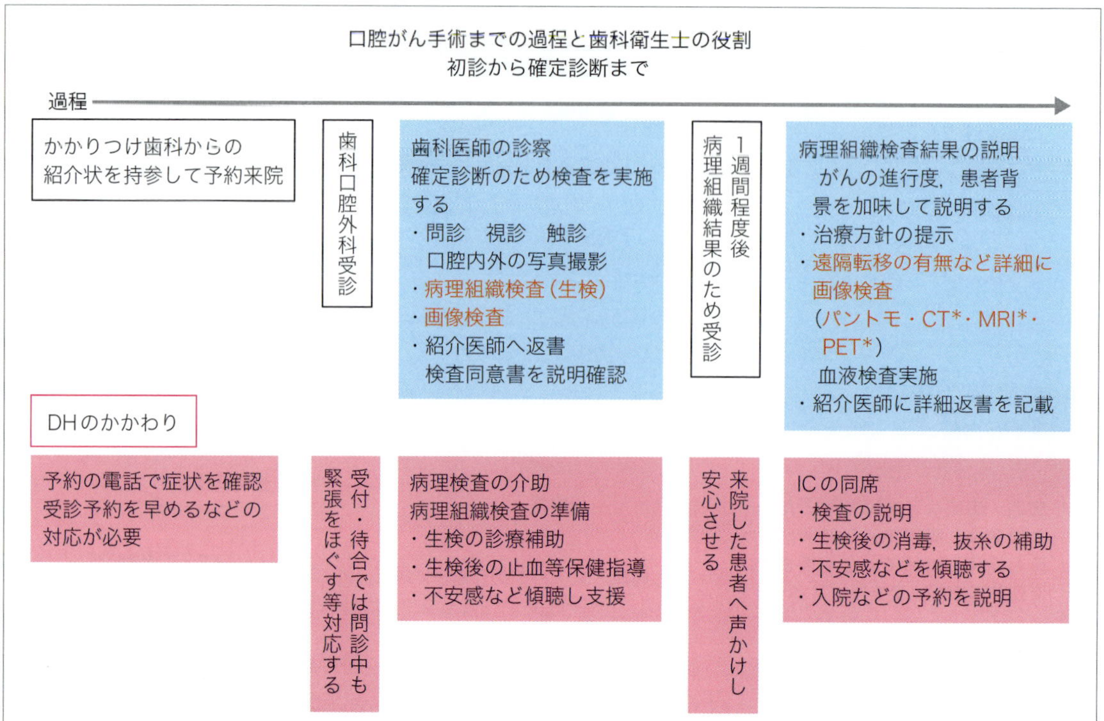

口腔がん手術までの過程と歯科衛生士の役割
初診から確定診断まで

過程 →

| かかりつけ歯科からの紹介状を持参して予約来院 | 歯科口腔外科受診 | 歯科医師の診察
確定診断のため検査を実施する
・問診 視診 触診
　口腔内外の写真撮影
・病理組織検査（生検）
・画像検査
・紹介医師へ返書
　検査同意書を説明確認 | 1週間程度後病理組織結果のため受診 | 病理組織検査結果の説明
　がんの進行度，患者背景を加味して説明する
・治療方針の提示
・遠隔転移の有無など詳細に画像検査
　（パントモ・CT*・MRI*・PET*）
　血液検査実施
・紹介医師に詳細返書を記載 |

DHのかかわり

| 予約の電話で症状を確認
受診予約を早めるなどの対応が必要 | 受付・待合では問診中も緊張をほぐす等対応する | 病理検査の介助
病理組織検査の準備
・生検の診療補助
・生検後の止血等保健指導
・不安感など傾聴し支援 | 来院した患者へ声かけし安心させる | ICの同席
・検査の説明
・生検後の消毒，抜糸の補助
・不安感などを傾聴する
・入院などの予約を説明 |

＊インフォームド・コンセント (IC：informed consent)
歯科医師より患者 (家族) に症状や検査結果をもとに治療法について十分に説明され，その内容に患者 (家族) が納得同意し，双方の合意を情報共有するプロセス.

＊CT (コンピュータ - 断層撮影：computed tomography)
エックス線で身体の断面画像を撮影し，疾病の有無や広がり，他臓器への転移の有無，治療効果などを調べる検査法. 連続した断面画像により立体的な把握をすることが可能.

＊MRI (磁気共鳴画像診断：magnetic resonance imaging)
強い磁石と電波を使用し磁場を発生させて行う検査法. 疾病の有無や広がり，他臓器への転移の有無などを調べる. 縦，横，斜めなど，さまざまな角度の断面を撮像できる.

＊PET (陽電子放出断層撮影：position emission tomography)
FDG(放射線フッ素を付加したブドウ糖)を使用し実施する検査法. 静脈からFDGを注射し，放射性フッ素を目印に細胞に取り込まれたブドウ糖の分布を画像化する. がん細胞は通常の細胞より多くのブドウ糖を取り込む性質のため，ブドウ糖の集まる箇所はがん細胞の活性化が強い可能性がある.

図Ⅱ-2-3　口腔がん手術までの過程と歯科衛生士の役割 (初診から確定診断まで)

フォームド・コンセント (IC)＊に同席し患者や家族の不安感を傾聴し支援する (図Ⅱ-2-3).

4) 入院前から手術までの周術期健康管理について

キャンサーボード (p.358参照) によるカンファレンス (CF) 後手術日が決定したら，歯科衛生士は，入院前の周術期等口腔機能管理における口腔健康管理を実施する. セルフケア指導とスケーリング・PMTCを施行する. その際手術後の口腔内の変化についても説明し手術後はICU，HCUでの全身管理と口腔管理が行われ，口腔健康管理も継続的に実施していくことをお話しする (図Ⅱ-2-4).

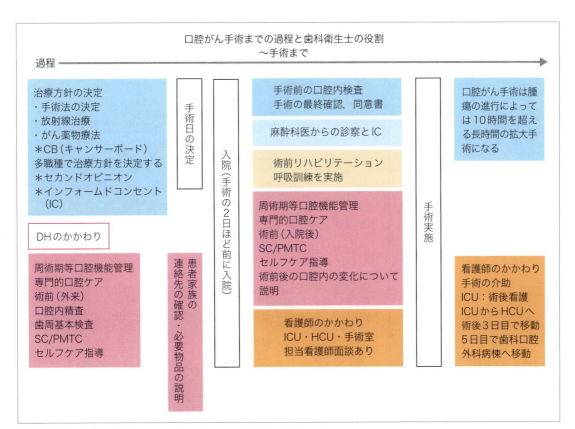

図Ⅱ-2-4　口腔がん手術までの過程と歯科衛生士の役割（～手術まで）

*ICU：Intensive-Care Unit 集中治療室
重篤な状態にある患者を内外科問わずに24時間体制で容態観察や治療，看護を集中的に行う部署である．

*HCU：High Care Unit 高度治療室　準集中治療室
重症化リスクのある術後の経過観察が必要な患者に対して高度な医療，看護を提供する．受け入れる患者はICUよりは重症度は低いが一般病棟ではケアが難しい患者が入室する

*NGチューブ（経鼻胃管：Nasogastric tube）
経管栄養が目的の軽微利用チューブと胃内容物のドレナージや胃洗浄が目的のドレーン用の胃管チューブがある

5）手術後の口腔健康管理について（呼吸管理と誤嚥性肺炎のリスク管理の必要性）

　手術後の患者は，ICU（集中治療室）*とHCU（高度治療室）*に入室し術後管理（創部や皮弁の管理，全身管理）を行う．術後1日は人工呼吸器管理となり（気管切開により気管カニューレ挿入中）看護師よる口腔ケアが継続的に行われる．離床やNGチューブ（経鼻胃管*：Nasogastric tube）による経管栄養は術後1～2日目から行われる．

　術後2～5日後に問題なければ，一般病棟へ帰棟する．一般病棟へ帰棟後から言語聴覚士（ST）による摂食嚥下訓練を開始する．始めはベットサイドでの間接訓練から開始し，嚥下機能や全身状態を診ながらリハビリテーションセンターでの直接訓練へ移行してゆく．同時期に歯科口腔外科外来に車椅子で患者に来てもらい術後変化した口腔内へのセルフケア指導と歯科衛生士による介助ケアを行う（図Ⅱ-2-5～7）．術後は，創部の腫脹と浮腫が強く，誤嚥を生じやすいので，口腔ケア時は座位をとるなど体位の工夫が必要となる．また，気管カニューレが入っているので，口腔機能管理中には必ずSpO_2モニタを装着し呼吸管理を行いながら口腔機能管理を実施する（図Ⅱ-2-8，9）．

口腔がん手術までの過程と歯科衛生士の役割
～手術後入院中の外来受診まで

過程 →

| | 術後5日一般病棟へ | | 術後7日目以降2週間目 | |

術後管理
呼吸管理
ICU→HCU
形成外科往診

呼吸リハビリテーション

呼吸管理
気管カニューレの変換
創部管理
形成外科往診

リハビリテーション
呼吸訓練・摂食嚥下
ST

病棟看護師による
摂食嚥下リハビリ
術後看護，自己吸引指導

周術期等口腔機能管理
専門的口腔ケア（術後）
皮弁のケアについてのセルフケア指導
術後の口腔内の変化に対応した口腔健康管理

嚥下評価（VF，VE）
栄養評価
喉頭評価
→気管カニューレ抜去
創部管理
形成外科外来受診

リハビリテーション
摂食嚥下　ST

摂食嚥下リハビリ術後看護
食形態の見直しと支援

周術期等口腔機能管理
専門的口腔ケア（術後）
術後の口腔内の変化に対応したセルフケア，うがいの指導

図Ⅱ-2-5　口腔がん手術までの過程と歯科衛生士の役割（～手術後入院中の外来受診まで）
口腔がん頸部郭清術，皮弁再建まで実施する拡大手術例：術後d1～d2まで術後ICUで集中管理が行われるd3にHCUへ移動し高度な治療が引き続き行われる

手術後の口腔内アセスメント（手術日　　　）

術後（　　日目評価）		口腔症状	予想される障害	訓練内容
口腔内の状態 皮弁 汚染状態 粘膜の状態 舌の可動域をチェック 0～3に○ 口腔の麻痺チェック （　　　　　） その他（　　　　　）	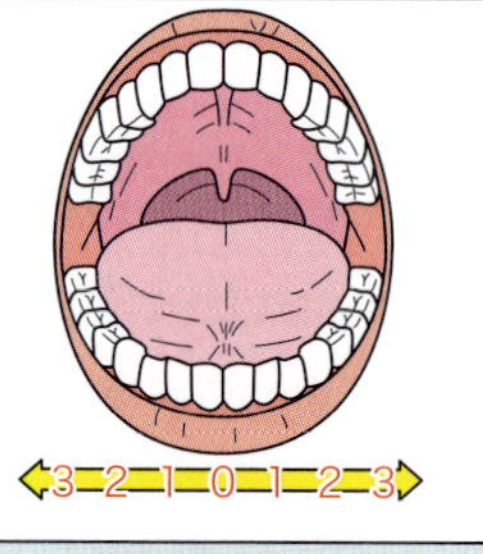 ◆3-2-1-0-1-2-3◆	□ 舌亜全摘 □ 舌半側切除 → □ 唾液が漏れる □ 口唇が閉鎖しない □ 言葉が聞き取れない	□ 舌運動低下 □ 送り込み障害 □ 口腔内感覚低下 □ 喉頭挙上不全 □ 口唇閉鎖不全 □ 構音障害	□ 舌の左右 　 突出訓練 □ 舌挙上運動 □ 口腔内アイス 　 マッサージ □ 頸部・肩の 　 運動 □ 歩行訓練 □ PT
間接訓練開始（　　　）　　　□ 気管カニューレ 直接訓練開始（　　　）　　　（単管 複数 スピーチカニューレ） □ 摂食機能訓練 □ ST □ NS　□ 気管カニューレ抜管（　　　）		□ 喉頭評価 VF1回目（　　　） VF2回目（　　　）		
栄養管理：□ 食事形態（　　　　　　　　　） □ ミキサー食（　　　）　□ ソフト食 □ ゼリー（　　　）　□ 超軟菜		□ MG抜去　月　日 （　　　　）		
退院時情報：□ 退院日（　　　） □ 食事形態（□ ミキサー食 □ ソフト食 □ 超軟菜） □ その他（　　　　） □ 次回受診日（　　　）		□腔ケアの方法 □ マウススポンジ 　 （S・M） □ ワンタフトブラシ □ 粘膜ブラシ	□ 口腔洗浄器 □ 開口訓練器 □ フッ素含有歯 　 摩剤	□ 保湿剤 　（　　　　） □ その他 　（　　　　）

図Ⅱ-2-6　手術後の口腔内のアセスメント

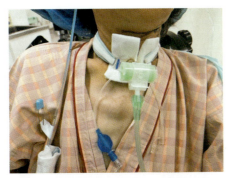

図Ⅱ-2-7 ICU, HCUから戻った直後の状況
気管カニューレとNGチューブ挿入し管理中に，車椅子で歯科口腔外科外来において口腔健康管理を実施

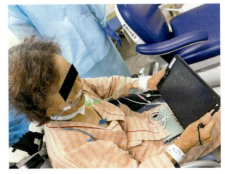

図Ⅱ-2-8 歯科衛生士とのコミュニケーション（電子メモパッドで筆談）
気管カニューレ挿入中のため，発声できないので電子メモパッドで筆談を行っている．歯科口腔外科の外来受診時は，必ず酸素飽和度を（SpO₂）装着し歯科衛生士による口腔健康管理を実施する．実施の前後には酸素飽和度を確認し，気管吸引を行うなど患者の安全に常に留意する．

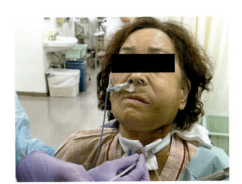

図Ⅱ-2-9 気管吸引

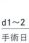

d1〜2
手術日0として術後d1〜2はICUで集中的な看護を受ける（d○とは，手術後何日経過しているかを表しており，d2ならば手術から2日間経過していることを示している）．

＊VF：Swallowing videofluorography 嚥下造影検査
嚥下造影検査とは造影剤入り食品を食べているところをレントゲン透視下で撮影して，嚥下運動や適切な食事形態の評価・診断を行う検査である．

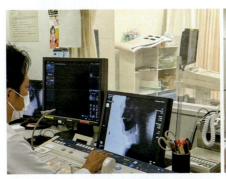

図Ⅱ-2-10 エックス線透視室（嚥下造影検査）

6）摂食嚥下リハビリテーションへの支援と口腔健康管理について（退院後までサポート）

リハビリが進んだ術後1〜2週後で，嚥下造影検査（VF）を実施する（図Ⅱ-2-10）．VFで誤嚥所見がなければ，食事を使った直接訓練へ移行する．経口摂取量が安定してきたところで経鼻胃管を抜去する．

術後3〜4週後の退院前には，患者や家族に食事内容に合わせた栄養指導を実施

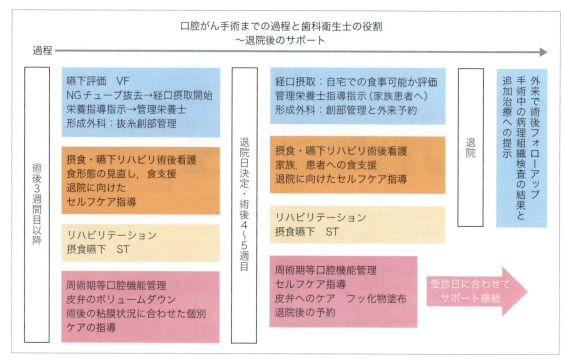

図Ⅱ-2-11　口腔がん手術までの過程と歯科衛生士の役割〜退院後のサポート

するように管理栄養士へ指示する．
　この頃，口腔粘膜から皮膚に置き換わった皮弁は徐々にボリュームがダウンし，口腔内の状態が変化する．歯科衛生士は，患者の粘膜症状の変化に合わせた口腔健康管理を指導する．摂食・嚥下のリハビリテーションは，退院後も患者が自宅でセルフリハビリテーションを毎日実施できるように歯科医師，言語聴覚士，病棟看護師，歯科衛生士と共に指導を実施する．
　術後4〜5週間以降は，自宅での食事摂取について患者や家族に栄養指導を実施するように管理栄養士へ指示する．摂食嚥下リハビリテーションは，退院後も患者が自宅でセルフリハビリテーション*を毎日実施できるように歯科医師，言語聴覚士，病棟看護師，歯科衛生士とともに指導を実施する．退院に向けた口腔健康管理では，開口訓練，皮弁へのケア，残存歯へのフッ化物塗布を施行し退院後のセルフケア指導を行う．退院後も歯科口腔外科での歯科医師による術後の経過観察と併せて継続的にサポートを行う（図Ⅱ-2-11）．
　また手術後の病理組織検査の結果次第（断端陽性，所属リンパ節外浸潤）では，必要に応じて追加治療（化学放射線治療）への口腔健康管理について歯科医師と連携する．

7）地域歯科医療機関との連携について
　患者のかかりつけ歯科医院とは術前から術後まで情報提供書等で継続的に連携を

*セルフリハビリテーション
退院後も1人で継続して自宅で入院中歯科医師や歯科衛生士，看護師，言語聴覚士と訓練した摂食・嚥下リハビリテーションと口腔機能向上のプログラムを実施する．

していくことが重要である．特に歯科口腔外科では，術後経過を見ながら再発のリスク管理を実施し，経過に問題がなければ，審美，咀嚼の回復を目指した補綴的な処置も検討する．歯科衛生士は継続的な口腔機能のリハビリテーション（オーラルフレイル予防）やう蝕予防，歯周病予防について連携し実施する．

4. 周術期等口腔機能管理の症例

【症例　右側舌癌（SCC，cT3N2aM0，stage IVA）】（図Ⅱ-2-12～14）
　患者：66歳，男性
【現病歴】
　X-1年12月頃に舌の疼痛を自覚．口内炎と思い医療機関は受診しなかった．
　X年6月初旬　某大学病院口腔外科を受診．画像検査より専門的な治療が必要と判断された．
　X年7月初旬　治療目的に当科紹介受診．
【口腔内・外所見】
　右側舌縁に42mm大の潰瘍形成あり（図Ⅱ-2-12）．

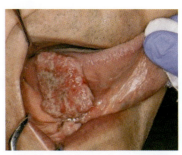
図Ⅱ-2-12　口腔内初見．右側舌縁の潰瘍形成

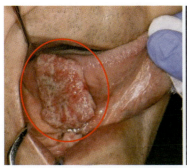
口腔内写真

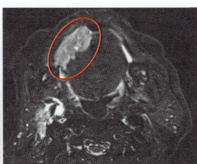
原発巣（MRI）

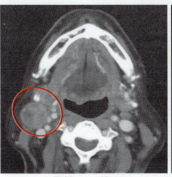
頸部リンパ節CT

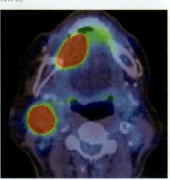
PET-CT

図Ⅱ-2-13　画像検査・診断右側舌癌（SCC，cT3N2aM0，stage ⅣA）

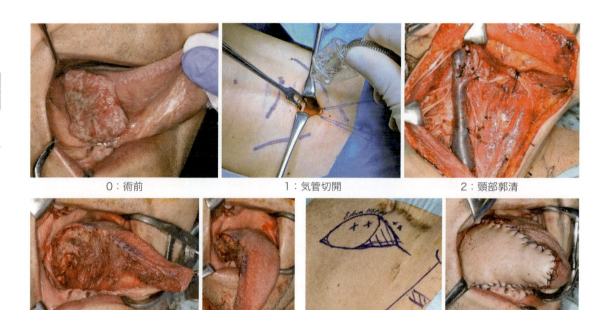

図Ⅱ-2-14 右側舌癌（SCC，cT3N2aM0，stage ⅣA）の口腔外科手術
術前→気管切開→機能的頸部郭清→右側舌可動部半側切除→腹直筋皮弁による遊離皮弁再建を実施

右側上頸部に30mm大のリンパ節腫大を触知．
【処置および経過】
初診時に生検を実施し，扁平上皮癌の診断となった．
X年7月下旬　全身麻酔下に気管切開，右側機能的頸部郭清，右側舌可動部半側切除術，腹直筋皮弁再建術を実施．

5. 周術期等口腔機能管理と周術期等専門的口腔衛生処置の対象患者について

1）手術・化学放射線療法・緩和

①病院内で実施，②連携する歯科医療機関で行う場合，③がん治療病院内の歯科口腔外科と連携し歯科医療機関でも行う場合，の3パターンがある．

周術期等口腔機能管理が保険収載されて12年余りが経過したがこの間がん治療は大きく進歩した．そのため以前と比較して入院期間が短縮され，手術方法も拡大手術からロボット支援手術，胸部，腹部内視鏡を使用した縮小手術が増加するなど私たちを取り巻く医療環境は大きく変革している．

がん治療の在院日数は短縮され，がん薬物療法は，入院治療ではなく，外来治療で行うことがベースとなっている．また，地域包括医療体制の整備が進み自宅で在宅医療が続けられる環境ができるようになってきた．

患者や家族にとって必要な医療資源の選択，必要な職種の選択とかかわりが，在

表Ⅱ-2-3　周術期等口腔機能管理の対象

周術期等口腔機能管理　Ⅰ・Ⅱ 周術期等専門的口腔衛生処置
対象手術： 悪性腫瘍（がん手術） 心臓血管外科（CABG・ＶＲ） 臓器・造血幹細胞移植 2018年4月〜 脳卒中に対する手術 整形外科（人工関節等）手術

周術期等口腔機能管理　Ⅲ・Ⅳ 周術期等専門的口腔衛生処置
放射線治療 がん薬物療法 2016年4月〜 緩和ケア

宅医，ケアマネージャーによって計画され，歯科衛生士も訪問歯科衛生指導を行う機会が増加した．

　以上の背景から，2024年の歯科診療報酬改定では，緩和ケアを実施している患者については，訪問歯科衛生指導を行う場合，訪問歯科衛生指導料の算定回数制限が緩和され月8回まで算定できるようになった．

　周術期等口腔機能管理料（Ⅲ），（Ⅳ）を算定した月の周術期等専門的口腔衛生処置（1）は月2回から4回まで算定できるように変更された．

　また，回復期リハビリテーションにおける口腔機能管理を推進する観点から，回復期病棟，慢性期医療を担う病院における歯科の機能評価，リハビリテーション，栄養管理および口腔管理が一体的な取り組みが求められ，そしてその評価が見直された．回復期等口腔機能管理に対する評価が歯科医師が実施し，歯科衛生士が口腔衛生管理を行うことで回復期等専門的口腔衛生処置が月に2回算定できるようになった．

　このように周術期等口腔機能管理の対象とする患者は，時代の変化と国民の要請に基づいて常に変化していく．その結果，歯科衛生士が行う専門的口腔衛生処置の内容や必要な歯科的支援についてもその要請に応えるべく，適切な歯科治療提供のために進んでいくと考えられる（表Ⅱ-2-3）．

参考文献

1) 全国歯科衛生士教育協議会編：歯科衛生学シリーズ高齢者歯科学．医歯薬出版，東京，2024.
2) 全国歯科衛生士教育協議会編：周術期における口腔機能管理口腔外科学・歯科麻酔学 第2版．医歯薬出版，東京，2024.
3) 唐澤久美子ほか：がん放射線治療の理解とケア第1版．学習研究社，東京，2007.
4) 梅田正博ほか：周術期口腔機能管理の基本がわかる本第1版．クインテッセンス出版，東京，2013.

5）白川正順ほか："医療連携"に役立つ有病者歯科マニュアル．医学情報社，東京，2013．
6）厚生労働省ホームページ：令和6年度診療報酬改定について．
https://www.mhlw.go.jp/stf/seisakunitsuite/bunya/0000188411_00045.html
（2024/3/26アクセス）
7）全国歯科衛生士教育協議会監修：口腔外科学・歯科麻酔学．医歯薬出版，東京，2023．
8）梅田正博，五月女さき子：Clinical Questionでわかる エビデンスに基づいた周術期口腔機能
管理．医歯薬出版，東京，2018．
9）日本口腔ケア学会学術委員会編：がん患者の口腔ケア．医学書院，東京，2017．

3章 口腔機能管理

到達目標

❶ 口腔機能の種類とその評価方法を説明できる
❷ 摂食嚥下リハビリテーションとのつながりを理解できる
❸ ライフステージに応じた口腔機能管理が理解できる
❹ 口腔機能管理のリスクが理解できる

1 口腔機能の種類

口腔健康管理を理解するうえで，口腔の衛生状態のみならず，機能についても理解しておく必要がある．日本歯科医師会が提示した概念図（図Ⅱ-3-1）を示す．

1. 摂食嚥下機能

摂食嚥下には嚥下の5期モデルやプロセスモデルの理解が重要である（図Ⅱ-3-2）．

1）5期モデル

①先行期：視覚，聴覚，触覚，嗅覚などの情報により食べ物を認知・判断する時期
②準備期：食物を口腔に取り込み（捕食），咀嚼し，食塊形成をする時期
③口腔期：食物を咽頭へ送り込む時期
④咽頭期：嚥下反射が起こり，食塊が咽頭から食道へ送られる時期
⑤食道期：重力と蠕動運動により食塊が胃へと送られる時期

2）プロセスモデル

液体の嚥下の場合は5期モデルで嚥下を理解するとよいが，固形物の場合は，必ずしも5期モデル通りの嚥下とならず，ズレが生じる場合が多い．プロセスモデルではでの解釈が有用であるが，固形物の嚥下ではこれら「期」と「相」がずれることがある．プロセスモデルでは，古典的な5期連続モデルと異なり，Processingと口腔からの送り込み（StageⅡ transport）のステージがオーバーラップしているのが特徴であるため，ずれを考慮したモデルが確立されている．各段階の説明を次に示

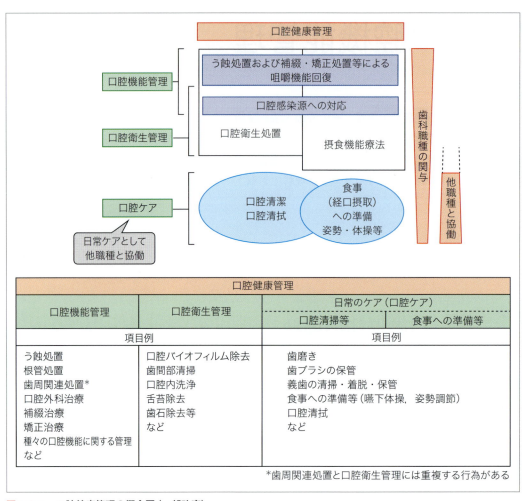

図Ⅱ-3-1　口腔健康管理の概念図（一部改変）
（櫻井薫，2016[1]／住友雅人，2015[2]）

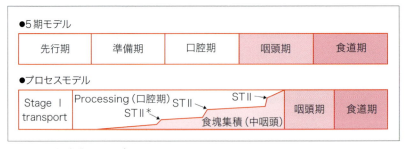

図Ⅱ-3-2　摂食嚥下のモデル
*STⅡ＝Stage Ⅱ transport

す．
①食物の捕食後に，その食物を臼歯部まで運ぶ（StageⅠ transport）
②食物を咀嚼し，唾液と混和する（Processing）
③咀嚼した食物を順次咽頭へと送る（StageⅡ transport）

④咽頭へと送り込まれた食物は，嚥下するまでそこで滞留し，最終的に口腔内で咀嚼された食物と一緒になって嚥下される (swallowing)

2. 発音・構音機能

「話す」には主に3つの解剖学的な器官系(呼吸器官系・喉頭器官系・調音器官系)が関与する．呼吸器官系では横隔膜の働きにより，肺から気管支へ，気管を通って呼気として空気が送り出される．次に喉頭の中でも声帯において有声化(声帯が内転，外転を繰り返すことで喉頭原音をつくる)される．そして，舌，口唇，軟口蓋，歯などの構音器官が可動することにより共鳴特性が決定されることで「言葉」として聞き手に伝わる．

3. 運動機能

＊側方運動
咀嚼する側とは反対の下顎頭が前下内方に移動することで生じる回転運動.

🔗 Link
下顎の運動
『口腔解剖学・口腔組織発生学・口腔生理学』
p.215-219

下顎運動の特徴として，顎関節は回転運動と前後運動(滑走運動)の2つの運動に加えて，側方運動＊(咀嚼する側とは反対の下顎頭が前下内方に移動することで生じる回転運動)がある．下顎運動にかかわる筋として咀嚼筋(咬筋，側頭筋，外側翼突筋，内側翼突筋)があり，加えて舌骨上筋群のうち下顎骨に付く顎二腹筋，顎舌骨筋，オトガイ舌骨筋も関係するとされている．顎運動に関与する運動神経はすべて脳神経に含まれており，4つの咀嚼筋，顎舌骨筋，顎二腹筋前腹は三叉神経，顎二腹筋後腹は顔面神経，オトガイ舌骨筋は舌下神経に支配されている．

4. 感覚機能

口腔は感覚器の1つであり，歯の感覚(歯の圧覚，歯の位置感覚，歯髄の感覚，象牙質の感覚，口腔顔面領域の関連痛)，口腔粘膜の感覚(機械感覚，温度感覚，痛み)，味覚などに大別される．味覚は基本的に5種類(甘味，塩味，酸味，苦味，うま味＝5つの基本味)とされている．

5. 唾液分泌機能

大唾液腺は耳下腺(漿液性の唾液)，顎下腺(漿液性と粘液性の唾液)，舌下腺(主に粘液性の唾液)がある．小唾液腺は口唇腺，頬腺，口蓋腺，舌腺(前舌腺，Ebner〈エブネル〉腺，後舌腺)に区別される．唾液分泌は自律神経によって調整されており，副交感神経と交感神経が唾液腺に分布している．1日の唾液分泌量は1.0～1.5Lで，口腔内に刺激が及んだ際に出る唾液を刺激時唾液，刺激のない状態での唾液を安静時唾液とよぶ．

2 成長発育

1. 顎・顔面

　ライフステージに応じた口腔機能管理の推進において，口腔機能発達不全症という疾患名が新設された．口腔機能発達不全症は「正常な定型発達児が獲得し得る機能を獲得できていない状態」と定義され，「食べる機能」「話す機能」「その他の機能」が十分に機能獲得できておらず，かつ明らかな摂食機能障害の原因疾患がなく，個人因子あるいは環境因子に専門的関与が必要な状態とされている．

2. 歯・歯列

　歯の発育時期に障害を受けると発育段階に応じた障害が現れる．特に小児期における全身治療（抗悪性腫瘍薬や臓器移植など）は歯の発育にも影響する可能性がある．また，胎生期の母体に対する全身治療においても同様であり，母子に対する歯科医療においては周産期からのケアが必要となる場合が多々ある．

3 口腔機能の検査と評価

　口腔機能について研究が進むに伴い，口腔機能検査も普及しつつある（図Ⅱ-3-3）．近年，口腔機能の定義について研究と見解の統一化が進んでいる．平成30年度には，口腔機能低下症という疾患名が新設された．①口腔衛生状態不良，②口腔乾燥，③咬合力低下，④舌口唇運動機能低下，⑤低舌圧，⑥咀嚼機能低下，⑦嚥下機能低下の7項目のうち3項目以上該当する場合，口腔機能低下症と診断される．また，口腔機能低下症の前段階であるオーラルフレイル（さまざまな口の機能の軽微な衰えの自覚）も重要な概念である．

1. 口腔機能精密検査

1）口腔細菌数

　口腔衛生状態不良の度合いを評価する口腔細菌数は，口腔細菌カウンタや代替法として舌苔付着度測定（Tongue Coating Index：TCI）などで評価することができる．

2）口腔乾燥

　口腔内の異常な乾燥状態である口腔乾燥を評価するには，口腔水分計や代替法としてサクソンテストによって評価することができる．

Link
舌苔付着度の
評価
口腔乾燥
『付章2』
p.392，393

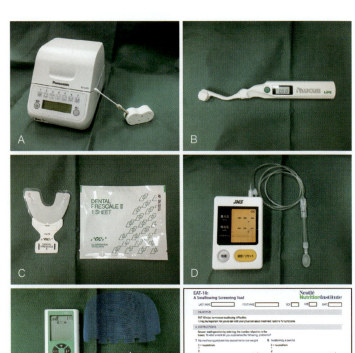

図Ⅱ-3-3 主な口腔機能検査の器具
A：口腔細菌カウンタ
B：口腔水分計
C：歯科用咬合力計
D：舌圧測定器
E：グルコース溶出量計測器
F：簡易嚥下評価ツール（EAT-10）質問紙

3）咬合力

　嚙む力の度合いを評価する咬合力は，感圧シートを使用した評価方法や代替法として現在歯数により評価することができる．

4）舌口唇運動機能

　舌口唇の運動機能の速度や巧緻性を評価する舌口唇運動機能は，オーラルディアドコキネシスによって評価することができる．

5）舌圧

　舌と口蓋や食物との間に発生する圧力である舌圧を評価するには，舌圧測定器や代替法として舌トレーニング用具により評価することができる．

6）咀嚼機能

　食べ物を細かく砕く能力である咀嚼機能は，グミゼリー咀嚼後のグルコース濃度を測定する方法（咀嚼能力検査）や，代替法としてグミゼリー咀嚼後の粉砕の程度を視覚資料と照合して評価する咀嚼能率スコア法によって評価することができる．

7) 嚥下機能

食べ物を飲み込む能力である嚥下機能は，嚥下スクリーニング質問紙(EAT-10：The 10-item Eating Assessment Tool)や，代替法として自記式質問票(聖隷式嚥下質問紙)によって評価することができる．

2. 摂食嚥下機能の検査

1)スクリーニング検査

(1) 反復唾液嚥下テスト (RSST：RepetitiveSaliva Swallowing Test)

唾液を嚥下し，その回数によって摂食嚥下障害の有無を判定する．

(2) 改訂水飲みテスト (MWST：Modified Water Swallowing Test)

水飲みテストは3～100mLの水を使った検査法で，誤嚥などの危険を伴うおそれが大きいため改訂された方法で，3mLの水を使用して行う．

(3) 段階的フードテスト (FT：Food Test)

食形態の異なる食物を利用したスクリーニングテスト．

(4) 頸部聴診

頸部(輪状軟骨の外側部分)に聴診器を当て，被験食品を嚥下させ，呼吸音や嚥下音を聴き取る．

(5) 咳テスト

咳嗽反射テスト

2)精密検査

多職種と連携のうえ，下記の検査が実施される．

(1) 嚥下造影検査 (VF：Videofluoroscopic examination of swallowing)

エックス線造影撮影装置を使用し，造影剤や造影剤入り食物を食べ，飲み込むところを撮影する．食物の誤嚥や咽頭残留の有無を評価し，嚥下関連器官の運動が障害されているかを診断する．

(2) 嚥下内視鏡検査 (VE：Videoendoscopic evaluation of swallowing)

鼻から，直径3.5mm程度の内視鏡を挿入し，咽頭の様子を観察する検査．誤嚥や咽頭残留の有無を観察し，それらを防ぐ方法や，適応となる訓練方法を探していく．

⑤ 摂食嚥下障害と対応

近年の歯科医療は，歯科診療所のみならず歯科訪問診療，急性期・回復期病院での歯科医療など多岐にわたる．したがって，従来のう蝕や歯周病の治療のみが歯科医療従事者に求められているわけではなく，対象者の全身疾患やライフステージに応じた歯科医療の提供が重要である．歯科医療従事者の包括的，全人的な視点が必

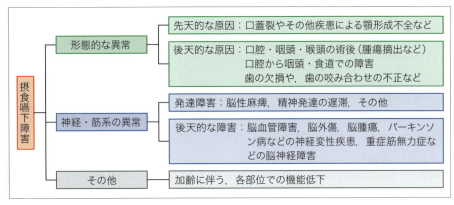

図Ⅱ-3-4 摂食嚥下障害の原因
(公益社団法人長寿科学振興財団：健康長寿ネット[3])

表Ⅱ-3-1 嚥下障害の病態

機能的原因	中枢神経	延髄嚥下中枢障害	球麻痺
		両側上位運動ニューロン障害	仮性球麻痺
	末梢神経		喉頭麻痺
	筋疾患		筋力低下
器質的障害	先天的構造異常：奇形　など		
	後天的構造異常：腫瘍，炎症，外部からの圧迫，外傷，術後		

要である．

1. 摂食嚥下障害の原因

摂食嚥下障害はさまざまな病態によって引き起こされる（図Ⅱ-3-4）．嚥下障害には嚥下に関与する組織や器官に問題はないが動作が悪いことによって起きる機能的障害と，構造そのものに異常がある器質的障害がある（表Ⅱ-3-1）．

2. 間接訓練と直接訓練

摂食嚥下リハビリテーションの大まかな流れは，診察→スクリーニングテスト→口腔衛生状態を整える→間接訓練→直接訓練→食事支援となる（図Ⅱ-3-5）．

3. 摂食介助

1) 食事環境，食物形態

食事の際は，テレビを消し，病室であればカーテンをひくなど静かな環境を整える．また，食物が認識しやすい食器の形態，色を選択し，食具も把持しやすく，一

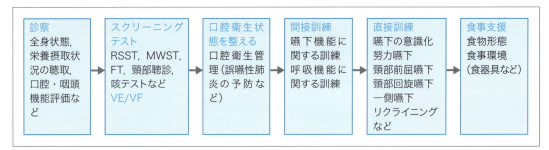

図Ⅱ-3-5 摂食嚥下リハビリテーションの流れ
臨床ではそのときの状況に応じて必要な段階の処置を選択して行う．

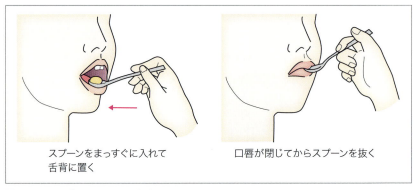

図Ⅱ-3-6 スプーンでの介助方法の例

回量が少なめになるものを選択する．水分に増粘剤（とろみ剤）を入れることで誤嚥しにくくなる．おおよその目安は，スプーンですくって落としたときに軽く糸を引く程度である．

2）摂食介助法

(1) スプーンでの介助方法

舌背の上にきちんと食物が置かれ，取り込み時に口が閉口していることが重要である（図Ⅱ-3-6）．

(2) スプーンを持たせる方法

習熟している動作から入ることでスムーズに嚥下動作へと移行できる．

(3) ゼラチンゼリーのスライス法

スライスしたゼリーをそのまま飲み込むことで，口腔，咽頭残留を予防，解消できる．

4．ミールラウンド（食事の観察）

嚥下障害のある患者の食事では常に誤嚥，窒息の危険性がある．そのため，患者

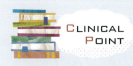

CLINICAL POINT 栄養サポートチーム(nutritional support team：NST)

　医師，歯科医師，看護師，薬剤師，管理栄養士，歯科衛生士，臨床検査技師，理学療法士，作業療法士，言語聴覚士，ソーシャルワーカー，事務部門などが職種の枠を超えて構成する栄養管理チームのことをいいます．栄養管理は疾患の治療中，治療後の早期回復，免疫機能の維持，感染症予防などの観点から重要な業務です．具体的な役割は，栄養評価，栄養管理のチェック，最適な栄養管理法の指導と提言，栄養管理に伴う合併症の予防，早期発見，治療，栄養管理上のコンサルテーションなど多岐にわたります．その中で歯科衛生士は歯科医師と協働して，経口摂取をするための口腔の機能と衛生状態の維持管理する役割を担います．

　が適正な咀嚼，嚥下機能を有しているかどうかを判断する必要がある．ミールラウンドは，施設や在宅への訪問の際に，多職種とともに対象者の食事を観察し，その所見を多職種で話し合う．ミールラウンドで得た摂食状況の情報を踏まえ，よりよいケアプランやリハビリテーションプランの提案につなげていく．また，摂食嚥下障害に対するNST*介入の手法としてミールラウンドは効果があるとされており，歯科衛生士の積極的なかかわりが必要である．

1) 経過観察

　力強くむせている，誤嚥性肺炎の既往歴がない，体力や免疫機能も問題ない場合には誤嚥は経過観察のみでよい．

2) ドレナージ

　肺内に入った誤嚥物を重力によって中枢気道へ誘導排出する．座位の場合，解剖学的形態から右肺底部に入ることが多いため，右肺を上にした体位をとると，効果的に排出できる可能性がある．

3) 窒息

　チョークサインを見逃さず，背部叩打，ハイムリック法を試みると同時に，ドクターコール，119番通報が必要となる．

🔗 Link

窒息
p.194
窒息の解除
『口腔外科学・歯科麻酔学』
p.297

6 ライフステージに対応した指導

　口腔の健康を保つためには，ライフステージに合わせた口腔機能管理が重要となる．

1. 乳幼児期

　口腔領域の発達状況に気づきを与えながら親子の健やかな関係づくりを支援する．わが国では母子保健法に基づき，1歳6か月児健康診査と3歳児健康診査において歯科検診を実施することになっており，幼児の口腔の異常を早期発見，回復するための方策がとられている．母子健康手帳には6〜7か月時の項目で小児科医による口腔疾患の有無，9〜10か月時には歯の萌出や形・色，口腔疾患の有無に関する質問事項があり，「歯科診療所を受診するように」という項目が含まれている．

1）哺乳期

- ・乳児の口腔形態が哺乳に適応していることを理解してもらう
- ・口腔形態の変化が機能の発達に関与しており，哺乳行動から離乳への準備段階を理解してもらう．

2）離乳期

- ・乳幼児の歯の萌出，口の動き，手指機能の発達などと離乳食の進め方が関連していることに気づいてもらう

3）幼児前期（12か月〜3歳：「歯食べ期」）

- ・食事の自立への支援をする
- ・空腹をつくり出し，食欲をつくり出す
- ・自己主張の表出も強くなる．

4）幼児後期（3〜5歳）

- ・乳歯列が完成しており，フッ化物配合歯磨剤，フッ化物歯面塗布，フッ化物洗口の応用を検討する
- ・この時期は隣接面う蝕，口腔習癖などにも注意が必要である．
- ・乳歯列完成後は，さまざまな食品を食べ体験を増やす．
- ・他者と食卓を囲み協調し食事のマナーを身につける．
- ・この時期「食べない」「かめない」「飲み込まない」問題が多いので，しっかりかんで食べる習慣を身につける．口腔の問題を含め，姿勢，生活習慣，習癖など，全体からアプローチする．

【指導のポイント】

　保護者への指導が中心となるため，保護者と小児の関係など家庭環境を含めた広い視点で小児をとらえ，口腔機能管理で必要な項目の優先順位を示して指導する必要がある．特に口腔機能発達不全症に対する指導の場合は，患児の年齢や発達を考慮し，保護者にも理解できるわかりやすい説明が不可欠となる．

2. 学齢期

　乳歯列から永久歯への交換期にあたり，歯・口腔の成長・変化が著しい時期である．乳幼児期に獲得した口腔機能を生涯にわたり使い続けることができるよう支援する．学校保健安全法により，就学時の健康診断と毎年行われる定期健康診断において歯科健診を行うことが定められている．

1) 低学年 (小学校 1・2年)
- ・6歳臼歯の萌出への気づきとその重要性を知る．
- ・6歳臼歯のセルフケアの方法を身につける．
- ・交換期は一時的な咀嚼の障害が起こりやすいためゆっくり食べる．
- ・口唇を閉じる力である口唇閉鎖力の発達不全である口唇閉鎖不全がないか確認する．
- ・発音や口からの空気の漏れなどがないか確認する．

2) 中学年 (小学校 3・4年)
- ・前歯部がかみ合ってくる．前歯での捕食を十分活用する．
- ・口呼吸，低位舌，逆嚥下の習慣などの改善を図る．
- ・側方歯群の交換による咀嚼力の低下のため，食事時間，水分での流し込み，好き嫌い，まる飲みなどの食習慣の悪化を防ぐ．

3) 高学年 (小学校 5・6年)
- ・第二次性徴が始まる．ホルモンの影響で歯肉炎が発症しやすい．
- ・口腔内の観察により歯肉の状態に気づかせ，セルフコントロールの方法を身につける．

【指導のポイント】

　ある程度の疾患の成因が理解できるようになるため，この時期は結果が数値として現れやすい検査項目 (プラークコントロールレコード−う蝕・歯周病，歯周ポケット検査値−歯周病など) を選択するなどの工夫が効果的である．

3. 思春期

　永久歯列が完成し，十分な機能は備えているが，精神的な不安定さもあり，食習慣に影響が出やすい．思春期性歯肉炎の発症もみられる時期なので，歯肉の状態の変化に気づき，予防のためのセルフケアを実践する．特にこの時期は欠食や偏食，よく噛まずに飲み込むなど誤った咀嚼習慣などが起こりやすくなるため，食習慣の確認が重要となる．

【指導のポイント】

身体的・精神的な個人差を考慮したうえで，本人が納得できる説明を心がけることが重要である．

4. 成人期

成人期の生活習慣や食行動はその後の高齢期における健康に大きな影響を与える．う蝕，歯周病の発症により，早ければ歯の喪失や口腔機能の低下が現れる時期でもあり，高齢期における口腔のQOL（生活の質）を維持するためにも50歳代からの歯の脱落の原因である歯周病の予防には，早い段階からの予防処置が重要である．また，かかりつけの歯科診療所を決めておくことも重要な口腔管理の1つといえる．

1) 若年層

- ・朝食抜きやダイエットなど十分な栄養が摂れていないことが多い．食事の重要性を気づかせる．
- ・歯周病の予防や口腔の健康のため定期的なプロフェッショナルケアを受ける．
- ・歯周病の予防を中心としたセルフケアの方法を身につける（ブラッシング方法，補助用具の使用）．

2) 中高年層

- ・肥満による健康障害のリスクを知る．
- ・咀嚼の重要性を気づかせる．よく噛んで食べる習慣を身につける．
- ・歯周病の進行による歯の喪失，機能の喪失を予防する．

【指導のポイント】

疾患の成り立ちについてはほとんど理解できることが多い反面，歯科疾患になりやすい習慣や習癖が固定されており，1回の指導では変化が見込めないことがある．単に歯磨きの方法を指導するのではなく歯科衛生過程の観点から指導方法を検討し，環境や社会的，精神的要因など幅広い観点からアプローチをすることが効果的である．自己効力感（セルフエフィカシー）や責任や意識の所在（ローカスオブコントロール）などの評価を取り入れ，新たな介入の糸口や行動変容を探ることが必要となる．

🔗 **Link**
セルフエフィカシー
『歯科予防処置論・歯科保健指導論』
p.54

🔗 **Link**
高齢期
『歯科予防処置論・歯科保健指導論』
p.354

5. 高齢期

生体諸組織の老化現象によりさまざまな退行性変化が現れる時期である．具体的には歯数の減少，咬耗，第二象牙質・修復（第三）象牙質の発生，くさび状欠損，透明象牙質の出現，セメント質の肥厚，顎骨の吸収，下顎頭の大きさの変化，重層

扁平上皮の菲薄化，唾液腺の萎縮，唾液量の減少，表情筋や咀嚼筋の筋力低下などがあげられる.

　加齢や障害による口腔機能の低下により栄養不足となり全身の虚弱につながる.
　・口腔機能の変化に気づく（フレイル*の予防）.
　・口腔機能の評価と機能向上の方法を支援する.

(1) フレイル

Link
フレイル
オーラルフレイル
『高齢者歯科』
p.83, 94

　加齢に伴い，心身の機能が徐々に低下し虚弱に傾き，要介護状態に陥ることを，フレイル「虚弱（frailty）」とした（日本老年医学会，2014）. フレイルは，①健康な状態と要介護状態の中間時点である，②適切な介入により機能を取り戻す時期である，③骨格筋を中心とした身体的フレイル，精神/認知の虚弱，社会的な虚弱が複雑に絡み合って負の連鎖を起こす.

(2) オーラルフレイル・口腔機能低下症

　加齢に伴うさまざまな口の機能の軽微な衰えの自覚をオーラルフレイルという. また，平成30年度には，口腔機能低下症という疾患名が新設された. ①口腔衛生状態不良，②口腔乾燥，③咬合力低下，④舌口唇運動機能低下，⑤低舌圧，⑥咀嚼機能低下，⑦嚥下機能低下の7項目のうち3項目以上該当する場合，口腔機能低下症と診断される. オーラルフレイルや口腔機能低下症を早期に発見し，対応することが必要である.

　【指導のポイント】

　高齢者では全身疾患や老化によって，治療すべき歯科疾患があったとしても優先順位が高くない場合があるため，広い視野で問題点を把握し，環境を調整したりハードルを下げることで達成可能な目標を患者やその家族，周囲のスタッフと一緒に見つけることが歯科衛生士としての重要な役割となる.

❼ 配慮を要する者への指導

Link
口腔健康管理
『障害者歯科』
p.86

　障害の程度によって困難な動作が多岐にわたるため，「何ができないか」ではなく，「何ができるのか」に焦点を当てた指導が望まれる. 特に歯科衛生士にとっては，薬物を用いない方法としての行動管理方法が重要である.

1. 発達期の問題を有する者

　・発達期の摂食嚥下障害では，先天的な原因疾患によるものが多く，正常な発達が遅れたり，停止状態になったりしている. このため小児期では，健常児が摂食嚥下機能を獲得していく過程をたどらせていくような発達療法的アプローチが必要である.

381

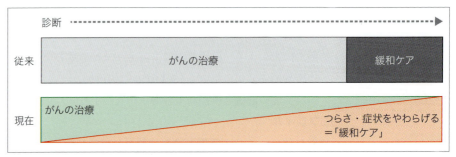

図Ⅱ-3-7　WHO（世界保健機関）の緩和ケアの考え方

2. 全身疾患を有する者

　頭頸部領域・呼吸器領域・消化器領域などの悪性腫瘍，心臓血管疾患手術，がんなどに対する放射線療法，化学療法もしくは緩和ケアを要する患者は周術期等口腔機能管理の適応とされる．周術期等口腔機能管理は，手術を実施する病院と連携する歯科医療機関で実施される．放射線療法や化学療法を実施する患者についても，同様に連携し，口腔機能管理を実施する．

　そのほか，Sjögren（シェーグレン）症候群，糖尿病，敗血症，骨修飾薬服用患者，感染性心内膜炎，動脈硬化，糖尿病なども口腔との関連性が高く，歯科治療・口腔健康管理の際には特に配慮が必要である．

3. 緩和ケア，ターミナルケア

　WHO（世界保健機関）による緩和ケアの定義は，「生命を肯定し，死にゆくことを自然な過程ととらえる」である．

1）WHO（世界保健機関）の緩和ケアの考え方

　近年の緩和ケアの考え方は，がんと診断されたときから緩和ケアが始まるとされており，がん治療早期から患者の困り事にアプローチするようになった（図Ⅱ-3-7）．

2）緩和ケアの介入範囲

　緩和ケアが対象とする介入の範囲は広く，健康に関連したQOL（生活の質）に関与するすべてに介入するといっても過言ではない．

3）口腔健康管理の介入内容の変化

　患者は死が近づくにつれて日常の生活動作（ADL）が悪化していき，それまでできていたことができなくなる．それにつれて歯科医療従事者とのかかわり合い，介入対象も経時的に変化していく（図Ⅱ-3-8）．

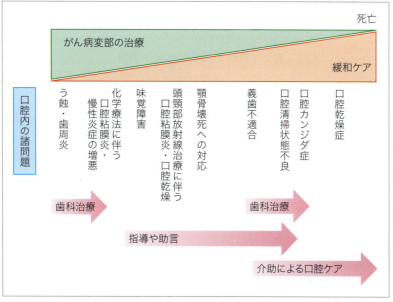

図Ⅱ-3-8　病態進行に応じて必要とされる歯科医療の介入内容
（上野尚雄ほか，2016[5]）

4）死亡までに残存する機能

　口腔の機能はほかの身体機能と比較して，死亡するまで維持されることが多いとされており，最期まで話す，口から水分を摂ることができる，といった人間の尊厳にかかわる口腔の機能を維持することが歯科医療従事者の役目になる．

5）緩和ケアにおける口腔のトラブル

　口腔乾燥，口腔カンジダ症，口臭，黒毛舌，口腔内出血，知覚過敏，食欲不振，咳，嚥下障害，口腔粘膜炎などがみられる．緩和ケアを行う場合は，特に1人の人間の存在を尊いものとして尊重し，すべてを介助するのではなく，残存している機能を活かした口腔清掃方法を提案することも重要である．ときにそれは，患者家族への指導であってもよく，患者家族にとってはグリーフケア*になる場合もある．

*グリーフケア
グリーフケア（grief care）とは，身近な人との死別を経験し，悲嘆に暮れる人を支援し，悲しみから立ち直れるようにすること．グリーフ（grief）とは深い悲しみを意味し，遺族に寄り添う姿勢が重要とされている．「グリーフのプロセス」という長期にわたる精神状態の変化を経て，最終的に遺族が立ち直るまで支援することが目的となる．

参考文献

1) 櫻井薫：「口腔ケア」に関する検討会の進捗と今後の展開．日歯医師会誌，69（4）：286-287，2016．
2) 住友雅人：日本歯科医学会が提案する新しい「口腔ケア」の概念．日本歯科評論，877：10-11，2015．
3) 公益財団法人長寿科学振興財団：摂食嚥下障害の原因は何か？．健康長寿ネット，https://www.tyojyu.or.jp/net/byouki/sesshokushougai/genin.html　2023/01/10アクセス．
4) 全国歯科衛生士教育協議会監修：最新歯科衛生士教本高齢者歯科．医歯薬出版，東京，2022，162．
5) 上野尚雄ほか編：がん患者の口腔マネージメントテキスト．文光堂，東京，2016．

付章 1 臨床検査値データシート

（知っておくべき略語）
＊特に重要な数値と項目を赤字で表記

　疾患を正確に診断するために種々の検査は重要である．血液検査，生化学検査，免疫・血清検査，病態と代表的な検査との関連と臨床検査値，また腫瘍マーカーについて記載する．

1 血液学検査

1. 血球検査

　血液中にある細胞成分（赤血球・白血球・血小板）の数や質の異常を調べる検査である．

付表1-1

検査項目	基準値（単位）	主な関連疾患
赤血球（RBC）	男性：430万〜560万（/μL） 女性：380万〜500万（/μL）	増加：真性多血症，脱水，低酸素 減少：貧血，慢性肝炎，慢性腎炎
ヘモグロビン（Hb）	男性：13.5〜17（g/dL） 女性：11.5〜15（g/dL）	
ヘマトクリット（Ht）	男性：40〜50（%） 女性：35〜45（%）	
平均赤血球容積 （MCV）	赤血球1個の大きさの平均値 83〜99（fL）	MCV・MCHC↓（減少）：低色素性小球性貧血（鉄欠乏性貧血）
平均赤血球ヘモグロビン （MCH）	赤血球1個あたりのヘモグロビン量の平均値 27〜34（pg）	MCV・MCH・MCHC　正常：正色素性正球性貧血（急性出血，溶血性貧血，慢性腎炎，肝疾患，悪性腫瘍などによる二次性貧血）
平均赤血球ヘモグロビン濃度 （MCHC）	一定容積の赤血球に含まれるヘモグロビンの濃度 31〜36（g/dL）	MCV↑（増加），MCHC正常：大球性正色素性貧血（悪性貧血，葉酸欠乏性貧血）（下図参照）

付表1-2

検査項目	基準値（単位）	主な関連疾患
網赤血球（Ret）	男：0.2〜2.7% 女：0.2〜2.6%	増加：大量出血後，貧血治療開始時・回復期 減少：再生不良性貧血，急性白血病
白血球（WBC）	3300〜8600/μL	白血球数減少で問題となるのは，好中球とリンパ球であり，増加では増加した分画とその絶対数を考慮することが重要である

384

付表1-2　つづき

検査項目		基準値（単位）	主な関連疾患
白血球百分率	好中球	桿状核球 　2〜13% 分葉核球 　38〜58.9%	増加（7,500/μL↑）：感染症，炎症，慢性骨髄性白血病，心筋梗塞，ストレス 減少（1,000/μL↓）：重症感染症，急性白血病，悪性貧血，再生不良性貧血，顆粒球減少症，肝硬変，ウイルス性疾患
	好酸球	0〜5%	増加（700/μL↑）：慢性骨髄性白血病，アレルギー疾患，サルコイドーシス，Hodgkinリンパ腫，寄生虫，天疱瘡
	好塩基球	0〜1%	増加（150/μL↑）：慢性骨髄性白血病，粘液水腫，水痘，インフルエンザ
	単球	2.3〜7.7%	増加（1,000/μL↑）：結核，亜急性心内膜炎，Hodgkinリンパ腫，単球性白血病，慢性肝炎，肝硬変，原虫症
	リンパ球	26〜46.6%	増加（4,000/μL↑）：ウイルス性疾患，伝染性単核症，急性・慢性リンパ性白血病 減少（1,000/μL↓）：急性感染症の初期，悪性リンパ腫，AIDS
血小板数 （Plt）		15万〜35万/μL	増加：悪性腫瘍，慢性骨髄性白血病，骨髄線維症，急性炎症回復期，急性出血後，慢性炎症 減少：ITP，骨髄低形成，TTP，急性白血病，多発性骨髄腫，DIC，肝硬変
赤血球沈降速度 （赤沈） （ESR）		男：2〜10mm/時間 女：3〜15mm/時間	亢進：急性・慢性炎症，心筋梗塞，膠原病，慢性肝炎，肝硬変 遅延：フィブリノゲン減少（DICなど），赤血球増加，免疫グロブリン減少

2. 糖

付表1-3

検査項目		基準値	主な関連疾患
糖	空腹時血糖値 <FBS>	60〜110mg/dL	増加：インスリン依存型，非依存型糖尿病，耐糖能異常，胃切除後，甲状腺機能亢進症，Cushing症候群，褐色細胞腫，膵炎，医原性高血糖 減少：インスリン・経口糖尿病薬の使用，ダンピング症候群，膵β細胞腫，下垂体機能低下症，肝腫瘍，アルコール性低血糖
	ブドウ糖負荷試験（OGTT）		人為的に糖を負荷して耐糖能を調べる検査である．75gブドウ糖負荷試験後負荷前と負荷後30分，60分，120分の血糖値と尿糖値を測定する．負荷前と負荷後30分にはインスリン量も測定します．負荷後血糖値の2時間値が200mg/dL以上もしくは空腹時で140mg/dL以上ならば糖尿病型と診断できる．ただし空腹時血糖が200mg/dLを超えている場合には本検査は病状を悪化させる危険があるので注意が必要である．

付表1-3 つづき

検査項目		基準値	主な関連疾患

糖	ブドウ糖負荷試験 (OGTT)	空腹時血糖値および75g経口糖負荷試験 (OGTT) 2時間値の判定基準 (静脈血漿値, mg/dL)		
			正常域	糖尿病域
		空腹時値	<110	≧126
		75gOGTT 2時間値	<140	≧200
		75gOGTT の判定	両者を満たすものを正常とする	いずれかを満たすものを糖尿病型*とする
			正常型にも糖尿病にも属さないものを境界型とする	
		＊：随時血糖値≧200mg/dLおよびHbA1c≧6.5%の場合も糖尿病とみなす. (日本糖尿病学会編：科学的根拠に基づく糖尿病診療ガイドライン2014, 南江堂より)		
	HbA1c	6.5%以上で糖尿病	血液中のブドウ糖とヘモグロビンが結合したもの 過去1～2か月の血糖値の平均を測定できる. 6.5%で糖尿病を強く疑う 増加：高血糖状態, 腎不全, アルコール多飲 減少：赤血球寿命の短縮（失血・溶血）, 肝硬変	

❷ 生化学検査

　生化学検査では，血液を遠心分離器にかけて有形成分（赤血球，白血球，血小板など）や無形成分（血清）とに分離し，血清中の物質を化学的に分析する．病気の診断・治療の判定，病状の経過観察に欠かせない検査である．

1. タンパク

　初期診療における基本検査の1つで，栄養状態や全身状態の良否を判断するスクリーニングである．

付表1-4

検査項目		基準値	主な関連疾患
タンパク	血清総タンパク（TP）	6.6〜8.1g/dL	増加：多発性骨髄腫，原発性マイクログロブリン血症，慢性炎症性疾患，脱水，悪性腫瘍，肝硬変の初期 減少：ネフローゼ，重症肝障害，栄養障害

2. 含窒素成分

　腎機能のスクリーニングや透析患者のフォローアップ，尿酸値など痛風患者のための検査である．

付表1-5

検査項目	基準値	主な関連疾患
尿素窒素（UN）	8〜20mg/dL	高値：急性腎炎，慢性腎炎，ネフローゼ症候群，前立腺がん 低値：肝不全，尿崩症，低タンパク食
血清クレアチニン（Cr）	男：0.65〜1.1mg/dL 女：0.45〜0.8mg/dL	増加：腎機能障害，腎不全，脱水，ショック，心不全 減少：筋ジストロフィー，妊娠
推算糸球体濾過量（eGFR）	90mL/分/1.73m³	慢性腎臓病の重症度は6段階に分類される G1：正常または高値（GFR≧90） G2：正常または軽度低下（90＞GFR≧60） G3a：軽度〜中等度低下（60＞GFR≧45） G3b：中等度〜高度低下（45＞GFR≧30） G4：高度低下（30＞GFR≧15） G5：末期腎不全（15＞GFR）
尿酸（UA）	男：3.7〜7.8mg/dL 女：2.6〜5.5mg/dL	増加：痛風，無症候性高尿酸血症，腎不全，飢餓，白血病，骨髄炎，利尿薬 減少：腎性低尿酸血症，重症肝障害

3. 脂質代謝関連

　血清脂質が動脈硬化の一因となる血液中の脂質であるTC，TGを調べる．狭心症や心筋梗塞，脳梗塞や脳出血などの重大な病気とも関連する重要な検査である．

付表1-6

検査項目	基準値	主な関連疾患
総コレステロール (TC)	140〜250mg/dL	高値：家族性高コレステロール血症，甲状腺 　　　機能低下症，糖尿病 低値：無βリポタンパク血症，アジソン病，重 　　　症肝障害
トリグリセライド (TG)	男：40〜230mg/dL 女：30〜120mg/dL	増加：脂肪性肝疾患，糖尿病，甲状腺機能低 　　　下症，ネフローゼ，肥満 減少：甲状腺機能亢進症，無・低βリポタンパ 　　　ク血症，肝硬変
HDL-コレステロール (HDL-C)	男：40〜90mg/dL 女：48〜105mg/dL	増加：薬物投与，長期多量飲酒，コレステリ 　　　ルエステル転送タンパク欠損症，肝性 　　　リパーゼ欠損症，原発性胆汁性肝硬変 減少：糖尿病，慢性腎不全，動脈硬化，LCAT 　　　欠損症，アポタンパクA-1異常症，高 　　　脂血症，肥満

4. 生体色素

　赤血球中に含まれるヘモグロビンの分解産物として胆汁に排出される色素で，間接ビリルビンと直接ビリルビンがある．間接ビリルビンと直接ビリルビンを合わせたものが血清総ビリルビンである．肝臓や胆のう・胆道に異常があるとビリルビンが血液中に増え，黄疸が現れる．

付表1-7

検査項目	基準値	主な関連疾患
総ビリルビン (TB)	0.4〜1.5mg/dL	総ビリルビン濃度と黄疸の程度 　1〜2mg/dL：潜在性黄疸 　2〜10mg/dL：軽度黄疸 　10〜20mg/dL：中等度黄疸 　20mg/dL以上：高度黄疸 総ビリルビン濃度と黄疸の種類 　閉塞性黄疸：不完全閉塞10〜15mg/dL 　　　　　　　完全閉塞20〜30mg/dL 　肝細胞性黄疸：1〜70mg/dL 　溶血性黄疸：5mg/dLを超えることはまれ．
直接ビリルビン	酵素法/比色法： 0〜0.4mg/dL	増加：肝炎，肝硬変，胆汁うっ帯，胆管炎，閉塞性黄疸
間接ビリルビン	0.2〜0.6mg/dL	増加：溶血性黄疸，薬物性黄疸，Gillbert症候群

5. 酵素

　血清酵素の検査は一般に肝機能検査として用いられ，①肝実質細胞の壊死，変性を反映する酵素：AST，ALT，②胆汁流出障害を反映する酵素：ALP，LAP，γ-GT，③肝臓の酵素合成能を反省する酵素：ChE，④その他，特異的な要因を反映する酵素：γ-GT に分類される．

付表1-8

	検査項目	基準値	主な関連疾患
酵素	アスパラギン酸アミノトランスフェラーゼ（AST）	13〜30U/L	肝機能の指標．肝細胞障害で血中に逸脱するが，骨格筋，心筋，赤血球などの破壊でも上昇をみる 高度増加（500IU↑）：急性肝炎，劇症肝炎 中等度増加（100〜500IU）：慢性肝炎，アルコール性肝炎，心筋梗塞，筋肉疾患 軽度増加（100IU↓）：慢性肝炎，肝硬変，脂肪性肝疾患，肝がん
	アラニンアミノトランスフェラーゼ（ALT）	男：10〜42U/L 女：7〜25U/L	肝細胞の破壊に伴い血中に逸脱する酵素．ASTよりも肝に特異性が高く，肝炎の病勢指標に用いられる． 高度増加（500IU↑）：急性肝炎，劇症肝炎 中等度増加（100〜500IU）：慢性肝炎，アルコール性肝炎，脂肪性肝疾患 軽度増加（100IU↓）：慢性肝炎，肝硬変，脂肪性肝疾患，肝がん
	γ-グルタミルトランスフェラーゼ（γ-GT）	男：10〜65U/L 女：10〜35U/L	肝・胆道系疾患の検索，飲酒との関係大：胆道閉塞，アルコール性肝障害，慢性肝炎

③ 免疫血清学検査

　血液中に感染によって産生された抗体の有無や量を調べる検査

1. 炎症マーカー

　C反応性タンパク（CRP）は，炎症や組織細胞の破壊が起こると血清中に増加するタンパク質である．24時間以内に急増し2〜3日後には減少するので，炎症の早期診断に役立つ検査である．

付表2-9

検査項目	基準値	主な関連疾患
C反応性タンパク（CRP）	0.15mg/dL以下	炎症時に上昇 陽性：化膿性炎症，ウイルス感染症，膠原病，Behçet病，悪性腫瘍，心筋梗塞，手術・損傷

2. 感染マーカー

敗血症などの重症感染症などでは，その菌体の毒素などの作用により炎症性サイトカインが産生されるためマーカーとして利用される検査.

付表1-10

検査項目	基準値	主な関連疾患
プロカルシトニン（PCT）	0.05 ng/mL 未満	高値：細菌性敗血症など

④ 病態と代表的な検査との関連

各種疾患と関連する検査項目を表にまとめる.

付表1-11

化膿性炎症など	白血球，赤沈，C反応性タンパク（CRP）
化膿性炎（重症感染症）	プロカルシトニン
感染症	ASO，TPHA（梅毒），HBV，HCV，HIVなど
貧血	赤血球，Hb，Ht，網赤血球，総鉄結合能，Fe
出血性素因のチェック	血小板数，出血時間（Duke法），全血凝固時間（Lee-White法），毛細血管抵抗性試験（Rumpel-Leede法），血小板数，プロトロンビン時間（PT），活性化部分トロンボプラスチン時間（APTT），血小板凝集能，血小板粘着能，トロンボテスト，フィブリノーゲン量など
糖尿病	尿糖，ケトン体，血糖，空腹時血糖値，HbA1$_c$，フルクトサミンなど
肝機能障害	血液検査：血清ビリルビン，グルコース，TP，アルブミン，A/G比，免疫グロブリン，ChE，ALP，AST，ALT，γ-GTP（肝臓の解毒作用に関係する酵素），LAP（肝臓・胆道系の疾患を診断する指標）など
	尿検査：ビリルビン，ウロビリン体
生活習慣病	糖尿病（空腹時血糖値，HbA1$_c$，脂質異常症，高血圧症，高尿酸血症など，生活習慣が発症原因に深く関与するため生活習慣についてもチェックする

⑤ 腫瘍マーカー

体内に腫瘍ができると，血液や尿に含まれる，タンパクや酵素，ホルモンなどが急激に増えて，健康なときにはみられない物質が現れることもある．これらの物質を腫瘍マーカーといい，物質の量や種類によって腫瘍の存在を知る手がかりになり，がん検診やがんの治療効果の判定，再発や転移を調べるときに検査する.

付表 1-12

腫瘍マーカーの種類	SCC（高値）：子宮頸がん，肺がん（特に扁平上皮がん） 陽性：食道がん，皮膚がん，頭頸部がん CEA（がん胎児性抗原） 　（高値）：大腸がん，胃がん，胆道系がん，膵がん，肺がん，原発性肝 　　　がん，転移性肝がん，食道がん，乳がん，甲状腺がん α-フェトプロテイン（AFP）（高値）：原発性肝がん，肝芽腫，乳児肝炎， 　卵黄囊腫瘍 CA19-9：膵がん，胆囊・胆管がん，結腸・直腸がん PSA（高値）：前立腺がん ほか，CA125，NSE，PIVKA-II，CA15-3

参考文献

1) 日本臨床検査標準協議会 基準範囲共用化委員会編：共用基準範囲に基づく医学教育用基準範囲―解説書―．2019.
2) 榎本昭二ほか編：最新口腔外科学 第5版．医歯薬出版，東京，2016.
3) 国立研究開発法人国立がん研究センターがん対策情報センター．https://ganjoho.jp/public/dia_tre/diagnosis/tumor_marker.html （2024/8/19アクセス）

付章2 口腔機能低下症の検査

1. 口腔衛生状態不良（口腔不潔）

高齢者の口腔内で微生物が異常に増加した状態．

〔検査法〕

❶ 舌苔の付着度
- 舌苔付着度Tongure Coarting Index（TCI）による視診で舌苔付着度を用いて検査を行う（付図2-1）．
- 舌背を9分割し，それぞれのエリアのエリアを舌苔スコア（スコア0～2）で評価する．
- 舌苔付着度（TCI）が50％以上の場合，口腔衛生状態不良（口腔不潔）と判定する．

❷ 舌背上の微生物数
- 定圧検体採取器具（付図2-2①）に水に浸漬した滅菌綿棒（付図2-2③）を装着する．

> Link
> 口腔機能低下症の検査
> 『臨床検査』
> p.194-198

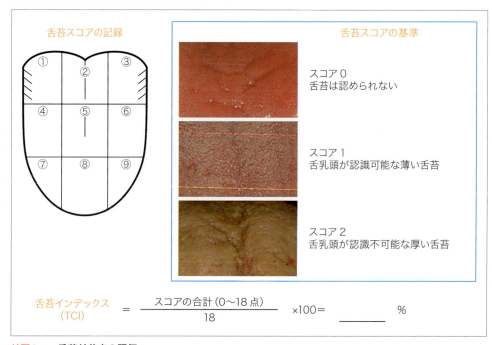

付図2-1　舌苔付着度の評価
（日本老年歯科医学会学術委員会（水口俊介，他），2016[2]）

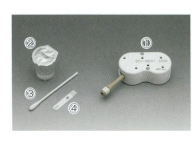
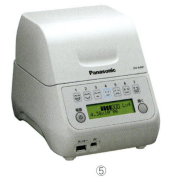

付図2-2 微生物数分析
①定圧検体採取器具
②ディスポーザブルカップ
③専用滅菌綿棒
④センサーチップ
⑤微生物口腔細菌定量分析装置

・20gfの力で舌背中央部に綿球の側面をおおむね水平になるように押し当て，1cmの長さを3往復擦過して検体を採取する．
・検体を微生物口腔細菌定量分析装置（付図2-2⑤）により測定する．
・舌背上の微生物数が希釈液1mLあたり，3.162×10^6 CFU/mL以上（レベル4以上）なら口腔衛生状態不良と判定する．

2. 口腔乾燥

口腔内の異常な乾燥状態あるいは乾燥感を伴った自覚症状を示す状態．
〔検査法〕
どちらかの検査を行う．
❶ 水分計による計測
・口腔水分計ムーカス®（ライフ）を用いて測定する．
❷ 刺激時唾液分泌量（サクソンテスト，p68参照）

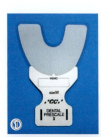

付図2-3 咬合力測定装置
①デンタルプレスケールⅡ®
②バイトフォースアナライザ®

3. 咬合力低下

天然歯あるいは義歯装着時の咬合力が低下した状態．
〔検査法〕
どちらかの検査を行う．
❶ 咬合力測定（全歯列咬合力）
・歯科用咬合力計を用いて計測する（付図2-3①）．
・咬合力測定システム用フィルムを咬合する．
・咬合した咬合力測定システム用フィルムを分析機器のバイトフォースアナライ

ザ®(ジーシー)で解析する(付図2-3②).
・全歯列咬合力基準値未満の場合に咬合力低下と判定する.
咬合力測定システム用フィルムの種類により,全歯列咬合力の基準値が定められている.
デンタルプレスケール®　200 N
デンタルプレスケールⅡ®(付図2-3①)　500 N

❷ 残存歯数による評価
・動揺度3度の歯,残根状態の歯,ブリッジのポンティック,インプラントの上部構造を除く残存歯数を測定する.
・残存歯数20歯未満の場合は咬合力低下と判定する.

4. 舌口唇運動機能低下

口腔周囲筋の機能低下が生じた結果,舌や口腔の運動速度や巧緻性が低下した状態.

〔検査法〕
・ペン打ち法,電卓法,自動測定器による方法,がある.自動測定器には,健口くん®(竹井機器工業),健口くんハンディ®(竹井機器工業,付図2-4),スマートフォンアプリなどがある.
・日常生活で義歯を使用している場合は,義歯を装着した状態で測定する.
・「パ」「タ」「カ」の5秒間で単音節の発音回数の計測をそれぞれ行う.
・いずれかで6.0回/秒未満の場合に舌口唇運動機能低下と判定する.

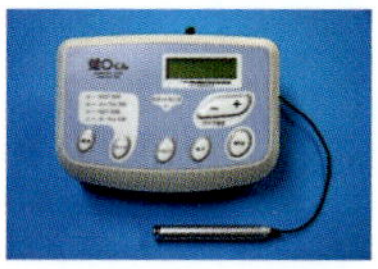

付図2-4　オーラルディアドコキネシス測定装置

5. 低舌圧

舌を動かす機能低下によって,咀嚼,嚥下や発音時に舌と口蓋や食物との間に生じる圧力が低下した状態.

〔検査法〕
・JMS舌圧測定器(ジェイ・エム・エス)を用いる(付図2-5①).
・デジタル舌圧計,舌圧プローブ(付図2-5②),連結チューブを接続し,内圧調整を行う.
・舌圧プローブを口腔内に挿入する.
・舌圧プローブの硬質リングを前歯で軽く保持する.
・数秒間(7秒を目安)舌でバルーンを押し続ける.
・表示された最大圧を最大舌圧とする.

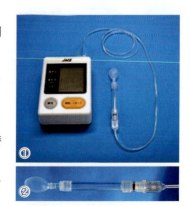

付図2-5　舌圧測定装置
①舌圧測定器　②舌圧プローブ

・最大舌圧が30 kPa未満で低舌圧と判定する．

6. 咀嚼機能低下

噛めない食品が増加し，食欲低下や摂取食品の多様性が低下した状態．

〔検査法〕

どちらかの検査法を行う．

❶ 咀嚼能率検査

- 義歯を使用している場合は，義歯を装着する．
- 飲食や歯を磨いた時間を記録し，水で3回以上洗口する．
- 検査内容と注意点を説明する．
- グルコセンサーGS-Ⅱ（付図2-6）またはGS-ⅡN（ジーシー）のタイマーのスイッチを押すとともに「スタート」と合図し，専用グミゼリーを口の中に入れる．
- ただちに咀嚼開始する．
- 唾液は飲み込まず20秒間よく咀嚼する．
- 20秒後に10 mLの水を口に含み軽く洗口する．
- メッシュの上からコップへグミと水，唾液全部を吐出する．
- ただちにメッシュをはずす．
- コップを10秒以上揺すり，ムラがなくなるよう沪液を混ぜる．
- センサーチップ先端に沪液を展着する．
- 6秒で測定値が表示される．
- 溶出グルコース濃度が100 mg/dL未満で咀嚼能力低下と判定する．

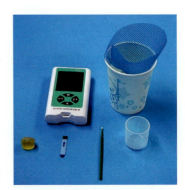

付図2-6　咀嚼能率検査装置

❷ 咀嚼能率スコア法

- 咀嚼能率測定用グミゼリー（UHA味覚糖・アズワン）を30回咀嚼し，吐出する．
- それをスコア表と見比べて，スコアを決定する．
- スコアが0，1，2の場合に咀嚼機能低下と判定する．

7. 嚥下機能低下

加齢による摂食嚥下機能の低下が始まり，明らかな摂食嚥下障害を呈する前段階での機能不全を有する状態．

〔検査法〕

どちらかの調査紙法で，検査を行う．

❶ 嚥下スクリーニングツール（Eating Assessment Tool-10，EAT-10）

- 合計点数が3点以上の場合を嚥下機能低下と判定する．

よく読んで A，B，C のいずれかに丸をつけてください．この2，3年のことについてお答えください．			
1，肺炎と診断されたことがありますか？	A くり返す	B 一度だけ	C なし
2，やせてきましたか？	A 明らかに	B わずかに	C なし
3，物が飲み込みにくいと感じることがありますか？	A よくある	B ときどき	C なし
4，食事中にむせることがありますか？	A よくある	B ときどき	C なし
5，お茶を飲む時にむせることがありますか？	A よくある	B ときどき	C なし
6，食事中や食後，それ以外の時にものどがゴロゴロ（痰がからんだ感じ）することがありますか？	A よくある	B ときどき	C なし
7，のどに食べ物が残る感じがすることがありますか？	A よくある	B ときどき	C なし
8，食べるのが遅くなりましたか？	A たいへん	B わずかに	C なし
9，硬いものが食べにくくなりましたか？	A たいへん	B わずかに	C なし
10，口から食べ物がこぼれることがありますか？	A よくある	B ときどき	C なし
11，口の中に食べ物が残ることがありますか？	A よくある	B ときどき	C なし
12，食べ物や酸っぱい液が胃からのどに戻ってくることがありますか？	A よくある	B ときどき	C なし
13，胸に食べ物が残ったり，つまった感じがすることがありますか？	A よくある	B ときどき	C なし
14，夜，咳で寝られなかったり目覚めることがありますか？	A よくある	B ときどき	C なし
15，声がかすれてきましたか（がらがら声，かすれ声など）	A たいへん	B わずかに	C なし

付図2-7　聖隷式嚥下質問紙
（大熊るり，藤島一郎ほか，2002[6]）

❷ 聖隷式嚥下質問紙（付図2-7）
・Aが1つ以上の場合を嚥下機能低下と判定する．

参考文献

1) 日本歯科医学会：歯科診療所におけるオーラルフレイル対応マニュアル　2019 年版. https://www.jda.or.jp/dentist/oral_flail/　（2024年3月25日アクセス）
2) 日本老年歯科医学会学術委員会（水口俊介，ほか）：高齢期における口腔機能低下―学会見解論文　2016 年度版―. 老年歯学，31，81-99，2016.
3) 日本歯科医学会：口腔機能低下症に関する基本的な考え方. https://www.jads.jp/assets/pdf/basic/r06/document-240329.pdf　（2024年3月25日アクセス）
4) Shunsuke Minakuchi, et al.：Oral phpofunction in the older population：Position paper of the Japanese Society of Gerodontology in 2016. Gerodontology, 35, 317-324, 2018.
5) 上田貴之：オーラルフレイルと口腔系能低下症を理解する. 日歯医師会誌，72，6-16，2019.
6) 大熊るり，藤島一郎ほか：摂食・嚥下障害スクリーニングのための質問紙の開発，日摂食嚥下リハ会誌6（1）3-8，2002.

付章3 静脈路確保・点滴の準備

1. 注射の知識

　注射とは，注射針を用いて薬剤を体内に直接注入する処置である．薬剤の即効性を期待するときや，経口摂取が困難なときなどに選択される．

　注射法には，皮内注射，皮下注射，筋肉内注射，静脈内注射がある．注射は体内に針を刺入する侵襲的処置であり，刺入部位やその周辺の血管・神経の損傷する可能性がある．また注射は，直接薬剤を体内に注入するので，薬剤の副作用が出現する可能性がある．さらに，注射の実施者自身にも注射針の誤刺が生じる可能性があり，正確な方法で注射する必要がある．

1）静脈路確保

　静脈路確保は，静脈内に針やチューブを留置して輸液路を確保する処置である．静脈内注射には，ある一定の時間をかけて薬液を静脈内に一度に注入する「ワンショット」と，ごく少量ずつ時間をかけて静脈内に薬剤を注入する「点滴静脈内注射」がある．ワンショットでは薬剤の血中濃度が急激に上昇し，点滴静脈内注射では注射を持続する間，薬剤の濃度が維持される（付図3-1）．

(1) 点滴静脈内注射の目的

　歯科診療の場で実施されることのある静脈路確保を行う適応症は，下記の通りである．

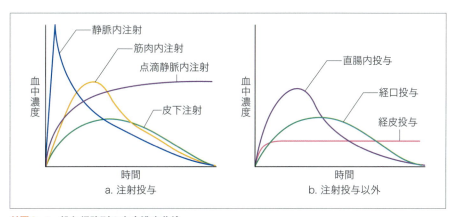

付図3-1　投与経路別の血中濃度曲線
(茂野香おる，ほか，2022[1])

付表3-1　与薬*における6つのRight（6R）

Rigt patient	正しい患者	患者自身に名前を言ってもらう ネームバンドの確認（バーコードの照合も含む）
Right drug	正しい薬	似かよった名前の薬剤に注意
Right purposes	正しい目的	指示された薬剤がどのような目的で投与されるのか確認・理解しておく
Right dose	正しい用量	投与量，特に単位（mL，mg，U）
Right route	正しい用法	筋肉内・皮下・皮内・静脈内・点滴静脈内 解剖学や患者状況を考慮した部位の選定，見筋的操作の徹底
Right time	正しい時間	血中維持のための定時投与（時刻），あるいはどのくらいの時間をかけて投与するかなど

（茂野香おる，ほか，2022[1]）

＊投薬と与薬の違い

投薬：処方箋に基づいて患者に薬剤師，医師，看護師などが患者に薬を渡す行為を指しています．この時点では患者に薬は服用されていません．
与薬：病気の症状に合わせて薬剤師，医師，看護師が薬を患者に与える行為を指しています．与薬により患者は薬を服用したり注射されたりします．

①静脈内鎮静法，全身麻酔法を行う際の全身管理

②病態の治療（重症感染症に対する抗菌薬の投与，がん化学療法など）

③経口摂取の代替えとしての栄養補給

④検査に伴う輸液路の確保

（2）点滴静脈内注射の注意点

①注射は常に危険と隣り合わせであることを念頭に，6Rを意識して必ずダブルチェックで行う（付表3-1）．

②注射は体内に直接的に注射針を刺入し，薬剤を注入するため，各工程での無菌操作が必須である．

③注射実施者および医療施設内外で働く人々の安全のために，注射実施後の廃棄物は施設の規定を遵守して処理する．

④抗菌薬や造影剤を投与する場合には，アナフィラキシーショックに注意する．

⑤病棟や歯科訪問診療において，輸液中の状態の確認や，輸液量の確認を行う．特に口腔健康管理を行う際に，輸液ルートを引っ張ったりしないように注意する必要がある．

（3）注射部位

①一般に，肘正中皮静脈，橈側皮静脈，尺側皮静脈，前腕正中皮静脈などを選択する．

②穿刺には，太くて弾力があり，まっすぐな血管が適している．

③血管の動揺の少ない血管の分岐部や，針の固定しやすい部位がよい．

④関節付近は滴下不良や点滴漏れを起こしやすいので避ける．

⑤穿刺時には，末梢側から選択していくことが望ましい．

⑥血液透析シャント肢，乳癌術後の患側上肢などは駆血・穿刺禁忌部位である．

（4）静脈留置針による点滴静脈内注射

❶ 必要器材

点滴静脈留置針による点滴静脈内注射の必要器材を付図3-2に示す．

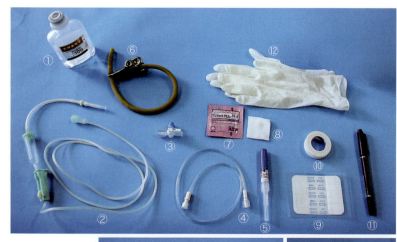

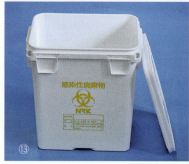

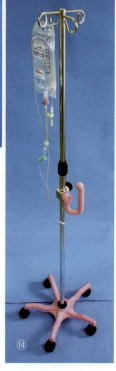

付図3-2　静脈留置針による点滴静脈内注射の必要器材
①薬剤　②輸液セット　③三方活栓　④延長チューブ　⑤静脈留置針　⑥駆血帯　⑦アルコール綿　⑧乾綿　⑨フィルムドレッシング材　⑩絆創膏　⑪油性マジック　⑫手袋　⑬鋭利器材廃棄容器　⑭点滴スタンド

❷ 点滴静脈内注射に用いる針(付図3-3)

A. 翼状針

安静臥位を保つことができる短時間の輸液投与に選択される．針の動揺により血管内膜が損傷されるリスクが高くなるので，輸液終了後は抜針となる．

B. 静脈留置針

血管内に留置する針部(カテーテル部)はフッ素樹脂でできているため，血管内膜が損傷されるリスクが低く，数日間の留置が可能となる．

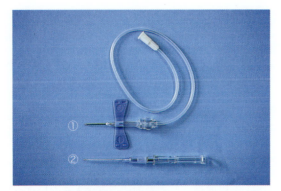

付図3-3 静脈内注射に用いる針
①翼状針
②静脈留置針

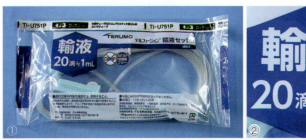

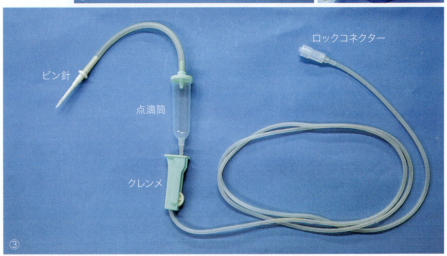

付図3-4 輸液セット
①輸液セットの包装
②輸液セットの包装には，20滴で約1mLの輸液量（一般用）であることが示されている．60滴で約1mLになる微量用がある．
③輸液セットの名称

❸ 輸液セット（付図3-4）

　輸液セットの包装には，20滴で約1mLの輸液量（一般用，付図3-4②）であることが示されている．60滴で約1mLになる微量用がある．

(5) 実施方法

静脈内注射針を用いた点滴静脈内注射は，介助者と2人で行うことが望ましい．手順は以下のとおりである．

①スタンダードプリコーションに則って衛生的手洗いを行う．

②注射指示書を確認し，必要器材を準備する．

③必要な薬剤を点滴ボトルに注入する（指示がある場合）

④輸液セットと三方活栓，延長チューブを接続し，点滴ボトルをつなぐ．輸液セットのクレンメは点滴筒の近くに設置し，クレンメは閉じておく．点滴筒に薬液を1/3〜1/2程度満たし，管内に空気が入らないように延長チューブまで薬液を満たしクレンメを閉じる（プライミング）．

⑤患者のもとへ行き，患者の氏名を確認する．

⑥アルコール過敏症の有無を確認する．

⑦患者の体位を整え，必要器材を適切な位置に準備する．この際，点滴スタンドに点滴ボトルを吊り下げ，輸液ルートの先端とクレンメも刺しやすい位置に設置し，固定用の絆創膏を切っておく．

⑧注射部位を露出し，視診，触診して部位を決める．

⑨注射部位よりも7〜10cm中枢側に駆血帯を巻き，母指を中にして手を握ってもらう．

⑩留置針の刃面を上に向けて利き手で留置針を持ち，もう一方の手で穿刺する部位の3〜5cm末梢側に母指をあて，皮膚を手前に引いて皮膚を緊張するとともに血管を固定する．

⑪患者に声をかけ，皮膚表面と10〜20度の角度で留置針を刺入する．

⑫しびれの有無を尋ね，神経損傷の有無を確認する．また．刺入部の腫脹がないか確認し，血管の損傷の有無を確認する．もし，しびれや刺入部の腫脹がみられた場合は，ただちに針を抜去する．

⑬血液の逆流がみられたら一度手を止め，針の深さを変えないまま針を寝かせ，さらに針を2〜3mm進めていく．

⑭内針を固定し，カテーテルだけを必要な深さまで進める．

⑮患者に手を開いてもらい，利き手でカテーテルのハブを把持したまま，もう一方の手で駆血帯をはずす．

⑯カテーテルを挿入している皮静脈の中枢側（カテーテル先端より上部の血管部）を圧迫して血液の逆流を防ぐとともに，カテーテルが抜けないようにカテーテルのハブを押さえながら内針を抜去し，速やかに廃棄用容器に廃棄する．

⑰介助者から，プライミングされた輸液セットを受け取り，無菌的操作でカテーテルに接続する．薬液が漏れないように確実に行う．接続後も針が抜けないよう片手で接続部近くの延長チューブを押さえておく．

⑱クレンメを緩め，自然滴下を行う．この際，刺入部の腫脹と疼痛の有無を確認し，薬液が血管外に漏れていないかなどを観察する．

⑲接続部近くの延長チューブを把持したまま，フィルムドレッシング材でカテーテルを固定する．

⑳滴下数を調整する．

㉑フィルムドレッシング材の付近に血管確保した日付と針のサイズを記録する．

2) 静脈路確保における歯科衛生士の診療補助

歯科診療室で歯科治療目的に点滴静脈内注射が行われる場合は，（5）実施方法①〜㉑（p.399-402参照）の操作の補助を行う．

病棟や歯科訪問診療において，点滴静脈内注射中の患者に口腔健康管理などを行う場合は，輸液中の状態や，輸液量の確認を行う．特に処置中に輸液ルートを引っ張ったりしないように留意する．

参考文献

1) 茂野香おる，ほか：系統看護学講座専門分野基礎看護学 [3] 基礎看護技術Ⅱ．医学書院，2022.

付章4 診療室環境設備 チェックリスト（例）

　　　　　　　診療や業務を行うためには，環境整備が重要である．スタッフ間で「診療室環境整備チェックリスト」などを作成し，共有しながら診療室の管理をすることが必要である．

診療室環境整備　チェックリスト ○○歯科医院　　　○月○日（月）～○月○日（金）　　担当は当番制としチェック☑後に検印を押す			月			火			水			木			金			土		
	点検項目		始業	昼	終業	始業	昼	終業	始業	昼	終業	始業	昼	終業	始業	昼	終業	始業	昼	終業
供給源 電源	院内LANシステム																			
	エアーコンプレッサー																			
	滅菌器・消毒液																			
	空調・エアーコンディショナー																			
	エックス線																			
	自動現像機																			
	口腔外バキューム																			
	メインスイッチ																			
	BGM																			
ユニット	チェアの作動																			
	ヘッドレスト																			
	フットコントローラー																			
	ブラケットテーブルの作動																			
	エアータービンハンドピースの作動																			
	マイクロモーターハンドピースの作動																			
	スリーウェイシリンジの作動																			
	バキュームシリンジの作動・清掃																			
	ベースン・フィルターの清掃																			
	残留水の排出																			
その他	使用器具の滅菌・消毒																			
	技工物管理（石膏注入・技工指示書・発注等）																			
	施錠																			
	カーテン・ブラインド																			
	留守番電話																			
	清掃（診療室・待合室・トイレ等）																			
	消耗品の補充																			
	業者への連絡（修理・注文等）																			
	医療廃棄物処理　ゴミ捨て																			
	担当者印																			
定期的 に確認	ベースン排水トラップ		（※月に1回等，頻度を決めて記載する）																	
	バキュームタンク		
	エアータービン回路ケース		
	石膏トラップ		
	担当者印		

付図4-1　診療室環境整備　チェックリスト（例）

さくいん

あ

アーチワイヤー装着の手順 …… 200
アクシデント …………… 12, 13
悪性腫瘍 ……………… 349, 355
悪性貧血 …………………… 325
アスパラギン酸アミノトランスフェ
　ラーゼ ………………… 389
アテローム血栓性脳梗塞・340, 341
アドレナリンの筋注 ……… 181
アナフィラキシー ………… 181
アナフィラキシーショック … 331
アネロイド型血圧計 ……… 61
アマルガム修復 …………… 107
アラニンアミノトランスフェラーゼ
　………………………… 389
アルキルジアミノエチルグリシン塩
　酸塩 …………………… 32
アルジネート印象材 ……… 258
アレルギー ………………… 331
アレルギーの分類 ………… 332
按頭台 ……………………… 51

い

胃潰瘍 ……………………… 320
胃がん ……………………… 320
医行為 ……………………… 7
胃食道逆流症 ……………… 320
イソコンパウンド ………… 273
イソプロパノール製剤 …… 34
一次印象採得 ……………… 266
一次救命処置 ……………… 192
一重（単一）仮封 ………… 301
一括練和 ……………… 287, 288
一般廃棄物 ………………… 39
医薬品 ……………………… 76
医薬品安全管理責任者 …… 14
医薬品安全管理責任者としての業務
　………………………… 15
医療安全 …………………… 11
医療安全管理者 …………… 14
医療安全管理者としての業務 … 15
医療過誤 …………………… 13
医療機器安全管理責任者 … 14
医療機器安全管理責任者としての業
　務 ……………………… 15

医療事故 …………………… 13
医療廃棄物 ………………… 39
医療法 ……………………… 14
インジケータ ……………… 31
インシデント …………… 12, 13
印象採得 …………… 254, 261
印象材の計量 ……………… 259
印象材の種類と特徴 ……… 255
印象材の練和 ……………… 260
印象体の保管 ……………… 262
インテグレーティング …… 31
院内肺炎 …………………… 327
インプラント ……………… 161
インプラント一次手術の手順 … 163
インプラント手術の準備器材 … 162
インフルエンザ …………… 339
インレーワックス ………… 311

う

ウイルス性肝炎 …………… 335
植込み型除細動器 ………… 323
ウォッシャーディスインフェクター
　………………………… 35
うがいテスト ……………… 241
うがいの介助 ……………… 238
受付 ………………………… 46
うつ ………………………… 346
運動機能 …………………… 371

え

エアコンプレッサー ……… 48
エアロゾル ………………… 46
エアロゾル感染 …………… 338
衛生的手洗い ……………… 19
栄養サポートチーム ……… 377
エジェクター …………… 51, 96
エタノール製剤 …………… 34
エチレンオキサイドガス滅菌
　……………………… 27, 28
エックス線検査 ……… 71, 209
エックス線撮影 …………… 71
エックス線撮影室 ………… 48
エックス線撮影の術式 …… 75
エピペン …………………… 181
エプロンの着脱手順 ……… 24
エレベーター ……………… 171

嚥下機能 …………………… 374
嚥下機能低下 ……………… 395
嚥下障害の原因 …………… 327
嚥下障害の病態 …………… 375
嚥下スクリーニングツール … 395
嚥下造影検査 ……………… 374
嚥下体操 ……………… 242, 243
嚥下内視鏡検査 …………… 374
炎症マーカー ……………… 389
エンゼル・ケア …………… 250

お

黄疸 ………………………… 321
嘔吐反射に対する対応 …… 257
オートクレーブ ………… 28, 29
オーラ注 …………………… 182
オーラルディアドコキネシス測定装
　置 ……………………… 394
オーラルフレイル ……… 70, 381
お薬手帳 …………………… 235
オフィスブリーチの準備器材 … 120
オフィスブリーチの手順 … 120

か

カーテン徴候 ……………… 342
カートリッジ式注射器 …… 182
カートリッジの保管 ……… 181
概形印象採得 ……………… 258
概形印象採得の準備器材 … 150
開口が難しい患者への対応 … 237
開口保持器 ………………… 238
介護保険施設等でのゾーニング
　………………………… 248
改訂水飲みテスト ………… 374
回転切削機器 ……………… 51
回復期等専門的口腔衛生処置
　……………………… 6, 356
カウンセリングルーム …… 48
ガウンの着脱手順 ……… 23, 25
火炎滅菌 …………………… 27
化学療法 …………………… 356
過換気症候群 ……………… 181
拡張期血圧 ………………… 324
学年 ………………………… 379
学齢期 ……………………… 379
架工義歯 …………………… 151

過酢酸 …………………… 32, 34
下歯槽神経麻痺 …………… 178
ガスクロマトグラフィ ……… 69
画像検査 …………………… 71
仮着 …………………… 301, 305
仮着材の種類 ……………… 302
各個トレー ………………… 271
家庭血圧 …………………… 325
仮封 …………………… 301, 304
仮封材 ……………………… 301
仮封材・仮着材の性質 ……… 301
仮封材の種類 ……………… 302
紙練板 …………………… 285, 287
紙練板の把持 ……………… 287
ガラス練板 ……………… 285, 287
ガラス練板の把持 ………… 287
カルシウム拮抗薬 ………… 324
カルテ ……………………… 46
がん ………………………… 349
簡易血糖検査 ……………… 318
肝炎 …………………… 321, 335
感覚機能 …………………… 371
環境整備 …………………… 45
肝硬変 ……………………… 321
カンジダ症 ………………… 336
患者対応 …………………… 52, 54
患者の姿勢 ………………… 83
間接訓練 …………………… 375
間接修復 …………………… 113
間接修復の準備器材 ……… 113
間接修復の手順 …………… 114
間接接触感染 ……………… 16
間接ビリルビン …………… 388
関節リウマチ ……………… 333
感染経路 …………………… 15
感染経路別予防対策 ……… 16
感染事故時の対応 ………… 18
感染症 …………………… 15, 335
感染症患者への対応 ……… 58
感染性産業廃棄物 ………… 39
感染性廃棄物 ……………… 39, 40
感染性廃棄物の分別 ……… 40
感染の要因 ………………… 15
感染マーカー ……………… 390
感染予防 …………………… 15
感染リスクと対策 ………… 16, 36

寒天-アルジネート連合印象 …… 264
寒天印象採得 ……………… 264
寒天コンディショナー ……… 264
乾熱滅菌 …………………… 27
官能検査 …………………… 69
カンファレンス …………… 233
緩和ケア …………………… 382

‖ き
機械室 ……………………… 48
期外収縮 …………………… 323
気管支喘息 ………………… 328
器具の受け渡し …………… 86
危険予知訓練 ……………… 13
器材の滅菌 ………………… 38
義歯製作，義歯修理用器材 …… 245
義肢装具士法 ……………… 7
キシロカインゼリー ……… 182
気道閉塞 …………………… 194
揮発性硫黄化合物濃度 …… 69
逆根管充填 ………………… 137
逆パームグリップ ………… 89
キャビネット ……………… 48
急患への対応 ……………… 57
救急救命士法 ……………… 7
救急救命処置 ……………… 192
吸入鎮静 …………………… 184
吸入鎮静の準備器材 ……… 184
吸入鎮静の手順 …………… 185
給排水 ……………………… 46
救命処置のアルゴリズム …… 192
救命の連鎖 ………………… 193
橋義歯 ……………………… 151
胸骨圧迫 …………………… 192, 193
狭心症 ……………………… 322
矯正歯科治療時の診療補助 …… 196
矯正装置の撤去 …………… 204
共同動作 …………………… 80
頬のストレッチ …………… 241
胸部突き上げ法 …………… 195
業務独占 …………………… 3, 7
局所麻酔 …………………… 178, 208
局所麻酔の基礎的知識 …… 178
局所麻酔の偶発症 ………… 209
局所麻酔の手順 …………… 183
局所麻酔薬 ………………… 179

局所麻酔薬カートリッジの保管と消
　毒 ……………………… 181
局所麻酔薬中毒 …………… 181
拒否行動 …………………… 226
筋圧形成 …………………… 274
筋圧形成の準備器材 ……… 150
筋萎縮性側索硬化症 ……… 345
金属アレルギーの検査 …… 66
金属製スパチュラ ……… 285, 287

‖ く
空気感染 …………………… 16, 338
空調 ………………………… 46
偶発事故 …………………… 12
偶発症 ……………………… 12
空腹時血糖 ………………… 318
空腹時血糖値 ……………… 385
くも膜下出血 ……………… 340, 341
クラウン・ブリッジ ……… 151
グラスアイオノマーセメント
　………………… 297, 298, 302, 304
グラスアイオノマーセメント（レジ
　ン添加型） ……………… 300
クランプ …………………… 97
クランプフォーセップス ……… 96
クランプフォーセップスの持ち方
　………………………… 99
グリーフケア ……………… 383
グルタラール ……………… 32, 34
車椅子 ……………………… 56
グローブの着脱 …………… 20
クロルヘキシジングルコン酸塩
　………………………… 32, 34

‖ け
頸動脈の触知 ……………… 193
経皮的動脈血酸素飽和度 …… 62
頸部聴診 …………………… 374
外科治療用器材 …………… 246
外科的歯内療法 …………… 137
外科的歯内療法の準備器材 …… 137
外科的歯内療法の手順 …… 137
外科用チップ ……………… 89
劇薬 ………………………… 77
血圧計の種類 ……………… 61
血圧測定 …………………… 60

血液疾患 ································ 325
結核菌の感染と発病 ··············· 329
血管収縮薬 ··························· 179
血管迷走神経反射 ·················· 181
血球検査 ······························ 384
結紮用器材 ··························· 200
血小板数 ······························ 385
血清クレアチニン ··················· 387
血清総タンパク ····················· 387
血糖値測定 ······················ 63, 64
血友病 ································· 326
研究用模型 ··························· 277
限局性学習症 ························ 348
言語聴覚士法 ···························· 8
検査の種類 ····························· 59
原始反射 ······························ 343
検体検査 ································ 62

こ

誤飲 ································· 195
抗悪性腫瘍薬治療 ·················· 356
高圧蒸気滅菌 ···················· 27, 28
好塩基球 ······························ 385
光学印象 ······························ 275
口角鉤 ································· 74
口腔衛生管理 ···························· 3
口腔衛生状態不良 ·················· 392
口腔外バキューム ··············· 49, 51
口腔がん ······························ 350
口腔乾燥 ·············· 239, 372, 393
口腔乾燥に関連した検査 ············ 68
口腔機能管理 ············· 3, 354, 369
口腔機能管理料 ························· 5
口腔機能検査 ························ 372
口腔機能低下症 ······················ 70
口腔機能低下症の検査 ············· 392
口腔機能低下症の診断 ··············· 70
口腔機能発達不全症 ················ 372
口腔外科治療時の診療補助 ······ 170
口腔健康管理 ···························· 3
口腔健康管理の概念図 ············· 370
口腔細菌カウンタ ··················· 373
口腔細菌数 ··························· 372
口腔心身症 ··························· 346
口腔水分計 ··························· 373
口腔内写真撮影 ······················ 73

口腔内写真撮影時のポイント ···· 76
口腔内写真撮影用ミラー ········· 74
口腔内スキャナー ··················· 275
口腔内バキューム ····················· 51
口腔有害事象 ························ 355
口腔粘膜炎 ····· 349, 350, 356, 383
口腔領域の検査 ······················ 66
高血圧 ································· 324
抗血栓薬 ······························ 323
膠原病 ··························· 331, 333
咬合器 ································· 150
咬合法 ·································· 72
咬合力 ································· 373
咬合力低下 ··························· 393
交差感染 ································ 17
交差反応 ······························ 332
好酸球 ································· 385
硬質石膏 ······························ 276
高次脳機能障害 ····················· 340
口臭 ·································· 240
口臭検査 ································ 69
口臭の有無の臨床診断基準 ····· 241
咬傷 ·································· 209
甲状腺疾患 ··························· 319
口唇のストレッチ ··················· 241
高水準消毒薬 ·························· 33
合成ゴム質印象 ····················· 265
向精神薬 ································ 77
合着 ·································· 283
合着材 ································· 283
合着材の操作方法 ··················· 284
好中球 ································· 385
行動変容法 ······················ 207, 208
行動療法 ··························· 207, 208
口内法エックス線撮影 ············· 71
口内法の種類と方法 ··············· 72
更年期障害 ··························· 352
咬翼法 ·································· 72
高齢患者 ································ 55
高齢期 ································· 380
高齢者の歯科治療の特徴 ········· 217
高齢者の診療補助 ··················· 217
誤嚥性肺炎 ··························· 327
ゴーグルの着脱手順 ··········· 25, 26
呼吸器感染症 ························ 327
呼吸器疾患 ··························· 327

呼吸の評価 ··························· 191
個歯トレー ··························· 271
個人トレー ··························· 271
骨粗鬆症 ······························ 319
固定液 ································· 262
固定式矯正装置の装着 ············· 198
コミュニケーション障害 ········· 348
コロトコフ音 ························· 61
根管治療, 充填用器材 ············· 245
根管充填 ······························ 131
根管充填の準備器材 ··············· 131
根管充填の手順 ····················· 132
根尖掻爬法 ··························· 137
コンデンサブルコンポジットレジン
 ·· 296
コンパウンド印象材 ··············· 273
コンピュータ断層撮影 ············· 72
コンポジットレジン ··············· 295
コンポジットレジン (CR) 充填用器
 材 ······································· 245
コンポジットレジン冠修復 ····· 212
コンポジットレジン冠修復の手順
 ·· 212
コンポジットレジン修復 ········· 107
コンポジットレジンの接着システム
 ·· 297
混和法 ··························· 290, 291

さ

座位 ·································· 82
再生不良性貧血白血病による貧血
 ·· 325
在宅でのゾーニング ··············· 247
在宅での対応 ························ 237
サヴァン症候群 ····················· 348
サクソンテスト ······················ 68
擦過細胞診 ······················ 65, 66
擦式手指消毒 ·························· 20
擦式手指消毒の手順 ··············· 21
酸化亜鉛非ユージノールセメント
 ·································· 302, 303
酸化亜鉛ユージノール印象材 ··· 274
産業廃棄物 ···························· 39
産業廃棄物管理票 ··············· 41, 42
酸素化 ································· 191
酸素吸入器 ··························· 49

酸素ボンベ ……………………… 49

し

次亜塩素酸ナトリウム ……… 32, 34
シートワックス ………………… 311
シェーグレン症候群 ……… 333, 334
シェードガイド ………………… 151
歯科医師の指示 …………………… 5
紫外線消毒 ……………………… 27
歯科衛生士による浸潤麻酔行為の取
　り扱い ……………………… 182
歯科衛生士の業務 ………………… 2
歯科衛生士法 ……………………… 2
歯科技工室 ……………………… 48
視覚障害 ………………………… 56
歯科材料の管理 ……………… 75, 78
歯科心身症 ……………………… 346
歯科診療室 ……………………… 45
歯科診療の補助 ………………… 2, 4
歯科訪問診療 …………………… 232
歯科訪問診療における感染予防対策
　…………………………… 247
歯科訪問診療の診療申し込み … 234
歯科訪問診療の対象者 ………… 232
歯科訪問診療の流れ …………… 233
歯科訪問診療の補助 …… 232, 236
歯科保健指導 ……………………… 2
歯科麻酔時の診療補助 ………… 178
歯科用 CAD/CAM システム …… 168
歯科用器材の滅菌・消毒 ……… 36
歯科用キャビネット …………… 48
歯科用局所麻酔薬 ……………… 182
歯科用局所麻酔薬カートリッジ製剤
　…………………………… 179
歯科用咬合力計 ………………… 373
歯科用コーンビーム CT ………… 72
歯科用実体顕微鏡 ……………… 130
歯科用石膏 ……………………… 276
歯科用石膏の管理 ……………… 282
歯科用石膏の練和 ……………… 276
歯科用デジタルカメラ ………… 74
歯科用表面麻酔製剤 …………… 180
歯科用マイクロスコープ ……… 49, 51
歯科用ユニット …… 47, 49, 50, 51
歯科用ワックス ………………… 310
歯科予防処置 ……………………… 2

歯冠修復 ………………………… 210
歯間分離 ………………………… 137
自己免疫疾患 …………………… 331
歯根切断法 ……………………… 137
歯周外科治療時の歯科衛生士の業務
　…………………………… 140
歯周外科治療時の診療補助 …… 140
歯周組織再生療法 ……………… 149
思春期 …………………………… 379
施設での対応 …………………… 237
死戦期呼吸 ……………………… 192
舌口唇運動機能 ………………… 373
シタネスト-オクタプレシン …… 182
市中肺炎 ………………………… 327
執筆状把持法 …………………… 87
自動血圧計 ……………………… 61
自動体外式除細動器 ……… 49, 323
歯内療法時の診療補助 ………… 124
歯肉圧排 ………………………… 102
歯肉圧排用綿糸 ………… 102, 104
歯肉増殖 ………………………… 324
歯肉剥離掻爬術 ………………… 141
視能訓練士法 ……………………… 7
自閉スペクトラム症 …… 221, 348
シャウカステン ………………… 51
煮沸消毒 ………………………… 27
収縮期血圧 ……………………… 324
周術期 …………………………… 354
周術期等専門的口腔衛生処置
　…………………………… 6, 356
周術期における歯科診療補助 … 354
十二指腸潰瘍 …………………… 320
周辺症状 ………………………… 343
終末期ケア ……………………… 250
従来型グラスアイオノマーセメント
　…………………………… 297
従来型コンポジットレジン …… 296
宿主 ……………………………… 15
手指衛生 ………………………… 19
手指衛生の分類 ………………… 19
手指消毒 ………………………… 19
手指消毒の手順 ………………… 19
手術時手洗い …………………… 19
手術摘出材料診断 ……………… 65
受診の流れ ……………………… 50
出血性貧血 ……………………… 325

術者の位置と姿勢 ……………… 81
術中迅速診断 …………………… 65
術中迅速病理検査 ……………… 65
腫瘍マーカー …………………… 390
循環器疾患 ……………………… 322
掌握状把持法 …………………… 87
障害児・者の診療補助 ………… 221
障害を有する患者 ……………… 56
消化器疾患 ……………………… 320
掌蹠膿疱症 ……………………… 332
消毒 ………………………… 27, 32
消毒水準分類 …………………… 33
消毒薬 …………………………… 32
消毒薬の三要素 ………………… 32
消毒薬の分類 …………………… 33
消毒薬の用途と使用濃度 ……… 34
消毒用エタノール ……………… 32
小児患者 ………………………… 54
小児歯科治療時の診療補助 …… 206
小児に対する代用語 …………… 207
小児への対応法 ………………… 207
静脈内鎮静 ……………………… 186
静脈内鎮静の準備器材 ………… 186
静脈内鎮静の手順 ……………… 186
静脈留置針 ……………………… 399
静脈路確保 ……………… 397, 402
照明 ……………………………… 46
食事の観察 ……………… 233, 376
除細動 …………………………… 192
処方せん医薬品 ………………… 77
シリコーンゴム印象材 ………… 265
シルマーテスト ………………… 68
新型コロナウイルス …………… 43
新型コロナウイルス感染症 …… 337
心筋梗塞 ………………………… 322
神経系疾患 ……………………… 340
神経難病 ………………………… 345
神経発達 ………………………… 226
心原性脳梗塞 …………………… 341
人工呼吸 ………………………… 193
人工呼吸器関連肺炎 …………… 327
人工(腎)透析 …………………… 330
ジンジカインゲル ……………… 182
心疾患 …………………………… 322
腎疾患 …………………………… 330
心室中隔欠損症 ………………… 322

浸漬法 …………………… 33
浸潤麻酔 ………… 178, 180, 209
浸潤麻酔行為 …………… 182
身体拘束の要件 ………… 226
身体抑制法 ………… 208, 226
心電図波形 ……………… 323
心肺蘇生法 ……………… 192
心房細動 ………………… 323
診療室血圧 ……………… 325
診療室の感染予防 ……… 17
診療の補助に関する規定 …… 7
診療の補助の範囲 ………… 5
診療放射線技師法 ………… 7
診療録 …………………… 46

す

水硬性仮封材 ………… 302, 306
推算糸球体濾過量 ……… 387
水平位 …………………… 82
睡眠時無呼吸症候群 …… 329
スキャンドネスト ……… 182
スクリーニング検査 …… 374
スタディモデル ………… 277
スタンダードプリコーション
 ……………… 16, 58, 335
スティッキーワックス …… 312
ステロイドカバー ……… 320
ストッパー ……………… 96
ストッピング …………… 309
ストッピングキャリア …… 310
スパチュラ ………… 285, 286
スパチュラの把持 ……… 286
スピットン ……………… 51
スペシャルニーズ ……… 221
スリーウェイシリンジ …… 51, 94
スリーウェイシリンジテクニック
 ……………………… 94

せ

生化学検査 ……………… 387
生活断髄法 ……………… 213
生活断髄法の手順 ……… 213
成形修復 ………………… 295
生検 ……………………… 65
清拭法 …………………… 33
成人期 …………………… 380

精神疾患 ………………… 345
精神鎮静法 ……………… 184
生体検査 ………………… 59
生体情報モニタ ………… 50
精密印象採得の準備器材 …… 150
精密印象採得の補助 …… 265
精密検査 ………………… 374
聖隷式嚥下質問紙 …… 374, 396
赤沈 ……………………… 385
咳テスト ………………… 374
舌圧 ……………………… 373
舌圧測定器 ……………… 373
赤血球 …………………… 384
赤血球沈降速度 ………… 385
石膏 ……………………… 276
舌口唇運動機能低下 …… 394
石膏トラップ …………… 281
石膏の硬化時間 ………… 276
石膏の保存 ……………… 282
石膏の練和 ……………… 276
摂食嚥下機能 …………… 369
摂食嚥下機能の検査 …… 374
摂食嚥下障害の原因 …… 375
摂食嚥下のモデル ……… 370
摂食嚥下リハビリテーションの流れ
 ……………………… 376
摂食介助 ………………… 375
接触感染 ………………… 16
絶対的歯科医行為 ……… 4
舌苔付着程度の評価 …… 392
舌苔付着度測定 ………… 372
接着 ……………………… 283
接着材 …………………… 283
接着材の操作方法 ……… 284
セファログラム ………… 71
セメント系仮封材・仮着材 …… 303
セメント修復 …………… 107
セメントの練和 ………… 287
セルフエッチングシステム …… 297
前癌病変 ………………… 350
洗口コーナー …………… 48
洗口装置 ………………… 51
前歯部前装冠治療の手順 …… 152
洗浄 ………………… 27, 35
洗浄の方法 ……………… 35
全身的偶発症 …………… 181

全身疾患 ………………… 316
全身性エリテマトーデス …… 333
全身麻酔 ………………… 187
全身麻酔時の手順 ……… 188
全身麻酔の準備器材 …… 188
先天性心疾患 …………… 322
剪刀 ……………………… 96
前立腺疾患 ……………… 331

そ

双極性障害 ……………… 346
総コレステロール ……… 388
相対的医行為 …………… 7
相対的歯科医行為 ……… 4
総ビリルビン …………… 388
ゾーニング ……………… 247
咀嚼機能 ………………… 373
咀嚼機能低下 …………… 395
咀嚼能率検査 …………… 395

た

ターミナルケア ……… 250, 382
体温測定 ………………… 59
代謝・内分泌疾患 ……… 317
大腸がん ………………… 320
代用語 …………………… 207
ダイレクトボンディング法 …… 199
唾液検査 ………………… 67
唾液分泌機能 …………… 371
多職種との連携 ………… 251
多数歯露出 ………… 100, 101
単球 ……………………… 385
段階的フードテスト …… 374

ち

チェア …………………… 51
窒息 ………………… 194, 377
窒息のサイン ……… 194, 195
知的能力障害 ……… 221, 348
知能指数 ………………… 348
注意欠如・多動症 ……… 348
中学年 …………………… 379
注射器 …………………… 181
注射針 ……………… 181, 182
中水準消毒薬 …………… 35
聴診器 …………………… 60

聴力障害 ……………………… 57
チョークサイン ……………… 377
直接訓練 ……………………… 375
直接修復 ……………………… 107
直接修復の準備器材 ………… 108
直接修復の手順 ……………… 108
直接接触感染 ………………… 16
直接抜髄の準備器材 ………… 125
直接ビリルビン ……………… 388
直接(麻酔)抜髄の手順 ……… 125

つ

つわり ………………………… 351

て

低温蒸気ホルムアルデヒド滅菌
　………………………… 27, 28, 30
低温プラズマ滅菌 ……… 27, 28, 30
低学年 ………………………… 379
低血糖発作 …………………… 318
低水準消毒薬 ………………… 35
低舌圧 ………………………… 394
ディボンディング …………… 204
ディボンディングの手順 …… 205
ディボンディング用器材 …… 205
鉄欠乏性貧血 ………………… 325
てんかん ……………………… 342
伝達麻酔 ………………… 178, 180
デンタルフロス ……………… 96
デンタルブロック …………… 238
点滴静脈内注射 ……………… 397
天疱瘡 ………………………… 332
テンポラリーストッピング
　…………………………… 302, 309

と

統合失調症スペクトラム …… 347
透析アミロイドーシス ……… 330
糖尿病 ………………………… 317
頭部エックス線規格撮影 …… 71
投薬 …………………………… 398
トークンエコノミー法 ……… 208
トータルエッチングシステム … 297
特定化学物質等作業主任者 … 28
特定行為 ……………………… 6
特別管理一般廃棄物 ………… 39

特別管理産業廃棄物 ………… 39
毒薬 …………………………… 77
ドパミン ……………………… 344
トリグリセライド …………… 388
トレーの選択と試適・調整 …… 254
トレーの挿入方法 …………… 257

な

難抜歯 ………………………… 174
難抜歯の準備器材 …………… 175
難抜歯の手順 ………………… 175

に

二次印象採得 ………………… 267
二次救命処置 ………………… 194
二重仮封 ……………………… 301
日常手洗い …………………… 19
二等分法 ……………………… 72
乳歯用既製金属冠修復 ……… 210
乳歯用既製金属冠修復の準備器材
　……………………………… 210
乳歯用既製金属冠による歯冠修復の
　手順 ……………………… 210
乳幼児期 ……………………… 378
尿酸 …………………………… 387
尿素窒素 ……………………… 387
尿路感染症 …………………… 331
妊産婦の診療補助 …………… 215
妊娠 …………………………… 351
妊娠中の体位 ………………… 216
認知症 ………………………… 343

の

脳血管疾患 …………………… 340
脳梗塞のFAST ……………… 341
脳出血 …………………… 340, 341

は

パーキンソン病 ……………… 344
パームグリップ …………… 88, 89
パームグリップによる受け渡し
　……………………………… 87
肺炎 …………………………… 327
バイオハザードマーク …… 40, 263
廃棄物の分類 ………………… 39
排菌 …………………………… 329

肺結核 ………………………… 329
排水トラップ ………………… 51
排唾管 ……… 51, 93, 94, 96, 100
バイタルサイン ……………… 59
ハイドロコロイド印象材 …… 263
バイトワックス ……………… 313
背部叩打 ……………………… 377
ハイムリック法 …… 194, 195, 377
配慮を要する者への指導 …… 381
ハインリッヒの法則 ………… 12
バキューム挿入禁忌部位 …… 90
バキュームチップ ………… 89, 91
バキュームチップの位置 … 90, 91
バキュームチップの持ち方 … 89
バキュームテクニック ……… 88
剥離細胞診 ………………… 65, 66
ハサミ ………………………… 96
発音・構音機能 ……………… 371
パッカブルコンポジットレジン
　……………………………… 296
白血球 ………………………… 384
白血病 ………………………… 326
抜歯鉗子 ……………………… 171
抜歯後の注意 ………………… 172
抜歯時の業務 ………………… 170
抜歯挺子 ……………………… 171
抜髄法 ………………………… 124
発達障害 ……………………… 348
パッチテスト ………………… 66
歯の外傷 ……………………… 214
パノラマエックス線撮影 …… 71
パラフィンワックス ………… 312
パルスオキシメータ ………… 62
半座位 ………………………… 84
パンデミック ………………… 43
バンド合着 …………………… 198
バンド合着の手順 …………… 198
バンド合着用器材 …………… 198
バンド撤去 …………………… 204
バンド撤去の手順 …………… 204
反復唾液嚥下テスト ………… 374

ひ

非感染性廃棄物 ……………… 40
ビスホスホネート製剤 ……… 319
微生物学的検査 …………… 65, 66

ヒト免疫不全ウイルス曝露 ……… 18
被膜厚さ ……………………… 283
飛沫 …………………………… 338
飛沫感染 ………………… 16, 338
ヒヤリ・ハット ………………… 13
病原体 ………………………… 15
標準予防策 …………………… 16
漂白法 ………………………… 120
表面麻酔 ………… 178, 180, 208
表面麻酔薬 ……………… 179, 182
病理組織検査 ……………… 65, 66
微量穿刺全血 ………………… 62
貧血 …………………………… 325

ふ

不安障害 ……………………… 345
フォーハンド …………………… 85
腹部突き上げ法 ………… 194, 195
婦人科疾患 …………………… 351
不整脈 ……………… 322, 323
フタラール ……………… 32, 34
普通石膏 ……………………… 276
普通抜歯 ……………………… 173
普通抜歯の準備器材 ………… 173
普通抜歯の手順 ……………… 173
普通薬 ………………………… 77
フットコントローラー …………… 51
不適応行動の要因 …………… 221
筆積法 ……………… 290, 291
ブドウ糖負荷試験 ……… 385, 386
部分床義歯治療の手順 ……… 157
ブラケット装着の手順 ……… 200
ブラケットテーブル …………… 51
プラスチックエプロンの着脱手順
……………………………… 23
プラスチック製スパチュラ
………………… 285, 287
フラップ手術 ………………… 141
フラップ手術（FOP）の準備器材
………………… 141, 142
フラップ手術の手順 ………… 142
ブリッジ ……………………… 151
フレイル ……………………… 381
フロアブルコンポジットレジン
……………………………… 297
プロカルシトニン …………… 390

プロセスモデル ……… 369, 370
ブロックアウト ………………… 271
プロトロンビン時間 …………… 64
プロネスパスタアロマ ………… 182
分割練和 ……………………… 291
粉塵 …………………………… 46
粉末・液タイプ ……………… 287

へ

平均赤血球ヘモグロビン ……… 384
平均赤血球ヘモグロビン濃度 ‥ 384
平均赤血球容積 ……………… 384
平行法 ………………………… 72
ペースト・ペーストタイプ …… 288
ヘーベル ……………………… 171
ヘッドレスト …………………… 51
ヘマトクリット ………………… 384
ヘモグロビン …………………… 384
ペリコンパウンド ……………… 273
ペングリップ ……………… 88, 89
ペングリップによる受け渡し …… 87
ベンザルコニウム塩化物 …… 32, 34
ベンゼトニウム塩化物 ……… 32, 34

ほ

縫合針 ………………………… 172
放射線管理区域 ……………… 48
放射線治療 …………………… 357
放射線滅菌 …………………… 27
訪問歯科衛生指導料 …………… 5
訪問時のマナー ……………… 234
訪問時の身だしなみ ………… 235
ポータブルエックス線撮影装置
……………………………… 246
ポータブルユニット …… 243, 244
ボクシングワックス …………… 312
ポジショニング ………………… 81
補助者の位置と姿勢 …………… 82
保存修復時の診療補助 ……… 107
発作の種類 …………………… 342
補綴治療時の診療補助 ……… 150
哺乳期 ………………………… 378
ポビドンヨード …………… 32, 34
ポリカルボキシレートセメント
………………… 302, 303
ホワイトニング ……………… 120

ボンディング用器材 ………… 200

ま

マイクロスコープ …………… 130
麻酔抜髄法 …………………… 124
マスクの着脱手順 ……… 24, 26
待合室 ………………………… 46
マニフェスト ……………… 41, 42
マノメーター …………………… 61
麻薬 …………………………… 77
マルチブラケット装置の装着 … 199
マルチブラケット装置の撤去 … 204
マンシェットの巻き方 ………… 61
慢性閉塞性肺疾患 …………… 328

み

ミールラウンド ……… 233, 376
味覚検査 ……………………… 69
味覚検査測定部位 ……………… 70
味質指示表 …………………… 70
味覚障害 ……… 324, 349, 350, 357
未滅菌グローブの装着手順 ‥ 20, 21
脈拍測定 ……………………… 60

む

無影灯 ………………………… 51
無菌性保証水準 ……………… 27
無翼型クランプ ………… 100, 101

め

滅菌 …………………………… 27
滅菌グローブの装着手順 …… 20, 22
滅菌・消毒 …………………… 27
滅菌・消毒コーナー …………… 48
滅菌のモニタリング …………… 31
滅菌パック …………………… 36
免疫血清学検査 ……………… 389

も

網赤血球 ……………………… 384
モールドガイド ……………… 151
模型の製作 …………………… 276
モデリング法 ………………… 208
モデルトリマー ……………… 281

や

薬液消毒 …………………………… 27
薬液消毒の方法 …………………… 33
薬品（薬物）の管理 ………… 75, 76
薬物 …………………………………… 76

ゆ

有害事象 ………………………… 356, 357
疣腫 ………………………………… 322
ユーティリティワックス …… 312
輸液セット ………………… 399, 400
ユニット …………………………… 47

よ

溶血性貧血 ……………………… 325
幼児後期 …………………………… 378
幼児前期 …………………………… 378
抑うつ性障害 ……………………… 346
翼状針 ……………………………… 399
余剰セメントの除去 ………… 293
与薬 ………………………………… 398

ら

ライティング ………………… 84, 85
ライト ……………………………… 51
ラクナ梗塞 ………………… 340, 341
ラテックスアレルギー ………… 22
ラバーダムクランプ …………… 96
ラバーダムクランプフォーセップス
………………………………………… 97
ラバーダムシート …………… 95, 96
ラバーダムテンプレート … 96, 97
ラバーダムパンチ ………… 96, 97
ラバーダムパンチの孔 ………… 97
ラバーダムフレーム ……… 96, 97
ラバーダム防湿 …………………… 95
ラバーダム防湿の手順 ………… 98

リ

理学療法士及び作業療法士法 …… 8
リスクアセスメント …………… 16
立位 ………………………………… 82
離乳期 ……………………………… 378
療養上の世話 ……………………… 2
リン酸亜鉛セメント …………… 292

リン酸亜鉛セメントの練和 …… 293
リン酸亜鉛セメント粉末の分割方法
………………………………………… 293
臨床検査 …………………………… 59
臨床検査技師法 …………………… 8
臨床工学技士法 …………………… 7
リンパ球 …………………………… 385

る

類天疱瘡 …………………………… 332
ルートセパレーション ………… 137

れ

レーザー治療器 …………………… 49
レジン系仮封材 ………… 302, 307
レディキャスティングワックス
………………………………………… 311
レディネス ………………………… 221
連合印象用ペースト型　アルジネー
ト–アルジネート連合印象 …… 270
練成充填器 ………………………… 96
練板 ………………………………… 285

ろ

ロジャーズの3原則 ………… 347
露点 ………………………………… 286

わ

ワックス …………………………… 310

数字

0.2%ベンザルコニウム塩化物エタ
ノール液 …………………………… 34
0.2〜1%クロルヘキシジングルコ
ン酸塩エタノール液 …………… 34
4R法 ………………………………… 14
5期モデル ………………… 369, 370
5枚法撮影 ………………………… 74
6R ………………………………… 398

ギリシャ文字

γ-GT ……………………………… 389

A

ACE阻害薬 ……………………… 324
ACLS ……………………………… 194

ADA規格 ………………………… 292
ADHD ……………………………… 348
AED ……… 49, 192, 194, 195, 323
AIDS ……………………………… 335
ALS ………………………………… 345
ALT ………………………………… 389
ARB ………………………………… 324
ASD ………………………………… 348
AST ………………………………… 389

B

BISモニタ ………………… 190, 191
BLS ………………………… 192, 324
BPSD ……………………………… 343
BP製剤 …………………………… 319
B型肝炎ウイルス曝露 ………… 18

C

CA19-9 …………………………… 391
CAD/CAM ……………… 168, 275
CBCT ……………………………… 72
CDCガイドライン ……………… 19
CEA ………………………………… 391
COPD ……………………………… 328
COVID-19 ……………………… 337
CPAP ……………………………… 329
CPR ………………………………… 192
Cr …………………………………… 387
CRP ………………………………… 389
CT …………………………………… 72
C型肝炎ウイルス曝露 ………… 18
C反応性タンパク ……………… 389

E

EAT-10 …………… 373, 374, 395
eGFR ……………………………… 387
EOG滅菌 ……………… 27, 28, 30
ESR ………………………………… 385

F

FBS ………………………………… 385
FOP ………………………………… 141
FT …………………………………… 374

G

GERD ……………………… 320, 321

GTR法 ················· 149

H

Hb ······························· 384
HbA1c ··················· 318, 386
HBV曝露 ······················ 18
HCV曝露 ······················ 18
HDL–C ························ 388
HDL-コレステロール ·········· 388
HIV ··························· 335
HIV曝露 ······················ 18
Ht ···························· 384

I

ICD ··························· 323
ICDRG基準 ···················· 67
ID ···························· 348
IOS ··························· 275
IQ ···························· 348

J

JIS規格 ······················ 292

K

Knee–nose–position ········ 83, 84
K-point刺激法 ················ 238
KYT ···························· 13

L

l-dopa ························ 344
LTSF滅菌 ············· 27, 28, 30

M

MCH ··························· 384
MCHC ·························· 384
MCV ··························· 384
MMA系接着性レジンセメント
 ······························ 290
MRONJ ························· 350
MUS ··························· 347
MWST ·························· 374

N

Nadir期 ······················ 357
NST ··························· 377

O

OA ···························· 329
OGTT ····················· 385, 386

P

PCT ··························· 390
Plt ··························· 385
PPE ··························· 247
PSA ··························· 391
PT-INR ························· 64

R

RA ···························· 333
RBC ··························· 384
Ret ··························· 384
RSST ·························· 374

S

SAS ··························· 329
SCC ··························· 391
SLD ··························· 348
SLE ··························· 333
SpO$_2$ ···················· 62, 191
StageⅡ transport ········· 369, 370

T

TB ···························· 388
TC ···························· 388
TCI ··························· 372
Tell-Show-Do法 ················ 208
TG ···························· 388
TP ···························· 387
TSD法 ························· 208

U

UA ···························· 387
UN ···························· 387

V

VAP ··························· 327
VE ···························· 374
VF ···························· 374
VSC濃度 ······················· 69

W

WBC ··························· 384
WHOガイドライン ··············· 19

【編著者略歴】
合場千佳子
あいば ちかこ

1980年	日本歯科大学附属歯科専門学校卒業
1997年	明星大学人文学部教育心理学科卒業
2006年	立教大学異文化コミュニケーション研究科修士課程修了
2011年	愛知学院大学大学院歯学研究科博士課程修了（歯学博士）
2012年	日本歯科大学東京短期大学教授
2020年	日本歯科大学東京短期大学学科長
2024年～日本歯科大学東京短期大学特任教授

高阪　利美
こうさか　としみ

1974年	愛知学院大学歯科衛生士学院卒業
1982年	愛知学院短期大学卒業
1993年	愛知学院大学歯科衛生専門学校教務主任
2004年	佛教大学社会福祉学科卒業
2006年	愛知学院大学短期大学部歯科衛生学科准教授
2012年	愛知学院大学短期大学部歯科衛生学科教授
2021年～愛知学院大学特任教授／愛知学院大学短期大学歯科衛生士リカレント
研修センター副センター長

白鳥たかみ
しらとり

1983年	東京歯科大学歯科衛生士専門学校卒業
1993年	東京歯科大学歯科衛生士専門学校教務主任
2017年	東京歯科大学短期大学講師（～2022年）
2024年～公益財団法人紫雲会横浜病院

歯科衛生学シリーズ
歯科診療補助論 第2版　　　　ISBN 978-4-263-42640-1

2023年 1月20日　第1版第1刷発行
2025年 2月10日　第2版第1刷発行

監　修　一般社団法人
　　　　全国歯科衛生士
　　　　教 育 協 議 会
編　者　合場千佳子ほか
発行者　白　石　泰　夫
発行所　医歯薬出版株式会社
〒113-8612　東京都文京区本駒込 1-7-10
TEL.（03）5395-7638（編集）・7630（販売）
FAX.（03）5395-7639（編集）・7633（販売）
https://www.ishiyaku.co.jp/
郵便振替番号 00190-5-13816

乱丁・落丁の際はお取り替えいたします　　　　印刷・真興社／製本・明光社
© Ishiyaku Publishers, Inc., 2023, 2025. Printed in Japan

本書の複製権・翻訳権・翻案権・上映権・譲渡権・貸与権・公衆送信権（送信可能化権を含む）・口述権は，医歯薬出版（株）が保有します．
本書を無断で複製する行為（コピー，スキャン，デジタルデータ化など）は，「私的使用のための複製」などの著作権法上の限られた例外を除き禁じられています．また私的使用に該当する場合であっても，請負業者等の第三者に依頼し上記の行為を行うことは違法となります．

JCOPY ＜出版者著作権管理機構 委託出版物＞
本書をコピーやスキャン等により複製される場合は，そのつど事前に出版者著作権管理機構（電話03-5244-5088，FAX 03-5244-5089，e-mail:info@jcopy.or.jp）の許諾を得てください．